DENVER II 記録票

生年月日＿＿＿年＿月＿日　　（在胎　週　日）　　　　　　整理番号＿＿＿＿＿＿＿＿＿＿＿

記録日①＿＿＿年＿月＿日　　②＿＿＿年＿月＿日　　③＿＿＿年＿月＿日　　氏　名＿＿＿＿＿＿＿＿＿＿＿

年月日齢①＿＿＿年＿月＿日　　②＿＿＿年＿月＿日　　③＿＿＿年＿月＿日　　記録者＿＿＿＿＿＿＿＿＿＿＿

2月　4月　6月　9月　12月　15月　18月　2歳　3歳　4歳　5歳　6歳

個人—社会　微細運動—適応　言語

通過率　25　50　75

報告でもよい→
裏面の注No.→　項目

JN116205

個人—社会

一人で歯磨きをする
ゲームをする
一人で服を着る
Tシャツを着る
友達の名前
上着、靴などをつける
手を洗ってふく
手伝って歯磨き
上着を脱ぐ
人形に食べさせる
スプーンを使う
簡単なお手伝い
コップで飲む
ボールのやりとり
大人の真似
バイバイをする
ほしいものを示す
拍手をまねる
自分で食べる
玩具をとる
手をみつめる
あやし笑い
笑いかける
顔をみつめる

微細運動—適応

6部分人物画
□模写
□模倣
3部分人物画
長い方を指差す
十模写
○模写
親指だけを動かす
縦線模倣
8個の積み木の塔
6個の積み木の塔
4個の積み木の塔
2個の積み木の塔
瓶からレーズンを出す
なぐり書きをする
コップに積み木を入れる
積み木を打ち合わせる
親指を使ってつかむ
積み木をもちかえる
両手に積み木をもつ
毛糸を探す
熊手形でつかむ
物に手を伸ばす
レーズンを見つめる
両手を合わす
180°追視
ガラガラを握る
正中線を越えて追視
正中線まで追視

言語

単語定義7語
寒い、疲労、空腹の理解 (3/3)
2/3反対語類推
5つ数える
単語定義5語
前後上下の理解
動作の理解4つ
用途理解3つ
1つ数える
用途理解2つ
色の名前4色
わかるように話す
寒い、疲労、空腹の理解 (2/3)
色の名前1色
絵の名称4つ
動作の理解2つ
ほぼ明瞭に話す
絵を4つ指差す
6つの身体部分
2語文
絵の名称1つ
絵を2つ指差す
パパ、ママ以外に6語
パパ、ママ以外に3語
パパ、ママ以外に2語
意味ある1語
意味なくパパ、ママ
3音以上つなげる
喃語を話す
パ、ダ、マなど言う
声の方向に振り向く
音に振り向く
キャアキャア喜ぶ
声を出して笑う
「アー」「ウー」などの発声
声を出す
ベルに反応

粗大運動

爪先かかと歩き
片足立ち6秒
片足立ち5秒
片足立ち4秒
片足立ち3秒
けんけん
片足立ち2秒
片足立ち1秒
幅跳び
ジャンプ
上手投げ
ボールをける
階段を登る
走る
後退り歩き
上手に歩く
拾い上げる
一人で立つ10秒
一人で立つ2秒
つかまって立ち上がる
一人ですわる
つかまり立ち、5秒以上
すわれる、5秒以上
寝返り
引き起こし
胸を上げる
両足で体を支える
90°頭を上げる
首がすわる
45°頭を上げる
頭を上げる
対称運動

判定中の様子

1、2、3回目の検査結果をそれぞれのチェック欄に記入

一般的印象	1	2	3
普通			
異常			

判定実施の受け入れ	1	2	3
いつもよい			
たいていよい			
ほとんどよくない			

周囲への興味	1	2	3
敏感			
あまり興味がない			
全く興味がない			

恐怖感	1	2	3
ない			
少しある			
非常に強い			

注意を向けている時間	1	2	3
適当			
いくらか気が散りやすい			
非常に気が散りやすい			

無断転載不許

2月　4月　6月　9月　12月　15月　18月　2歳　3歳　4歳　5歳　6歳

判定実施上の手引き

1. 判定者は子どもに笑いかけたり、話しかけたり手を振ったりして微笑をひきだそうとする。しかし、子どもの体にさわってはいけない。
2. 子どもは数秒間手をみつめなければならない。
3. 保護者が歯ブラシの使い方を教えたり、ねり歯みがきを歯ブラシにつけてもよい。
4. 靴のひもをむすんだり、背中のボタンをはめたり、ファスナーをあげたりできなくてもよい。
5. 子どもの顔の上およそ20cmのところを、一側から他側へ弧を描いて毛糸をゆっくり動かす。
6. 子どもの指先あるいは指の背にガラガラがふれた時、それをつかむならばp。
7. 子どもが消えた毛糸の行方を見ようとするならp。判定者は腕を動かさないですばやく手に持った毛糸を落して見えなくする。
8. 子どもは片方の手からもう片方の手へ、体や口やテーブルを使わずに積み木をもちかえなくてはならない。
9. 子どもが親指と他の指を使って、レーズンをつまみあげるならp。
10. 子どもの描いた線と判定者の描いた線との角度が30度以内ならp。
11. 判定者は親指を上にたててにぎりこぶしをつくり、親指だけを動かす。子どもがこれをまねて、親指以外の指を動かさなければp。

12. 囲まれた形ならp。うずまきはf。	13. どんな線でも真ん中あたりで交差すればp。	14. 「どちらの線が長い？」（"大きい"ではない）紙の上下が逆になるようにまわしてみせ、繰り返す。（3試行のうち3回、あるいは6試行のうち5回でp。）	15. 最初は子どもに模写させる。失敗した場合は判定者が書いてみせる。

 12、13、15の項目を実施するとき、その形の名前を言ってはならない。12と13の項目を実施する時は書いてみせてはならない。

16. 採点するとき、対になっている部分（2つの腕、2つの脚）は1つとして数える。
17. コップのなかに積み木を一ついれ、子どもの耳のそばで子どもに見えないようにそっとふる。他の耳でも繰り返す。
18. 絵をさして、その名前を言わせる。（ワン、ニャンなどの擬声語だけでは不可。わんわん、にゃんにゃんなどは可。）もしも正しく名前を言えるのが4つ未満の時は、判定者が名前を言い、その絵を指さしさせる。

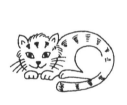 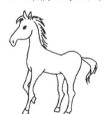 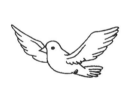 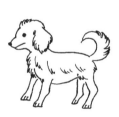 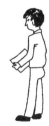

（原画　国立療養所広島病院小児科部長　下田浩子）

19. 人形を使い、子どもに聞く。「鼻はどれ？目は？耳は？口は？手は？足は？おなかは？髪は？」8問中6問正しければp。
20. 絵を使い、子どもに聞く。「飛ぶのはどれ？」「ニャーとなくのはどれ？」「お話しするのはどれ？」「ほえるのはどれ？」「パカパカ走るのはどれ？」5問中、2問あるいは4問ただしければp。
21. 子どもに次の質問をする。「寒いときどうしますか？」「疲れたときはどうしますか？」「おなかがすいたときどうしますか？」3問中、2問あるいは3問正しければp。
22. 子どもに次の質問をする。「コップは何に使いますか？」「いすは何に使いますか？」「鉛筆は何に使いますか？」答えの中
23. に動作を示す語が入っていなければならない。
24. 子どもが積み木を紙の上に正しく置き、紙の上にいくつ積み木があるか言えればp。（1個から5個）
25. 子どもに指示する。「積み木をテーブルの上においてください」「テーブルの下に」「私の前に」「私の後ろに」4問中4問正しければp。（判定者は指したり、頭や目を動かして子どもを助けてはならない）
　　子どもに質問する。「ボールとはどんな物ですか？」「海は？」「机は？」「家は？」「バナナは？」「カーテンは？」「窓は？」「靴は？」用途、形、素材、一般的分類（バナナを黄色というのではなく、果物というように）の言葉で定義すればp。8問中、5問あるいは7問正しければp。
26. 子どもに次のように質問する。「象は大きい、犬は？」「火は熱い、氷は？」「昼はあかるい、夜は？」3問中2問正しければp。
27. 子どもは壁や手すりを使ってもよいが、人の助けはいけない。はうこともいけない。
28. 子どもは離れて立っている判定者の手の届く範囲に、上手投げでボールを約90cm投げる。
29. 子どもはテスト用紙の幅以上の距離を飛び越えなければならない。（約20cm）
30. つま先から2.5cm以内にかかとをつけて前方へ歩くように子どもに指示する。判定者がしてみせてもよい。連続して4歩、歩かねばならない。
31. 2歳では正常な子どもの半分は課題実施の受け入れが良くない。

DENVERⅡ記録票

生年月日＿＿＿年＿＿月＿＿日　（在胎　　週　　日）　整理番号＿＿＿＿＿＿＿＿

記 録 日①＿＿＿年＿＿月＿＿日　②＿＿＿年＿＿月＿＿日　③＿＿＿年＿＿月＿＿日　氏　名＿＿＿＿＿＿＿＿

年月日齢①＿＿＿年＿＿月＿＿日　②＿＿＿年＿＿月＿＿日　③＿＿＿年＿＿月＿＿日　記 録 者＿＿＿＿＿＿＿＿

2月　4月　6月　9月　12月　15月　18月　2歳　3歳　4歳　5歳　6歳

通過率
25　50　75　90
報告でもよい→
裏面の注No.→　項目

個人―社会

一人で歯磨きをする
ゲームをする
一人で服を着る
Tシャツを着る
友達の名前
上着、靴などをつける
手を洗ってふく
手伝って歯磨き
上着を脱ぐ
人形に食べさせる
スプーンを使う
簡単なお手伝い
コップで飲む
ボールのやりとり
大人の真似
バイバイをする
ほしいものを示す
拍手をまねる
自分で食べる
玩具をとる
手をみつめる
あやし笑い
笑いかける
顔をみつめる

微細運動―適応

6部分人物画
□模写
□模倣
3部分人物画
長い方を指差す
十模写
○模写
親指だけを動かす
縦線模倣
8個の積み木の塔
6個の積み木の塔
4個の積み木の塔
2個の積み木の塔
瓶からレーズンを出す
なぐり書きをする
コップに積み木を入れる
積み木を打ち合わせる
親指を使ってつかむ
積み木をもちかえる
両手に積み木をもつ
毛糸を探す
熊手形でつかむ
物に手を伸ばす
レーズンを見つめる
両手を合わす
180°追視
ガラガラを握る
正中線を越えて追視
正中線まで追視

言語

単語定義7語
寒い、疲労、空腹の理解(3/3)
2/3反対語類推
5つ数える
単語定義5語
前後上下の理解
動作の理解4つ
用途理解3つ
1つ数える
用途理解2つ
色の名前4色
わかるように話す
寒い、疲労、空腹の理解(2/3)
色の名前1色
絵の名称4つ
動作の理解2つ
ほぼ明瞭に話す
絵を4つ指差す
6つの身体部分
2語文
絵の名称1つ
絵を2つ指差す
パパ、ママ以外に6語
パパ、ママ以外に3語
パパ、ママ以外に2語
意味ある1語
意味なくパパ、ママ
3音以上つなげる
喃語を話す
パ、ダ、マなど言う
声の方向に振り向く
音に振り向く
キャアキャア喜ぶ
声を出して笑う
「アー」「ウー」などの発声
声を出す
ベルに反応

粗大運動

爪先かかと歩き
片足立ち6秒
片足立ち5秒
片足立ち4秒
片足立ち3秒
けんけん
片足立ち2秒
片足立ち1秒
幅跳び
ジャンプ
上手投げ
ボールをける
階段を登る
走る
後退り歩き
上手に歩く
拾い上げる
一人で立つ10秒
一人で立つ2秒
つかまって立ち上がる
一人ですわる
つかまり立ち、5秒以上
すわれる、5秒以上
寝返り
引き起こし
胸を上げる
両足で体を支える
90°頭を上げる
首がすわる
45°頭を上げる
頭を上げる
対称運動

判定中の様子

1、2、3回目の検査結果をそれぞれのチェック欄に記入

一般的印象	1	2	3
普通			
異常			

判定実施の受け入れ	1	2	3
いつもよい			
たいていよい			
ほとんどよくない			

周囲への興味	1	2	3
敏感			
あまり興味がない			
全く興味がない			

恐怖感	1	2	3
ない			
少しある			
非常に強い			

注意を向けている時間	1	2	3
適当			
いくらか気が散りやすい			
非常に気が散りやすい			

2月　4月　6月　9月　12月　15月　18月　2歳　3歳　4歳　5歳　6歳

判定実施上の手引き

1. 判定者は子どもに笑いかけたり、話しかけたり手を振ったりして微笑をひきだそうとする。しかし、子どもの体にさわってはいけない。
2. 子どもは数秒間手をみつめなければならない。
3. 保護者が歯ブラシの使い方を教えたり、ねり歯みがきを歯ブラシにつけてもよい。
4. 靴のひもをむすんだり、背中のボタンをはめたり、ファスナーをあげたりできなくてもよい。
5. 子どもの顔の上およそ20cmのところを、一側から他側へ弧を描いて毛糸をゆっくり動かす。
6. 子どもの指先あるいは指の背にガラガラがふれた時、それをつかむならば p。
7. 子どもが消えた毛糸の行方を見ようとするなら p。判定者は腕を動かさないですばやく手に持った毛糸を落して見えなくする。
8. 子どもは片方の手からもう片方の手へ、体や口やテーブルを使わずに積み木をもちかえなくてはならない。
9. 子どもが親指と他の指を使って、レーズンをつまみあげるなら p。
10. 子どもの描いた線と判定者の描いた線との角度が30度以内なら p。
11. 判定者は親指を上にたててにぎりこぶしをつくり、親指だけを動かす。子どもがこれをまねて、親指以外の指を動かさなければ p。

　　　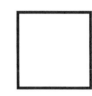

| 12. 囲まれた形なら p。うずまきは f。 | 13. どんな線でも真ん中あたりで交差すれば p。 | 14. 「どちらの線が長い？」（"大きい"ではない）紙の上下が逆になるようにまわしてみせ、繰り返す。（3試行のうち3回、あるいは6試行のうち5回で p。） | 15. 最初は子どもに模写させる。失敗した場合は判定者が書いてみせる。 |

12、13、15の項目を実施するとき、その形の名前を言ってはならない。12と13の項目を実施する時は書いてみせてはならない。

16. 採点するとき、対になっている部分（2つの腕、2つの脚）は1つとして数える。
17. コップのなかに積み木を一ついれ、子どもの耳のそばで子どもに見えないようにそっとふる。他の耳でも繰り返す。
18. 絵をさして、その名前を言わせる。（ワン、ニャンなどの擬声語だけでは不可。わんわん、にゃんにゃんなどは可。）もしも正しく名前を言えるのが4つ未満の時は、判定者が名前を言い、その絵を指さしさせる。

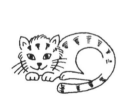　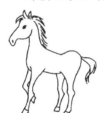　　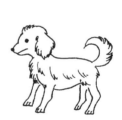　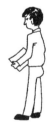

（原画　国立療養所広島病院小児科部長　下田浩子）

19. 人形を使い、子どもに聞く。「鼻はどれ？目は？耳は？口は？手は？足は？おなかは？髪は？」8問中6問正しければ p。
20. 絵を使い、子どもに聞く。「飛ぶのはどれ？」「ニャーとなくのはどれ？」「お話しするのはどれ？」「ほえるのはどれ？」「パカパカ走るのはどれ？」5問中、2問あるいは4問ただしければ p。
21. 子どもに次の質問をする。「寒いときどうしますか？」「疲れたときはどうしますか？」「おなかがすいたときどうしますか？」3問中、2問あるいは3問正しければ p。
22. 子どもに次の質問をする。「コップは何に使いますか？」「いすは何に使いますか？」「鉛筆は何に使いますか？」答えの中
23. に動作を示す語が入っていなければならない。
24. 子どもが積み木を紙の上に正しく置き、紙の上にいくつ積み木があるか言えれば p。（1個から5個）
子どもに指示する。「積み木をテーブルの上においてください」「テーブルの下に」「私の前に」「私の後ろに」4問中4問正
25. しければ p。（判定者は指したり、頭や目を動かして子どもを助けてはならない）
子どもに質問する。「ボールとはどんな物ですか？」「海は？」「机は？」「家は？」「バナナは？」「カーテンは？」「窓は？」「靴は？」用途、形、素材、一般的分類（バナナを黄色というのではなく、果物というように）の言葉で定義すれば p。8問中、5問あるいは7問正しければ p。
26. 子どもに次のように質問する。「象は大きい、犬は？」「火は熱い、氷は？」「昼はあかるい、夜は？」3問中2問正しければ p。
27. 子どもは壁や手すりを使ってもよいが、人の助けはいけない。はうこともいけない。
28. 子どもは離れて立っている判定者の手の届く範囲に、上手投げでボールを約90cm投げる。
29. 子どもはテスト用紙の幅以上の距離を飛び越えなければならない。（約20cm）
30. つま先から2.5cm以内にかかとをつけて前方へ歩くように子どもに指示する。判定者がしてみせてもよい。連続して4歩、歩かねばならない。
31. 2歳では正常な子どもの半分は課題実施の受け入れが良くない。

DENVER II 記録票

生年月日＿＿＿年＿＿月＿＿日　　（在胎＿＿週＿＿日）　　　　　　　整理番号＿＿＿＿＿＿＿＿＿＿

記録日①＿＿＿年＿＿月＿＿日　②＿＿＿年＿＿月＿＿日　③＿＿＿年＿＿月＿＿日　氏　名＿＿＿＿＿＿＿＿＿＿

年月日齢①＿＿年＿＿月＿＿日　②＿＿年＿＿月＿＿日　③＿＿年＿＿月＿＿日　記録者＿＿＿＿＿＿＿＿＿＿

| 2月 | 4月 | 6月 | 9月 | 12月 | 15月 | 18月 | 2歳 | 3歳 | 4歳 | 5歳 | 6歳 |

個人―社会　微細運動―適応　言語　粗大運動

通過率
25　50　75　90

報告でもよい→
裏面の注No.→　項目

一人で歯磨きをする
ゲームをする
一人で服を着る
Tシャツを着る
友達の名前
上着、靴などをつける　　6部分人物画
手を洗ってふく　　　　□模写
手伝って歯磨き　　　　□模倣
上着を脱ぐ　　　　3部分人物画
人形に食べさせる　　長い方を指差す
スプーンを使う　　　十模写
簡単なお手伝い　　　○模写
コップで飲む　　　親指だけを動かす　単語定義7語
ボールのやりとり　　縦線模倣　寒い、疲労、空腹の理解(3/3)
大人の真似　　　8個の積み木の塔　2/3反対語類推
バイバイをする　　6個の積み木の塔　5つ数える
ほしいものを示す　　4個の積み木の塔　単語定義5語
拍手をまねる　　2個の積み木の塔　前後上下の理解
自分で食べる　　瓶からレーズンを出す　動作の理解4つ
玩具をとる　　なぐり書きをする　用途理解3つ
手をみつめる　　コップに積み木を入れる　1つ数える
あやし笑い　　積み木を打ち合わせる　用途理解2つ
笑いかける　　親指を使ってつかむ　色の名前4色
顔をみつめる　　積み木をもちかえる　わかるように話す
両手に積み木をもつ　　寒い、疲労、空腹の理解(2/3)
毛糸を探す　　色の名前1色
熊手形でつかむ　　絵の名称4つ
物に手を伸ばす　　動作の理解2つ
レーズンを見つめる　　ほぼ明瞭に話す　爪先かかと歩き
両手を合わす　　絵を4つ指差す　片足立ち6秒
180°追視　　6つの身体部分　片足立ち5秒
ガラガラを握る　　2語文　片足立ち4秒
正中線を越えて追視　　絵の名称1つ　片足立ち3秒
正中線まで追視　　絵を2つ指差す　けんけん
パパ、ママ以外に6語　片足立ち2秒
パパ、ママ以外に3語　片足立ち1秒
パパ、ママ以外に2語　幅跳び
意味ある1語　　ジャンプ
意味なくパパ、ママ　上手投げ
3音以上つなげる　　ボールをける
喃語を話す　　階段を登る
パ、ダ、マなど言う　　走る
声の方向に振り向く　　後退り歩き
音に振り向く　　上手に歩く
キャアキャア喜ぶ　　拾い上げる
声を出して笑う　　一人で立つ10秒
「アー」「ウー」などの発声　　一人で立つ2秒
声を出す　　つかまって立ち上がる
ベルに反応　　一人ですわる
つかまり立ち、5秒以上
すわれる、5秒以上
寝返り
引き起こし
胸を上げる
両足で体を支える
90°頭を上げる
首がすわる
45°頭を上げる
頭を上げる
対称運動

個人―社会　微細運動―適応　言語　粗大運動

判定中の様子

1、2、3回目の検査結果をそれぞれのチェック欄に記入

一般的印象	1	2	3
普通			
異常			

判定実施の受け入れ	1	2	3
いつもよい			
たいていよい			
ほとんどよくない			

周囲への興味	1	2	3
敏感			
あまり興味がない			
全く興味がない			

恐怖感	1	2	3
ない			
少しある			
非常に強い			

注意を向けている時間	1	2	3
適当			
いくらか気が散りやすい			
非常に気が散りやすい			

| 2月 | 4月 | 6月 | 9月 | 12月 | 15月 | 18月 | 2歳 | 3歳 | 4歳 | 5歳 | 6歳 |

判定実施上の手引き

1. 判定者は子どもに笑いかけたり、話しかけたり手を振ったりして微笑をひきだそうとする。しかし、子どもの体にさわってはいけない。
2. 子どもは数秒間手をみつめなければならない。
3. 保護者が歯ブラシの使い方を教えたり、ねり歯みがきを歯ブラシにつけてもよい。
4. 靴のひもをむすんだり、背中のボタンをはめたり、ファスナーをあげたりできなくてもよい。
5. 子どもの顔の上およそ20cmのところを、一側から他側へ弧を描いて毛糸をゆっくり動かす。
6. 子どもの指先あるいは指の背にガラガラがふれた時、それをつかむならば p。
7. 子どもが消えた毛糸の行方を見ようとするなら p。判定者は腕を動かさないですばやく手に持った毛糸を落して見えなくする。
8. 子どもは片方の手からもう片方の手へ、体や口やテーブルを使わずに積み木をもちかえなくてはならない。
9. 子どもが親指と他の指を使って、レーズンをつまみあげるなら p。
10. 子どもの描いた線と判定者の描いた線との角度が30度以内なら p。
11. 判定者は親指を上にたててにぎりこぶしをつくり、親指だけを動かす。子どもがこれをまねて、親指以外の指を動かさなければ p。

   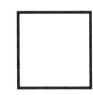

12. 囲まれた形なら p。うずまきは f。
13. どんな線でも真ん中あたりで交差すれば p。
14. 「どちらの線が長い？」（"大きい"ではない）紙の上下が逆になるようにまわしてみせ、繰り返す。（3試行のうち3回、あるいは6試行のうち5回で p。）
15. 最初は子どもに模写させる。失敗した場合は判定者が書いてみせる。

　　12、13、15の項目を実施するとき、その形の名前を言ってはならない。12と13の項目を実施する時は書いてみせてはならない。

16. 採点するとき、対になっている部分（2つの腕、2つの脚）は1つとして数える。
17. コップのなかに積み木を一ついれ、子どもの耳のそばで子どもに見えないようにそっとふる。他の耳でも繰り返す。
18. 絵をさして、その名前を言わせる。（ワン、ニャンなどの擬声語だけでは不可。わんわん、にゃんにゃんなどは可。）もしも正しく名前を言えるのが4つ未満の時は、判定者が名前を言い、その絵を指さしさせる。

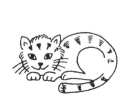 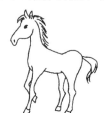 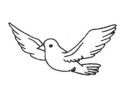 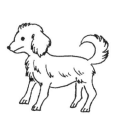 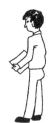

（原画　国立療養所広島病院小児科部長　下田浩子）

19. 人形を使い、子どもに聞く。「鼻はどれ？目は？耳は？口は？手は？足は？おなかは？髪は？」8問中6問正しければ p。
20. 絵を使い、子どもに聞く。「飛ぶのはどれ？」「ニャーとなくのはどれ？」「お話しするのはどれ？」「ほえるのはどれ？」「パカパカ走るのはどれ？」5問中、2問あるいは4問ただしければ p。
21. 子どもに次の質問をする。「寒いときどうしますか？」「疲れたときはどうしますか？」「おなかがすいたときどうしますか？」3問中、2問あるいは3問正しければ p。
22. 子どもに次の質問をする。「コップは何に使いますか？」「いすは何に使いますか？」「鉛筆は何に使いますか？」答えの中
23. に動作を示す語が入っていなければならない。
24. 子どもが積み木を紙の上に正しく置き、紙の上にいくつ積み木があるか言えれば p。（1個から5個）
　　子どもに指示する。「積み木をテーブルの上においてください」「テーブルの下に」「私の前に」「私の後ろに」4問中4問正
25. しければ p。（判定者は指したり、頭や目を動かして子どもを助けてはならない）
　　子どもに質問する。「ボールとはどんな物ですか？」「海は？」「机は？」「家は？」「バナナは？」「カーテンは？」「窓は？」「靴は？」用途、形、素材、一般的分類（バナナを黄色というのではなく、果物というように）の言葉で定義すれば p。8問中、5問あるいは7問正しければ p。
26. 子どもに次のように質問する。「象は大きい、犬は？」「火は熱い、氷は？」「昼はあかるい、夜は？」3問中2問正しければ p。
27. 子どもは壁や手すりを使ってもよいが、人の助けはいけない。はうこともいけない。
28. 子どもは離れて立っている判定者の手の届く範囲に、上手投げでボールを約90cm投げる。
29. 子どもはテスト用紙の幅以上の距離を飛び越えなければならない。（約20cm）
30. つま先から2.5cm以内にかかとをつけて前方へ歩くように子どもに指示する。判定者がしてみせてもよい。連続して4歩、歩かねばならない。
31. 2歳では正常な子どもの半分は課題実施の受け入れが良くない。

DENVER II 記録票

生年月日＿＿＿＿年＿＿月＿＿日　（在胎＿＿週＿＿日）　整理番号＿＿＿＿＿＿＿＿＿＿＿＿＿＿

記録日①＿＿＿年＿＿月＿＿日　②＿＿＿年＿＿月＿＿日　③＿＿＿年＿＿月＿＿日　氏　名＿＿＿＿＿＿＿＿＿＿＿＿＿＿

年月日齢①＿＿＿年＿＿月＿＿日　②＿＿＿年＿＿月＿＿日　③＿＿＿年＿＿月＿＿日　記録者＿＿＿＿＿＿＿＿＿＿＿＿＿＿

2月　4月　6月　9月　12月　15月　18月　2歳　3歳　4歳　5歳　6歳

個人―社会　微細運動―適応　言語

通過率
25　50　75　90
報告でもよい→
裏面の注No.→　項目

一人で歯磨きをする
ゲームをする
一人で服を着る
Tシャツを着る
友達の名前
上着、靴などをつける　6部分人物画
手を洗ってふく　□模写
手伝って歯磨き　□模倣
上着を脱ぐ　3部分人物画
人形に食べさせる　長い方を指差す
スプーンを使う　十模写
簡単なお手伝い　○模写
コップで飲む　親指だけを動かす　単語定義7語
ボールのやりとり　縦線模倣　寒い、疲労、空腹の理解(3/3)
大人の真似　8個の積み木の塔　2/3反対語類推
バイバイをする　6個の積み木の塔　5つ数える
ほしいものを示す　4個の積み木の塔　単語定義5語
拍手をまねる　2個の積み木の塔　前後上下の理解
自分で食べる　瓶からレーズンを出す　動作の理解4つ
玩具をとる　なぐり書きをする　用途理解3つ
手をみつめる　コップに積み木を入れる　1つ数える
あやし笑い　積み木を打ち合わせる　用途理解2つ
笑いかける　親指を使ってつかむ　色の名前4色
顔をみつめる　積み木をもちかえる　わかるように話す
両手に積み木をもつ　寒い、疲労、空腹の理解(2/3)
毛糸を探す　色の名前1色
熊手形でつかむ　絵の名称4つ
物に手を伸ばす　動作の理解2つ
レーズンを見つめる　ほぼ明瞭に話す　爪先かかと歩き
両手を合わす　絵を4つ指差す　片足立ち6秒
180°追視　6つの身体部分　片足立ち5秒
ガラガラを握る　2語文　片足立ち4秒
正中線を越えて追視　絵の名称1つ　片足立ち3秒
正中線まで追視　絵を2つ指差す　けんけん
パパ、ママ以外に6語　片足立ち2秒
パパ、ママ以外に3語　片足立ち1秒
パパ、ママ以外に2語　幅跳び
意味ある1語　ジャンプ
意味なくパパ、ママ　上手投げ
3音以上つなげる　ボールをける
喃語を話す　階段を登る
パ、ダ、マなど言う　走る
声の方向に振り向く　後退り歩き
音に振り向く　上手に歩く
キャアキャア喜ぶ　拾い上げる
声を出して笑う　一人で立つ10秒
「アー」「ウー」などの発声　一人で立つ2秒
声を出す　つかまって立ち上がる
ベルに反応　一人ですわる
つかまり立ち、5秒以上
すわれる、5秒以上
寝返り
引き起こし
胸を上げる
両足で体を支える
90°頭を上げる
首がすわる
45°頭を上げる
頭を上げる
対称運動

個人―社会　微細運動―適応　言語　粗大運動

粗大運動

判定中の様子

1、2、3回目の検査結果をそれぞれのチェック欄に記入

一般的印象	1	2	3
普通			
異常			

判定実施の受け入れ	1	2	3
いつもよい			
たいていよい			
ほとんどよくない			

周囲への興味	1	2	3
敏感			
あまり興味がない			
全く興味がない			

恐怖感	1	2	3
ない			
少しある			
非常に強い			

注意を向けている時間	1	2	3
適当			
いくらか気が散りやすい			
非常に気が散りやすい			

2月　4月　6月　9月　12月　15月　18月　2歳　3歳　4歳　5歳　6歳

無断転載不許

判定実施上の手引き

1. 判定者は子どもに笑いかけたり、話しかけたり手を振ったりして微笑をひきだそうとする。しかし、子どもの体にさわってはいけない。
2. 子どもは数秒間手をみつめなければならない。
3. 保護者が歯ブラシの使い方を教えたり、ねり歯みがきを歯ブラシにつけてもよい。
4. 靴のひもをむすんだり、背中のボタンをはめたり、ファスナーをあげたりできなくてもよい。
5. 子どもの顔の上およそ 20 cm のところを、一側から他側へ弧を描いて毛糸をゆっくり動かす。
6. 子どもの指先あるいは指の背にガラガラがふれた時、それをつかむならば p。
7. 子どもが消えた毛糸の行方を見ようとするなら p。判定者は腕を動かさないですばやく手に持った毛糸を落して見えなくする。
8. 子どもは片方の手からもう片方の手へ、体や口やテーブルを使わずに積み木をもちかえなくてはならない。
9. 子どもが親指と他の指を使って、レーズンをつまみあげるなら p。
10. 子どもの描いた線と判定者の描いた線との角度が 30 度以内なら p。
11. 判定者は親指を上にたててにぎりこぶしをつくり、親指だけを動かす。子どもがこれをまねて、親指以外の指を動かさなければ p。

   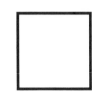

12. 囲まれた形なら p。うずまきは f。	13. どんな線でも真ん中あたりで交差すれば p。	14. 「どちらの線が長い？」（"大きい"ではない）紙の上下が逆になるようにまわしてみせ、繰り返す。（3 試行のうち 3 回、あるいは 6 試行のうち 5 回で p。）	15. 最初は子どもに模写させる。失敗した場合は判定者が書いてみせる。

　　　12、13、15 の項目を実施するとき、その形の名前を言ってはならない。12 と 13 の項目を実施する時は書いてみせてはならない。

16. 採点するとき、対になっている部分（2 つの腕、2 つの脚）は 1 つとして数える。
17. コップのなかに積み木を一ついれ、子どもの耳のそばで子どもに見えないようにそっとふる。他の耳でも繰り返す。
18. 絵をさして、その名前を言わせる。（ワン、ニャンなどの擬声語だけでは不可。わんわん、にゃんにゃんなどは可。）もしも正しく名前を言えるのが 4 つ未満の時は、判定者が名前を言い、その絵を指さしさせる。

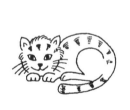 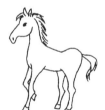 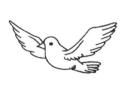 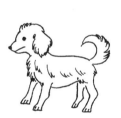 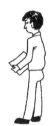

（原画　国立療養所広島病院小児科部長　下田浩子）

19. 人形を使い、子どもに聞く。「鼻はどれ？目は？耳は？口は？手は？足は？おなかは？髪は？」8 問中 6 問正しければ p。
20. 絵を使い、子どもに聞く。「飛ぶのはどれ？」「ニャーとなくのはどれ？」「お話しするのはどれ？」「ほえるのはどれ？」「パカパカ走るのはどれ？」5 問中、2 問あるいは 4 問ただしければ p。
21. 子どもに次の質問をする。「寒いときどうしますか？」「疲れたときはどうしますか？」「おなかがすいたときどうしますか？」3 問中、2 問あるいは 3 問正しければ p。
22. 子どもに次の質問をする。「コップは何に使いますか？」「いすは何に使いますか？」「鉛筆は何に使いますか？」答えの中
23. に動作を示す語が入っていなければならない。
24. 子どもが積み木を紙の上に正しく置き、紙の上にいくつ積み木があるか言えれば p。（1 個から 5 個）
　　子どもに指示する。「積み木をテーブルの上においてください」「テーブルの下に」「私の前に」「私の後ろに」4 問中 4 問正
25. しければ p。（判定者は指したり、頭や目を動かして子どもを助けてはならない）
　　子どもに質問する。「ボールとはどんな物ですか？」「海は？」「机は？」「家は？」「バナナは？」「カーテンは？」「窓は？」「靴は？」用途、形、素材、一般的分類（バナナを黄色というのではなく、果物というように）の言葉で定義すれば p。8 問中、5 問あるいは 7 問正しければ p。
26. 子どもに次のように質問する。「象は大きい、犬は？」「火は熱い、氷は？」「昼はあかるい、夜は？」3 問中 2 問正しければ p。
27. 子どもは壁や手すりを使ってもよいが、人の助けはいけない。はうこともいけない。
28. 子どもは離れて立っている判定者の手の届く範囲に、上手投げでボールを約 90 cm 投げる。
29. 子どもはテスト用紙の幅以上の距離を飛び越えなければならない。（約 20 cm）
30. つま先から 2.5 cm 以内にかかとをつけて前方へ歩くように子どもに指示する。判定者がしてみせてもよい。連続して 4 歩、歩かねばならない。
31. 2 歳では正常な子どもの半分は課題実施の受け入れが良くない。

DENVERⅡ記録票

生年月日＿＿＿＿年＿＿月＿＿日　　（在胎　　週　　日）　　　　　整理番号＿＿＿＿＿＿＿＿＿＿＿

記録日①＿＿＿年＿＿月＿＿日　②＿＿＿年＿＿月＿＿日　③＿＿＿年＿＿月＿＿日　氏　名＿＿＿＿＿＿＿＿＿＿＿

年月日齢①＿＿＿年＿＿月＿＿日　②＿＿＿年＿＿月＿＿日　③＿＿＿年＿＿月＿＿日　記録者＿＿＿＿＿＿＿＿＿＿＿

| 2月 | 4月 | 6月 | 9月 | 12月 | 15月 | 18月 | 2歳 | 3歳 | 4歳 | 5歳 | 6歳 |

個人―社会　微細運動―適応　言語　粗大運動

通過率
25　50　75　90

報告でもよい→
裏面の注No.→　　項目

一人で歯磨きをする
ゲームをする
一人で服を着る
Tシャツを着る
友達の名前
上着、靴などをつける　　6部分人物画
手を洗ってふく　　□模写
手伝って歯磨き　　□模倣
上着を脱ぐ　　3部分人物画
人形に食べさせる　　長い方を指差す
スプーンを使う　　十模写
簡単なお手伝い　　○模写
コップで飲む　　親指だけを動かす　　単語定義7語
ボールのやりとり　　縦線模倣　　寒い、疲労、空腹の理解(3/3)
大人の真似　　8個の積み木の塔　　2/3反対語類推
バイバイをする　　6個の積み木の塔　　5つ数える
ほしいものを示す　　4個の積み木の塔　　単語定義5語
拍手をまねる　　2個の積み木の塔　　前後上下の理解
自分で食べる　　瓶からレーズンを出す　　動作の理解4つ
玩具をとる　　なぐり書きをする　　用途理解3つ
手をみつめる　　コップに積み木を入れる　　1つ数える
あやし笑い　　積み木を打ち合わせる　　用途理解2つ
笑いかける　　親指を使ってつかむ　　色の名前4色
顔をみつめる　　積み木をもちかえる　　わかるように話す
両手に積み木をもつ　　寒い、疲労、空腹の理解(2/3)
毛糸を探す　　色の名前1色
熊手形でつかむ　　絵の名称4つ
物に手を伸ばす　　動作の理解2つ
レーズンを見つめる　　ほぼ明瞭に話す　　爪先かかと歩き
両手を合わす　　絵を4つ指差す　　片足立ち6秒
180°追視　　6つの身体部分　　片足立ち5秒
ガラガラを握る　　2語文　　片足立ち4秒
正中線を越えて追視　　絵の名称1つ　　片足立ち3秒
正中線まで追視　　絵を2つ指差す　　けんけん
パパ、ママ以外に6語　　片足立ち2秒
パパ、ママ以外に3語　　片足立ち1秒
パパ、ママ以外に2語　　幅跳び
意味ある1語　　ジャンプ
意味なくパパ、ママ　　上手投げ
3音以上つなげる　　ボールをける
喃語を話す　　階段を登る
パ、ダ、マなど言う　　走る
声の方向に振り向く　　後退り歩き
音に振り向く　　上手に歩く
キャアキャア喜ぶ　　拾い上げる
声を出して笑う　　一人で立つ10秒
「アー」「ウー」などの発声　　一人で立つ2秒
声を出す　　つかまって立ち上がる
ベルに反応　　一人ですわる
つかまり立ち、5秒以上
すわれる、5秒以上
寝返り
引き起こし
胸を上げる
両足で体を支える
90°頭を上げる
首がすわる
45°頭を上げる
頭を上げる
対称運動

判定中の様子

1、2、3回目の検査結果をそれぞれのチェック欄に記入

一般的印象	1	2	3
普通			
異常			

判定実施の受け入れ	1	2	3
いつもよい			
たいていよい			
ほとんどよくない			

周囲への興味	1	2	3
敏感			
あまり興味がない			
全く興味がない			

恐怖感	1	2	3
ない			
少しある			
非常に強い			

注意を向けている時間	1	2	3
適当			
いくらか気が散りやすい			
非常に気が散りやすい			

| 2月 | 4月 | 6月 | 9月 | 12月 | 15月 | 18月 | 2歳 | 3歳 | 4歳 | 5歳 | 6歳 |

個人―社会　微細運動・適応　言語　粗大運動

無断転載不許

判定実施上の手引き

1. 判定者は子どもに笑いかけたり、話しかけたり手を振ったりして微笑をひきだそうとする。しかし、子どもの体にさわってはいけない。
2. 子どもは数秒間手をみつめなければならない。
3. 保護者が歯ブラシの使い方を教えたり、ねり歯みがきを歯ブラシにつけてもよい。
4. 靴のひもをむすんだり、背中のボタンをはめたり、ファスナーをあげたりできなくてもよい。
5. 子どもの顔の上およそ 20 cm のところを、一側から他側へ弧を描いて毛糸をゆっくり動かす。
6. 子どもの指先あるいは指の背にガラガラがふれた時、それをつかむならば p。
7. 子どもが消えた毛糸の行方を見ようとするなら p。判定者は腕を動かさないですばやく手に持った毛糸を落して見えなくする。
8. 子どもは片方の手からもう片方の手へ、体や口やテーブルを使わずに積み木をもちかえなくてはならない。
9. 子どもが親指と他の指を使って、レーズンをつまみあげるなら p。
10. 子どもの描いた線と判定者の描いた線との角度が 30 度以内なら p。
11. 判定者は親指を上にたててにぎりこぶしをつくり、親指だけを動かす。子どもがこれをまねて、親指以外の指を動かさなければ p。

12. 囲まれた形なら p。うずまきは f。
13. どんな線でも真ん中あたりで交差すれば p。
14. 「どちらの線が長い？」（"大きい"ではない）紙の上下が逆になるようにまわしてみせ、繰り返す。（3 試行のうち 3 回、あるいは 6 試行のうち 5 回で p。）
15. 最初は子どもに模写させる。失敗した場合は判定者が書いてみせる。

　　12、13、15 の項目を実施するとき、その形の名前を言ってはならない。12 と 13 の項目を実施する時は書いてみせてはならない。
16. 採点するとき、対になっている部分（2 つの腕、2 つの脚）は 1 つとして数える。
17. コップのなかに積み木を一ついれ、子どもの耳のそばで子どもに見えないようにそっとふる。他の耳でも繰り返す。
18. 絵をさして、その名前を言わせる。（ワン、ニャンなどの擬声語だけでは不可。わんわん、にゃんにゃんなどは可。）もしも正しく名前を言えるのが 4 つ未満の時は、判定者が名前を言い、その絵を指さしさせる。

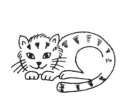　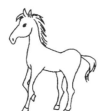　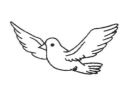　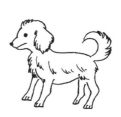　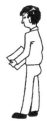

（原画　国立療養所広島病院小児科部長　下田浩子）

19. 人形を使い、子どもに聞く。「鼻はどれ？目は？耳は？口は？手は？足は？おなかは？髪は？」8 問中 6 問正しければ p。
20. 絵を使い、子どもに聞く。「飛ぶのはどれ？」「ニャーとなくのはどれ？」「お話しするのはどれ？」「ほえるのはどれ？」「パカパカ走るのはどれ？」5 問中、2 問あるいは 4 問ただしければ p。
21. 子どもに次の質問をする。「寒いときどうしますか？」「疲れたときはどうしますか？」「おなかがすいたときどうしますか？」3 問中、2 問あるいは 3 問正しければ p。
22. 子どもに次の質問をする。「コップは何に使いますか？」「いすは何に使いますか？」「鉛筆は何に使いますか？」答えの中
23. に動作を示す語が入っていなければならない。
24. 子どもが積み木を紙の上に正しく置き、紙の上にいくつ積み木があるか言えれば p。（1 個から 5 個）
　　子どもに指示する。「積み木をテーブルの上においてください」「テーブルの下に」「私の前に」「私の後ろに」4 問中 4 問正
25. しければ p。（判定者は指したり、頭や目を動かして子どもを助けてはならない）
　　子どもに質問する。「ボールとはどんな物ですか？」「海は？」「机は？」「家は？」「バナナは？」「カーテンは？」「窓は？」「靴は？」用途、形、素材、一般的分類（バナナを黄色というのではなく、果物というように）の言葉で定義すれば p。8 問中、5 問あるいは 7 問正しければ p。
26. 子どもに次のように質問する。「象は大きい、犬は？」「火は熱い、氷は？」「昼はあかるい、夜は？」3 問中 2 問正しければ p。
27. 子どもは壁や手すりを使ってもよいが、人の助けはいけない。はうこともいけない。
28. 子どもは離れて立っている判定者の手の届く範囲に、上手投げでボールを約 90 cm 投げる。
29. 子どもはテスト用紙の幅以上の距離を飛び越えなければならない。（約 20 cm）
30. つま先から 2.5 cm 以内にかかとをつけて前方へ歩くように子どもに指示する。判定者がしてみせてもよい。連続して 4 歩、歩かねばならない。
31. 2 歳では正常な子どもの半分は課題実施の受け入れが良くない。

DENVERⅡ記録票

生年月日＿＿＿年＿＿月＿＿日　　（在胎　　週　　日）　　　　整理番号＿＿＿＿＿＿＿＿＿＿＿＿

記録日①＿＿＿年＿＿月＿＿日　②＿＿＿年＿＿月＿＿日　③＿＿＿年＿＿月＿＿日　氏　名＿＿＿＿＿＿＿＿＿＿＿＿

年月日齢①＿＿＿年＿＿月＿＿日　②＿＿＿年＿＿月＿＿日　③＿＿＿年＿＿月＿＿日　記録者＿＿＿＿＿＿＿＿＿＿＿＿

| 2月 | 4月 | 6月 | 9月 | 12月 | 15月 | 18月 | 2歳 | 3歳 | 4歳 | 5歳 | 6歳 |

個人―社会　微細運動―適応　言語

通過率
25　50　75　90

報告でもよい→
裏面の注No.→　　項目

一人で歯磨きをする
ゲームをする
一人で服を着る
Tシャツを着る
友達の名前
上着、靴などをつける　　6部分人物画
手を洗ってふく　　□模写
手伝って歯磨き　　□模倣
上着を脱ぐ　　3部分人物画
人形に食べさせる　　長い方を指差す
スプーンを使う　　十模写
簡単なお手伝い　　○模写
コップで飲む　　親指だけを動かす　　単語定義7語
ボールのやりとり　　縦線模倣　　寒い、疲労、空腹の理解 (3/3)
大人の真似　　8個の積み木の塔　　2/3反対語類推
バイバイをする　　6個の積み木の塔　　5つ数える
ほしいものを示す　　4個の積み木の塔　　単語定義5語
拍手をまねる　　2個の積み木の塔　　前後上下の理解
自分で食べる　　瓶からレーズンを出す　　動作の理解4つ
玩具をとる　　なぐり書きをする　　用途理解3つ
手をみつめる　　コップに積み木を入れる　　1つ数える
あやし笑い　　積み木を打ち合わせる　　用途理解2つ
笑いかける　　親指を使ってつかむ　　色の名前4色
顔をみつめる　　積み木をもちかえる　　わかるように話す
両手に積み木をもつ　　寒い、疲労、空腹の理解 (2/3)
毛糸を探す　　色の名前1色
熊手形でつかむ　　絵の名称4つ
物に手を伸ばす　　動作の理解2つ
レーズンを見つめる　　ほぼ明瞭に話す　　爪先かかと歩き
両手を合わす　　絵を4つ指差す　　片足立ち6秒
180°追視　　6つの身体部分　　片足立ち5秒
ガラガラを握る　　2語文　　片足立ち4秒
正中線を越えて追視　　絵の名称1つ　　片足立ち3秒
正中線まで追視　　絵を2つ指差す　　けんけん
パパ、ママ以外に6語　　片足立ち2秒
パパ、ママ以外に3語　　片足立ち1秒
パパ、ママ以外に2語　　幅跳び
意味ある1語　　ジャンプ
意味なくパパ、ママ　　上手投げ
3音以上つなげる　　ボールをける
喃語を話す　　階段を登る
パ、ダ、マなど言う　　走る
声の方向に振り向く　　後退り歩き
音に振り向く　　上手に歩く
キャアキャア喜ぶ　　拾い上げる
声を出して笑う　　一人で立つ10秒
「アー」「ウー」などの発声　　一人で立つ2秒
声を出す　　つかまって立ち上がる
ベルに反応　　一人ですわる
つかまり立ち、5秒以上
すわれる、5秒以上
寝返り
引き起こし
胸を上げる
両足で体を支える
90°頭を上げる
首がすわる
45°頭を上げる
頭を上げる
対称運動

個人―社会　微細運動―適応　言語　粗大運動

個人―社会　微細運動―適応　言語　粗大運動

判定中の様子

1、2、3回目の検査結果をそれぞれのチェック欄に記入

一般的印象	1	2	3
普通			
異常			

判定実施の受け入れ	1	2	3
いつもよい			
たいていよい			
ほとんどよくない			

周囲への興味	1	2	3
敏感			
あまり興味がない			
全く興味がない			

恐怖感	1	2	3
ない			
少しある			
非常に強い			

注意を向けている時間	1	2	3
適当			
いくらか気が散りやすい			
非常に気が散りやすい			

| 2月 | 4月 | 6月 | 9月 | 12月 | 15月 | 18月 | 2歳 | 3歳 | 4歳 | 5歳 | 6歳 |

無断転載不許

判定実施上の手引き

1. 判定者は子どもに笑いかけたり、話しかけたり手を振ったりして微笑をひきだそうとする。しかし、子どもの体にさわってはいけない。
2. 子どもは数秒間手をみつめなければならない。
3. 保護者が歯ブラシの使い方を教えたり、ねり歯みがきを歯ブラシにつけてもよい。
4. 靴のひもをむすんだり、背中のボタンをはめたり、ファスナーをあげたりできなくてもよい。
5. 子どもの顔の上およそ20cmのところを、一側から他側へ弧を描いて毛糸をゆっくり動かす。
6. 子どもの指先あるいは指の背にガラガラがふれた時、それをつかむならばp。
7. 子どもが消えた毛糸の行方を見ようとするならp。判定者は腕を動かさないですばやく手に持った毛糸を落して見えなくする。
8. 子どもは片方の手からもう片方の手へ、体や口やテーブルを使わずに積み木をもちかえなくてはならない。
9. 子どもが親指と他の指を使って、レーズンをつまみあげるならp。
10. 子どもの描いた線と判定者の描いた線との角度が30度以内ならp。
11. 判定者は親指を上にたててにぎりこぶしをつくり、親指だけを動かす。子どもがこれをまねて、親指以外の指を動かさなければp。

   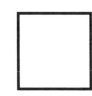

| 12. 囲まれた形ならp。うずまきはf。 | 13. どんな線でも真ん中あたりで交差すればp。 | 14. 「どちらの線が長い？」（"大きい"ではない）紙の上下が逆になるようにまわしてみせ、繰り返す。（3試行のうち3回、あるいは6試行のうち5回でp。） | 15. 最初は子どもに模写させる。失敗した場合は判定者が書いてみせる。 |

　12、13、15の項目を実施するとき、その形の名前を言ってはならない。12と13の項目を実施する時は書いてみせてはならない。

16. 採点するとき、対になっている部分（2つの腕、2つの脚）は1つとして数える。
17. コップのなかに積み木を一ついれ、子どもの耳のそばで子どもに見えないようにそっとふる。他の耳でも繰り返す。
18. 絵をさして、その名前を言わせる。（ワン、ニャンなどの擬声語だけでは不可。わんわん、にゃんにゃんなどは可。）もしも正しく名前を言えるのが4つ未満の時は、判定者が名前を言い、その絵を指さしさせる。

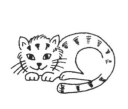 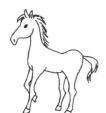 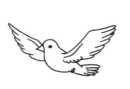 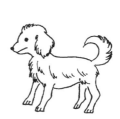 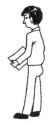

（原画　国立療養所広島病院小児科部長　下田浩子）

19. 人形を使い、子どもに聞く。「鼻はどれ？目は？耳は？口は？手は？足は？おなかは？髪は？」8問中6問正しければp。
20. 絵を使い、子どもに聞く。「飛ぶのはどれ？」「ニャーとなくのはどれ？」「お話しするのはどれ？」「ほえるのはどれ？」「パカパカ走るのはどれ？」5問中、2問あるいは4問ただしければp。
21. 子どもに次の質問をする。「寒いときどうしますか？」「疲れたときはどうしますか？」「おなかがすいたときどうしますか？」3問中、2問あるいは3問正しければp。
22. 子どもに次の質問をする。「コップは何に使いますか？」「いすは何に使いますか？」「鉛筆は何に使いますか？」答えの中
23. に動作を示す語が入っていなければならない。
24. 子どもが積み木を紙の上に正しく置き、紙の上にいくつ積み木があるか言えればp。（1個から5個）
　子どもに指示する。「積み木をテーブルの上においてください」「テーブルの下に」「私の前に」「私の後ろに」4問中4問正
25. しければp。（判定者は指したり、頭や目を動かして子どもを助けてはならない）
　子どもに質問する。「ボールとはどんな物ですか？」「海は？」「机は？」「家は？」「バナナは？」「カーテンは？」「窓は？」「靴は？」用途、形、素材、一般的分類（バナナを黄色というのではなく、果物というように）の言葉で定義すればp。8問中、5問あるいは7問正しければp。
26. 子どもに次のように質問する。「象は大きい、犬は？」「火は熱い、氷は？」「昼はあかるい、夜は？」3問中2問正しければp。
27. 子どもは壁や手すりを使ってもよいが、人の助けはいけない。はうこともいけない。
28. 子どもは離れて立っている判定者の手の届く範囲に、上手投げでボールを約90cm投げる。
29. 子どもはテスト用紙の幅以上の距離を飛び越えなければならない。（約20cm）
30. つま先から2.5cm以内にかかとをつけて前方へ歩くように子どもに指示する。判定者がしてみせてもよい。連続して4歩、歩かねばならない。
31. 2歳では正常な子どもの半分は課題実施の受け入れが良くない。

DENVER Ⅱ 記録票

生年月日＿＿＿＿年＿＿月＿＿日　　（在胎　　週　　日）　　　　整理番号＿＿＿＿＿＿＿＿＿＿＿＿＿

記録日①＿＿＿年＿月＿日　②＿＿＿年＿月＿日　③＿＿＿年＿月＿日　　氏　名＿＿＿＿＿＿＿＿＿＿＿＿＿

年月日齢①＿＿＿年＿月＿日　②＿＿＿年＿月＿日　③＿＿＿年＿月＿日　　記録者＿＿＿＿＿＿＿＿＿＿＿＿＿

| 2月 | 4月 | 6月 | 9月 | 12月 | 15月 | 18月 | 2歳 | 3歳 | 4歳 | 5歳 | 6歳 |

個人—社会　微細運動—適応　言語

通過率　25　50　75　90

報告でもよい→
裏面の注No.→　項目

一人で歯磨きをする
ゲームをする
一人で服を着る
Tシャツを着る
友達の名前
上着、靴などをつける　　6部分人物画
手を洗ってふく　　　　　□模写
手伝って歯磨き　　　　　□模倣
上着を脱ぐ　　　　　　　3部分人物画
人形に食べさせる　　　　長い方を指差す
スプーンを使う　　　　　十模写
簡単なお手伝い　　　　　○模写
コップで飲む　　親指だけを動かす　単語定義7語
ボールのやりとり　　縦線模倣　寒い、疲労、空腹の理解(3/3)
大人の真似　　8個の積み木の塔　2/3反対語類推
バイバイをする　　6個の積み木の塔　5つ数える
ほしいものを示す　　4個の積み木の塔　単語定義5語
拍手をまねる　　2個の積み木の塔　前後上下の理解
自分で食べる　　瓶からレーズンを出す　動作の理解4つ
玩具をとる　　なぐり書きをする　用途理解3つ
手をみつめる　　コップに積み木を入れる　1つ数える
あやし笑い　　積み木を打ち合わせる　用途理解2つ
笑いかける　　親指を使ってつかむ　色の名前4色
顔をみつめる　　積み木をもちかえる　わかるように話す
両手に積み木をもつ　寒い、疲労、空腹の理解(2/3)
毛糸を探す　　色の名前1色
熊手形でつかむ　　絵の名称4つ
物に手を伸ばす　　動作の理解2つ
レーズンを見つめる　ほぼ明瞭に話す　爪先かかと歩き
両手を合わす　　絵を4つ指差す　片足立ち6秒
180°追視　　6つの身体部分　片足立ち5秒
ガラガラを握る　　2語文　片足立ち4秒
正中線を越えて追視　絵の名称1つ　片足立ち3秒
正中線まで追視　　絵を2つ指差す　けんけん
パパ、ママ以外に6語　片足立ち2秒
パパ、ママ以外に3語　片足立ち1秒
パパ、ママ以外に2語　幅跳び
意味ある1語　　ジャンプ
意味なくパパ、ママ　上手投げ
3音以上つなげる　　ボールをける
喃語を話す　　階段を登る
パ、ダ、マなど言う　走る
声の方向に振り向く　後退り歩き
音に振り向く　　上手に歩く
キャアキャア喜ぶ　拾い上げる
声を出して笑う　　一人で立つ10秒
「アー」「ウー」などの発声　一人で立つ2秒
声を出す　　つかまって立ち上がる
ベルに反応　　一人ですわる
つかまり立ち、5秒以上
すわれる、5秒以上
寝返り
引き起こし
胸を上げる
両足で体を支える
90°頭を上げる
首がすわる
45°頭を上げる
頭を上げる
対称運動

個人—社会　微細運動—適応　言語　粗大運動

粗大運動

個人—社会　微細運動—適応　言語

無断転載不許

判定中の様子

1、2、3回目の検査結果をそれぞれのチェック欄に記入

一般的印象	1	2	3
普通			
異常			

判定実施の受け入れ	1	2	3
いつもよい			
たいていよい			
ほとんどよくない			

周囲への興味	1	2	3
敏感			
あまり興味がない			
全く興味がない			

恐怖感	1	2	3
ない			
少しある			
非常に強い			

注意を向けている時間	1	2	3
適当			
いくらか気が散りやすい			
非常に気が散りやすい			

| 2月 | 4月 | 6月 | 9月 | 12月 | 15月 | 18月 | 2歳 | 3歳 | 4歳 | 5歳 | 6歳 |

判定実施上の手引き

1. 判定者は子どもに笑いかけたり、話しかけたり手を振ったりして微笑をひきだそうとする。しかし、子どもの体にさわってはいけない。
2. 子どもは数秒間手をみつめなければならない。
3. 保護者が歯ブラシの使い方を教えたり、ねり歯みがきを歯ブラシにつけてもよい。
4. 靴のひもをむすんだり、背中のボタンをはめたり、ファスナーをあげたりできなくてもよい。
5. 子どもの顔の上およそ 20 cm のところを、一側から他側へ弧を描いて毛糸をゆっくり動かす。
6. 子どもの指先あるいは指の背にガラガラがふれた時、それをつかむならば p。
7. 子どもが消えた毛糸の行方を見ようとするなら p。判定者は腕を動かさないですばやく手に持った毛糸を落して見えなくする。
8. 子どもは片方の手からもう片方の手へ、体や口やテーブルを使わずに積み木をもちかえなくてはならない。
9. 子どもが親指と他の指を使って、レーズンをつまみあげるなら p。
10. 子どもの描いた線と判定者の描いた線との角度が 30 度以内なら p。
11. 判定者は親指を上にたててにぎりこぶしをつくり、親指だけを動かす。子どもがこれをまねて、親指以外の指を動かさなければ p。

12. 囲まれた形なら p。うずまきは f。
13. どんな線でも真ん中あたりで交差すれば p。
14. 「どちらの線が長い？」("大きい"ではない) 紙の上下が逆になるようにまわしてみせ、繰り返す。（3 試行のうち 3 回、あるいは 6 試行のうち 5 回で p。）
15. 最初は子どもに模写させる。失敗した場合は判定者が書いてみせる。

　　　12、13、15 の項目を実施するとき、その形の名前を言ってはならない。12 と 13 の項目を実施する時は書いてみせてはならない。

16. 採点するとき、対になっている部分 (2 つの腕、2 つの脚) は 1 つとして数える。
17. コップのなかに積み木を一ついれ、子どもの耳のそばで子どもに見えないようにそっとふる。他の耳でも繰り返す。
18. 絵をさして、その名前を言わせる。(ワン、ニャンなどの擬声語だけでは不可。わんわん、にゃんにゃんなどは可。) もしも正しく名前を言えるのが 4 つ未満の時は、判定者が名前を言い、その絵を指さしさせる。

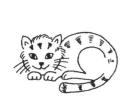 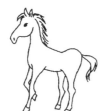 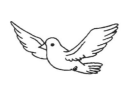 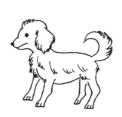 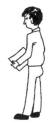

(原画　国立療養所広島病院小児科部長　下田浩子)

19. 人形を使い、子どもに聞く。「鼻はどれ？目は？耳は？口は？手は？足は？おなかは？髪は？」8 問中 6 問正しければ p。
20. 絵を使い、子どもに聞く。「飛ぶのはどれ？」「ニャーとなくのはどれ？」「お話しするのはどれ？」「ほえるのはどれ？」「パカパカ走るのはどれ？」5 問中、2 問あるいは 4 問ただしければ p。
21. 子どもに次の質問をする。「寒いときどうしますか？」「疲れたときはどうしますか？」「おなかがすいたときどうしますか？」3 問中、2 問あるいは 3 問正しければ p。
22. 子どもに次の質問をする。「コップは何に使いますか？」「いすは何に使いますか？」「鉛筆は何に使いますか？」答えの中
23. に動作を示す語が入っていなければならない。
24. 子どもが積み木を紙の上に正しく置き、紙の上にいくつ積み木があるか言えれば p。(1 個から 5 個)
　　子どもに指示する。「積み木をテーブルの上においてください」「テーブルの下に」「私の前に」「私の後ろに」4 問中 4 問正
25. しければ p。(判定者は指したり、頭や目を動かして子どもを助けてはならない)
　　子どもに質問する。「ボールとはどんな物ですか？」「海は？」「机は？」「家は？」「バナナは？」「カーテンは？」「窓は？」「靴は？」用途、形、素材、一般的分類 (バナナを黄色というのではなく、果物というように) の言葉で定義すれば p。8 問中、5 問あるいは 7 問正しければ p。
26. 子どもに次のように質問する。「象は大きい、犬は？」「火は熱い、氷は？」「昼はあかるい、夜は？」3 問中 2 問正しければ p。
27. 子どもは壁や手すりを使ってもよいが、人の助けはいけない。はうこともいけない。
28. 子どもは離れて立っている判定者の手の届く範囲に、上手投げでボールを約 90 cm 投げる。
29. 子どもはテスト用紙の幅以上の距離を飛び越えなければならない。(約 20 cm)
30. つま先から 2.5 cm 以内にかかとをつけて前方へ歩くように子どもに指示する。判定者がしてみせてもよい。連続して 4 歩、歩かねばならない。
31. 2 歳では正常な子どもの半分は課題実施の受け入れが良くない。

DENVERⅡ記録票

生年月日＿＿＿年＿月＿日 （在胎　週　日）　　　　　　　　整理番号＿＿＿＿＿＿＿＿＿＿＿

記録日①＿＿＿年＿月＿日　②＿＿＿年＿月＿日　③＿＿＿年＿月＿日　氏名＿＿＿＿＿＿＿＿＿＿＿

年月日齢①＿＿＿年＿月＿日　②＿＿＿年＿月＿日　③＿＿＿年＿月＿日　記録者＿＿＿＿＿＿＿＿＿＿＿

2月　　4月　　6月　　9月　　12月　　15月　　18月　　2歳　　3歳　　4歳　　5歳　　6歳

個人―社会　微細運動―適応　言語

通過率
25　50　75　90
報告でもよい→
裏面の注No.→　項目

一人で歯磨きをする
ゲームをする
一人で服を着る
Tシャツを着る
友達の名前
上着、靴などをつける　　6部分人物画
手を洗ってふく　　□模写
手伝って歯磨き　　□模倣
上着を脱ぐ　　3部分人物画
人形に食べさせる　　長い方を指差す
スプーンを使う　　十模写
簡単なお手伝い　　○模写
コップで飲む　　親指だけを動かす　　単語定義7語
ボールのやりとり　　縦線模倣　　寒い、疲労、空腹の理解 (3/3)
大人の真似　　8個の積み木の塔　　2/3反対語類推
バイバイをする　　6個の積み木の塔　　5つ数える
ほしいものを示す　　4個の積み木の塔　　単語定義5語
拍手をまねる　　2個の積み木の塔　　前後上下の理解
自分で食べる　　瓶からレーズンを出す　　動作の理解4つ
玩具をとる　　なぐり書きをする　　用途理解3つ
手をみつめる　　コップに積み木を入れる　　1つ数える
あやし笑い　　積み木を打ち合わせる　　用途理解2つ
笑いかける　　親指を使ってつかむ　　色の名前4色
顔をみつめる　　積み木をもちかえる　　わかるように話す
両手に積み木をもつ　　寒い、疲労、空腹の理解 (2/3)
毛糸を探す　　色の名前1色
熊手形でつかむ　　絵の名称4つ
物に手を伸ばす　　動作の理解2つ
レーズンを見つめる　　ほぼ明瞭に話す　　爪先かかと歩き
両手を合わす　　絵を4つ指差す　　片足立ち6秒
180°追視　　6つの身体部分　　片足立ち5秒
ガラガラを握る　　2語文　　片足立ち4秒
正中線を越えて追視　　絵の名称1つ　　片足立ち3秒
正中線まで追視　　絵を2つ指差す　　けんけん
パパ、ママ以外に6語　　片足立ち2秒
パパ、ママ以外に3語　　片足立ち1秒
パパ、ママ以外に2語　　幅跳び
意味ある1語　　ジャンプ
意味なくパパ、ママ　　上手投げ
3音以上つなげる　　ボールをける
喃語を話す　　階段を登る
パ、ダ、マなど言う　　走る
声の方向に振り向く　　後退り歩き
音に振り向く　　上手に歩く
キャアキャア喜ぶ　　拾い上げる
声を出して笑う　　一人で立つ10秒
「アー」「ウー」などの発声　　一人で立つ2秒
声を出す　　つかまって立ち上がる
ベルに反応　　一人ですわる
つかまり立ち、5秒以上
すわれる、5秒以上
寝返り
引き起こし
胸を上げる
両足で体を支える
90°頭を上げる
首がすわる
45°頭を上げる
頭を上げる
対称運動

個人―社会　微細運動―適応　言語　粗大運動

微細運動―適応　粗大運動　言語

判定中の様子

1、2、3回目の検査結果をそれぞれのチェック欄に記入

	1	2	3
一般的印象			
普通			
異常			
判定実施の受け入れ			
いつもよい			
たいていよい			
ほとんどよくない			
周囲への興味			
敏感			
あまり興味がない			
全く興味がない			
恐怖感			
ない			
少しある			
非常に強い			
注意を向けている時間			
適当			
いくらか気が散りやすい			
非常に気が散りやすい			

無断転載不許

2月　　4月　　6月　　9月　　12月　　15月　　18月　　2歳　　3歳　　4歳　　5歳　　6歳

判定実施上の手引き

1. 判定者は子どもに笑いかけたり、話しかけたり手を振ったりして微笑をひきだそうとする。しかし、子どもの体にさわってはいけない。
2. 子どもは数秒間手をみつめなければならない。
3. 保護者が歯ブラシの使い方を教えたり、ねり歯みがきを歯ブラシにつけてもよい。
4. 靴のひもをむすんだり、背中のボタンをはめたり、ファスナーをあげたりできなくてもよい。
5. 子どもの顔の上およそ 20 cm のところを、一側から他側へ弧を描いて毛糸をゆっくり動かす。
6. 子どもの指先あるいは指の背にガラガラがふれた時、それをつかむならば p。
7. 子どもが消えた毛糸の行方を見ようとするなら p。判定者は腕を動かさないですばやく手に持った毛糸を落して見えなくする。
8. 子どもは片方の手からもう片方の手へ、体や口やテーブルを使わずに積み木をもちかえなくてはならない。
9. 子どもが親指と他の指を使って、レーズンをつまみあげるなら p。
10. 子どもの描いた線と判定者の描いた線との角度が 30 度以内なら p。
11. 判定者は親指を上にたててにぎりこぶしをつくり、親指だけを動かす。子どもがこれをまねて、親指以外の指を動かさなければ p。

   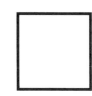

| 12. 囲まれた形なら p。うずまきは f。 | 13. どんな線でも真ん中あたりで交差すれば p。 | 14. 「どちらの線が長い？」（"大きい"ではない）紙の上下が逆になるようにまわしてみせ、繰り返す。（3試行のうち 3 回、あるいは 6 試行のうち 5 回で p。） | 15. 最初は子どもに模写させる。失敗した場合は判定者が書いてみせる。 |

　12、13、15 の項目を実施するとき、その形の名前を言ってはならない。12 と 13 の項目を実施する時は書いてみせてはならない。

16. 採点するとき、対になっている部分 (2 つの腕、2 つの脚) は 1 つとして数える。
17. コップのなかに積み木を一ついれ、子どもの耳のそばで子どもに見えないようにそっとふる。他の耳でも繰り返す。
18. 絵をさして、その名前を言わせる。(ワン、ニャンなどの擬声語だけでは不可。わんわん、にゃんにゃんなどは可。) もしも正しく名前を言えるのが 4 つ未満の時は、判定者が名前を言い、その絵を指さしさせる。

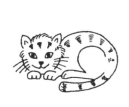 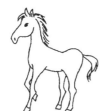 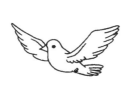 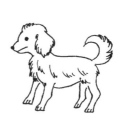 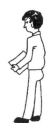

(原画　国立療養所広島病院小児科部長　下田浩子)

19. 人形を使い、子どもに聞く。「鼻はどれ？目は？耳は？口は？手は？足は？おなかは？髪は？」8 問中 6 問正しければ p。
20. 絵を使い、子どもに聞く。「飛ぶのはどれ？」「ニャーとなくのはどれ？」「お話しするのはどれ？」「ほえるのはどれ？」「パカパカ走るのはどれ？」5 問中、2 問あるいは 4 問ただしければ p。
21. 子どもに次の質問をする。「寒いときどうしますか？」「疲れたときはどうしますか？」「おなかがすいたときどうしますか？」3 問中、2 問あるいは 3 問正しければ p。
22. 子どもに次の質問をする。「コップは何に使いますか？」「いすは何に使いますか？」「鉛筆は何に使いますか？」答えの中
23. に動作を示す語が入っていなければならない。
24. 子どもが積み木を紙の上に正しく置き、紙の上にいくつ積み木があるか言えれば p。(1 個から 5 個)
　子どもに指示する。「積み木をテーブルの上においてください」「テーブルの下に」「私の前に」「私の後ろに」4 問中 4 問正
25. しければ p。(判定者は指したり、頭や目を動かして子どもを助けてはならない)
　子どもに質問する。「ボールとはどんな物ですか？」「海は？」「机は？」「家は？」「バナナは？」「カーテンは？」「窓は？」「靴は？」用途、形、素材、一般的分類 (バナナを黄色というのではなく、果物というように) の言葉で定義すれば p。8 問中、5 問あるいは 7 問正しければ p。
26. 子どもに次のように質問する。「象は大きい、犬は？」「火は熱い、氷は？」「昼はあかるい、夜は？」3 問中 2 問正しければ p。
27. 子どもは壁や手すりを使ってもよいが、人の助けはいけない。はうこともいけない。
28. 子どもは離れて立っている判定者の手の届く範囲に、上手投げでボールを約 90 cm 投げる。
29. 子どもはテスト用紙の幅以上の距離を飛び越えなければならない。(約 20 cm)
30. つま先から 2.5 cm 以内にかかとをつけて前方へ歩くように子どもに指示する。判定者がしてみせてもよい。連続して 4 歩、歩かねばならない。
31. 2 歳では正常な子どもの半分は課題実施の受け入れが良くない。

DENVER II 記録票

生年月日＿＿＿年＿＿月＿＿日　（在胎＿＿週＿＿日）　　　　　整理番号＿＿＿＿＿＿＿＿＿＿

記録日①＿＿年＿＿月＿＿日　②＿＿年＿＿月＿＿日　③＿＿年＿＿月＿＿日　氏　名＿＿＿＿＿＿＿＿

年月日齢①＿＿年＿＿月＿＿日　②＿＿年＿＿月＿＿日　③＿＿年＿＿月＿＿日　記録者＿＿＿＿＿＿＿＿

| 2月 | 4月 | 6月 | 9月 | 12月 | 15月 | 18月 | 2歳 | 3歳 | 4歳 | 5歳 | 6歳 |

個人―社会　微細運動―適応　言語　粗大運動（右側縦書き）

通過率　25　50　75　90
報告でもよい→
裏面の注No.→　項目

- 一人で歯磨きをする
- ゲームをする
- 一人で服を着る
- Tシャツを着る
- 友達の名前
- 上着、靴などをつける　6部分人物画
- 手を洗ってふく　□模写
- 手伝って歯磨き　□模倣
- 上着を脱ぐ　3部分人物画
- 人形に食べさせる　長い方を指差す
- スプーンを使う　十模写
- 簡単なお手伝い　○模写
- コップで飲む　親指だけを動かす　単語定義7語
- ボールのやりとり　縦線模倣　寒い、疲労、空腹の理解（3/3）
- 大人の真似　8個の積み木の塔　2/3反対語類推
- バイバイをする　6個の積み木の塔　5つ数える
- ほしいものを示す　4個の積み木の塔　単語定義5語
- 拍手をまねる　2個の積み木の塔　前後上下の理解
- 自分で食べる　瓶からレーズンを出す　動作の理解4つ
- 玩具をとる　なぐり書きをする　用途理解3つ
- 手をみつめる　コップに積み木を入れる　1つ数える
- あやし笑い　積み木を打ち合わせる　用途理解2つ
- 笑いかける　親指を使ってつかむ　色の名前4色
- 顔をみつめる　積み木をもちかえる　わかるように話す
- 両手に積み木をもつ　寒い、疲労、空腹の理解（2/3）
- 毛糸を探す　色の名前1色
- 熊手形でつかむ　絵の名称4つ
- 物に手を伸ばす　動作の理解2つ
- レーズンを見つめる　ほぼ明瞭に話す　爪先かかと歩き
- 両手を合わす　絵を4つ指差す　片足立ち6秒
- 180°追視　6つの身体部分　片足立ち5秒
- ガラガラを握る　2語文　片足立ち4秒
- 正中線を越えて追視　絵の名称1つ　片足立ち3秒
- 正中線まで追視　絵を2つ指差す　けんけん
- パパ、ママ以外に6語　片足立ち2秒
- パパ、ママ以外に3語　片足立ち1秒
- パパ、ママ以外に2語　幅跳び
- 意味ある1語　ジャンプ
- 意味なくパパ、ママ　上手投げ
- 3音以上つなげる　ボールをける
- 喃語を話す　階段を登る
- パ、ダ、マなど言う　走る
- 声の方向に振り向く　後退り歩き
- 音に振り向く　上手に歩く
- キャアキャア喜ぶ　拾い上げる
- 声を出して笑う　一人で立つ10秒
- 「アー」「ウー」などの発声　一人で立つ2秒
- 声を出す　つかまって立ち上がる
- ベルに反応　一人ですわる
- つかまり立ち、5秒以上
- すわれる、5秒以上
- 寝返り
- 引き起こし
- 胸を上げる
- 両足で体を支える
- 90°頭を上げる
- 首がすわる
- 45°頭を上げる
- 頭を上げる
- 対称運動

判定中の様子

1、2、3回目の検査結果をそれぞれのチェック欄に記入

一般的印象	1	2	3
普通			
異常			

判定実施の受け入れ	1	2	3
いつもよい			
たいていよい			
ほとんどよくない			

周囲への興味	1	2	3
敏感			
あまり興味がない			
全く興味がない			

恐怖感	1	2	3
ない			
少しある			
非常に強い			

注意を向けている時間	1	2	3
適当			
いくらか気が散りやすい			
非常に気が散りやすい			

| 2月 | 4月 | 6月 | 9月 | 12月 | 15月 | 18月 | 2歳 | 3歳 | 4歳 | 5歳 | 6歳 |

無断転載不許（右端縦書き）

判定実施上の手引き

1. 判定者は子どもに笑いかけたり、話しかけたり手を振ったりして微笑をひきだそうとする。しかし、子どもの体にさわってはいけない。
2. 子どもは数秒間手をみつめなければならない。
3. 保護者が歯ブラシの使い方を教えたり、ねり歯みがきを歯ブラシにつけてもよい。
4. 靴のひもをむすんだり、背中のボタンをはめたり、ファスナーをあげたりできなくてもよい。
5. 子どもの顔の上およそ 20 cm のところを、一側から他側へ弧を描いて毛糸をゆっくり動かす。
6. 子どもの指先あるいは指の背にガラガラがふれた時、それをつかむならば p。
7. 子どもが消えた毛糸の行方を見ようとするなら p。判定者は腕を動かさないですばやく手に持った毛糸を落して見えなくする。
8. 子どもは片方の手からもう片方の手へ、体や口やテーブルを使わずに積み木をもちかえなくてはならない。
9. 子どもが親指と他の指を使って、レーズンをつまみあげるなら p。
10. 子どもの描いた線と判定者の描いた線との角度が 30 度以内なら p。
11. 判定者は親指を上にたててにぎりこぶしをつくり、親指だけを動かす。子どもがこれをまねて、親指以外の指を動かさなければ p。

   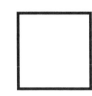

12. 囲まれた形なら p。うずまきは f。	13. どんな線でも真ん中あたりで交差すれば p。	14. 「どちらの線が長い？」（"大きい"ではない）紙の上下が逆になるようにまわしてみせ、繰り返す。（3試行のうち3回、あるいは6試行のうち5回で p。）	15. 最初は子どもに模写させる。失敗した場合は判定者が書いてみせる。

　12、13、15 の項目を実施するとき、その形の名前を言ってはならない。12 と 13 の項目を実施する時は書いてみせてはならない。

16. 採点するとき、対になっている部分（2つの腕、2つの脚）は 1 つとして数える。
17. コップのなかに積み木を一ついれ、子どもの耳のそばで子どもに見えないようにそっとふる。他の耳でも繰り返す。
18. 絵をさして、その名前を言わせる。（ワン、ニャンなどの擬声語だけでは不可。わんわん、にゃんにゃんなどは可。）もしも正しく名前を言えるのが 4 つ未満の時は、判定者が名前を言い、その絵を指さしさせる。

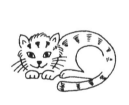 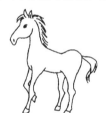 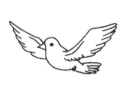 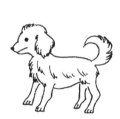 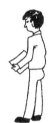

(原画　国立療養所広島病院小児科部長　下田浩子)

19. 人形を使い、子どもに聞く。「鼻はどれ？目は？耳は？口は？手は？足は？おなかは？髪は？」8 問中 6 問正しければ p。
20. 絵を使い、子どもに聞く。「飛ぶのはどれ？」「ニャーとなくのはどれ？」「お話しするのはどれ？」「ほえるのはどれ？」「パカパカ走るのはどれ？」5 問中、2 問あるいは 4 問ただしければ p。
21. 子どもに次の質問をする。「寒いときどうしますか？」「疲れたときはどうしますか？」「おなかがすいたときどうしますか？」3 問中、2 問あるいは 3 問正しければ p。
22. 子どもに次の質問をする。「コップは何に使いますか？」「いすは何に使いますか？」「鉛筆は何に使いますか？」答えの中
23. に動作を示す語が入っていなければならない。
24. 子どもが積み木を紙の上に正しく置き、紙の上にいくつ積み木があるか言えれば p。（1 個から 5 個）
　子どもに指示する。「積み木をテーブルの上においてください」「テーブルの下に」「私の前に」「私の後ろに」4 問中 4 問正
25. しければ p。（判定者は指したり、頭や目を動かして子どもを助けてはならない）
　子どもに質問する。「ボールとはどんな物ですか？」「海は？」「机は？」「家は？」「バナナは？」「カーテンは？」「窓は？」「靴は？」用途、形、素材、一般的分類（バナナを黄色というのではなく、果物というように）の言葉で定義すれば p。8 問中、5 問あるいは 7 問正しければ p。
26. 子どもに次のように質問する。「象は大きい、犬は？」「火は熱い、氷は？」「昼はあかるい、夜は？」3 問中 2 問正しければ p。
27. 子どもは壁や手すりを使ってもよいが、人の助けはいけない。はうこともいけない。
28. 子どもは離れて立っている判定者の手の届く範囲に、上手投げでボールを約 90 cm 投げる。
29. 子どもはテスト用紙の幅以上の距離を飛び越えなければならない。（約 20 cm）
30. つま先から 2.5 cm 以内にかかとをつけて前方へ歩くように子どもに指示する。判定者がしてみせてもよい。連続して 4 歩、歩かねばならない。
31. 2 歳では正常な子どもの半分は課題実施の受け入れが良くない。

DENVER II 記録票

生年月日＿＿＿年＿月＿日　（在胎　週　日）　整理番号＿＿＿＿＿＿＿＿＿＿＿

記録日①＿＿年＿月＿日　②＿＿年＿月＿日　③＿＿年＿月＿日　氏名＿＿＿＿＿＿＿＿

年月日齢①＿＿年＿月＿日　②＿＿年＿月＿日　③＿＿年＿月＿日　記録者＿＿＿＿＿＿＿

2月　4月　6月　9月　12月　15月　18月　2歳　3歳　4歳　5歳　6歳

個人―社会　微細運動―適応　言語　粗大運動（右側縦書き）

通過率
25　50　75　90
報告でもよい→
裏面の注No.→　項目

個人―社会

一人で歯磨きをする
ゲームをする
一人で服を着る
Tシャツを着る
友達の名前
上着、靴などをつける
手を洗ってふく
手伝って歯磨き
上着を脱ぐ
人形に食べさせる
スプーンを使う
簡単なお手伝い
コップで飲む
ボールのやりとり
大人の真似
バイバイをする
ほしいものを示す
拍手をまねる
自分で食べる
玩具をとる
手をみつめる
あやし笑い
笑いかける
顔をみつめる

微細運動―適応

6部分人物画
□模写
□模倣
3部分人物画
長い方を指差す
十模写
○模写
親指だけを動かす
縦線模倣
8個の積み木の塔
6個の積み木の塔
4個の積み木の塔
2個の積み木の塔
瓶からレーズンを出す
なぐり書きをする
コップに積み木を入れる
積み木を打ち合わせる
親指を使ってつかむ
積み木をもちかえる
両手に積み木をもつ
毛糸を探す
熊手形でつかむ
物に手を伸ばす
レーズンを見つめる
両手を合わす
180°追視
ガラガラを握る
正中線を越えて追視
正中線まで追視

言語

単語定義7語
寒い、疲労、空腹の理解 (3/3)
2/3反対語類推
5つ数える
単語定義5語
前後上下の理解
動作の理解4つ
用途理解3つ
1つ数える
用途理解2つ
色の名前4色
わかるように話す
寒い、疲労、空腹の理解 (2/3)
色の名前1色
絵の名称4つ
動作の理解2つ
ほぼ明瞭に話す
絵を4つ指差す
6つの身体部分
2語文
絵の名称1つ
絵を2つ指差す
パパ、ママ以外に6語
パパ、ママ以外に3語
パパ、ママ以外に2語
意味ある1語
意味なくパパ、ママ
3音以上つなげる
喃語を話す
パ、ダ、マなど言う
声の方向に振り向く
音に振り向く
キャアキャア喜ぶ
声を出して笑う
「アー」「ウー」などの発声
声を出す
ベルに反応

粗大運動

爪先かかと歩き
片足立ち6秒
片足立ち5秒
片足立ち4秒
片足立ち3秒
けんけん
片足立ち2秒
片足立ち1秒
幅跳び
ジャンプ
上手投げ
ボールをける
階段を登る
走る
後退り歩き
上手に歩く
拾い上げる
一人で立つ10秒
一人で立つ2秒
つかまって立ち上がる
一人ですわる
つかまり立ち、5秒以上
すわれる、5秒以上
寝返り
引き起こし
胸を上げる
両足で体を支える
90°頭を上げる
首がすわる
45°頭を上げる
頭を上げる
対称運動

判定中の様子

1、2、3回目の検査結果をそれぞれのチェック欄に記入

一般的印象	1	2	3
普通			
異常			

判定実施の受け入れ	1	2	3
いつもよい			
たいていよい			
ほとんどよくない			

周囲への興味	1	2	3
敏感			
あまり興味がない			
全く興味がない			

恐怖感	1	2	3
ない			
少しある			
非常に強い			

注意を向けている時間	1	2	3
適当			
いくらか気が散りやすい			
非常に気が散りやすい			

2月　4月　6月　9月　12月　15月　18月　2歳　3歳　4歳　5歳　6歳

無断転載不許

判定実施上の手引き

1. 判定者は子どもに笑いかけたり、話しかけたり手を振ったりして微笑をひきだそうとする。しかし、子どもの体にさわってはいけない。
2. 子どもは数秒間手をみつめなければならない。
3. 保護者が歯ブラシの使い方を教えたり、ねり歯みがきを歯ブラシにつけてもよい。
4. 靴のひもをむすんだり、背中のボタンをはめたり、ファスナーをあげたりできなくてもよい。
5. 子どもの顔の上およそ 20 cm のところを、一側から他側へ弧を描いて毛糸をゆっくり動かす。
6. 子どもの指先あるいは指の背にガラガラがふれた時、それをつかむならば p。
7. 子どもが消えた毛糸の行方を見ようとするなら p。判定者は腕を動かさないですばやく手に持った毛糸を落して見えなくする。
8. 子どもは片方の手からもう片方の手へ、体や口やテーブルを使わずに積み木をもちかえなくてはならない。
9. 子どもが親指と他の指を使って、レーズンをつまみあげるなら p。
10. 子どもの描いた線と判定者の描いた線との角度が 30 度以内なら p。
11. 判定者は親指を上にたててにぎりこぶしをつくり、親指だけを動かす。子どもがこれをまねて、親指以外の指を動かさなければ p。

   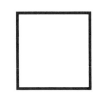

| 12. 囲まれた形なら p。うずまきは f。 | 13. どんな線でも真ん中あたりで交差すれば p。 | 14. 「どちらの線が長い？」（"大きい"ではない）紙の上下が逆になるようにまわしてみせ、繰り返す。（3 試行のうち 3 回、あるいは 6 試行のうち 5 回で p。） | 15. 最初は子どもに模写させる。失敗した場合は判定者が書いてみせる。 |

12、13、15 の項目を実施するとき、その形の名前を言ってはならない。12 と 13 の項目を実施する時は書いてみせてはならない。

16. 採点するとき、対になっている部分（2 つの腕、2 つの脚）は 1 つとして数える。
17. コップのなかに積み木を一ついれ、子どもの耳のそばで子どもに見えないようにそっとふる。他の耳でも繰り返す。
18. 絵をさして、その名前を言わせる。（ワン、ニャンなどの擬声語だけでは不可。わんわん、にゃんにゃんなどは可。）もしも正しく名前を言えるのが 4 つ未満の時は、判定者が名前を言い、その絵を指さしさせる。

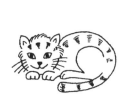 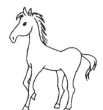 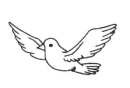 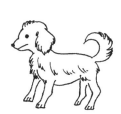 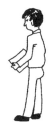

(原画　国立療養所広島病院小児科部長　下田浩子)

19. 人形を使い、子どもに聞く。「鼻はどれ？目は？耳は？口は？手は？足は？おなかは？髪は？」8 問中 6 問正しければ p。
20. 絵を使い、子どもに聞く。「飛ぶのはどれ？」「ニャーとなくのはどれ？」「お話しするのはどれ？」「ほえるのはどれ？」「パカパカ走るのはどれ？」5 問中、2 問あるいは 4 問ただしければ p。
21. 子どもに次の質問をする。「寒いときどうしますか？」「疲れたときはどうしますか？」「おなかがすいたときどうしますか？」3 問中、2 問あるいは 3 問正しければ p。
22. 子どもに次の質問をする。「コップは何に使いますか？」「いすは何に使いますか？」「鉛筆は何に使いますか？」答えの中
23. に動作を示す語が入っていなければならない。
24. 子どもが積み木を紙の上に正しく置き、紙の上にいくつ積み木があるか言えれば p。（1 個から 5 個）
子どもに指示する。「積み木をテーブルの上においてください」「テーブルの下に」「私の前に」「私の後ろに」4 問中 4 問正
25. しければ p。（判定者は指したり、頭や目を動かして子どもを助けてはならない）
子どもに質問する。「ボールとはどんな物ですか？」「海は？」「机は？」「家は？」「バナナは？」「カーテンは？」「窓は？」「靴は？」用途、形、素材、一般的分類（バナナを黄色というのではなく、果物というように）の言葉で定義すれば p。8 問中、5 問あるいは 7 問正しければ p。
26. 子どもに次のように質問する。「象は大きい、犬は？」「火は熱い、氷は？」「昼はあかるい、夜は？」3 問中 2 問正しければ p。
27. 子どもは壁や手すりを使ってもよいが、人の助けはいけない。はうこともいけない。
28. 子どもは離れて立っている判定者の手の届く範囲に、上手投げでボールを約 90 cm 投げる。
29. 子どもはテスト用紙の幅以上の距離を飛び越えなければならない。（約 20 cm）
30. つま先から 2.5 cm 以内にかかとをつけて前方へ歩くように子どもに指示する。判定者がしてみせてもよい。連続して 4 歩、歩かねばならない。
31. 2 歳では正常な子どもの半分は課題実施の受け入れが良くない。

DENVER Ⅱ 記録票

生年月日＿＿＿＿年＿＿月＿＿日　（在胎　　週　　日）　　　整理番号＿＿＿＿＿＿＿＿＿＿＿＿

記　録　日①＿＿＿年＿月＿日　②＿＿＿年＿月＿日　③＿＿＿年＿月＿日　氏　名＿＿＿＿＿＿＿＿＿＿＿＿

年月日齢①＿＿＿年＿月＿日　②＿＿＿年＿月＿日　③＿＿＿年＿月＿日　記録者＿＿＿＿＿＿＿＿＿＿＿＿

| 2月 | 4月 | 6月 | 9月 | 12月 | 15月 | 18月 | 2歳 | 3歳 | 4歳 | 5歳 | 6歳 |

個人―社会　微細運動―適応　言　語　粗大運動

通過率
25　50　75　90
報告でもよい→
裏面の注No.→　　項目

一人で歯磨きをする
ゲームをする
一人で服を着る
Tシャツを着る
友達の名前
上着、靴などをつける　　6部分人物画
手を洗ってふく　　□模写
手伝って歯磨き　　□模倣
上着を脱ぐ　　3部分人物画
人形に食べさせる　　長い方を指差す
スプーンを使う　　十模写
簡単なお手伝い　　○模写
コップで飲む　　親指だけを動かす　　単語定義7語
ボールのやりとり　　縦線模倣　　寒い、疲労、空腹の理解（3/3）
大人の真似　　8個の積み木の塔　　2/3反対語類推
バイバイをする　　6個の積み木の塔　　5つ数える
ほしいものを示す　　4個の積み木の塔　　単語定義5語
拍手をまねる　　2個の積み木の塔　　前後上下の理解
自分で食べる　　瓶からレーズンを出す　　動作の理解4つ
玩具をとる　　なぐり書きをする　　用途理解3つ
手をみつめる　　コップに積み木を入れる　　1つ数える
あやし笑い　　積み木を打ち合わせる　　用途理解2つ
笑いかける　　親指を使ってつかむ　　色の名前4色
顔をみつめる　　積み木をもちかえる　　わかるように話す
両手に積み木をもつ　　寒い、疲労、空腹の理解（2/3）
毛糸を探す　　色の名前1色
熊手形でつかむ　　絵の名称4つ
物に手を伸ばす　　動作の理解2つ
レーズンを見つめる　　ほぼ明瞭に話す　　爪先かかと歩き
両手を合わす　　絵を4つ指差す　　片足立ち6秒
180°追視　　6つの身体部分　　片足立ち5秒
ガラガラを握る　　2語文　　片足立ち4秒
正中線を越えて追視　　絵の名称1つ　　片足立ち3秒
正中線まで追視　　絵を2つ指差す　　けんけん
パパ、ママ以外に6語　　片足立ち2秒
パパ、ママ以外に3語　　片足立ち1秒
パパ、ママ以外に2語　　幅跳び
意味ある1語　　ジャンプ
意味なくパパ、ママ　　上手投げ
3音以上つなげる　　ボールをける
喃語を話す　　階段を登る
パ、ダ、マなど言う　　走る
声の方向に振り向く　　後退り歩き
音に振り向く　　上手に歩く
キャアキャア喜ぶ　　拾い上げる
声を出して笑う　　一人で立つ10秒
「アー」「ウー」などの発声　　一人で立つ2秒
声を出す　　つかまって立ち上がる
ベルに反応　　一人ですわる
つかまり立ち、5秒以上
すわれる、5秒以上
寝返り
引き起こし
胸を上げる
両足で体を支える
90°頭を上げる
首がすわる
45°頭を上げる
頭を上げる
対称運動

個人―社会　微細運動―適応　言　語　粗大運動

無断転載不許

判定中の様子

1、2、3回目の検査結果をそれぞれのチェック欄に記入

一般的印象	1	2	3
普通			
異常			

判定実施の受け入れ	1	2	3
いつもよい			
たいていよい			
ほとんどよくない			

周囲への興味	1	2	3
敏感			
あまり興味がない			
全く興味がない			

恐怖感	1	2	3
ない			
少しある			
非常に強い			

注意を向けている時間	1	2	3
適当			
いくらか気が散りやすい			
非常に気が散りやすい			

| 2月 | 4月 | 6月 | 9月 | 12月 | 15月 | 18月 | 2歳 | 3歳 | 4歳 | 5歳 | 6歳 |

判定実施上の手引き

1. 判定者は子どもに笑いかけたり、話しかけたり手を振ったりして微笑をひきだそうとする。しかし、子どもの体にさわってはいけない。
2. 子どもは数秒間手をみつめなければならない。
3. 保護者が歯ブラシの使い方を教えたり、ねり歯みがきを歯ブラシにつけてもよい。
4. 靴のひもをむすんだり、背中のボタンをはめたり、ファスナーをあげたりできなくてもよい。
5. 子どもの顔の上およそ 20 cm のところを、一側から他側へ弧を描いて毛糸をゆっくり動かす。
6. 子どもの指先あるいは指の背にガラガラがふれた時、それをつかむならば p。
7. 子どもが消えた毛糸の行方を見ようとするなら p。判定者は腕を動かさないですばやく手に持った毛糸を落して見えなくする。
8. 子どもは片方の手からもう片方の手へ、体や口やテーブルを使わずに積み木をもちかえなくてはならない。
9. 子どもが親指と他の指を使って、レーズンをつまみあげるなら p。
10. 子どもの描いた線と判定者の描いた線との角度が 30 度以内なら p。
11. 判定者は親指を上にたててにぎりこぶしをつくり、親指だけを動かす。子どもがこれをまねて、親指以外の指を動かさなければ p。

   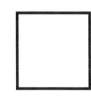

12. 囲まれた形なら p。うずまきは f。
13. どんな線でも真ん中あたりで交差すれば p。
14. 「どちらの線が長い？」（"大きい"ではない）紙の上下が逆になるようにまわしてみせ、繰り返す。（3 試行のうち 3 回、あるいは 6 試行のうち 5 回で p。）
15. 最初は子どもに模写させる。失敗した場合は判定者が書いてみせる。

　　12、13、15 の項目を実施するとき、その形の名前を言ってはならない。12 と 13 の項目を実施する時は書いてみせてはならない。

16. 採点するとき、対になっている部分（2 つの腕、2 つの脚）は 1 つとして数える。
17. コップのなかに積み木を一ついれ、子どもの耳のそばで子どもに見えないようにそっとふる。他の耳でも繰り返す。
18. 絵をさして、その名前を言わせる。（ワン、ニャンなどの擬声語だけでは不可。わんわん、にゃんにゃんなどは可。）もしも正しく名前を言えるのが 4 つ未満の時は、判定者が名前を言い、その絵を指さしさせる。

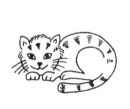 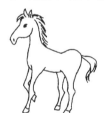 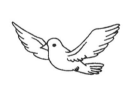 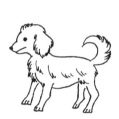 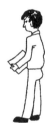

（原画　国立療養所広島病院小児科部長　下田浩子）

19. 人形を使い、子どもに聞く。「鼻はどれ？目は？耳は？口は？手は？足は？おなかは？髪は？」8 問中 6 問正しければ p。
20. 絵を使い、子どもに聞く。「飛ぶのはどれ？」「ニャーとなくのはどれ？」「お話しするのはどれ？」「ほえるのはどれ？」「パカパカ走るのはどれ？」5 問中、2 問あるいは 4 問ただしければ p。
21. 子どもに次の質問をする。「寒いときどうしますか？」「疲れたときはどうしますか？」「おなかがすいたときどうしますか？」3 問中、2 問あるいは 3 問正しければ p。
22. 子どもに次の質問をする。「コップは何に使いますか？」「いすは何に使いますか？」「鉛筆は何に使いますか？」答えの中
23. に動作を示す語が入っていなければならない。
24. 子どもが積み木を紙の上に正しく置き、紙の上にいくつ積み木があるか言えれば p。（1 個から 5 個）
　　子どもに指示する。「積み木をテーブルの上においてください」「テーブルの下に」「私の前に」「私の後ろに」4 問中 4 問正
25. しければ p。（判定者は指したり、頭や目を動かして子どもを助けてはならない）
　　子どもに質問する。「ボールとはどんな物ですか？」「海は？」「机は？」「家は？」「バナナは？」「カーテンは？」「窓は？」「靴は？」用途、形、素材、一般的分類（バナナを黄色というのではなく、果物というように）の言葉で定義すれば p。8 問中、5 問あるいは 7 問正しければ p。
26. 子どもに次のように質問する。「象は大きい、犬は？」「火は熱い、氷は？」「昼はあかるい、夜は？」3 問中 2 問正しければ p。
27. 子どもは壁や手すりを使ってもよいが、人の助けはいけない。はうこともいけない。
28. 子どもは離れて立っている判定者の手の届く範囲に、上手投げでボールを約 90 cm 投げる。
29. 子どもはテスト用紙の幅以上の距離を飛び越えなければならない。（約 20 cm）
30. つま先から 2.5 cm 以内にかかとをつけて前方へ歩くように子どもに指示する。判定者がしてみせてもよい。連続して 4 歩、歩かねばならない。
31. 2 歳では正常な子どもの半分は課題実施の受け入れが良くない。

DENVER Ⅱ 記録票

生年月日＿＿＿＿年＿＿月＿＿日　　（在胎　　週　　日）　　　　　　　整理番号＿＿＿＿＿＿＿＿＿＿＿＿

記録日①＿＿＿年＿＿月＿＿日　②＿＿＿年＿＿月＿＿日　③＿＿＿年＿＿月＿＿日　氏　名＿＿＿＿＿＿＿＿＿＿＿＿

年月日齢①＿＿＿年＿＿月＿＿日　②＿＿＿年＿＿月＿＿日　③＿＿＿年＿＿月＿＿日　記録者＿＿＿＿＿＿＿＿＿＿＿＿

| 2月 | 4月 | 6月 | 9月 | 12月 | 15月 | 18月 | 2歳 | 3歳 | 4歳 | 5歳 | 6歳 |

個人―社会　微細運動・適応　言語

通過率
25　50　75　90
報告でもよい→
裏面の注No.→　項目

一人で歯磨きをする
ゲームをする
一人で服を着る
Tシャツを着る
友達の名前
上着、靴などをつける　　6部分人物画
手を洗ってふく　　□模写
手伝って歯磨き　　□模倣
上着を脱ぐ　　3部分人物画
人形に食べさせる　　長い方を指差す
スプーンを使う　　十模写
簡単なお手伝い　　○模写
コップで飲む　　親指だけを動かす　　単語定義7語
ボールのやりとり　　縦線模倣　　寒い、疲労、空腹の理解 (3/3)
大人の真似　　8個の積み木の塔　　2/3反対語類推
バイバイをする　　6個の積み木の塔　　5つ数える
ほしいものを示す　　4個の積み木の塔　　単語定義5語
拍手をまねる　　2個の積み木の塔　　前後上下の理解
自分で食べる　　瓶からレーズンを出す　　動作の理解4つ
玩具をとる　　なぐり書きをする　　用途理解3つ
手をみつめる　　コップに積み木を入れる　　1つ数える
あやし笑い　　積み木を打ち合わせる　　用途理解2つ
笑いかける　　親指を使ってつかむ　　色の名前4色
顔をみつめる　　積み木をもちかえる　　わかるように話す
両手に積み木をもつ　　寒い、疲労、空腹の理解 (2/3)
毛糸を探す　　色の名前1色
熊手形でつかむ　　絵の名称4つ
物に手を伸ばす　　動作の理解2つ
レーズンを見つめる　　ほぼ明瞭に話す　　爪先かかと歩き
両手を合わす　　絵を4つ指差す　　片足立ち6秒
180°追視　　6つの身体部分　　片足立ち5秒
ガラガラを握る　　2語文　　片足立ち4秒
正中線を越えて追視　　絵の名称1つ　　片足立ち3秒
正中線まで追視　　絵を2つ指差す　　けんけん
パパ、ママ以外に6語　　片足立ち2秒
パパ、ママ以外に3語　　片足立ち1秒
パパ、ママ以外に2語　　幅跳び
意味ある1語　　ジャンプ
意味なくパパ、ママ　　上手投げ
3音以上つなげる　　ボールをける
喃語を話す　　階段を登る
パ、ダ、マなど言う　　走る
声の方向に振り向く　　後退り歩き
音に振り向く　　上手に歩く
キャアキャア喜ぶ　　拾い上げる
声を出して笑う　　一人で立つ10秒
「アー」「ウー」などの発声　　一人で立つ2秒
声を出す　　つかまって立ち上がる
ベルに反応　　一人ですわる
つかまり立ち、5秒以上
すわれる、5秒以上
寝返り
引き起こし
胸を上げる
両足で体を支える
90°頭を上げる
首がすわる
45°頭を上げる
頭を上げる
対称運動

個人―社会　微細運動―適応　言語　粗大運動

粗大運動

判定中の様子

1、2、3回目の検査結果をそれぞれのチェック欄に記入

一般的印象	1	2	3
普通			
異常			

判定実施の受け入れ	1	2	3
いつもよい			
たいていよい			
ほとんどよくない			

周囲への興味	1	2	3
敏感			
あまり興味がない			
全く興味がない			

恐怖感	1	2	3
ない			
少しある			
非常に強い			

注意を向けている時間	1	2	3
適当			
いくらか気が散りやすい			
非常に気が散りやすい			

| 2月 | 4月 | 6月 | 9月 | 12月 | 15月 | 18月 | 2歳 | 3歳 | 4歳 | 5歳 | 6歳 |

無断転載不許

判定実施上の手引き

1. 判定者は子どもに笑いかけたり、話しかけたり手を振ったりして微笑をひきだそうとする。しかし、子どもの体にさわってはいけない。
2. 子どもは数秒間手をみつめなければならない。
3. 保護者が歯ブラシの使い方を教えたり、ねり歯みがきを歯ブラシにつけてもよい。
4. 靴のひもをむすんだり、背中のボタンをはめたり、ファスナーをあげたりできなくてもよい。
5. 子どもの顔の上およそ 20 cm のところを、一側から他側へ弧を描いて毛糸をゆっくり動かす。
6. 子どもの指先あるいは指の背にガラガラがふれた時、それをつかむならば p。
7. 子どもが消えた毛糸の行方を見ようとするなら p。判定者は腕を動かさないですばやく手に持った毛糸を落して見えなくする。
8. 子どもは片方の手からもう片方の手へ、体や口やテーブルを使わずに積み木をもちかえなくてはならない。
9. 子どもが親指と他の指を使って、レーズンをつまみあげるなら p。
10. 子どもの描いた線と判定者の描いた線との角度が 30 度以内なら p。
11. 判定者は親指を上にたててにぎりこぶしをつくり、親指だけを動かす。子どもがこれをまねて、親指以外の指を動かさなければ p。

12. 囲まれた形なら p。うずまきは f。
13. どんな線でも真ん中あたりで交差すれば p。
14. 「どちらの線が長い？」（"大きい"ではない）紙の上下が逆になるようにまわしてみせ、繰り返す。（3試行のうち3回、あるいは6試行のうち5回で p。）
15. 最初は子どもに模写させる。失敗した場合は判定者が書いてみせる。

　　12、13、15の項目を実施するとき、その形の名前を言ってはならない。12と13の項目を実施する時は書いてみせてはならない。

16. 採点するとき、対になっている部分（2つの腕、2つの脚）は1つとして数える。
17. コップのなかに積み木を一ついれ、子どもの耳のそばで子どもに見えないようにそっとふる。他の耳でも繰り返す。
18. 絵をさして、その名前を言わせる。（ワン、ニャンなどの擬声語だけでは不可。わんわん、にゃんにゃんなどは可。）もしも正しく名前を言えるのが4つ未満の時は、判定者が名前を言い、その絵を指さしさせる。

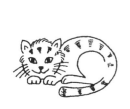 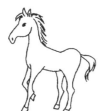 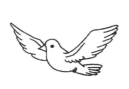 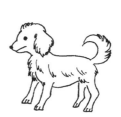 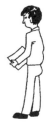

（原画　国立療養所広島病院小児科部長　下田浩子）

19. 人形を使い、子どもに聞く。「鼻はどれ？目は？耳は？口は？手は？足は？おなかは？髪は？」8問中6問正しければ p。
20. 絵を使い、子どもに聞く。「飛ぶのはどれ？」「ニャーとなくのはどれ？」「お話しするのはどれ？」「ほえるのはどれ？」「パカパカ走るのはどれ？」5問中、2問あるいは4問ただしければ p。
21. 子どもに次の質問をする。「寒いときどうしますか？」「疲れたときはどうしますか？」「おなかがすいたときどうしますか？」3問中、2問あるいは3問正しければ p。
22. 子どもに次の質問をする。「コップは何に使いますか？」「いすは何に使いますか？」「鉛筆は何に使いますか？」答えの中
23. に動作を示す語が入っていなければならない。
24. 子どもが積み木を紙の上に正しく置き、紙の上にいくつ積み木があるか言えれば p。（1個から5個）
子どもに指示する。「積み木をテーブルの上においてください」「テーブルの下に」「私の前に」「私の後ろに」4問中4問正
25. しければ p。（判定者は指したり、頭や目を動かして子どもを助けてはならない）
子どもに質問する。「ボールとはどんな物ですか？」「海は？」「机は？」「家は？」「バナナは？」「カーテンは？」「窓は？」「靴は？」用途、形、素材、一般的分類（バナナを黄色というのではなく、果物というように）の言葉で定義すれば p。8問中、5問あるいは7問正しければ p。
26. 子どもに次のように質問する。「象は大きい、犬は？」「火は熱い、氷は？」「昼はあかるい、夜は？」3問中2問正しければ p。
27. 子どもは壁や手すりを使ってもよいが、人の助けはいけない。はうこともいけない。
28. 子どもは離れて立っている判定者の手の届く範囲に、上手投げでボールを約 90 cm 投げる。
29. 子どもはテスト用紙の幅以上の距離を飛び越えなければならない。（約 20 cm）
30. つま先から 2.5 cm 以内にかかとをつけて前方へ歩くように子どもに指示する。判定者がしてみせてもよい。連続して4歩、歩かねばならない。
31. 2歳では正常な子どもの半分は課題実施の受け入れが良くない。

DENVERⅡ記録票

生年月日＿＿＿＿年＿＿月＿＿日　（在胎　　週　　日）　　整理番号＿＿＿＿＿＿

記録日①＿＿＿＿年＿＿月＿＿日　②＿＿＿＿年＿＿月＿＿日　③＿＿＿＿年＿＿月＿＿日　　氏　名＿＿＿＿＿＿

年月日齢①＿＿＿＿年＿＿月＿＿日　②＿＿＿＿年＿＿月＿＿日　③＿＿＿＿年＿＿月＿＿日　　記録者＿＿＿＿＿＿

2月　4月　6月　9月　12月　15月　18月　2歳　3歳　4歳　5歳　6歳

通過率
25　50　75　90
報告でもよい→
裏面の注No.→　項目

個人—社会

一人で歯磨きをする
ゲームをする
一人で服を着る
Tシャツを着る
友達の名前
上着、靴などをつける
手を洗ってふく
手伝って歯磨き
上着を脱ぐ
人形に食べさせる
スプーンを使う
簡単なお手伝い
コップで飲む
ボールのやりとり
大人の真似
バイバイをする
ほしいものを示す
拍手をまねる
自分で食べる
玩具をとる
手をみつめる
あやし笑い
笑いかける
顔をみつめる

微細運動—適応

6部分人物画
□模写
□模倣
3部分人物画
長い方を指差す
十模写
○模写
親指だけを動かす
縦線模倣
8個の積み木の塔
6個の積み木の塔
4個の積み木の塔
2個の積み木の塔
瓶からレーズンを出す
なぐり書きをする
コップに積み木を入れる
積み木を打ち合わせる
親指を使ってつかむ
積み木をもちかえる
両手に積み木をもつ
毛糸を探す
熊手形でつかむ
物に手を伸ばす
レーズンを見つめる
両手を合わす
180°追視
ガラガラを握る
正中線を越えて追視
正中線まで追視

言語

単語定義7語
寒い、疲労、空腹の理解(3/3)
2/3反対語類推
5つ数える
単語定義5語
前後上下の理解
動作の理解4つ
用途理解3つ
1つ数える
用途理解2つ
色の名前4色
わかるように話す
寒い、疲労、空腹の理解(2/3)
色の名前1色
絵の名称4つ
動作の理解2つ
ほぼ明瞭に話す
絵を4つ指差す
6つの身体部分
2語文
絵の名称1つ
絵を2つ指差す
パパ、ママ以外に6語
パパ、ママ以外に3語
パパ、ママ以外に2語
意味ある1語
意味なくパパ、ママ
3音以上つなげる
喃語を話す
パ、ダ、マなど言う
声の方向に振り向く
音に振り向く
キャアキャア喜ぶ
声を出して笑う
「アー」「ウー」などの発声
声を出す
ベルに反応

粗大運動

爪先かかと歩き
片足立ち6秒
片足立ち5秒
片足立ち4秒
片足立ち3秒
けんけん
片足立ち2秒
片足立ち1秒
幅跳び
ジャンプ
上手投げ
ボールをける
階段を登る
走る
後退り歩き
上手に歩く
拾い上げる
一人で立つ10秒
一人で立つ2秒
つかまって立ち上がる
一人ですわる
つかまり立ち、5秒以上
すわれる、5秒以上
寝返り
引き起こし
胸を上げる
両足で体を支える
90°頭を上げる
首がすわる
45°頭を上げる
頭を上げる
対称運動

判定中の様子

1、2、3回目の検査結果をそれぞれのチェック欄に記入

一般的印象	1	2	3
普通			
異常			

判定実施の受け入れ	1	2	3
いつもよい			
たいていよい			
ほとんどよくない			

周囲への興味	1	2	3
敏感			
あまり興味がない			
全く興味がない			

恐怖感	1	2	3
ない			
少しある			
非常に強い			

注意を向けている時間	1	2	3
適当			
いくらか気が散りやすい			
非常に気が散りやすい			

2月　4月　6月　9月　12月　15月　18月　2歳　3歳　4歳　5歳　6歳

判定実施上の手引き

1. 判定者は子どもに笑いかけたり、話しかけたり手を振ったりして微笑をひきだそうとする。しかし、子どもの体にさわってはいけない。
2. 子どもは数秒間手をみつめなければならない。
3. 保護者が歯ブラシの使い方を教えたり、ねり歯みがきを歯ブラシにつけてもよい。
4. 靴のひもをむすんだり、背中のボタンをはめたり、ファスナーをあげたりできなくてもよい。
5. 子どもの顔の上およそ 20 cm のところを、一側から他側へ弧を描いて毛糸をゆっくり動かす。
6. 子どもの指先あるいは指の背にガラガラがふれた時、それをつかむならば p。
7. 子どもが消えた毛糸の行方を見ようとするなら p。判定者は腕を動かさないですばやく手に持った毛糸を落して見えなくする。
8. 子どもは片方の手からもう片方の手へ、体や口やテーブルを使わずに積み木をもちかえなくてはならない。
9. 子どもが親指と他の指を使って、レーズンをつまみあげるなら p。
10. 子どもの描いた線と判定者の描いた線との角度が 30 度以内なら p。
11. 判定者は親指を上にたててにぎりこぶしをつくり、親指だけを動かす。子どもがこれをまねて、親指以外の指を動かさなければ p。

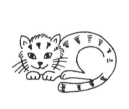 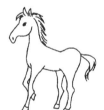 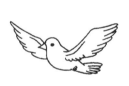 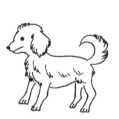

12. 囲まれた形なら p。うずまきは f。
13. どんな線でも真ん中あたりで交差すれば p。
14. 「どちらの線が長い？」("大きい"ではない) 紙の上下が逆になるようにまわしてみせ、繰り返す。(3 試行のうち 3 回、あるいは 6 試行のうち 5 回で p。)
15. 最初は子どもに模写させる。失敗した場合は判定者が書いてみせる。

　　12、13、15 の項目を実施するとき、その形の名前を言ってはならない。12 と 13 の項目を実施する時は書いてみせてはならない。

16. 採点するとき、対になっている部分 (2 つの腕、2 つの脚) は 1 つとして数える。
17. コップのなかに積み木を一ついれ、子どもの耳のそばで子どもに見えないようにそっとふる。他の耳でも繰り返す。
18. 絵をさして、その名前を言わせる。(ワン、ニャンなどの擬声語だけでは不可。わんわん、にゃんにゃんなどは可。) もしも正しく名前を言えるのが 4 つ未満の時は、判定者が名前を言い、その絵を指さしさせる。

    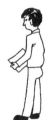

(原画　国立療養所広島病院小児科部長　下田浩子)

19. 人形を使い、子どもに聞く。「鼻はどれ？目は？耳は？口は？手は？足は？おなかは？髪は？」8 問中 6 問正しければ p。
20. 絵を使い、子どもに聞く。「飛ぶのはどれ？」「ニャーとなくのはどれ？」「お話しするのはどれ？」「ほえるのはどれ？」「パカパカ走るのはどれ？」5 問中、2 問あるいは 4 問ただしければ p。
21. 子どもに次の質問をする。「寒いときどうしますか？」「疲れたときはどうしますか？」「おなかがすいたときどうしますか？」3 問中、2 問あるいは 3 問正しければ p。
22. 子どもに次の質問をする。「コップは何に使いますか？」「いすは何に使いますか？」「鉛筆は何に使いますか？」答えの中
23. に動作を示す語が入っていなければならない。
24. 子どもが積み木を紙の上に正しく置き、紙の上にいくつ積み木があるか言えれば p。(1 個から 5 個)
　　子どもに指示する。「積み木をテーブルの上においてください」「テーブルの下に」「私の前に」「私の後ろに」4 問中 4 問正
25. しければ p。(判定者は指したり、頭や目を動かして子どもを助けてはならない)
　　子どもに質問する。「ボールとはどんな物ですか？」「海は？」「机は？」「家は？」「バナナは？」「カーテンは？」「窓は？」「靴は？」用途、形、素材、一般的分類 (バナナを黄色というのではなく、果物というように) の言葉で定義すれば p。8 問中、5 問あるいは 7 問正しければ p。
26. 子どもに次のように質問する。「象は大きい、犬は？」「火は熱い、氷は？」「昼はあかるい、夜は？」3 問中 2 問正しければ p。
27. 子どもは壁や手すりを使ってもよいが、人の助けはいけない。はうこともいけない。
28. 子どもは離れて立っている判定者の手の届く範囲に、上手投げでボールを約 90 cm 投げる。
29. 子どもはテスト用紙の幅以上の距離を飛び越えなければならない。(約 20 cm)
30. つま先から 2.5 cm 以内にかかとをつけて前方へ歩くように子どもに指示する。判定者がしてみせてもよい。連続して 4 歩、歩かねばならない。
31. 2 歳では正常な子どもの半分は課題実施の受け入れが良くない。

DENVER Ⅱ 記録票

生年月日＿＿＿＿年＿＿月＿＿日　（在胎　　週　　日）　　　整理番号＿＿＿＿＿＿＿＿＿＿＿

記録日①＿＿＿年＿＿月＿＿日　②＿＿＿年＿＿月＿＿日　③＿＿＿年＿＿月＿＿日　氏　名＿＿＿＿＿＿＿＿＿＿＿

年月日齢①＿＿＿年＿＿月＿＿日　②＿＿＿年＿＿月＿＿日　③＿＿＿年＿＿月＿＿日　記録者＿＿＿＿＿＿＿＿＿＿＿

2月　4月　6月　9月　12月　15月　18月　2歳　3歳　4歳　5歳　6歳

個人―社会　微細運動―適応　言語　粗大運動

通過率
25　50　75　90

報告でもよい→
裏面の注No.→　項目

一人で歯磨きをする
ゲームをする
一人で服を着る
Tシャツを着る
友達の名前
上着、靴などをつける　6部分人物画
手を洗ってふく　□模写
手伝って歯磨き　□模倣
上着を脱ぐ　3部分人物画
人形に食べさせる　長い方を指差す
スプーンを使う　十模写
簡単なお手伝い　○模写
コップで飲む　親指だけを動かす　単語定義7語
ボールのやりとり　縦線模倣　寒い、疲労、空腹の理解 (3/3)
大人の真似　8個の積み木の塔　2/3反対語類推
バイバイをする　6個の積み木の塔　5つ数える
ほしいものを示す　4個の積み木の塔　単語定義5語
拍手をまねる　2個の積み木の塔　前後上下の理解
自分で食べる　瓶からレーズンを出す　動作の理解4つ
玩具をとる　なぐり書きをする　用途理解3つ
手をみつめる　コップに積み木を入れる　1つ数える
あやし笑い　積み木を打ち合わせる　用途理解2つ
笑いかける　親指を使ってつかむ　色の名前4色
顔をみつめる　積み木をもちかえる　わかるように話す
両手に積み木をもつ　寒い、疲労、空腹の理解 (2/3)
毛糸を探す　色の名前1色
熊手形でつかむ　絵の名称4つ
物に手を伸ばす　動作の理解2つ
レーズンを見つめる　ほぼ明瞭に話す　爪先かかと歩き
両手を合わす　絵を4つ指差す　片足立ち6秒
180°追視　6つの身体部分　片足立ち5秒
ガラガラを握る　2語文　片足立ち4秒
正中線を越えて追視　絵の名称1つ　片足立ち3秒
正中線まで追視　絵を2つ指差す　けんけん
パパ、ママ以外に6語　片足立ち2秒
パパ、ママ以外に3語　片足立ち1秒
パパ、ママ以外に2語　幅跳び
意味ある1語　ジャンプ
意味なくパパ、ママ　上手投げ
3音以上つなげる　ボールをける
喃語を話す　階段を登る
パ、ダ、マなど言う　走る
声の方向に振り向く　後退り歩き
音に振り向く　上手に歩く
キャアキャア喜ぶ　拾い上げる
声を出して笑う　一人で立つ10秒
「アー」「ウー」などの発声　一人で立つ2秒
声を出す　つかまって立ち上がる
ベルに反応　一人ですわる
つかまり立ち、5秒以上
すわれる、5秒以上
寝返り
引き起こし
胸を上げる
両足で体を支える
90°頭を上げる
首がすわる
45°頭を上げる
頭を上げる
対称運動

個人―社会　微細運動―適応　言語　粗大運動

判定中の様子

1、2、3回目の検査結果をそれぞれのチェック欄に記入

一般的印象	1	2	3
普通			
異常			

判定実施の受け入れ	1	2	3
いつもよい			
たいていよい			
ほとんどよくない			

周囲への興味	1	2	3
敏感			
あまり興味がない			
全く興味がない			

恐怖感	1	2	3
ない			
少しある			
非常に強い			

注意を向けている時間	1	2	3
適当			
いくらか気が散りやすい			
非常に気が散りやすい			

無断転載不許

2月　4月　6月　9月　12月　15月　18月　2歳　3歳　4歳　5歳　6歳

判定実施上の手引き

1. 判定者は子どもに笑いかけたり、話しかけたり手を振ったりして微笑をひきだそうとする。しかし、子どもの体にさわってはいけない。
2. 子どもは数秒間手をみつめなければならない。
3. 保護者が歯ブラシの使い方を教えたり、ねり歯みがきを歯ブラシにつけてもよい。
4. 靴のひもをむすんだり、背中のボタンをはめたり、ファスナーをあげたりできなくてもよい。
5. 子どもの顔の上およそ 20 cm のところを、一側から他側へ弧を描いて毛糸をゆっくり動かす。
6. 子どもの指先あるいは指の背にガラガラがふれた時、それをつかむならば p。
7. 子どもが消えた毛糸の行方を見ようとするなら p。判定者は腕を動かさないですばやく手に持った毛糸を落して見えなくする。
8. 子どもは片方の手からもう片方の手へ、体や口やテーブルを使わずに積み木をもちかえなくてはならない。
9. 子どもが親指と他の指を使って、レーズンをつまみあげるなら p。
10. 子どもの描いた線と判定者の描いた線との角度が 30 度以内なら p。
11. 判定者は親指を上にたててにぎりこぶしをつくり、親指だけを動かす。子どもがこれをまねて、親指以外の指を動かさなければ p。

         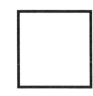

12. 囲まれた形なら p。うずまきは f。
13. どんな線でも真ん中あたりで交差すれば p。
14. 「どちらの線が長い？」("大きい"ではない)紙の上下が逆になるようにまわしてみせ、繰り返す。(3試行のうち3回、あるいは6試行のうち5回でp。)
15. 最初は子どもに模写させる。失敗した場合は判定者が書いてみせる。

   12、13、15 の項目を実施するとき、その形の名前を言ってはならない。12 と 13 の項目を実施する時は書いてみせてはならない。

16. 採点するとき、対になっている部分 (2 つの腕、2 つの脚) は 1 つとして数える。
17. コップのなかに積み木を一ついれ、子どもの耳のそばで子どもに見えないようにそっとふる。他の耳でも繰り返す。
18. 絵をさして、その名前を言わせる。(ワン、ニャンなどの擬声語だけでは不可。わんわん、にゃんにゃんなどは可。) もしも正しく名前を言えるのが 4 つ未満の時は、判定者が名前を言い、その絵を指さしさせる。

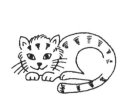   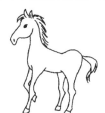   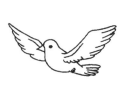   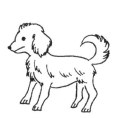   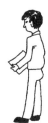

(原画　国立療養所広島病院小児科部長　下田浩子)

19. 人形を使い、子どもに聞く。「鼻はどれ？目は？耳は？口は？手は？足は？おなかは？髪は？」8 問中 6 問正しければ p。
20. 絵を使い、子どもに聞く。「飛ぶのはどれ？」「ニャーとなくのはどれ？」「お話しするのはどれ？」「ほえるのはどれ？」「パカパカ走るのはどれ？」5 問中、2 問あるいは 4 問ただしければ p。
21. 子どもに次の質問をする。「寒いときどうしますか？」「疲れたときはどうしますか？」「おなかがすいたときどうしますか？」3 問中、2 問あるいは 3 問正しければ p。
22. 子どもに次の質問をする。「コップは何に使いますか？」「いすは何に使いますか？」「鉛筆は何に使いますか？」答えの中
23. に動作を示す語が入っていなければならない。
24. 子どもが積み木を紙の上に正しく置き、紙の上にいくつ積み木があるか言えれば p。(1 個から 5 個)
   子どもに指示する。「積み木をテーブルの上においてください」「テーブルの下に」「私の前に」「私の後ろに」4 問中 4 問正
25. しければ p。(判定者は指したり、頭や目を動かして子どもを助けてはならない)
   子どもに質問する。「ボールとはどんな物ですか？」「海は？」「机は？」「家は？」「バナナは？」「カーテンは？」「窓は？」「靴は？」用途、形、素材、一般的分類 (バナナを黄色というのではなく、果物というように) の言葉で定義すれば p。8 問中、5 問あるいは 7 問正しければ p。
26. 子どもに次のように質問する。「象は大きい、犬は？」「火は熱い、氷は？」「昼はあかるい、夜は？」3 問中 2 問正しければ p。
27. 子どもは壁や手すりを使ってもよいが、人の助けはいけない。はうこともいけない。
28. 子どもは離れて立っている判定者の手の届く範囲に、上手投げでボールを約 90 cm 投げる。
29. 子どもはテスト用紙の幅以上の距離を飛び越えなければならない。(約 20 cm)
30. つま先から 2.5 cm 以内にかかとをつけて前方へ歩くように子どもに指示する。判定者がしてみせてもよい。連続して 4 歩、歩かねばならない。
31. 2 歳では正常な子どもの半分は課題実施の受け入れが良くない。

DENVER II 記録票

生年月日＿＿＿＿年＿＿月＿＿日　（在胎＿＿週＿＿日）　整理番号＿＿＿＿＿＿＿＿＿＿＿＿

記録日①＿＿＿年＿＿月＿＿日　②＿＿＿年＿＿月＿＿日　③＿＿＿年＿＿月＿＿日　氏名＿＿＿＿＿＿＿＿＿＿＿＿

年月日齢①＿＿＿年＿＿月＿＿日　②＿＿＿年＿＿月＿＿日　③＿＿＿年＿＿月＿＿日　記録者＿＿＿＿＿＿＿＿＿＿＿＿

2月　4月　6月　9月　12月　15月　18月　2歳　3歳　4歳　5歳　6歳

個人―社会　微細運動―適応　言語　粗大運動

通過率
25　50　75　90

報告でもよい→
裏面の注No.→　項目

個人―社会

一人で歯磨きをする
ゲームをする
一人で服を着る
Tシャツを着る
友達の名前
上着、靴などをつける　6部分人物画
手を洗ってふく
手伝って歯磨き
上着を脱ぐ　3部分人物画
人形に食べさせる
スプーンを使う
簡単なお手伝い
コップで飲む
ボールのやりとり
大人の真似
バイバイをする
ほしいものを示す
拍手をまねる
自分で食べる
玩具をとる
手をみつめる
あやし笑い
笑いかける
顔をみつめる

微細運動―適応

□模写
□模倣
長い方を指差す
十模写
○模写　単語定義7語
親指だけを動かす
縦線模倣　寒い、疲労、空腹の理解(3/3)
8個の積み木の塔　2/3反対語類推
6個の積み木の塔　5つ数える
4個の積み木の塔　単語定義5語
2個の積み木の塔　前後上下の理解
瓶からレーズンを出す　動作の理解4つ
なぐり書きをする　用途理解3つ
コップに積み木を入れる　1つ数える
積み木を打ち合わせる　用途理解2つ
親指を使ってつかむ　色の名前4色
積み木をもちかえる　わかるように話す
両手に積み木をもつ　寒い、疲労、空腹の理解(2/3)
毛糸を探す　色の名前1色
熊手形でつかむ　絵の名称4つ
物に手を伸ばす　動作の理解2つ
レーズンを見つめる　ほぼ明瞭に話す　爪先かかと歩き
両手を合わす　絵を4つ指差す　片足立ち6秒
180°追視　6つの身体部分　片足立ち5秒
ガラガラを握る　2語文　片足立ち4秒
正中線を越えて追視　絵の名称1つ　片足立ち3秒
正中線まで追視　絵を2つ指差す　けんけん
パパ、ママ以外に6語　片足立ち2秒
パパ、ママ以外に3語　片足立ち1秒
パパ、ママ以外に2語　幅跳び
意味ある1語　ジャンプ
意味なくパパ、ママ　上手投げ
3音以上つなげる　ボールをける
喃語を話す　階段を登る
パ、ダ、マなど言う　走る
声の方向に振り向く　後退り歩き
音に振り向く　上手に歩く
キャアキャア喜ぶ　拾い上げる
声を出して笑う　一人で立つ10秒
「アー」「ウー」などの発声　一人で立つ2秒
声を出す　つかまって立ち上がる
ベルに反応　一人ですわる
つかまり立ち、5秒以上
すわれる、5秒以上
寝返り
引き起こし
胸を上げる
両足で体を支える
90°頭を上げる
首がすわる
45°頭を上げる
頭を上げる
対称運動

言語

粗大運動

判定中の様子

1、2、3回目の検査結果をそれぞれのチェック欄に記入

一般的印象	1	2	3
普通			
異常			

判定実施の受け入れ	1	2	3
いつもよい			
たいていよい			
ほとんどよくない			

周囲への興味	1	2	3
敏感			
あまり興味がない			
全く興味がない			

恐怖感	1	2	3
ない			
少しある			
非常に強い			

注意を向けている時間	1	2	3
適当			
いくらか気が散りやすい			
非常に気が散りやすい			

個人―社会　微細運動―適応　言語　粗大運動

無断転載不許

2月　4月　6月　9月　12月　15月　18月　2歳　3歳　4歳　5歳　6歳

判定実施上の手引き

1. 判定者は子どもに笑いかけたり、話しかけたり手を振ったりして微笑をひきだそうとする。しかし、子どもの体にさわってはいけない。
2. 子どもは数秒間手をみつめなければならない。
3. 保護者が歯ブラシの使い方を教えたり、ねり歯みがきを歯ブラシにつけてもよい。
4. 靴のひもをむすんだり、背中のボタンをはめたり、ファスナーをあげたりできなくてもよい。
5. 子どもの顔の上およそ 20 cm のところを、一側から他側へ弧を描いて毛糸をゆっくり動かす。
6. 子どもの指先あるいは指の背にガラガラがふれた時、それをつかむならば p。
7. 子どもが消えた毛糸の行方を見ようとするなら p。判定者は腕を動かさないですばやく手に持った毛糸を落して見えなくする。
8. 子どもは片方の手からもう片方の手へ、体や口やテーブルを使わずに積み木をもちかえなくてはならない。
9. 子どもが親指と他の指を使って、レーズンをつまみあげるなら p。
10. 子どもの描いた線と判定者の描いた線との角度が 30 度以内なら p。
11. 判定者は親指を上にたててにぎりこぶしをつくり、親指だけを動かす。子どもがこれをまねて、親指以外の指を動かさなければ p。

   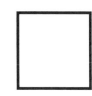

12. 囲まれた形なら p。うずまきは f。
13. どんな線でも真ん中あたりで交差すれば p。
14. 「どちらの線が長い？」（"大きい"ではない）紙の上下が逆になるようにまわしてみせ、繰り返す。（3試行のうち3回、あるいは6試行のうち5回で p。）
15. 最初は子どもに模写させる。失敗した場合は判定者が書いてみせる。

　　12、13、15 の項目を実施するとき、その形の名前を言ってはならない。12 と 13 の項目を実施する時は書いてみせてはならない。

16. 採点するとき、対になっている部分（2つの腕、2つの脚）は1つとして数える。
17. コップのなかに積み木を一ついれ、子どもの耳のそばで子どもに見えないようにそっとふる。他の耳でも繰り返す。
18. 絵をさして、その名前を言わせる。（ワン、ニャンなどの擬声語だけでは不可。わんわん、にゃんにゃんなどは可。）もしも正しく名前を言えるのが4つ未満の時は、判定者が名前を言い、その絵を指さしさせる。

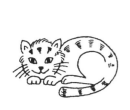 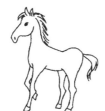 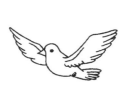 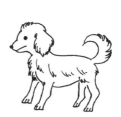 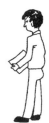

（原画　国立療養所広島病院小児科部長　下田浩子）

19. 人形を使い、子どもに聞く。「鼻はどれ？目は？耳は？口は？手は？足は？おなかは？髪は？」8問中6問正しければ p。
20. 絵を使い、子どもに聞く。「飛ぶのはどれ？」「ニャーとなくのはどれ？」「お話しするのはどれ？」「ほえるのはどれ？」「パカパカ走るのはどれ？」5問中、2問あるいは4問ただしければ p。
21. 子どもに次の質問をする。「寒いときどうしますか？」「疲れたときはどうしますか？」「おなかがすいたときどうしますか？」3問中、2問あるいは3問正しければ p。
22. 子どもに次の質問をする。「コップは何に使いますか？」「いすは何に使いますか？」「鉛筆は何に使いますか？」答えの中
23. に動作を示す語が入っていなければならない。
24. 子どもが積み木を紙の上に正しく置き、紙の上にいくつ積み木があるか言えれば p。（1個から5個）
　　子どもに指示する。「積み木をテーブルの上においてください」「テーブルの下に」「私の前に」「私の後ろに」4問中4問正
25. しければ p。（判定者は指したり、頭や目を動かして子どもを助けてはならない）
　　子どもに質問する。「ボールとはどんな物ですか？」「海は？」「机は？」「家は？」「バナナは？」「カーテンは？」「窓は？」「靴は？」用途、形、素材、一般的分類（バナナを黄色というのではなく、果物というように）の言葉で定義すれば p。8問中、5問あるいは7問正しければ p。
26. 子どもに次のように質問する。「象は大きい、犬は？」「火は熱い、氷は？」「昼はあかるい、夜は？」3問中2問正しければ p。
27. 子どもは壁や手すりを使ってもよいが、人の助けはいけない。はうこともいけない。
28. 子どもは離れて立っている判定者の手の届く範囲に、上手投げでボールを約 90 cm 投げる。
29. 子どもはテスト用紙の幅以上の距離を飛び越えなければならない。（約 20 cm）
30. つま先から 2.5 cm 以内にかかとをつけて前方へ歩くように子どもに指示する。判定者がしてみせてもよい。連続して4歩、歩かねばならない。
31. 2歳では正常な子どもの半分は課題実施の受け入れが良くない。

DENVERⅡ記録票

生年月日＿＿＿年＿＿月＿＿日　　（在胎　　週　　日）　　　　　整理番号＿＿＿＿＿＿＿＿＿＿＿＿＿＿

記録日①＿＿＿年＿＿月＿＿日　　②＿＿＿年＿＿月＿＿日　　③＿＿＿年＿＿月＿＿日　　氏　名＿＿＿＿＿＿＿＿＿＿＿＿＿＿

年月日齢①＿＿＿年＿＿月＿＿日　　②＿＿＿年＿＿月＿＿日　　③＿＿＿年＿＿月＿＿日　　記録者＿＿＿＿＿＿＿＿＿＿＿＿＿＿

2月　4月　6月　9月　12月　15月　18月　2歳　3歳　4歳　5歳　6歳

通過率
25　50　75　90

報告でもよい→
裏面の注No.→　項目

個人―社会 微細運動―適応 言語 （右縦軸）

一人で歯磨きをする
ゲームをする
一人で服を着る
Tシャツを着る
友達の名前
上着、靴などをつける　6部分人物画
手を洗ってふく　□模写
手伝って歯磨き　□模倣
上着を脱ぐ　3部分人物画
人形に食べさせる　長い方を指差す
スプーンを使う　十模写
簡単なお手伝い　○模写
コップで飲む　親指だけを動かす　単語定義7語
ボールのやりとり　縦線模倣　寒い、疲労、空腹の理解 (3/3)
大人の真似　8個の積み木の塔　2/3反対語類推
バイバイをする　6個の積み木の塔　5つ数える
ほしいものを示す　4個の積み木の塔　単語定義5語
拍手をまねる　2個の積み木の塔　前後上下の理解
自分で食べる　瓶からレーズンを出す　動作の理解4つ
玩具をとる　なぐり書きをする　用途理解3つ
手をみつめる　コップに積み木を入れる　1つ数える
あやし笑い　積み木を打ち合わせる　用途理解2つ
笑いかける　親指を使ってつかむ　色の名前4色
顔をみつめる　積み木をもちかえる　わかるように話す
両手に積み木をもつ　寒い、疲労、空腹の理解 (2/3)
毛糸を探す　色の名前1色
熊手形でつかむ　絵の名称4つ
物に手を伸ばす　動作の理解2つ
レーズンを見つめる　ほぼ明瞭に話す　爪先かかと歩き
両手を合わす　絵を4つ指差す　片足立ち6秒
180°追視　6つの身体部分　片足立ち5秒
ガラガラを握る　2語文　片足立ち4秒
正中線を越えて追視　絵の名称1つ　片足立ち3秒
正中線まで追視　絵を2つ指差す　けんけん
パパ、ママ以外に6語　片足立ち2秒
パパ、ママ以外に3語　片足立ち1秒
パパ、ママ以外に2語　幅跳び
意味ある1語　ジャンプ
意味なくパパ、ママ　上手投げ
3音以上つなげる　ボールをける
喃語を話す　階段を登る
パ、ダ、マなど言う　走る
声の方向に振り向く　後退り歩き
音に振り向く　上手に歩く
キャアキャア喜ぶ　拾い上げる
声を出して笑う　一人で立つ10秒
「アー」「ウー」などの発声　一人で立つ2秒
声を出す　つかまって立ち上がる
ベルに反応　一人ですわる
つかまり立ち、5秒以上
すわれる、5秒以上
寝返り
引き起こし
胸を上げる
両足で体を支える
90°頭を上げる
首がすわる
45°頭を上げる
頭を上げる
対称運動

個人―社会 微細運動―適応 言語 粗大運動 （左縦軸）

判定中の様子

1、2、3回目の検査結果をそれぞれのチェック欄に記入

一般的印象	1	2	3
普通			
異常			

判定実施の受け入れ	1	2	3
いつもよい			
たいていよい			
ほとんどよくない			

周囲への興味	1	2	3
敏感			
あまり興味がない			
全く興味がない			

恐怖感	1	2	3
ない			
少しある			
非常に強い			

注意を向けている時間	1	2	3
適当			
いくらか気が散りやすい			
非常に気が散りやすい			

粗大運動 （左下縦軸）

無断転載不許 （右下縦書き）

2月　4月　6月　9月　12月　15月　18月　2歳　3歳　4歳　5歳　6歳

判定実施上の手引き

1. 判定者は子どもに笑いかけたり、話しかけたり手を振ったりして微笑をひきだそうとする。しかし、子どもの体にさわってはいけない。
2. 子どもは数秒間手をみつめなければならない。
3. 保護者が歯ブラシの使い方を教えたり、ねり歯みがきを歯ブラシにつけてもよい。
4. 靴のひもをむすんだり、背中のボタンをはめたり、ファスナーをあげたりできなくてもよい。
5. 子どもの顔の上およそ 20 cm のところを、一側から他側へ弧を描いて毛糸をゆっくり動かす。
6. 子どもの指先あるいは指の背にガラガラがふれた時、それをつかむならば p。
7. 子どもが消えた毛糸の行方を見ようとするなら p。判定者は腕を動かさないですばやく手に持った毛糸を落して見えなくする。
8. 子どもは片方の手からもう片方の手へ、体や口やテーブルを使わずに積み木をもちかえなくてはならない。
9. 子どもが親指と他の指を使って、レーズンをつまみあげるなら p。
10. 子どもの描いた線と判定者の描いた線との角度が 30 度以内なら p。
11. 判定者は親指を上にたててにぎりこぶしをつくり、親指だけを動かす。子どもがこれをまねて、親指以外の指を動かさなければ p。

   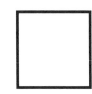

| 12. 囲まれた形なら p。うずまきは f。 | 13. どんな線でも真ん中あたりで交差すれば p。 | 14. 「どちらの線が長い？」("大きい"ではない) 紙の上下が逆になるようにまわしてみせ、繰り返す。(3 試行のうち 3 回、あるいは 6 試行のうち 5 回で p。) | 15. 最初は子どもに模写させる。失敗した場合は判定者が書いてみせる。 |

  12、13、15 の項目を実施するとき、その形の名前を言ってはならない。12 と 13 の項目を実施する時は書いてみせてはならない。

16. 採点するとき、対になっている部分 (2 つの腕、2 つの脚) は 1 つとして数える。
17. コップのなかに積み木を一ついれ、子どもの耳のそばで子どもに見えないようにそっとふる。他の耳でも繰り返す。
18. 絵をさして、その名前を言わせる。(ワン、ニャンなどの擬声語だけでは不可。わんわん、にゃんにゃんなどは可。) もしも正しく名前を言えるのが 4 つ未満の時は、判定者が名前を言い、その絵を指さしさせる。

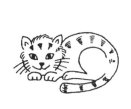 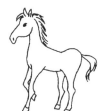 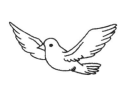 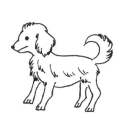 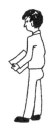

(原画　国立療養所広島病院小児科部長　下田浩子)

19. 人形を使い、子どもに聞く。「鼻はどれ？目は？耳は？口は？手は？足は？おなかは？髪は？」8 問中 6 問正しければ p。
20. 絵を使い、子どもに聞く。「飛ぶのはどれ？」「ニャーとなくのはどれ？」「お話しするのはどれ？」「ほえるのはどれ？」「パカパカ走るのはどれ？」5 問中、2 問あるいは 4 問ただしければ p。
21. 子どもに次の質問をする。「寒いときどうしますか？」「疲れたときはどうしますか？」「おなかがすいたときどうしますか？」3 問中、2 問あるいは 3 問正しければ p。
22. 子どもに次の質問をする。「コップは何に使いますか？」「いすは何に使いますか？」「鉛筆は何に使いますか？」答えの中
23. に動作を示す語が入っていなければならない。
24. 子どもが積み木を紙の上に正しく置き、紙の上にいくつ積み木があるか言えれば p。(1 個から 5 個)
　　子どもに指示する。「積み木をテーブルの上においてください」「テーブルの下に」「私の前に」「私の後ろに」4 問中 4 問正
25. しければ p。(判定者は指したり、頭や目を動かして子どもを助けてはならない)
　　子どもに質問する。「ボールとはどんな物ですか？」「海は？」「机は？」「家は？」「バナナは？」「カーテンは？」「窓は？」「靴は？」用途、形、素材、一般的分類 (バナナを黄色というのではなく、果物というように) の言葉で定義すれば p。8 問中、5 問あるいは 7 問正しければ p。
26. 子どもに次のように質問する。「象は大きい、犬は？」「火は熱い、氷は？」「昼はあかるい、夜は？」3 問中 2 問正しければ p。
27. 子どもは壁や手すりを使ってもよいが、人の助けはいけない。はうこともいけない。
28. 子どもは離れて立っている判定者の手の届く範囲に、上手投げでボールを約 90 cm 投げる。
29. 子どもはテスト用紙の幅以上の距離を飛び越えなければならない。(約 20 cm)
30. つま先から 2.5 cm 以内にかかとをつけて前方へ歩くように子どもに指示する。判定者がしてみせてもよい。連続して 4 歩、歩かねばならない。
31. 2 歳では正常な子どもの半分は課題実施の受け入れが良くない。

DENVERⅡ記録票

生年月日＿＿＿＿年＿＿月＿＿日　（在胎　　週　　日）　　　　整理番号＿＿＿＿＿＿＿＿＿＿＿＿

記録日①＿＿＿年＿＿月＿＿日　②＿＿＿年＿＿月＿＿日　③＿＿＿年＿＿月＿＿日　氏　名＿＿＿＿＿＿＿＿＿＿＿＿

年月日齢①＿＿＿年＿＿月＿＿日　②＿＿＿年＿＿月＿＿日　③＿＿＿年＿＿月＿＿日　記録者＿＿＿＿＿＿＿＿＿＿＿＿

| 2月 | 4月 | 6月 | 9月 | 12月 | 15月 | 18月 | 2歳 | 3歳 | 4歳 | 5歳 | 6歳 |

通過率 25　50　75　90

報告でもよい→
裏面の注No.→　項目

個人―社会　微細運動―適応　言語　粗大運動（右側縦軸）

- 一人で歯磨きをする
- ゲームをする
- 一人で服を着る
- Tシャツを着る
- 友達の名前
- 上着、靴などをつける
- 6部分人物画
- 手を洗ってふく
- □模写
- 手伝って歯磨き
- □模倣
- 上着を脱ぐ
- 3部分人物画
- 人形に食べさせる
- 長い方を指差す
- スプーンを使う
- 十模写
- 簡単なお手伝い
- ○模写
- コップで飲む
- 親指だけを動かす　単語定義7語
- ボールのやりとり
- 縦線模倣　寒い、疲労、空腹の理解(3/3)
- 大人の真似
- 8個の積み木の塔　2/3反対語類推
- バイバイをする
- 6個の積み木の塔　5つ数える
- ほしいものを示す
- 4個の積み木の塔　単語定義5語
- 拍手をまねる
- 2個の積み木の塔　前後上下の理解
- 自分で食べる
- 瓶からレーズンを出す　動作の理解4つ
- 玩具をとる
- なぐり書きをする　用途理解3つ
- 手をみつめる
- コップに積み木を入れる　1つ数える
- あやし笑い
- 積み木を打ち合わせる　用途理解2つ
- 笑いかける
- 親指を使ってつかむ　色の名前4色
- 顔をみつめる
- 積み木をもちかえる　わかるように話す
- 両手に積み木をもつ　寒い、疲労、空腹の理解(2/3)
- 毛糸を探す
- 色の名前1色
- 熊手形でつかむ　絵の名称4つ
- 物に手を伸ばす　動作の理解2つ
- レーズンを見つめる　ほぼ明瞭に話す　爪先かかと歩き
- 両手を合わす　絵を4つ指差す　片足立ち6秒
- 180°追視　6つの身体部分　片足立ち5秒
- ガラガラを握る　2語文　片足立ち4秒
- 正中線を越えて追視　絵の名称1つ　片足立ち3秒
- 正中線まで追視　絵を2つ指差す　けんけん
- パパ、ママ以外に6語　片足立ち2秒
- パパ、ママ以外に3語　片足立ち1秒
- パパ、ママ以外に2語　幅跳び
- 意味ある1語　ジャンプ
- 意味なくパパ、ママ　上手投げ
- 3音以上つなげる　ボールをける
- 喃語を話す　階段を登る
- パ、ダ、マなど言う　走る
- 声の方向に振り向く　後退り歩き
- 音に振り向く　上手に歩く
- キャアキャア喜ぶ　拾い上げる
- 声を出して笑う　一人で立つ10秒
- 「アー」「ウー」などの発声　一人で立つ2秒
- 声を出す　つかまって立ち上がる
- ベルに反応　一人ですわる
- つかまり立ち、5秒以上
- すわれる、5秒以上
- 寝返り
- 引き起こし
- 胸を上げる
- 両足で体を支える
- 90°頭を上げる
- 首がすわる
- 45°頭を上げる
- 頭を上げる
- 対称運動

個人―社会　微細運動―適応　言語　粗大運動（左側縦軸）

判定中の様子

1、2、3回目の検査結果をそれぞれのチェック欄に記入

一般的印象	1	2	3
普通			
異常			

判定実施の受け入れ	1	2	3
いつもよい			
たいていよい			
ほとんどよくない			

周囲への興味	1	2	3
敏感			
あまり興味がない			
全く興味がない			

恐怖感	1	2	3
ない			
少しある			
非常に強い			

注意を向けている時間	1	2	3
適当			
いくらか気が散りやすい			
非常に気が散りやすい			

| 2月 | 4月 | 6月 | 9月 | 12月 | 15月 | 18月 | 2歳 | 3歳 | 4歳 | 5歳 | 6歳 |

無断転載不許

判定実施上の手引き

1. 判定者は子どもに笑いかけたり、話しかけたり手を振ったりして微笑をひきだそうとする。しかし、子どもの体にさわってはいけない。
2. 子どもは数秒間手をみつめなければならない。
3. 保護者が歯ブラシの使い方を教えたり、ねり歯みがきを歯ブラシにつけてもよい。
4. 靴のひもをむすんだり、背中のボタンをはめたり、ファスナーをあげたりできなくてもよい。
5. 子どもの顔の上およそ20cmのところを、一側から他側へ弧を描いて毛糸をゆっくり動かす。
6. 子どもの指先あるいは指の背にガラガラがふれた時、それをつかむならばp。
7. 子どもが消えた毛糸の行方を見ようとするならp。判定者は腕を動かさないですばやく手に持った毛糸を落して見えなくする。
8. 子どもは片方の手からもう片方の手へ、体や口やテーブルを使わずに積み木をもちかえなくてはならない。
9. 子どもが親指と他の指を使って、レーズンをつまみあげるならp。
10. 子どもの描いた線と判定者の描いた線との角度が30度以内ならp。
11. 判定者は親指を上にたててにぎりこぶしをつくり、親指だけを動かす。子どもがこれをまねて、親指以外の指を動かさなければp。

| 12. 囲まれた形ならp。うずまきはf。 | 13. どんな線でも真ん中あたりで交差すればp。 | 14. 「どちらの線が長い？」（"大きい"ではない）紙の上下が逆になるようにまわしてみせ、繰り返す。（3試行のうち3回、あるいは6試行のうち5回でp。） | 15. 最初は子どもに模写させる。失敗した場合は判定者が書いてみせる。 |

12、13、15の項目を実施するとき、その形の名前を言ってはならない。12と13の項目を実施する時は書いてみせてはならない。

16. 採点するとき、対になっている部分（2つの腕、2つの脚）は1つとして数える。
17. コップのなかに積み木を一ついれ、子どもの耳のそばで子どもに見えないようにそっとふる。他の耳でも繰り返す。
18. 絵をさして、その名前を言わせる。（ワン、ニャンなどの擬声語だけでは不可。わんわん、にゃんにゃんなどは可。）もしも正しく名前を言えるのが4つ未満の時は、判定者が名前を言い、その絵を指さしさせる。

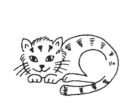 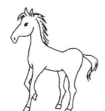 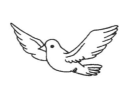 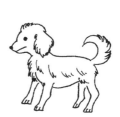 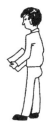

（原画　国立療養所広島病院小児科部長　下田浩子）

19. 人形を使い、子どもに聞く。「鼻はどれ？目は？耳は？口は？手は？足は？おなかは？髪は？」8問中6問正しければp。
20. 絵を使い、子どもに聞く。「飛ぶのはどれ？」「ニャーとなくのはどれ？」「お話しするのはどれ？」「ほえるのはどれ？」「パカパカ走るのはどれ？」5問中、2問あるいは4問ただしければp。
21. 子どもに次の質問をする。「寒いときどうしますか？」「疲れたときはどうしますか？」「おなかがすいたときどうしますか？」3問中、2問あるいは3問正しければp。
22. 子どもに次の質問をする。「コップは何に使いますか？」「いすは何に使いますか？」「鉛筆は何に使いますか？」答えの中
23. に動作を示す語が入っていなければならない。
24. 子どもが積み木を紙の上に正しく置き、紙の上にいくつ積み木があるか言えればp。（1個から5個）
子どもに指示する。「積み木をテーブルの上においてください」「テーブルの下に」「私の前に」「私の後ろに」4問中4問正
25. しければp。（判定者は指したり、頭や目を動かして子どもを助けてはならない）
子どもに質問する。「ボールとはどんな物ですか？」「海は？」「机は？」「家は？」「バナナは？」「カーテンは？」「窓は？」「靴は？」用途、形、素材、一般的分類（バナナを黄色というのではなく、果物というように）の言葉で定義すればp。8問中、5問あるいは7問正しければp。
26. 子どもに次のように質問する。「象は大きい、犬は？」「火は熱い、氷は？」「昼はあかるい、夜は？」3問中2問正しければp。
27. 子どもは壁や手すりを使ってもよいが、人の助けはいけない。はうこともいけない。
28. 子どもは離れて立っている判定者の手の届く範囲に、上手投げでボールを約90cm投げる。
29. 子どもはテスト用紙の幅以上の距離を飛び越えなければならない。（約20cm）
30. つま先から2.5cm以内にかかとをつけて前方へ歩くように子どもに指示する。判定者がしてみせてもよい。連続して4歩、歩かねばならない。
31. 2歳では正常な子どもの半分は課題実施の受け入れが良くない。

DENVER II 記録票

生年月日＿＿＿＿年＿＿月＿＿日　　（在胎　　週　　日）　　　　　　　　整理番号＿＿＿＿＿＿＿＿＿＿＿

記録日①＿＿＿年＿＿月＿＿日　②＿＿＿年＿＿月＿＿日　③＿＿＿年＿＿月＿＿日　氏　名＿＿＿＿＿＿＿＿＿＿＿

年月日齢①＿＿＿年＿＿月＿＿日　②＿＿＿年＿＿月＿＿日　③＿＿＿年＿＿月＿＿日　記録者＿＿＿＿＿＿＿＿＿＿＿

2月　4月　6月　9月　12月　15月　18月　2歳　3歳　4歳　5歳　6歳

個人－社会　微細運動－適応　言語

通過率
25　50　75　90

報告でもよい→
裏面の注No.→　項目

一人で歯磨きをする
ゲームをする
一人で服を着る
Tシャツを着る
友達の名前
上着、靴などをつける　　6部分人物画
手を洗ってふく　　　　　□模写
手伝って歯磨き　　　　　□模倣
上着を脱ぐ　　　　3部分人物画
人形に食べさせる　　長い方を指差す
スプーンを使う　　　十模写
簡単なお手伝い　　　○模写
コップで飲む　　　親指だけを動かす　単語定義7語
ボールのやりとり　縦線模倣　寒い、疲労、空腹の理解(3/3)
大人の真似　　　8個の積み木の塔　2/3反対語類推
バイバイをする　　6個の積み木の塔　5つ数える
ほしいものを示す　4個の積み木の塔　単語定義5語
拍手をまねる　　2個の積み木の塔　前後上下の理解
自分で食べる　　瓶からレーズンを出す　動作の理解4つ
玩具をとる　　　なぐり書きをする　用途理解3つ
手をみつめる　　コップに積み木を入れる　1つ数える
あやし笑い　　　積み木を打ち合わせる　用途理解2つ
笑いかける　　　親指を使ってつかむ　色の名前4色
顔をみつめる　　積み木をもちかえる　わかるように話す
両手に積み木をもつ　　寒い、疲労、空腹の理解(2/3)
毛糸を探す　　　色の名前1色
熊手形でつかむ　　絵の名称4つ
物に手を伸ばす　　動作の理解2つ
レーズンを見つめる　ほぼ明瞭に話す　爪先かかと歩き
両手を合わす　　絵を4つ指差す　片足立ち6秒
180°追視　　　6つの身体部分　片足立ち5秒
ガラガラを握る　　2語文　片足立ち4秒
正中線を越えて追視　絵の名称1つ　片足立ち3秒
正中線まで追視　　絵を2つ指差す　けんけん
パパ、ママ以外に6語　片足立ち2秒
パパ、ママ以外に3語　片足立ち1秒
パパ、ママ以外に2語　幅跳び
意味ある1語　　　ジャンプ
意味なくパパ、ママ　上手投げ
3音以上つなげる　ボールをける
喃語を話す　　　階段を登る
パ、ダ、マなど言う　走る
声の方向に振り向く　後退り歩き
音に振り向く　　上手に歩く
キャアキャア喜ぶ　拾い上げる
声を出して笑う　一人で立つ10秒
「アー」「ウー」などの発声　一人で立つ2秒
声を出す　　　つかまって立ち上がる
ベルに反応　　一人ですわる
つかまり立ち、5秒以上
すわれる、5秒以上
寝返り
引き起こし
胸を上げる
両足で体を支える
90°頭を上げる
首がすわる
45°頭を上げる
頭を上げる
対称運動

個人－社会　微細運動－適応　言語　粗大運動

粗大運動

判定中の様子

1、2、3回目の検査結果をそれぞれのチェック欄に記入

一般的印象	1	2	3
普通			
異常			

判定実施の受け入れ	1	2	3
いつもよい			
たいていよい			
ほとんどよくない			

周囲への興味	1	2	3
敏感			
あまり興味がない			
全く興味がない			

恐怖感	1	2	3
ない			
少しある			
非常に強い			

注意を向けている時間	1	2	3
適当			
いくらか気が散りやすい			
非常に気が散りやすい			

個人－社会　微細運動－適応　言語　粗大運動

無断転載不許

2月　4月　6月　9月　12月　15月　18月　2歳　3歳　4歳　5歳　6歳

判定実施上の手引き

1. 判定者は子どもに笑いかけたり、話しかけたり手を振ったりして微笑をひきだそうとする。しかし、子どもの体にさわってはいけない。
2. 子どもは数秒間手をみつめなければならない。
3. 保護者が歯ブラシの使い方を教えたり、ねり歯みがきを歯ブラシにつけてもよい。
4. 靴のひもをむすんだり、背中のボタンをはめたり、ファスナーをあげたりできなくてもよい。
5. 子どもの顔の上およそ20cmのところを、一側から他側へ弧を描いて毛糸をゆっくり動かす。
6. 子どもの指先あるいは指の背にガラガラがふれた時、それをつかむならばp。
7. 子どもが消えた毛糸の行方を見ようとするならp。判定者は腕を動かさないですばやく手に持った毛糸を落して見えなくする。
8. 子どもは片方の手からもう片方の手へ、体や口やテーブルを使わずに積み木をもちかえなくてはならない。
9. 子どもが親指と他の指を使って、レーズンをつまみあげるならp。
10. 子どもの描いた線と判定者の描いた線との角度が30度以内ならp。
11. 判定者は親指を上にたててにぎりこぶしをつくり、親指だけを動かす。子どもがこれをまねて、親指以外の指を動かさなければp。

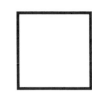

| 12. 囲まれた形ならp。うずまきはf。 | 13. どんな線でも真ん中あたりで交差すればp。 | 14. 「どちらの線が長い？」（"大きい"ではない）紙の上下が逆になるようにまわしてみせ、繰り返す。（3試行のうち3回、あるいは6試行のうち5回でp。） | 15. 最初は子どもに模写させる。失敗した場合は判定者が書いてみせる。 |

　　　12、13、15の項目を実施するとき、その形の名前を言ってはならない。12と13の項目を実施する時は書いてみせてはならない。

16. 採点するとき、対になっている部分（2つの腕、2つの脚）は1つとして数える。
17. コップのなかに積み木を一ついれ、子どもの耳のそばで子どもに見えないようにそっとふる。他の耳でも繰り返す。
18. 絵をさして、その名前を言わせる。（ワン、ニャンなどの擬声語だけでは不可。わんわん、にゃんにゃんなどは可。）もしも正しく名前を言えるのが4つ未満の時は、判定者が名前を言い、その絵を指さしさせる。

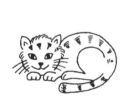
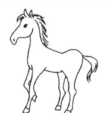
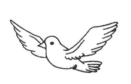
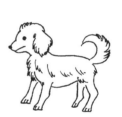
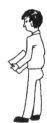

（原画　国立療養所広島病院小児科部長　下田浩子）

19. 人形を使い、子どもに聞く。「鼻はどれ？目は？耳は？口は？手は？足は？おなかは？髪は？」8問中6問正しければp。
20. 絵を使い、子どもに聞く。「飛ぶのはどれ？」「ニャーとなくのはどれ？」「お話しするのはどれ？」「ほえるのはどれ？」「パカパカ走るのはどれ？」5問中、2問あるいは4問ただしければp。
21. 子どもに次の質問をする。「寒いときどうしますか？」「疲れたときはどうしますか？」「おなかがすいたときどうしますか？」3問中、2問あるいは3問正しければp。
22. 子どもに次の質問をする。「コップは何に使いますか？」「いすは何に使いますか？」「鉛筆は何に使いますか？」答えの中
23. に動作を示す語が入っていなければならない。
24. 子どもが積み木を紙の上に正しく置き、紙の上にいくつ積み木があるか言えればp。（1個から5個）
　　子どもに指示する。「積み木をテーブルの上においてください」「テーブルの下に」「私の前に」「私の後ろに」4問中4問正
25. しければp。（判定者は指したり、頭や目を動かして子どもを助けてはならない）
　　子どもに質問する。「ボールとはどんな物ですか？」「海は？」「机は？」「家は？」「バナナは？」「カーテンは？」「窓は？」「靴は？」用途、形、素材、一般的分類（バナナを黄色というのではなく、果物というように）の言葉で定義すればp。8問中、5問あるいは7問正しければp。
26. 子どもに次のように質問する。「象は大きい、犬は？」「火は熱い、氷は？」「昼はあかるい、夜は？」3問中2問正しければp。
27. 子どもは壁や手すりを使ってもよいが、人の助けはいけない。はうこともいけない。
28. 子どもは離れて立っている判定者の手の届く範囲に、上手投げでボールを約90cm投げる。
29. 子どもはテスト用紙の幅以上の距離を飛び越えなければならない。（約20cm）
30. つま先から2.5cm以内にかかとをつけて前方へ歩くように子どもに指示する。判定者がしてみせてもよい。連続して4歩、歩かねばならない。
31. 2歳では正常な子どもの半分は課題実施の受け入れが良くない。

DENVER II 記録票

生年月日＿＿＿＿年＿＿月＿＿日　（在胎＿＿週＿＿日）　　　　　整理番号＿＿＿＿＿＿＿＿＿＿＿＿＿

記録日①＿＿＿年＿＿月＿＿日　②＿＿＿年＿＿月＿＿日　③＿＿＿年＿＿月＿＿日　　氏　名＿＿＿＿＿＿＿＿＿＿＿＿＿

年月日齢①＿＿＿年＿＿月＿＿日　②＿＿＿年＿＿月＿＿日　③＿＿＿年＿＿月＿＿日　　記録者＿＿＿＿＿＿＿＿＿＿＿＿＿

2月　4月　6月　9月　12月　15月　18月　2歳　3歳　4歳　5歳　6歳

個人―社会　微細運動―適応　言語　粗大運動

通過率
25　50　75　90

報告でもよい→
裏面の注No.→　項目

一人で歯磨きをする
ゲームをする
一人で服を着る
Tシャツを着る
友達の名前
上着、靴などをつける　　6部分人物画
手を洗ってふく　　□模写
手伝って歯磨き　　□模倣
上着を脱ぐ　　3部分人物画
人形に食べさせる　　長い方を指差す
スプーンを使う　　十模写
簡単なお手伝い　　○模写
コップで飲む　　親指だけを動かす　　単語定義7語
ボールのやりとり　　縦線模倣　　寒い、疲労、空腹の理解(3/3)
大人の真似　　8個の積み木の塔　　2/3反対語類推
バイバイをする　　6個の積み木の塔　　5つ数える
ほしいものを示す　　4個の積み木の塔　　単語定義5語
拍手をまねる　　2個の積み木の塔　　前後上下の理解
自分で食べる　　瓶からレーズンを出す　　動作の理解4つ
玩具をとる　　なぐり書きをする　　用途理解3つ
手をみつめる　　コップに積み木を入れる　　1つ数える
あやし笑い　　積み木を打ち合わせる　　用途理解2つ
笑いかける　　親指を使ってつかむ　　色の名前4色
顔をみつめる　　積み木をもちかえる　　わかるように話す
両手に積み木をもつ　　寒い、疲労、空腹の理解(2/3)
毛糸を探す　　色の名前1色
熊手形でつかむ　　絵の名称4つ
物に手を伸ばす　　動作の理解2つ
レーズンを見つめる　　ほぼ明瞭に話す　　爪先かかと歩き
両手を合わす　　絵を4つ指差す　　片足立ち6秒
180°追視　　6つの身体部分　　片足立ち5秒
ガラガラを握る　　2語文　　片足立ち4秒
正中線を越えて追視　　絵の名称1つ　　片足立ち3秒
正中線まで追視　　絵を2つ指差す　　けんけん
パパ、ママ以外に6語　　片足立ち2秒
パパ、ママ以外に3語　　片足立ち1秒
パパ、ママ以外に2語　　幅跳び
意味ある1語　　ジャンプ
意味なくパパ、ママ　　上手投げ
3音以上つなげる　　ボールをける
喃語を話す　　階段を登る
パ、ダ、マなど言う　　走る
声の方向に振り向く　　後退り歩き
音に振り向く　　上手に歩く
キャアキャア喜ぶ　　拾い上げる
声を出して笑う　　一人で立つ10秒
「アー」「ウー」などの発声　　一人で立つ2秒
声を出す　　つかまって立ち上がる
ベルに反応　　一人ですわる
つかまり立ち、5秒以上
すわれる、5秒以上
寝返り
引き起こし
胸を上げる
両足で体を支える
90°頭を上げる
首がすわる
45°頭を上げる
頭を上げる
対称運動

個人―社会　微細運動―適応　言語　粗大運動

個人―社会　微細運動―適応　言語　粗大運動

判定中の様子

1、2、3回目の検査結果をそれぞれのチェック欄に記入

一般的印象	1	2	3
普通			
異常			

判定実施の受け入れ	1	2	3
いつもよい			
たいていよい			
ほとんどよくない			

周囲への興味	1	2	3
敏感			
あまり興味がない			
全く興味がない			

恐怖感	1	2	3
ない			
少しある			
非常に強い			

注意を向けている時間	1	2	3
適当			
いくらか気が散りやすい			
非常に気が散りやすい			

無断転載不許

2月　4月　6月　9月　12月　15月　18月　2歳　3歳　4歳　5歳　6歳

判定実施上の手引き

1. 判定者は子どもに笑いかけたり、話しかけたり手を振ったりして微笑をひきだそうとする。しかし、子どもの体にさわってはいけない。
2. 子どもは数秒間手をみつめなければならない。
3. 保護者が歯ブラシの使い方を教えたり、ねり歯みがきを歯ブラシにつけてもよい。
4. 靴のひもをむすんだり、背中のボタンをはめたり、ファスナーをあげたりできなくてもよい。
5. 子どもの顔の上およそ 20 cm のところを、一側から他側へ弧を描いて毛糸をゆっくり動かす。
6. 子どもの指先あるいは指の背にガラガラがふれた時、それをつかむならば p。
7. 子どもが消えた毛糸の行方を見ようとするなら p。判定者は腕を動かさないですばやく手に持った毛糸を落して見えなくする。
8. 子どもは片方の手からもう片方の手へ、体や口やテーブルを使わずに積み木をもちかえなくてはならない。
9. 子どもが親指と他の指を使って、レーズンをつまみあげるなら p。
10. 子どもの描いた線と判定者の描いた線との角度が 30 度以内なら p。
11. 判定者は親指を上にたててにぎりこぶしをつくり、親指だけを動かす。子どもがこれをまねて、親指以外の指を動かさなければ p。

   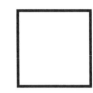

12. 囲まれた形なら p。うずまきは f。
13. どんな線でも真ん中あたりで交差すれば p。
14. 「どちらの線が長い？」（"大きい"ではない）紙の上下が逆になるようにまわしてみせ、繰り返す。（3 試行のうち 3 回、あるいは 6 試行のうち 5 回で p。）
15. 最初は子どもに模写させる。失敗した場合は判定者が書いてみせる。

　　12、13、15 の項目を実施するとき、その形の名前を言ってはならない。12 と 13 の項目を実施する時は書いてみせてはならない。

16. 採点するとき、対になっている部分（2 つの腕、2 つの脚）は 1 つとして数える。
17. コップのなかに積み木を一ついれ、子どもの耳のそばで子どもに見えないようにそっとふる。他の耳でも繰り返す。
18. 絵をさして、その名前を言わせる。（ワン、ニャンなどの擬声語だけでは不可。わんわん、にゃんにゃんなどは可。）もしも正しく名前を言えるのが 4 つ未満の時は、判定者が名前を言い、その絵を指さしさせる。

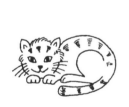 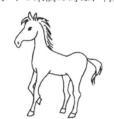  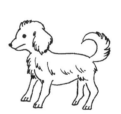 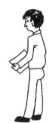

（原画　国立療養所広島病院小児科部長　下田浩子）

19. 人形を使い、子どもに聞く。「鼻はどれ？目は？耳は？口は？手は？足は？おなかは？髪は？」8 問中 6 問正しければ p。
20. 絵を使い、子どもに聞く。「飛ぶのはどれ？」「ニャーとなくのはどれ？」「お話しするのはどれ？」「ほえるのはどれ？」「パカパカ走るのはどれ？」5 問中、2 問あるいは 4 問ただしければ p。
21. 子どもに次の質問をする。「寒いときどうしますか？」「疲れたときはどうしますか？」「おなかがすいたときどうしますか？」3 問中、2 問あるいは 3 問正しりれば p。
22. 子どもに次の質問をする。「コップは何に使いますか？」「いすは何に使いますか？」「鉛筆は何に使いますか？」答えの中
23. に動作を示す語が入っていなければならない。
24. 子どもが積み木を紙の上に正しく置き、紙の上にいくつ積み木があるか言えれば p。（1 個から 5 個）
25. 子どもに指示する。「積み木をテーブルの上においてください」「テーブルの下に」「私の前に」「私の後ろに」4 問中 4 問正しければ p。（判定者は指したり、頭や目を動かして子どもを助けてはならない）
　　子どもに質問する。「ボールとはどんな物ですか？」「海は？」「机は？」「家は？」「バナナは？」「カーテンは？」「窓は？」「靴は？」用途、形、素材、一般的分類（バナナを黄色というのではなく、果物というように）の言葉で定義すれば p。8 問中、5 問あるいは 7 問正しければ p。
26. 子どもに次のように質問する。「象は大きい、犬は？」「火は熱い、氷は？」「昼はあかるい、夜は？」3 問中 2 問正しければ p。
27. 子どもは壁や手すりを使ってもよいが、人の助けはいけない。はうこともいけない。
28. 子どもは離れて立っている判定者の手の届く範囲に、上手投げでボールを約 90 cm 投げる。
29. 子どもはテスト用紙の幅以上の距離を飛び越えなければならない。（約 20 cm）
30. つま先から 2.5 cm 以内にかかとをつけて前方へ歩くように子どもに指示する。判定者がしてみせてもよい。連続して 4 歩、歩かねばならない。
31. 2 歳では正常な子どもの半分は課題実施の受け入れが良くない。

DENVER II 記録票

生年月日＿＿＿＿＿年＿＿月＿＿日　　（在胎　　週　　日）　　　　整理番号＿＿＿＿＿＿＿＿＿＿＿

記録日①＿＿＿年＿＿月＿＿日　　②＿＿＿年＿＿月＿＿日　　③＿＿＿年＿＿月＿＿日　　氏　名＿＿＿＿＿＿＿＿＿＿＿

年月日齢①＿＿＿年＿＿月＿＿日　　②＿＿＿年＿＿月＿＿日　　③＿＿＿年＿＿月＿＿日　　記録者＿＿＿＿＿＿＿＿＿＿＿

| 2月 | 4月 | 6月 | 9月 | 12月 | 15月 | 18月 | 2歳 | 3歳 | 4歳 | 5歳 | 6歳 |

個人―社会　微細運動―適応　言語

通過率
25　50　75　90

報告でもよい→
裏面の注No.→　　項目

一人で歯磨きをする
ゲームをする
一人で服を着る
Tシャツを着る
友達の名前
上着、靴などをつける　　6部分人物画
手を洗ってふく　　□模写
手伝って歯磨き　　□模倣
上着を脱ぐ　　3部分人物画
人形に食べさせる　　長い方を指差す
スプーンを使う　　十模写
簡単なお手伝い　　○模写
コップで飲む　　親指だけを動かす　　単語定義7語
ボールのやりとり　　縦線模倣　　寒い、疲労、空腹の理解 (3/3)
大人の真似　　8個の積み木の塔　　2/3反対語類推
バイバイをする　　6個の積み木の塔　　5つ数える
ほしいものを示す　　4個の積み木の塔　　単語定義5語
拍手をまねる　　2個の積み木の塔　　前後上下の理解
自分で食べる　　瓶からレーズンを出す　　動作の理解4つ
玩具をとる　　なぐり書きをする　　用途理解3つ
手をみつめる　　コップに積み木を入れる　　1つ数える
あやし笑い　　積み木を打ち合わせる　　用途理解2つ
笑いかける　　親指を使ってつかむ　　色の名前4色
顔をみつめる　　積み木をもちかえる　　わかるように話す
両手に積み木をもつ　　寒い、疲労、空腹の理解 (2/3)
毛糸を探す　　色の名前1色
熊手形でつかむ　　絵の名称4つ
物に手を伸ばす　　動作の理解2つ
レーズンを見つめる　　ほぼ明瞭に話す　　爪先かかと歩き
両手を合わす　　絵を4つ指差す　　片足立ち6秒
180°追視　　6つの身体部分　　片足立ち5秒
ガラガラを握る　　2語文　　片足立ち4秒
正中線を越えて追視　　絵の名称1つ　　片足立ち3秒
正中線まで追視　　絵を2つ指差す　　けんけん
パパ、ママ以外に6語　　片足立ち2秒
パパ、ママ以外に3語　　片足立ち1秒
パパ、ママ以外に2語　　幅跳び
意味ある1語　　ジャンプ
意味なくパパ、ママ　　上手投げ
3音以上つなげる　　ボールをける
喃語を話す　　階段を登る
パ、ダ、マなど言う　　走る
声の方向に振り向く　　後退り歩き
音に振り向く　　上手に歩く
キャアキャア喜ぶ　　拾い上げる
声を出して笑う　　一人で立つ10秒
「アー」「ウー」などの発声　　一人で立つ2秒
声を出す　　つかまって立ち上がる
ベルに反応　　一人ですわる
つかまり立ち、5秒以上
すわれる、5秒以上
寝返り
引き起こし
胸を上げる
両足で体を支える
90°頭を上げる
首がすわる
45°頭を上げる
頭を上げる
対称運動

個人―社会　微細運動―適応　言語　粗大運動

粗大運動

判定中の様子

1、2、3回目の検査結果をそれぞれのチェック欄に記入

一般的印象	1	2	3
普通			
異常			

判定実施の受け入れ	1	2	3
いつもよい			
たいていよい			
ほとんどよくない			

周囲への興味	1	2	3
敏感			
あまり興味がない			
全く興味がない			

恐怖感	1	2	3
ない			
少しある			
非常に強い			

注意を向けている時間	1	2	3
適当			
いくらか気が散りやすい			
非常に気が散りやすい			

| 2月 | 4月 | 6月 | 9月 | 12月 | 15月 | 18月 | 2歳 | 3歳 | 4歳 | 5歳 | 6歳 |

無断転載不許

判定実施上の手引き

1. 判定者は子どもに笑いかけたり、話しかけたり手を振ったりして微笑をひきだそうとする。しかし、子どもの体にさわってはいけない。
2. 子どもは数秒間手をみつめなければならない。
3. 保護者が歯ブラシの使い方を教えたり、ねり歯みがきを歯ブラシにつけてもよい。
4. 靴のひもをむすんだり、背中のボタンをはめたり、ファスナーをあげたりできなくてもよい。
5. 子どもの顔の上およそ 20 cm のところを、一側から他側へ弧を描いて毛糸をゆっくり動かす。
6. 子どもの指先あるいは指の背にガラガラがふれた時、それをつかむならば p。
7. 子どもが消えた毛糸の行方を見ようとするなら p。判定者は腕を動かさないですばやく手に持った毛糸を落して見えなくする。
8. 子どもは片方の手からもう片方の手へ、体や口やテーブルを使わずに積み木をもちかえなくてはならない。
9. 子どもが親指と他の指を使って、レーズンをつまみあげるなら p。
10. 子どもの描いた線と判定者の描いた線との角度が 30 度以内なら p。
11. 判定者は親指を上にたててにぎりこぶしをつくり、親指だけを動かす。子どもがこれをまねて、親指以外の指を動かさなければ p。

   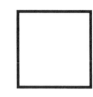

| 12. 囲まれた形なら p。うずまきは f。 | 13. どんな線でも真ん中あたりで交差すれば p。 | 14. 「どちらの線が長い？」（"大きい"ではない）紙の上下が逆になるようにまわしてみせ、繰り返す。（3試行のうち3回、あるいは6試行のうち5回で p。） | 15. 最初は子どもに模写させる。失敗した場合は判定者が書いてみせる。 |

　　12、13、15 の項目を実施するとき、その形の名前を言ってはならない。12 と 13 の項目を実施する時は書いてみせてはならない。

16. 採点するとき、対になっている部分（2つの腕、2つの脚）は1つとして数える。
17. コップのなかに積み木を一ついれ、子どもの耳のそばで子どもに見えないようにそっとふる。他の耳でも繰り返す。
18. 絵をさして、その名前を言わせる。（ワン、ニャンなどの擬声語だけでは不可。わんわん、にゃんにゃんなどは可。）もしも正しく名前を言えるのが4つ未満の時は、判定者が名前を言い、その絵を指さしさせる。

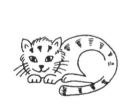 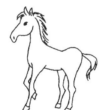 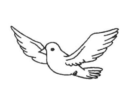 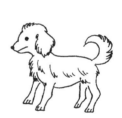 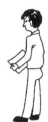

（原画　国立療養所広島病院小児科部長　下田浩子）

19. 人形を使い、子どもに聞く。「鼻はどれ？目は？耳は？口は？手は？足は？おなかは？髪は？」8問中6問正しければ p。
20. 絵を使い、子どもに聞く。「飛ぶのはどれ？」「ニャーとなくのはどれ？」「お話しするのはどれ？」「ほえるのはどれ？」「パカパカ走るのはどれ？」5問中、2問あるいは4問ただしければ p。
21. 子どもに次の質問をする。「寒いときどうしますか？」「疲れたときはどうしますか？」「おなかがすいたときどうしますか？」3問中、2問あるいは3問正しければ p。
22. 子どもに次の質問をする。「コップは何に使いますか？」「いすは何に使いますか？」「鉛筆は何に使いますか？」答えの中
23. に動作を示す語が入っていなければならない。
24. 子どもが積み木を紙の上に正しく置き、紙の上にいくつ積み木があるか言えれば p。（1個から5個）
　　子どもに指示する。「積み木をテーブルの上においてください」「テーブルの下に」「私の前に」「私の後ろに」4問中4問正
25. しければ p。（判定者は指したり、頭や目を動かして子どもを助けてはならない）
　　子どもに質問する。「ボールとはどんな物ですか？」「海は？」「机は？」「家は？」「バナナは？」「カーテンは？」「窓は？」「靴は？」用途、形、素材、一般的分類（バナナを黄色というのではなく、果物というように）の言葉で定義すれば p。8問中、5問あるいは7問正しければ p。
26. 子どもに次のように質問する。「象は大きい、犬は？」「火は熱い、氷は？」「昼はあかるい、夜は？」3問中2問正しければ p。
27. 子どもは壁や手すりを使ってもよいが、人の助けはいけない。はうこともいけない。
28. 子どもは離れて立っている判定者の手の届く範囲に、上手投げでボールを約 90 cm 投げる。
29. 子どもはテスト用紙の幅以上の距離を飛び越えなければならない。（約 20 cm）
30. つま先から 2.5 cm 以内にかかとをつけて前方へ歩くように子どもに指示する。判定者がしてみせてもよい。連続して4歩、歩かねばならない。
31. 2歳では正常な子どもの半分は課題実施の受け入れが良くない。

DENVERⅡ記録票

生年月日＿＿＿＿年＿＿月＿＿日　　（在胎　　週　　日）　　整理番号＿＿＿＿＿＿＿＿＿＿＿＿＿

記録日①＿＿＿年＿＿月＿＿日　②＿＿＿年＿＿月＿＿日　③＿＿＿年＿＿月＿＿日　氏　名＿＿＿＿＿＿＿＿＿＿＿＿＿

年月日齢①＿＿＿年＿＿月＿＿日　②＿＿＿年＿＿月＿＿日　③＿＿＿年＿＿月＿＿日　記録者＿＿＿＿＿＿＿＿＿＿＿＿＿

| 2月 | 4月 | 6月 | 9月 | 12月 | 15月 | 18月 | 2歳 | 3歳 | 4歳 | 5歳 | 6歳 |

個人—社会　微細運動—適応　言語

通過率
25　50　75　90

報告でもよい→
裏面の注No.→　項目

一人で歯磨きをする
ゲームをする
一人で服を着る
Tシャツを着る
友達の名前
上着、靴などをつける　　6部分人物画
手を洗ってふく　　□模写
手伝って歯磨き　　□模倣
上着を脱ぐ　　3部分人物画
人形に食べさせる　　長い方を指差す
スプーンを使う　　十模写
簡単なお手伝い　　○模写
コップで飲む　　親指だけを動かす　　単語定義7語
ボールのやりとり　　縦線模倣　寒い、疲労、空腹の理解 (3/3)
大人の真似　　8個の積み木の塔　　2/3反対語類推
バイバイをする　　6個の積み木の塔　　5つ数える
ほしいものを示す　　4個の積み木の塔　　単語定義5語
拍手をまねる　　2個の積み木の塔　　前後上下の理解
自分で食べる　　瓶からレーズンを出す　　動作の理解4つ
玩具をとる　　なぐり書きをする　　用途理解3つ
手をみつめる　　コップに積み木を入れる　　1つ数える
あやし笑い　　積み木を打ち合わせる　　用途理解2つ
笑いかける　　親指を使ってつかむ　　色の名前4色
顔をみつめる　　積み木をもちかえる　　わかるように話す
両手に積み木をもつ　　寒い、疲労、空腹の理解 (2/3)
毛糸を探す　　色の名前1色
熊手形でつかむ　　絵の名称4つ
物に手を伸ばす　　動作の理解2つ
レーズンを見つめる　　ほぼ明瞭に話す　　爪先かかと歩き
両手を合わす　　絵を4つ指差す　　片足立ち6秒
180°追視　　6つの身体部分　　片足立ち5秒
ガラガラを握る　　2語文　　片足立ち4秒
正中線を越えて追視　　絵の名称1つ　　片足立ち3秒
正中線まで追視　　絵を2つ指差す　　けんけん
パパ、ママ以外に6語　　片足立ち2秒
パパ、ママ以外に3語　　片足立ち1秒
パパ、ママ以外に2語　　幅跳び
意味ある1語　　ジャンプ
意味なくパパ、ママ　　上手投げ
3音以上つなげる　　ボールをける
喃語を話す　　階段を登る
パ、ダ、マなど言う　　走る
声の方向に振り向く　　後退り歩き
音に振り向く　　上手に歩く
キャアキャア喜ぶ　　拾い上げる
声を出して笑う　　一人で立つ10秒
「アー」「ウー」などの発声　　一人で立つ2秒
声を出す　　つかまって立ち上がる
ベルに反応　　一人ですわる
つかまり立ち、5秒以上
すわれる、5秒以上
寝返り
引き起こし
胸を上げる
両足で体を支える
90°頭を上げる
首がすわる
45°頭を上げる
頭を上げる
対称運動

個人—社会　微細運動—適応　言語　粗大運動

粗大運動

判定中の様子

1、2、3回目の検査結果をそれぞれのチェック欄に記入

一般的印象	1	2	3
普通			
異常			

判定実施の受け入れ	1	2	3
いつもよい			
たいていよい			
ほとんどよくない			

周囲への興味	1	2	3
敏感			
あまり興味がない			
全く興味がない			

恐怖感	1	2	3
ない			
少しある			
非常に強い			

注意を向けている時間	1	2	3
適当			
いくらか気が散りやすい			
非常に気が散りやすい			

無断転載不許

| 2月 | 4月 | 6月 | 9月 | 12月 | 15月 | 18月 | 2歳 | 3歳 | 4歳 | 5歳 | 6歳 |

判定実施上の手引き

1. 判定者は子どもに笑いかけたり、話しかけたり手を振ったりして微笑をひきだそうとする。しかし、子どもの体にさわってはいけない。
2. 子どもは数秒間手をみつめなければならない。
3. 保護者が歯ブラシの使い方を教えたり、ねり歯みがきを歯ブラシにつけてもよい。
4. 靴のひもをむすんだり、背中のボタンをはめたり、ファスナーをあげたりできなくてもよい。
5. 子どもの顔の上およそ 20 cm のところを、一側から他側へ弧を描いて毛糸をゆっくり動かす。
6. 子どもの指先あるいは指の背にガラガラがふれた時、それをつかむならば p。
7. 子どもが消えた毛糸の行方を見ようとするなら p。判定者は腕を動かさないですばやく手に持った毛糸を落して見えなくする。
8. 子どもは片方の手からもう片方の手へ、体や口やテーブルを使わずに積み木をもちかえなくてはならない。
9. 子どもが親指と他の指を使って、レーズンをつまみあげるなら p。
10. 子どもの描いた線と判定者の描いた線との角度が 30 度以内なら p。
11. 判定者は親指を上にたててにぎりこぶしをつくり、親指だけを動かす。子どもがこれをまねて、親指以外の指を動かさなければ p。

   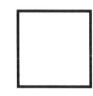

| 12. 囲まれた形なら p。うずまきは f。 | 13. どんな線でも真ん中あたりで交差すれば p。 | 14. 「どちらの線が長い？」（"大きい"ではない）紙の上下が逆になるようにまわしてみせ、繰り返す。（3 試行のうち 3 回、あるいは 6 試行のうち 5 回で p。） | 15. 最初は子どもに模写させる。失敗した場合は判定者が書いてみせる。 |

　12、13、15 の項目を実施するとき、その形の名前を言ってはならない。12 と 13 の項目を実施する時は書いてみせてはならない。

16. 採点するとき、対になっている部分（2 つの腕、2 つの脚）は 1 つとして数える。
17. コップのなかに積み木を一ついれ、子どもの耳のそばで子どもに見えないようにそっとふる。他の耳でも繰り返す。
18. 絵をさして、その名前を言わせる。（ワン、ニャンなどの擬声語だけでは不可。わんわん、にゃんにゃんなどは可。）もしも正しく名前を言えるのが 4 つ未満の時は、判定者が名前を言い、その絵を指さしさせる。

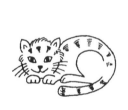 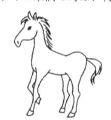 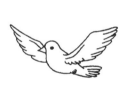 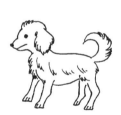 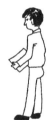

（原画　国立療養所広島病院小児科部長　下田浩子）

19. 人形を使い、子どもに聞く。「鼻はどれ？目は？耳は？口は？手は？足は？おなかは？髪は？」8 問中 6 問正しければ p。
20. 絵を使い、子どもに聞く。「飛ぶのはどれ？」「ニャーとなくのはどれ？」「お話しするのはどれ？」「ほえるのはどれ？」「パカパカ走るのはどれ？」5 問中、2 問あるいは 4 問ただしければ p。
21. 子どもに次の質問をする。「寒いときどうしますか？」「疲れたときはどうしますか？」「おなかがすいたときどうしますか？」3 問中、2 問あるいは 3 問正しければ p。
22. 子どもに次の質問をする。「コップは何に使いますか？」「いすは何に使いますか？」「鉛筆は何に使いますか？」答えの中
23. に動作を示す語が入っていなければならない。
24. 子どもが積み木を紙の上に正しく置き、紙の上にいくつ積み木があるか言えれば p。（1 個から 5 個）
　子どもに指示する。「積み木をテーブルの上においてください」「テーブルの下に」「私の前に」「私の後ろに」4 問中 4 問正
25. しければ p。（判定者は指したり、頭や目を動かして子どもを助けてはならない）
　子どもに質問する。「ボールとはどんな物ですか？」「海は？」「机は？」「家は？」「バナナは？」「カーテンは？」「窓は？」「靴は？」用途、形、素材、一般的分類（バナナを黄色というのではなく、果物というように）の言葉で定義すれば p。8 問中、5 問あるいは 7 問正しければ p。
26. 子どもに次のように質問する。「象は大きい、犬は？」「火は熱い、氷は？」「昼はあかるい、夜は？」3 問中 2 問正しければ p。
27. 子どもは壁や手すりを使ってもよいが、人の助けはいけない。はうこともいけない。
28. 子どもは離れて立っている判定者の手の届く範囲に、上手投げでボールを約 90 cm 投げる。
29. 子どもはテスト用紙の幅以上の距離を飛び越えなければならない。（約 20 cm）
30. つま先から 2.5 cm 以内にかかとをつけて前方へ歩くように子どもに指示する。判定者がしてみせてもよい。連続して 4 歩、歩かねばならない。
31. 2 歳では正常な子どもの半分は課題実施の受け入れが良くない。

DENVER II 記録票

生年月日＿＿＿＿年＿＿月＿＿日　　（在胎　　週　　日）　　　　　　整理番号＿＿＿＿＿＿＿＿＿＿＿＿＿＿

記録日①＿＿＿年＿＿月＿＿日　　②＿＿＿年＿＿月＿＿日　　③＿＿＿年＿＿月＿＿日　　氏　名＿＿＿＿＿＿＿＿＿＿＿＿＿＿

年月日齢①＿＿＿年＿＿月＿＿日　　②＿＿＿年＿＿月＿＿日　　③＿＿＿年＿＿月＿＿日　　記録者＿＿＿＿＿＿＿＿＿＿＿＿＿＿

| 2月 | 4月 | 6月 | 9月 | 12月 | 15月 | 18月 | 2歳 | 3歳 | 4歳 | 5歳 | 6歳 |

個人—社会　**微細運動—適応**　**言語**

一人で歯磨きをする
ゲームをする
一人で服を着る
Tシャツを着る
友達の名前
上着、靴などをつける　6部分人物画
手を洗ってふく　□模写
手伝って歯磨き　□模倣
上着を脱ぐ　3部分人物画
人形に食べさせる　長い方を指差す
スプーンを使う　十模写
簡単なお手伝い　○模写
コップで飲む　親指だけを動かす　単語定義7語
ボールのやりとり　縦線模倣　寒い、疲労、空腹の理解(3/3)
大人の真似　8個の積み木の塔　2/3反対語類推
バイバイをする　6個の積み木の塔　5つ数える
ほしいものを示す　4個の積み木の塔　単語定義5語
拍手をまねる　2個の積み木の塔　前後上下の理解
自分で食べる　瓶からレーズンを出す　動作の理解4つ
玩具をとる　なぐり書きをする　用途理解3つ
手をみつめる　コップに積み木を入れる　1つ数える
あやし笑い　積み木を打ち合わせる　用途理解2つ
笑いかける　親指を使ってつかむ　色の名前4色
顔をみつめる　積み木をもちかえる　わかるように話す
両手に積み木をもつ　寒い、疲労、空腹の理解(2/3)
毛糸を探す　色の名前1色
熊手形でつかむ　絵の名称4つ
物に手を伸ばす　動作の理解2つ
レーズンを見つめる　ほぼ明瞭に話す　爪先かかと歩き
両手を合わす　絵を4つ指差す　片足立ち6秒
180°追視　6つの身体部分　片足立ち5秒
ガラガラを握る　2語文　片足立ち4秒
正中線を越えて追視　絵の名称1つ　片足立ち3秒
正中線まで追視　絵を2つ指差す　けんけん
パパ、ママ以外に6語　片足立ち2秒
パパ、ママ以外に3語　片足立ち1秒
パパ、ママ以外に2語　幅跳び
意味ある1語　ジャンプ
意味なくパパ、ママ　上手投げ
3音以上つなげる　ボールをける
喃語を話す　階段を登る
パ、ダ、マなど言う　走る
声の方向に振り向く　後退り歩き
音に振り向く　上手に歩く
キャアキャア喜ぶ　拾い上げる
声を出して笑う　一人で立つ10秒
「アー」「ウー」などの発声　一人で立つ2秒
声を出す　つかまって立ち上がる
ベルに反応　一人ですわる
つかまり立ち、5秒以上
すわれる、5秒以上
寝返り
引き起こし
胸を上げる
両足で体を支える
90°頭を上げる
首がすわる
45°頭を上げる
頭を上げる
対称運動

個人—社会　**微細運動—適応**　**言語**　**粗大運動**

個人—社会　**微細運動—適応**　**言語**　**粗大運動**

判定中の様子

1、2、3回目の検査結果をそれぞれのチェック欄に記入

一般的印象	1	2	3
普通			
異常			

判定実施の受け入れ	1	2	3
いつもよい			
たいていよい			
ほとんどよくない			

周囲への興味	1	2	3
敏感			
あまり興味がない			
全く興味がない			

恐怖感	1	2	3
ない			
少しある			
非常に強い			

注意を向けている時間	1	2	3
適当			
いくらか気が散りやすい			
非常に気が散りやすい			

通過率
25　50　75　90
報告でもよい→
裏面の注No.→　項目

| 2月 | 4月 | 6月 | 9月 | 12月 | 15月 | 18月 | 2歳 | 3歳 | 4歳 | 5歳 | 6歳 |

無断転載不許

判定実施上の手引き

1. 判定者は子どもに笑いかけたり、話しかけたり手を振ったりして微笑をひきだそうとする。しかし、子どもの体にさわってはいけない。
2. 子どもは数秒間手をみつめなければならない。
3. 保護者が歯ブラシの使い方を教えたり、ねり歯みがきを歯ブラシにつけてもよい。
4. 靴のひもをむすんだり、背中のボタンをはめたり、ファスナーをあげたりできなくてもよい。
5. 子どもの顔の上およそ 20 cm のところを、一側から他側へ弧を描いて毛糸をゆっくり動かす。
6. 子どもの指先あるいは指の背にガラガラがふれた時、それをつかむならば p。
7. 子どもが消えた毛糸の行方を見ようとするなら p。判定者は腕を動かさないですばやく手に持った毛糸を落して見えなくする。
8. 子どもは片方の手からもう片方の手へ、体や口やテーブルを使わずに積み木をもちかえなくてはならない。
9. 子どもが親指と他の指を使って、レーズンをつまみあげるなら p。
10. 子どもの描いた線と判定者の描いた線との角度が 30 度以内なら p。
11. 判定者は親指を上にたててにぎりこぶしをつくり、親指だけを動かす。子どもがこれをまねて、親指以外の指を動かさなければ p。

   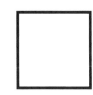

12. 囲まれた形なら p。うずまきは f。
13. どんな線でも真ん中あたりで交差すれば p。
14. 「どちらの線が長い？」（"大きい"ではない）紙の上下が逆になるようにまわしてみせ、繰り返す。（3 試行のうち 3 回、あるいは 6 試行のうち 5 回で p。）
15. 最初は子どもに模写させる。失敗した場合は判定者が書いてみせる。

　　12、13、15 の項目を実施するとき、その形の名前を言ってはならない。12 と 13 の項目を実施する時は書いてみせてはならない。

16. 採点するとき、対になっている部分（2 つの腕、2 つの脚）は 1 つとして数える。
17. コップのなかに積み木を一ついれ、子どもの耳のそばで子どもに見えないようにそっとふる。他の耳でも繰り返す。
18. 絵をさして、その名前を言わせる。（ワン、ニャンなどの擬声語だけでは不可。わんわん、にゃんにゃんなどは可。）もしも正しく名前を言えるのが 4 つ未満の時は、判定者が名前を言い、その絵を指さしさせる。

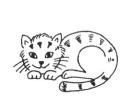 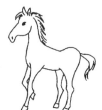 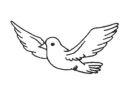 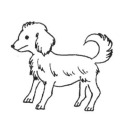 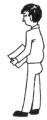

（原画　国立療養所広島病院小児科部長　下田浩子）

19. 人形を使い、子どもに聞く。「鼻はどれ？目は？耳は？口は？手は？足は？おなかは？髪は？」8 問中 6 問正しければ p。
20. 絵を使い、子どもに聞く。「飛ぶのはどれ？」「ニャーとなくのはどれ？」「お話しするのはどれ？」「ほえるのはどれ？」「パカパカ走るのはどれ？」5 問中、2 問あるいは 4 問ただしければ p。
21. 子どもに次の質問をする。「寒いときどうしますか？」「疲れたときはどうしますか？」「おなかがすいたときどうしますか？」3 問中、2 問あるいは 3 問正しければ p。
22. 子どもに次の質問をする。「コップは何に使いますか？」「いすは何に使いますか？」「鉛筆は何に使いますか？」答えの中
23. に動作を示す語が入っていなければならない。
24. 子どもが積み木を紙の上に正しく置き、紙の上にいくつ積み木があるか言えれば p。（1 個から 5 個）
　　子どもに指示する。「積み木をテーブルの上においてください」「テーブルの下に」「私の前に」「私の後ろに」4 問中 4 問正
25. しければ p。（判定者は指したり、頭や目を動かして子どもを助けてはならない）
　　子どもに質問する。「ボールとはどんな物ですか？」「海は？」「机は？」「家は？」「バナナは？」「カーテンは？」「窓は？」「靴は？」用途、形、素材、一般的分類（バナナを黄色というのではなく、果物というように）の言葉で定義すれば p。8 問中、5 問あるいは 7 問正しければ p。
26. 子どもに次のように質問する。「象は大きい、犬は？」「火は熱い、氷は？」「昼はあかるい、夜は？」3 問中 2 問正しければ p。
27. 子どもは壁や手すりを使ってもよいが、人の助けはいけない。はうこともいけない。
28. 子どもは離れて立っている判定者の手の届く範囲に、上手投げでボールを約 90 cm 投げる。
29. 子どもはテスト用紙の幅以上の距離を飛び越えなければならない。（約 20 cm）
30. つま先から 2.5 cm 以内にかかとをつけて前方へ歩くように子どもに指示する。判定者がしてみせてもよい。連続して 4 歩、歩かねばならない。
31. 2 歳では正常な子どもの半分は課題実施の受け入れが良くない。

DENVER Ⅱ 記録票

生年月日＿＿＿＿年＿＿月＿＿日　　（在胎　　週　　日）　　　　　　整理番号＿＿＿＿＿＿＿＿＿＿＿＿

記　録　日①＿＿＿年＿＿月＿＿日　　②＿＿＿年＿＿月＿＿日　　③＿＿＿年＿＿月＿＿日　　氏　名＿＿＿＿＿＿＿＿＿＿＿＿

年月日齢①＿＿＿年＿＿月＿＿日　　②＿＿＿年＿＿月＿＿日　　③＿＿＿年＿＿月＿＿日　　記録者＿＿＿＿＿＿＿＿＿＿＿＿

2月	4月	6月	9月	12月	15月	18月	2歳	3歳	4歳	5歳	6歳

個人—社会 / 微細運動—適応 / 言語 / 粗大運動

通過率　25　50　75　90

報告でもよい→
裏面の注No.→　　項目

個人—社会

- 一人で歯磨きをする
- ゲームをする
- 一人で服を着る
- Tシャツを着る
- 友達の名前
- 上着、靴などをつける
- 手を洗ってふく
- 手伝って歯磨き
- 上着を脱ぐ
- 人形に食べさせる
- スプーンを使う
- 簡単なお手伝い
- コップで飲む
- ボールのやりとり
- 大人の真似
- バイバイをする
- ほしいものを示す
- 拍手をまねる
- 自分で食べる
- 玩具をとる
- 手をみつめる
- あやし笑い
- 笑いかける
- 顔をみつめる

微細運動—適応

- 6部分人物画
- □模写
- □模倣
- 3部分人物画
- 長い方を指差す
- 十模写
- ○模写
- 親指だけを動かす
- 縦線模倣
- 8個の積み木の塔
- 6個の積み木の塔
- 4個の積み木の塔
- 2個の積み木の塔
- 瓶からレーズンを出す
- なぐり書きをする
- コップに積み木を入れる
- 積み木を打ち合わせる
- 親指を使ってつかむ
- 積み木をもちかえる
- 両手に積み木をもつ
- 毛糸を探す
- 熊手形でつかむ
- 物に手を伸ばす
- レーズンを見つめる
- 両手を合わす
- 180°追視
- ガラガラを握る
- 正中線を越えて追視
- 正中線まで追視

言語

- 単語定義7語
- 寒い、疲労、空腹の理解 (3/3)
- 2/3反対語類推
- 5つ数える
- 単語定義5語
- 前後上下の理解
- 動作の理解4つ
- 用途理解3つ
- 1つ数える
- 用途理解2つ
- 色の名前4色
- わかるように話す
- 寒い、疲労、空腹の理解 (2/3)
- 色の名前1色
- 絵の名称4つ
- 動作の理解2つ
- ほぼ明瞭に話す
- 絵を4つ指差す
- 6つの身体部分
- 2語文
- 絵の名称1つ
- 絵を2つ指差す
- パパ、ママ以外に6語
- パパ、ママ以外に3語
- パパ、ママ以外に2語
- 意味ある1語
- 意味なくパパ、ママ
- 3音以上つなげる
- 喃語を話す
- パ、ダ、マなど言う
- 声の方向に振り向く
- 音に振り向く
- キャアキャア喜ぶ
- 声を出して笑う
- 「アー」「ウー」などの発声
- 声を出す
- ベルに反応

粗大運動

- 爪先かかと歩き
- 片足立ち6秒
- 片足立ち5秒
- 片足立ち4秒
- 片足立ち3秒
- けんけん
- 片足立ち2秒
- 片足立ち1秒
- 幅跳び
- ジャンプ
- 上手投げ
- ボールをける
- 階段を登る
- 走る
- 後退り歩き
- 上手に歩く
- 拾い上げる
- 一人で立つ10秒
- 一人で立つ2秒
- つかまって立ち上がる
- 一人ですわる
- つかまり立ち、5秒以上
- すわれる、5秒以上
- 寝返り
- 引き起こし
- 胸を上げる
- 両足で体を支える
- 90°頭を上げる
- 首がすわる
- 45°頭を上げる
- 頭を上げる
- 対称運動

判定中の様子

1、2、3回目の検査結果をそれぞれのチェック欄に記入

一般的印象	1	2	3
普通			
異常			

判定実施の受け入れ	1	2	3
いつもよい			
たいていよい			
ほとんどよくない			

周囲への興味	1	2	3
敏感			
あまり興味がない			
全く興味がない			

恐怖感	1	2	3
ない			
少しある			
非常に強い			

注意を向けている時間	1	2	3
適当			
いくらか気が散りやすい			
非常に気が散りやすい			

無断転載不許

2月	4月	6月	9月	12月	15月	18月	2歳	3歳	4歳	5歳	6歳

判定実施上の手引き

1. 判定者は子どもに笑いかけたり、話しかけたり手を振ったりして微笑をひきだそうとする。しかし、子どもの体にさわってはいけない。
2. 子どもは数秒間手をみつめなければならない。
3. 保護者が歯ブラシの使い方を教えたり、ねり歯みがきを歯ブラシにつけてもよい。
4. 靴のひもをむすんだり、背中のボタンをはめたり、ファスナーをあげたりできなくてもよい。
5. 子どもの顔の上およそ 20 cm のところを、一側から他側へ弧を描いて毛糸をゆっくり動かす。
6. 子どもの指先あるいは指の背にガラガラがふれた時、それをつかむならば p。
7. 子どもが消えた毛糸の行方を見ようとするなら p。判定者は腕を動かさないですばやく手に持った毛糸を落して見えなくする。
8. 子どもは片方の手からもう片方の手へ、体や口やテーブルを使わずに積み木をもちかえなくてはならない。
9. 子どもが親指と他の指を使って、レーズンをつまみあげるなら p。
10. 子どもの描いた線と判定者の描いた線との角度が 30 度以内なら p。
11. 判定者は親指を上にたててにぎりこぶしをつくり、親指だけを動かす。子どもがこれをまねて、親指以外の指を動かさなければ p。

　　　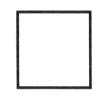

| 12. 囲まれた形なら p。うずまきは f。 | 13. どんな線でも真ん中あたりで交差すれば p。 | 14. 「どちらの線が長い？」（"大きい"ではない）紙の上下が逆になるようにまわしてみせ、繰り返す。（3 試行のうち 3 回、あるいは 6 試行のうち 5 回で p。） | 15. 最初は子どもに模写させる。失敗した場合は判定者が書いてみせる。 |

　　12、13、15 の項目を実施するとき、その形の名前を言ってはならない。12 と 13 の項目を実施する時は書いてみせてはならない。

16. 採点するとき、対になっている部分（2 つの腕、2 つの脚）は 1 つとして数える。
17. コップのなかに積み木を一ついれ、子どもの耳のそばで子どもに見えないようにそっとふる。他の耳でも繰り返す。
18. 絵をさして、その名前を言わせる。（ワン、ニャンなどの擬声語だけでは不可。わんわん、にゃんにゃんなどは可。）もしも正しく名前を言えるのが 4 つ未満の時は、判定者が名前を言い、その絵を指さしさせる。

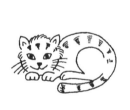　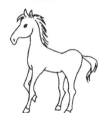　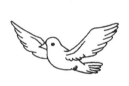　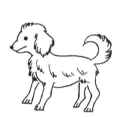　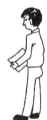

（原画　国立療養所広島病院小児科部長　下田浩子）

19. 人形を使い、子どもに聞く。「鼻はどれ？目は？耳は？口は？手は？足は？おなかは？髪は？」8 問中 6 問正しければ p。
20. 絵を使い、子どもに聞く。「飛ぶのはどれ？」「ニャーとなくのはどれ？」「お話しするのはどれ？」「ほえるのはどれ？」「パカパカ走るのはどれ？」5 問中、2 問あるいは 4 問ただしければ p。
21. 子どもに次の質問をする。「寒いときどうしますか？」「疲れたときはどうしますか？」「おなかがすいたときどうしますか？」3 問中、2 問あるいは 3 問正しければ p。
22. 子どもに次の質問をする。「コップは何に使いますか？」「いすは何に使いますか？」「鉛筆は何に使いますか？」答えの中
23. に動作を示す語が入っていなければならない。
24. 子どもが積み木を紙の上に正しく置き、紙の上にいくつ積み木があるか言えれば p。（1 個から 5 個）
　　子どもに指示する。「積み木をテーブルの上においてください」「テーブルの下に」「私の前に」「私の後ろに」4 問中 4 問正
25. しければ p。（判定者は指したり、頭や目を動かして子どもを助けてはならない）
　　子どもに質問する。「ボールとはどんな物ですか？」「海は？」「机は？」「家は？」「バナナは？」「カーテンは？」「窓は？」「靴は？」用途、形、素材、一般的分類（バナナを黄色というのではなく、果物というように）の言葉で定義すれば p。8 問中、5 問あるいは 7 問正しければ p。
26. 子どもに次のように質問する。「象は大きい、犬は？」「火は熱い、氷は？」「昼はあかるい、夜は？」3 問中 2 問正しければ p。
27. 子どもは壁や手すりを使ってもよいが、人の助けはいけない。はうこともいけない。
28. 子どもは離れて立っている判定者の手の届く範囲に、上手投げでボールを約 90 cm 投げる。
29. 子どもはテスト用紙の幅以上の距離を飛び越えなければならない。（約 20 cm）
30. つま先から 2.5 cm 以内にかかとをつけて前方へ歩くように子どもに指示する。判定者がしてみせてもよい。連続して 4 歩、歩かねばならない。
31. 2 歳では正常な子どもの半分は課題実施の受け入れが良くない。

DENVERⅡ記録票

生年月日＿＿＿＿＿年＿＿月＿＿日 （在胎＿＿週＿＿日） 整理番号＿＿＿＿＿＿＿＿＿＿＿＿＿＿

記録日①＿＿＿年＿＿月＿＿日 ②＿＿＿年＿＿月＿＿日 ③＿＿＿年＿＿月＿＿日 氏名＿＿＿＿＿＿＿＿＿＿＿＿＿＿

年月日齢①＿＿＿年＿＿月＿＿日 ②＿＿＿年＿＿月＿＿日 ③＿＿＿年＿＿月＿＿日 記録者＿＿＿＿＿＿＿＿＿＿＿＿＿＿

2月　4月　6月　9月　12月　15月　18月　2歳　3歳　4歳　5歳　6歳

個人―社会　微細運動―適応　言語　粗大運動

通過率
25　50　75　90
報告でもよい→
裏面の注No.→　項目

一人で歯磨きをする
ゲームをする
一人で服を着る
Tシャツを着る
友達の名前
上着、靴などをつける　6部分人物画
手を洗ってふく　□模写
手伝って歯磨き　□模倣
上着を脱ぐ　3部分人物画
人形に食べさせる　長い方を指差す
スプーンを使う　十模写
簡単なお手伝い　○模写
コップで飲む　親指だけを動かす　単語定義7語
ボールのやりとり　縦線模倣　寒い、疲労、空腹の理解（3/3）
大人の真似　8個の積み木の塔　2/3反対語類推
バイバイをする　6個の積み木の塔　5つ数える
ほしいものを示す　4個の積み木の塔　単語定義5語
拍手をまねる　2個の積み木の塔　前後上下の理解
自分で食べる　瓶からレーズンを出す　動作の理解4つ
玩具をとる　なぐり書きをする　用途理解3つ
手をみつめる　コップに積み木を入れる　1つ数える
あやし笑い　積み木を打ち合わせる　用途理解2つ
笑いかける　親指を使ってつかむ　色の名前4色
顔をみつめる　積み木をもちかえる　わかるように話す
両手に積み木をもつ　寒い、疲労、空腹の理解（2/3）
毛糸を探す　色の名称1色
熊手形でつかむ　絵の名称4つ
物に手を伸ばす　動作の理解2つ
レーズンを見つめる　ほぼ明瞭に話す　爪先かかと歩き
両手を合わす　絵を4つ指差す　片足立ち6秒
180°追視　6つの身体部分　片足立ち5秒
ガラガラを握る　2語文　片足立ち4秒
正中線を越えて追視　絵の名称1つ　片足立ち3秒
正中線まで追視　絵を2つ指差す　けんけん
パパ、ママ以外に6語　片足立ち2秒
パパ、ママ以外に3語　片足立ち1秒
パパ、ママ以外に2語　幅跳び
意味ある1語　ジャンプ
意味なくパパ、ママ　上手投げ
3音以上つなげる　ボールをける
喃語を話す　階段を登る
パ、ダ、マなど言う　走る
声の方向に振り向く　後退り歩き
音に振り向く　上手に歩く
キャアキャア喜ぶ　拾い上げる
声を出して笑う　一人で立つ10秒
「アー」「ウー」などの発声　一人で立つ2秒
声を出す　つかまって立ち上がる
ベルに反応　一人ですわる
つかまり立ち、5秒以上
すわれる、5秒以上
寝返り
引き起こし
胸を上げる
両足で体を支える
90°頭を上げる
首がすわる
45°頭を上げる
頭を上げる
対称運動

判定中の様子

1、2、3回目の検査結果をそれぞれのチェック欄に記入

一般的印象	1	2	3
普通			
異常			

判定実施の受け入れ	1	2	3
いつもよい			
たいていよい			
ほとんどよくない			

周囲への興味	1	2	3
敏感			
あまり興味がない			
全く興味がない			

恐怖感	1	2	3
ない			
少しある			
非常に強い			

注意を向けている時間	1	2	3
適当			
いくらか気が散りやすい			
非常に気が散りやすい			

個人―社会　微細運動―適応　言語　粗大運動

無断転載不許

2月　4月　6月　9月　12月　15月　18月　2歳　3歳　4歳　5歳　6歳

判定実施上の手引き

1. 判定者は子どもに笑いかけたり、話しかけたり手を振ったりして微笑をひきだそうとする。しかし、子どもの体にさわってはいけない。
2. 子どもは数秒間手をみつめなければならない。
3. 保護者が歯ブラシの使い方を教えたり、ねり歯みがきを歯ブラシにつけてもよい。
4. 靴のひもをむすんだり、背中のボタンをはめたり、ファスナーをあげたりできなくてもよい。
5. 子どもの顔の上およそ 20 cm のところを、一側から他側へ弧を描いて毛糸をゆっくり動かす。
6. 子どもの指先あるいは指の背にガラガラがふれた時、それをつかむならば p。
7. 子どもが消えた毛糸の行方を見ようとするなら p。判定者は腕を動かさないですばやく手に持った毛糸を落して見えなくする。
8. 子どもは片方の手からもう片方の手へ、体や口やテーブルを使わずに積み木をもちかえなくてはならない。
9. 子どもが親指と他の指を使って、レーズンをつまみあげるなら p。
10. 子どもの描いた線と判定者の描いた線との角度が 30 度以内なら p。
11. 判定者は親指を上にたててにぎりこぶしをつくり、親指だけを動かす。子どもがこれをまねて、親指以外の指を動かさなければ p。

   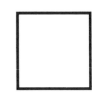

| 12. 囲まれた形なら p。うずまきは f。 | 13. どんな線でも真ん中あたりで交差すれば p。 | 14. 「どちらの線が長い？」（"大きい"ではない）紙の上下が逆になるようにまわしてみせ、繰り返す。（3試行のうち3回、あるいは6試行のうち5回で p。） | 15. 最初は子どもに模写させる。失敗した場合は判定者が書いてみせる。 |

　　12、13、15 の項目を実施するとき、その形の名前を言ってはならない。12 と 13 の項目を実施する時は書いてみせてはならない。

16. 採点するとき、対になっている部分（2つの腕、2つの脚）は1つとして数える。
17. コップのなかに積み木を一ついれ、子どもの耳のそばで子どもに見えないようにそっとふる。他の耳でも繰り返す。
18. 絵をさして、その名前を言わせる。（ワン、ニャンなどの擬声語だけでは不可。わんわん、にゃんにゃんなどは可。）もしも正しく名前を言えるのが4つ未満の時は、判定者が名前を言い、その絵を指さしさせる。

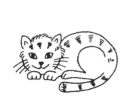 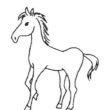 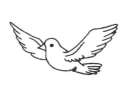 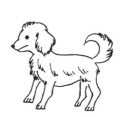 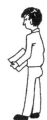

（原画　国立療養所広島病院小児科部長　下田浩子）

19. 人形を使い、子どもに聞く。「鼻はどれ？目は？耳は？口は？手は？足は？おなかは？髪は？」8問中6問正しければ p。
20. 絵を使い、子どもに聞く。「飛ぶのはどれ？」「ニャーとなくのはどれ？」「お話しするのはどれ？」「ほえるのはどれ？」「パカパカ走るのはどれ？」5問中、2問あるいは4問ただしければ p。
21. 子どもに次の質問をする。「寒いときどうしますか？」「疲れたときはどうしますか？」「おなかがすいたときどうしますか？」3問中、2問あるいは3問正しければ p。
22. 子どもに次の質問をする。「コップは何に使いますか？」「いすは何に使いますか？」「鉛筆は何に使いますか？」答えの中
23. に動作を示す語が入っていなければならない。
24. 子どもが積み木を紙の上に正しく置き、紙の上にいくつ積み木があるか言えれば p。（1個から5個）
　　子どもに指示する。「積み木をテーブルの上においてください」「テーブルの下に」「私の前に」「私の後ろに」4問中4問正
25. しければ p。（判定者は指したり、頭や目を動かして子どもを助けてはならない）
　　子どもに質問する。「ボールとはどんな物ですか？」「海は？」「机は？」「家は？」「バナナは？」「カーテンは？」「窓は？」「靴は？」用途、形、素材、一般的分類（バナナを黄色というのではなく、果物というように）の言葉で定義すれば p。8問中、5問あるいは7問正しければ p。
26. 子どもに次のように質問する。「象は大きい、犬は？」「火は熱い、氷は？」「昼はあかるい、夜は？」3問中2問正しければ p。
27. 子どもは壁や手すりを使ってもよいが、人の助けはいけない。はうこともいけない。
28. 子どもは離れて立っている判定者の手の届く範囲に、上手投げでボールを約 90 cm 投げる。
29. 子どもはテスト用紙の幅以上の距離を飛び越えなければならない。（約 20 cm）
30. つま先から 2.5 cm 以内にかかとをつけて前方へ歩くように子どもに指示する。判定者がしてみせてもよい。連続して4歩、歩かねばならない。
31. 2歳では正常な子どもの半分は課題実施の受け入れが良くない。

DENVER II 記録票

生年月日＿＿＿年＿＿月＿＿日　　（在胎　　週　　日）　　整理番号＿＿＿＿＿＿＿＿＿＿＿＿＿

記録日①＿＿年＿＿月＿＿日　②＿＿年＿＿月＿＿日　③＿＿年＿＿月＿＿日　氏　名＿＿＿＿＿＿＿＿＿＿＿＿＿

年月日齢①＿＿年＿＿月＿＿日　②＿＿年＿＿月＿＿日　③＿＿年＿＿月＿＿日　記録者＿＿＿＿＿＿＿＿＿＿＿＿＿

2月　4月　6月　9月　12月　15月　18月　2歳　3歳　4歳　5歳　6歳

個人―社会　微細運動―適応　言語

通過率
25　50　75　90
報告でもよい→
裏面の注No.→　項目

一人で歯磨きをする
ゲームをする
一人で服を着る
Tシャツを着る
友達の名前
上着、靴などをつける　　6部分人物画
手を洗ってふく　　□模写
手伝って歯磨き　　□模倣
上着を脱ぐ　　3部分人物画
人形に食べさせる　　長い方を指差す
スプーンを使う　　十模写
簡単なお手伝い　　○模写
コップで飲む　　親指だけを動かす　　単語定義7語
ボールのやりとり　　縦線模倣　　寒い、疲労、空腹の理解 (3/3)
大人の真似　　8個の積み木の塔　　2/3反対語類推
バイバイをする　　6個の積み木の塔　　5つ数える
ほしいものを示す　　4個の積み木の塔　　単語定義5語
拍手をまねる　　2個の積み木の塔　　前後上下の理解
自分で食べる　　瓶からレーズンを出す　　動作の理解4つ
玩具をとる　　なぐり書きをする　　用途理解3つ
手をみつめる　　コップに積み木を入れる　　1つ数える
あやし笑い　　積み木を打ち合わせる　　用途理解2つ
笑いかける　　親指を使ってつかむ　　色の名前4色
顔をみつめる　　積み木をもちかえる　　わかるように話す
両手に積み木をもつ　　寒い、疲労、空腹の理解 (2/3)
毛糸を探す　　色の名前1色
熊手形でつかむ　　絵の名称4つ
物に手を伸ばす　　動作の理解2つ
レーズンを見つめる　　ほぼ明瞭に話す　　爪先かかと歩き
両手を合わす　　絵を4つ指差す　　片足立ち6秒
180°追視　　6つの身体部分　　片足立ち5秒
ガラガラを握る　　2語文　　片足立ち4秒
正中線を越えて追視　　絵の名称1つ　　片足立ち3秒
正中線まで追視　　絵を2つ指差す　　けんけん
パパ、ママ以外に6語　　片足立ち2秒
パパ、ママ以外に3語　　片足立ち1秒
パパ、ママ以外に2語　　幅跳び
意味ある1語　　ジャンプ
意味なくパパ、ママ　　上手投げ
3音以上つなげる　　ボールをける
喃語を話す　　階段を登る
パ、ダ、マなど言う　　走る
声の方向に振り向く　　後退り歩き
音に振り向く　　上手に歩く
キャアキャア喜ぶ　　拾い上げる
声を出して笑う　　一人で立つ10秒
「アー」「ウー」などの発声　　一人で立つ2秒
声を出す　　つかまって立ち上がる
ベルに反応　　一人ですわる
つかまり立ち、5秒以上
すわれる、5秒以上
寝返り
引き起こし
胸を上げる
両足で体を支える
90°頭を上げる
首がすわる
45°頭を上げる
頭を上げる
対称運動

個人―社会　微細運動―適応　言語　粗大運動

個人―社会　微細運動―適応　言語　粗大運動

判定中の様子

1、2、3回目の検査結果をそれぞれのチェック欄に記入

一般的印象	1	2	3
普通			
異常			

判定実施の受け入れ	1	2	3
いつもよい			
たいていよい			
ほとんどよくない			

周囲への興味	1	2	3
敏感			
あまり興味がない			
全く興味がない			

恐怖感	1	2	3
ない			
少しある			
非常に強い			

注意を向けている時間	1	2	3
適当			
いくらか気が散りやすい			
非常に気が散りやすい			

無断転載不許

2月　4月　6月　9月　12月　15月　18月　2歳　3歳　4歳　5歳　6歳

判定実施上の手引き

1. 判定者は子どもに笑いかけたり、話しかけたり手を振ったりして微笑をひきだそうとする。しかし、子どもの体にさわってはいけない。
2. 子どもは数秒間手をみつめなければならない。
3. 保護者が歯ブラシの使い方を教えたり、ねり歯みがきを歯ブラシにつけてもよい。
4. 靴のひもをむすんだり、背中のボタンをはめたり、ファスナーをあげたりできなくてもよい。
5. 子どもの顔の上およそ20cmのところを、一側から他側へ弧を描いて毛糸をゆっくり動かす。
6. 子どもの指先あるいは指の背にガラガラがふれた時、それをつかむならばp。
7. 子どもが消えた毛糸の行方を見ようとするならp。判定者は腕を動かさないですばやく手に持った毛糸を落して見えなくする。
8. 子どもは片方の手からもう片方の手へ、体や口やテーブルを使わずに積み木をもちかえなくてはならない。
9. 子どもが親指と他の指を使って、レーズンをつまみあげるならp。
10. 子どもの描いた線と判定者の描いた線との角度が30度以内ならp。
11. 判定者は親指を上にたててにぎりこぶしをつくり、親指だけを動かす。子どもがこれをまねて、親指以外の指を動かさなければp。

12. 囲まれた形ならp。うずまきはf。

13. どんな線でも真ん中あたりで交差すればp。

14. 「どちらの線が長い？」（"大きい"ではない）紙の上下が逆になるようにまわしてみせ、繰り返す。（3試行のうち3回、あるいは6試行のうち5回でp。）

15. 最初は子どもに模写させる。失敗した場合は判定者が書いてみせる。

12、13、15の項目を実施するとき、その形の名前を言ってはならない。12と13の項目を実施する時は書いてみせてはならない。

16. 採点するとき、対になっている部分（2つの腕、2つの脚）は1つとして数える。
17. コップのなかに積み木を一ついれ、子どもの耳のそばで子どもに見えないようにそっとふる。他の耳でも繰り返す。
18. 絵をさして、その名前を言わせる。（ワン、ニャンなどの擬声語だけでは不可。わんわん、にゃんにゃんなどは可。）もしも正しく名前を言えるのが4つ未満の時は、判定者が名前を言い、その絵を指さしさせる。

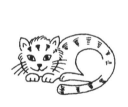 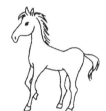 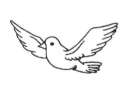 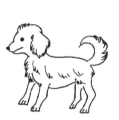 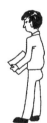

（原画　国立療養所広島病院小児科部長　下田浩子）

19. 人形を使い、子どもに聞く。「鼻はどれ？目は？耳は？口は？手は？足は？おなかは？髪は？」8問中6問正しければp。
20. 絵を使い、子どもに聞く。「飛ぶのはどれ？」「ニャーとなくのはどれ？」「お話しするのはどれ？」「ほえるのはどれ？」「パカパカ走るのはどれ？」5問中、2問あるいは4問ただしければp。
21. 子どもに次の質問をする。「寒いときどうしますか？」「疲れたときはどうしますか？」「おなかがすいたときどうしますか？」3問中、2問あるいは3問正しければp。
22. 子どもに次の質問をする。「コップは何に使いますか？」「いすは何に使いますか？」「鉛筆は何に使いますか？」答えの中
23. に動作を示す語が入っていなければならない。
24. 子どもが積み木を紙の上に正しく置き、紙の上にいくつ積み木があるか言えればp。（1個から5個）
25. 子どもに指示する。「積み木をテーブルの上においてください」「テーブルの下に」「私の前に」「私の後ろに」4問中4問正しければp。（判定者は指したり、頭や目を動かして子どもを助けてはならない）
26. 子どもに質問する。「ボールとはどんな物ですか？」「海は？」「机は？」「家は？」「バナナは？」「カーテンは？」「窓は？」「靴は？」用途、形、素材、一般的分類（バナナを黄色というのではなく、果物というように）の言葉で定義すればp。8問中、5問あるいは7問正しければp。
26. 子どもに次のように質問する。「象は大きい、犬は？」「火は熱い、氷は？」「昼はあかるい、夜は？」3問中2問正しければp。
27. 子どもは壁や手すりを使ってもよいが、人の助けはいけない。はうこともいけない。
28. 子どもは離れて立っている判定者の手の届く範囲に、上手投げでボールを約90cm投げる。
29. 子どもはテスト用紙の幅以上の距離を飛び越えなければならない。（約20cm）
30. つま先から2.5cm以内にかかとをつけて前方へ歩くように子どもに指示する。判定者がしてみせてもよい。連続して4歩、歩かねばならない。
31. 2歳では正常な子どもの半分は課題実施の受け入れが良くない。

DENVERⅡ記録票

生年月日＿＿＿年＿＿月＿＿日　　（在胎　　週　　日）　　　　整理番号＿＿＿＿＿＿＿＿＿＿＿＿＿

記録日①＿＿＿年＿＿月＿＿日　②＿＿＿年＿＿月＿＿日　③＿＿＿年＿＿月＿＿日　　氏　名＿＿＿＿＿＿＿＿＿＿＿＿＿

年月日齢①＿＿＿年＿＿月＿＿日　②＿＿＿年＿＿月＿＿日　③＿＿＿年＿＿月＿＿日　　記録者＿＿＿＿＿＿＿＿＿＿＿＿＿

| 2月 | 4月 | 6月 | 9月 | 12月 | 15月 | 18月 | 2歳 | 3歳 | 4歳 | 5歳 | 6歳 |

個人―社会　微細運動―適応　言語

通過率　25　50　75　90

報告でもよい→

裏面の注No.→　項目

- 一人で歯磨きをする
- ゲームをする
- 一人で服を着る
- Tシャツを着る
- 友達の名前
- 上着、靴などをつける　　6部分人物画
- 手を洗ってふく　　□模写
- 手伝って歯磨き　　□模倣
- 上着を脱ぐ　　3部分人物画
- 人形に食べさせる　　長い方を指差す
- スプーンを使う　　十模写
- 簡単なお手伝い　　○模写
- コップで飲む　　親指だけを動かす　　単語定義7語
- ボールのやりとり　　縦線模倣　　寒い、疲労、空腹の理解 (3/3)
- 大人の真似　　8個の積み木の塔　　2/3反対語類推
- バイバイをする　　6個の積み木の塔　　5つ数える
- ほしいものを示す　　4個の積み木の塔　　単語定義5語
- 拍手をまねる　　2個の積み木の塔　　前後上下の理解
- 自分で食べる　　瓶からレーズンを出す　　動作の理解4つ
- 玩具をとる　　なぐり書きをする　　用途理解3つ
- 手をみつめる　　コップに積み木を入れる　　1つ数える
- あやし笑い　　積み木を打ち合わせる　　用途理解2つ
- 笑いかける　　親指を使ってつかむ　　色の名前4色
- 顔をみつめる　　積み木をもちかえる　　わかるように話す
- 両手に積み木をもつ　　寒い、疲労、空腹の理解 (2/3)
- 毛糸を探す　　色の名前1色
- 熊手形でつかむ　　絵の名称4つ
- 物に手を伸ばす　　動作の理解2つ
- レーズンを見つめる　　ほぼ明瞭に話す　　爪先かかと歩き
- 両手を合わす　　絵を4つ指差す　　片足立ち6秒
- 180°追視　　6つの身体部分　　片足立ち5秒
- ガラガラを握る　　2語文　　片足立ち4秒
- 正中線を越えて追視　　絵の名称1つ　　片足立ち3秒
- 正中線まで追視　　絵を2つ指差す　　けんけん
- パパ、ママ以外に6語　　片足立ち2秒
- パパ、ママ以外に3語　　片足立ち1秒
- パパ、ママ以外に2語　　幅跳び
- 意味ある1語　　ジャンプ
- 意味なくパパ、ママ　　上手投げ
- 3音以上つなげる　　ボールをける
- 喃語を話す　　階段を登る
- パ、ダ、マなど言う　　走る
- 声の方向に振り向く　　後退り歩き
- 音に振り向く　　上手に歩く
- キャアキャア喜ぶ　　拾い上げる
- 声を出して笑う　　一人で立つ10秒
- 「アー」「ウー」などの発声　　一人で立つ2秒
- 声を出す　　つかまって立ち上がる
- ベルに反応　　一人ですわる
- つかまり立ち、5秒以上
- すわれる、5秒以上
- 寝返り
- 引き起こし
- 胸を上げる
- 両足で体を支える
- 90°頭を上げる
- 首がすわる
- 45°頭を上げる
- 頭を上げる
- 対称運動

個人―社会　微細運動―適応　言語　粗大運動

判定中の様子

1、2、3回目の検査結果をそれぞれのチェック欄に記入

一般的印象	1	2	3
普通			
異常			

判定実施の受け入れ	1	2	3
いつもよい			
たいていよい			
ほとんどよくない			

周囲への興味	1	2	3
敏感			
あまり興味がない			
全く興味がない			

恐怖感	1	2	3
ない			
少しある			
非常に強い			

注意を向けている時間	1	2	3
適当			
いくらか気が散りやすい			
非常に気が散りやすい			

| 2月 | 4月 | 6月 | 9月 | 12月 | 15月 | 18月 | 2歳 | 3歳 | 4歳 | 5歳 | 6歳 |

無断転載不許

判定実施上の手引き

1. 判定者は子どもに笑いかけたり、話しかけたり手を振ったりして微笑をひきだそうとする。しかし、子どもの体にさわってはいけない。
2. 子どもは数秒間手をみつめなければならない。
3. 保護者が歯ブラシの使い方を教えたり、ねり歯みがきを歯ブラシにつけてもよい。
4. 靴のひもをむすんだり、背中のボタンをはめたり、ファスナーをあげたりできなくてもよい。
5. 子どもの顔の上およそ 20 cm のところを、一側から他側へ弧を描いて毛糸をゆっくり動かす。
6. 子どもの指先あるいは指の背にガラガラがふれた時、それをつかむならば p。
7. 子どもが消えた毛糸の行方を見ようとするなら p。判定者は腕を動かさないですばやく手に持った毛糸を落して見えなくする。
8. 子どもは片方の手からもう片方の手へ、体や口やテーブルを使わずに積み木をもちかえなくてはならない。
9. 子どもが親指と他の指を使って、レーズンをつまみあげるなら p。
10. 子どもの描いた線と判定者の描いた線との角度が 30 度以内なら p。
11. 判定者は親指を上にたててにぎりこぶしをつくり、親指だけを動かす。子どもがこれをまねて、親指以外の指を動かさなければ p。

  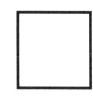

12. 囲まれた形なら p。うずまきは f。
13. どんな線でも真ん中あたりで交差すれば p。
14. 「どちらの線が長い？」("大きい"ではない) 紙の上下が逆になるようにまわしてみせ、繰り返す。(3 試行のうち 3 回、あるいは 6 試行のうち 5 回で p。)
15. 最初は子どもに模写させる。失敗した場合は判定者が書いてみせる。

　　12、13、15 の項目を実施するとき、その形の名前を言ってはならない。12 と 13 の項目を実施する時は書いてみせてはならない。

16. 採点するとき、対になっている部分 (2 つの腕、2 つの脚) は 1 つとして数える。
17. コップのなかに積み木を一ついれ、子どもの耳のそばで子どもに見えないようにそっとふる。他の耳でも繰り返す。
18. 絵をさして、その名前を言わせる。(ワン、ニャンなどの擬声語だけでは不可。わんわん、にゃんにゃんなどは可。) もしも正しく名前を言えるのが 4 つ未満の時は、判定者が名前を言い、その絵を指さしさせる。

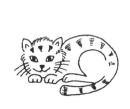 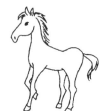 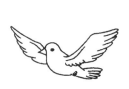 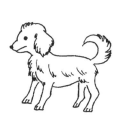 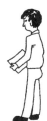

(原画　国立療養所広島病院小児科部長　下田浩子)

19. 人形を使い、子どもに聞く。「鼻はどれ？目は？耳は？口は？手は？足は？おなかは？髪は？」8 問中 6 問正しければ p。
20. 絵を使い、子どもに聞く。「飛ぶのはどれ？」「ニャーとなくのはどれ？」「お話しするのはどれ？」「ほえるのはどれ？」「パカパカ走るのはどれ？」5 問中、2 問あるいは 4 問ただしければ p。
21. 子どもに次の質問をする。「寒いときどうしますか？」「疲れたときはどうしますか？」「おなかがすいたときどうしますか？」3 問中、2 問あるいは 3 問正しければ p。
22. 子どもに次の質問をする。「コップは何に使いますか？」「いすは何に使いますか？」「鉛筆は何に使いますか？」答えの中
23. に動作を示す語が入っていなければならない。
24. 子どもが積み木を紙の上に正しく置き、紙の上にいくつ積み木があるか言えれば p。(1 個から 5 個)
　　子どもに指示する。「積み木をテーブルの上においてください」「テーブルの下に」「私の前に」「私の後ろに」4 問中 4 問正
25. しければ p。(判定者は指したり、頭や目を動かして子どもを助けてはならない)
　　子どもに質問する。「ボールとはどんな物ですか？」「海は？」「机は？」「家は？」「バナナは？」「カーテンは？」「窓は？」「靴は？」用途、形、素材、一般的分類 (バナナを黄色というのではなく、果物というように) の言葉で定義すれば p。8 問中、5 問あるいは 7 問正しければ p。
26. 子どもに次のように質問する。「象は大きい、犬は？」「火は熱い、氷は？」「昼はあかるい、夜は？」3 問中 2 問正しければ p。
27. 子どもは壁や手すりを使ってもよいが、人の助けはいけない。はうこともいけない。
28. 子どもは離れて立っている判定者の手の届く範囲に、上手投げでボールを約 90 cm 投げる。
29. 子どもはテスト用紙の幅以上の距離を飛び越えなければならない。(約 20 cm)
30. つま先から 2.5 cm 以内にかかとをつけて前方へ歩くように子どもに指示する。判定者がしてみせてもよい。連続して 4 歩、歩かねばならない。
31. 2 歳では正常な子どもの半分は課題実施の受け入れが良くない。

DENVER Ⅱ 記録票

生年月日＿＿＿＿年＿＿月＿＿日　　（在胎　　週　　日）　　　　整理番号＿＿＿＿＿＿＿＿＿＿＿＿

記録日①＿＿＿＿年＿＿月＿＿日　②＿＿＿＿年＿＿月＿＿日　③＿＿＿＿年＿＿月＿＿日　氏名＿＿＿＿＿＿＿＿＿＿＿

年月日齢①＿＿＿＿年＿＿月＿＿日　②＿＿＿＿年＿＿月＿＿日　③＿＿＿＿年＿＿月＿＿日　記録者＿＿＿＿＿＿＿＿＿＿

2月　4月　6月　9月　12月　15月　18月　2歳　3歳　4歳　5歳　6歳

個人―社会　微細運動―適応　言語

通過率
25　50　75　90

報告でもよい→
裏面の注No.→　　項目

一人で歯磨きをする
ゲームをする
一人で服を着る
Tシャツを着る
友達の名前
上着、靴などをつける　6部分人物画
手を洗ってふく　　　□模写
手伝って歯磨き　　　□模倣
上着を脱ぐ　　　3部分人物画
人形に食べさせる　　　長い方を指差す
スプーンを使う　　　十模写
簡単なお手伝い　　　○模写
コップで飲む　　　親指だけを動かす　単語定義7語
ボールのやりとり　　　縦線模倣　寒い、疲労、空腹の理解 (3/3)
大人の真似　　　8個の積み木の塔　2/3反対語類推
バイバイをする　　　6個の積み木の塔　5つ数える
ほしいものを示す　　　4個の積み木の塔　単語定義5語
拍手をまねる　　　2個の積み木の塔　前後上下の理解
自分で食べる　　　瓶からレーズンを出す　動作の理解4つ
玩具をとる　　　なぐり書きをする　用途理解3つ
手をみつめる　　　コップに積み木を入れる　1つ数える
あやし笑い　　　積み木を打ち合わせる　用途理解2つ
笑いかける　　　親指を使ってつかむ　色の名前4色
顔をみつめる　　　積み木をもちかえる　わかるように話す
両手に積み木をもつ　　　寒い、疲労、空腹の理解 (2/3)
毛糸を探す　　　色の名前1色
熊手形でつかむ　　　絵の名称4つ
物に手を伸ばす　　　動作の理解2つ
レーズンを見つめる　　　ほぼ明瞭に話す　爪先かかと歩き
両手を合わす　　　絵を4つ指差す　片足立ち6秒
180°追視　　　6つの身体部分　片足立ち5秒
ガラガラを握る　　　2語文　片足立ち4秒
正中線を越えて追視　　　絵の名称1つ　片足立ち3秒
正中線まで追視　　　絵を2つ指差す　けんけん
パパ、ママ以外に6語　片足立ち2秒
パパ、ママ以外に3語　片足立ち1秒
パパ、ママ以外に2語　幅跳び
意味ある1語　　　ジャンプ
意味なくパパ、ママ　　　上手投げ
3音以上つなげる　　　ボールをける
喃語を話す　　　階段を登る
パ、ダ、マなど言う　　　走る
声の方向に振り向く　　　後退り歩き
音に振り向く　　　上手に歩く
キャアキャア喜ぶ　　　拾い上げる
声を出して笑う　　　一人で立つ10秒
「アー」「ウー」などの発声　　　一人で立つ2秒
声を出す　　　つかまって立ち上がる
ベルに反応　　　一人ですわる
つかまり立ち、5秒以上
すわれる、5秒以上
寝返り
引き起こし
胸を上げる
両足で体を支える
90°頭を上げる
首がすわる
45°頭を上げる
頭を上げる
対称運動

個人―社会　微細運動―適応　言語　粗大運動

粗大運動

判定中の様子

1、2、3回目の検査結果をそれぞれのチェック欄に記入

一般的印象	1	2	3
普通			
異常			

判定実施の受け入れ	1	2	3
いつもよい			
たいていよい			
ほとんどよくない			

周囲への興味	1	2	3
敏感			
あまり興味がない			
全く興味がない			

恐怖感	1	2	3
ない			
少しある			
非常に強い			

注意を向けている時間	1	2	3
適当			
いくらか気が散りやすい			
非常に気が散りやすい			

2月　4月　6月　9月　12月　15月　18月　2歳　3歳　4歳　5歳　6歳

粗大運動

無断転載不許

判定実施上の手引き

1. 判定者は子どもに笑いかけたり、話しかけたり手を振ったりして微笑をひきだそうとする。しかし、子どもの体にさわってはいけない。
2. 子どもは数秒間手をみつめなければならない。
3. 保護者が歯ブラシの使い方を教えたり、ねり歯みがきを歯ブラシにつけてもよい。
4. 靴のひもをむすんだり、背中のボタンをはめたり、ファスナーをあげたりできなくてもよい。
5. 子どもの顔の上およそ 20 cm のところを、一側から他側へ弧を描いて毛糸をゆっくり動かす。
6. 子どもの指先あるいは指の背にガラガラがふれた時、それをつかむならば p。
7. 子どもが消えた毛糸の行方を見ようとするなら p。判定者は腕を動かさないですばやく手に持った毛糸を落して見えなくする。
8. 子どもは片方の手からもう片方の手へ、体や口やテーブルを使わずに積み木をもちかえなくてはならない。
9. 子どもが親指と他の指を使って、レーズンをつまみあげるなら p。
10. 子どもの描いた線と判定者の描いた線との角度が 30 度以内なら p。
11. 判定者は親指を上にたててにぎりこぶしをつくり、親指だけを動かす。子どもがこれをまねて、親指以外の指を動かさなければ p。

12. 囲まれた形なら p。うずまきは f。
13. どんな線でも真ん中あたりで交差すれば p。
14. 「どちらの線が長い？」（"大きい"ではない）紙の上下が逆になるようにまわしてみせ、繰り返す。（3 試行のうち 3 回、あるいは 6 試行のうち 5 回で p。）
15. 最初は子どもに模写させる。失敗した場合は判定者が書いてみせる。

　　　12、13、15 の項目を実施するとき、その形の名前を言ってはならない。12 と 13 の項目を実施する時は書いてみせてはならない。

16. 採点するとき、対になっている部分（2 つの腕、2 つの脚）は 1 つとして数える。
17. コップのなかに積み木を一ついれ、子どもの耳のそばで子どもに見えないようにそっとふる。他の耳でも繰り返す。
18. 絵をさして、その名前を言わせる。（ワン、ニャンなどの擬声語だけでは不可。わんわん、にゃんにゃんなどは可。）もしも正しく名前を言えるのが 4 つ未満の時は、判定者が名前を言い、その絵を指さしさせる。

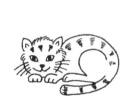 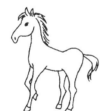  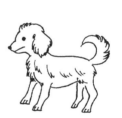 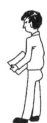

（原画　国立療養所広島病院小児科部長　下田浩子）

19. 人形を使い、子どもに聞く。「鼻はどれ？目は？耳は？口は？手は？足は？おなかは？髪は？」8 問中 6 問正しければ p。
20. 絵を使い、子どもに聞く。「飛ぶのはどれ？」「ニャーとなくのはどれ？」「お話しするのはどれ？」「ほえるのはどれ？」「パカパカ走るのはどれ？」5 問中、2 問あるいは 4 問ただしければ p。
21. 子どもに次の質問をする。「寒いときどうしますか？」「疲れたときはどうしますか？」「おなかがすいたときどうしますか？」3 問中、2 問あるいは 3 問正しりれば p。
22. 子どもに次の質問をする。「コップは何に使いますか？」「いすは何に使いますか？」「鉛筆は何に使いますか？」答えの中
23. に動作を示す語が入っていなければならない。
24. 子どもが積み木を紙の上に正しく置き、紙の上にいくつ積み木があるか言えれば p。（1 個から 5 個）
　　　子どもに指示する。「積み木をテーブルの上においてください」「テーブルの下に」「私の前に」「私の後ろに」4 問中 4 問正
25. しければ p。（判定者は指したり、頭や目を動かして子どもを助けてはならない）
　　　子どもに質問する。「ボールとはどんな物ですか？」「海は？」「机は？」「家は？」「バナナは？」「カーテンは？」「窓は？」「靴は？」用途、形、素材、一般的分類（バナナを黄色というのではなく、果物というように）の言葉で定義すれば p。8 問中、5 問あるいは 7 問正しければ p。
26. 子どもに次のように質問する。「象は大きい、犬は？」「火は熱い、氷は？」「昼はあかるい、夜は？」3 問中 2 問正しければ p。
27. 子どもは壁や手すりを使ってもよいが、人の助けはいけない。はうこともいけない。
28. 子どもは離れて立っている判定者の手の届く範囲に、上手投げでボールを約 90 cm 投げる。
29. 子どもはテスト用紙の幅以上の距離を飛び越えなければならない。（約 20 cm）
30. つま先から 2.5 cm 以内にかかとをつけて前方へ歩くように子どもに指示する。判定者がしてみせてもよい。連続して 4 歩、歩かねばならない。
31. 2 歳では正常な子どもの半分は課題実施の受け入れが良くない。

DENVER II 記録票

生年月日＿＿＿年＿月＿日　（在胎　週　日）　整理番号＿＿＿＿＿＿＿＿＿＿

記録日①＿＿年＿月＿日　②＿＿年＿月＿日　③＿＿年＿月＿日　氏　名＿＿＿＿＿＿＿＿＿＿

年月日齢①＿＿年＿月＿日　②＿＿年＿月＿日　③＿＿年＿月＿日　記録者＿＿＿＿＿＿＿＿＿＿

2月　4月　6月　9月　12月　15月　18月　2歳　3歳　4歳　5歳　6歳

個人—社会　微細運動—適応　言語　粗大運動

通過率
25　50　75　90

報告でもよい→
裏面の注No.→　項目

個人—社会

一人で歯磨きをする
ゲームをする
一人で服を着る
Tシャツを着る
友達の名前
上着、靴などをつける
手を洗ってふく
手伝って歯磨き
上着を脱ぐ
人形に食べさせる
スプーンを使う
簡単なお手伝い
コップで飲む
ボールのやりとり
大人の真似
バイバイをする
ほしいものを示す
拍手をまねる
自分で食べる
玩具をとる
手をみつめる
あやし笑い
笑いかける
顔をみつめる

微細運動—適応

6部分人物画
□模写
□模倣
3部分人物画
長い方を指差す
十模写
○模写
親指だけを動かす
縦線模倣
8個の積み木の塔
6個の積み木の塔
4個の積み木の塔
2個の積み木の塔
瓶からレーズンを出す
なぐり書きをする
コップに積み木を入れる
積み木を打ち合わせる
親指を使ってつかむ
積み木をもちかえる
両手に積み木をもつ
毛糸を探す
熊手形でつかむ
物に手を伸ばす
レーズンを見つめる
両手を合わす
180°追視
ガラガラを握る
正中線を越えて追視
正中線まで追視

言語

単語定義7語
寒い、疲労、空腹の理解 (3/3)
2/3反対語類推
5つ数える
単語定義5語
前後上下の理解
動作の理解4つ
用途理解3つ
1つ数える
用途理解2つ
色の名前4色
わかるように話す
寒い、疲労、空腹の理解 (2/3)
色の名前1色
絵の名称4つ
動作の理解2つ
ほぼ明瞭に話す
絵を4つ指差す
6つの身体部分
2語文
絵の名称1つ
絵を2つ指差す
パパ、ママ以外に6語
パパ、ママ以外に3語
パパ、ママ以外に2語
意味ある1語
意味なくパパ、ママ
3音以上つなげる
喃語を話す
パ、ダ、マなど言う
声の方向に振り向く
音に振り向く
キャアキャア喜ぶ
声を出して笑う
「アー」「ウー」などの発声
声を出す
ベルに反応

粗大運動

爪先かかと歩き
片足立ち6秒
片足立ち5秒
片足立ち4秒
片足立ち3秒
けんけん
片足立ち2秒
片足立ち1秒
幅跳び
ジャンプ
上手投げ
ボールをける
階段を登る
走る
後退り歩き
上手に歩く
拾い上げる
一人で立つ10秒
一人で立つ2秒
つかまって立ち上がる
一人ですわる
つかまり立ち、5秒以上
すわれる、5秒以上
寝返り
引き起こし
胸を上げる
両足で体を支える
90°頭を上げる
首がすわる
45°頭を上げる
頭を上げる
対称運動

個人—社会　微細運動—適応　言語　粗大運動

判定中の様子

1、2、3回目の検査結果をそれぞれのチェック欄に記入

一般的印象	1	2	3
普通			
異常			

判定実施の受け入れ	1	2	3
いつもよい			
たいていよい			
ほとんどよくない			

周囲への興味	1	2	3
敏感			
あまり興味がない			
全く興味がない			

恐怖感	1	2	3
ない			
少しある			
非常に強い			

注意を向けている時間	1	2	3
適当			
いくらか気が散りやすい			
非常に気が散りやすい			

無断転載不許

2月　4月　6月　9月　12月　15月　18月　2歳　3歳　4歳　5歳　6歳

判定実施上の手引き

1. 判定者は子どもに笑いかけたり、話しかけたり手を振ったりして微笑をひきだそうとする。しかし、子どもの体にさわってはいけない。
2. 子どもは数秒間手をみつめなければならない。
3. 保護者が歯ブラシの使い方を教えたり、ねり歯みがきを歯ブラシにつけてもよい。
4. 靴のひもをむすんだり、背中のボタンをはめたり、ファスナーをあげたりできなくてもよい。
5. 子どもの顔の上およそ 20 cm のところを、一側から他側へ弧を描いて毛糸をゆっくり動かす。
6. 子どもの指先あるいは指の背にガラガラがふれた時、それをつかむならば p。
7. 子どもが消えた毛糸の行方を見ようとするなら p。判定者は腕を動かさないですばやく手に持った毛糸を落して見えなくする。
8. 子どもは片方の手からもう片方の手へ、体や口やテーブルを使わずに積み木をもちかえなくてはならない。
9. 子どもが親指と他の指を使って、レーズンをつまみあげるなら p。
10. 子どもの描いた線と判定者の描いた線との角度が 30 度以内なら p。
11. 判定者は親指を上にたててにぎりこぶしをつくり、親指だけを動かす。子どもがこれをまねて、親指以外の指を動かさなければ p。

         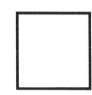

| 12. 囲まれた形なら p。うずまきは f。 | 13. どんな線でも真ん中あたりで交差すれば p。 | 14. 「どちらの線が長い？」（"大きい"ではない）紙の上下が逆になるようにまわしてみせ、繰り返す。（3試行のうち3回、あるいは6試行のうち5回で p。） | 15. 最初は子どもに模写させる。失敗した場合は判定者が書いてみせる。 |

　　12、13、15 の項目を実施するとき、その形の名前を言ってはならない。12 と 13 の項目を実施する時は書いてみせてはならない。

16. 採点するとき、対になっている部分（2つの腕、2つの脚）は1つとして数える。
17. コップのなかに積み木を一ついれ、子どもの耳のそばで子どもに見えないようにそっとふる。他の耳でも繰り返す。
18. 絵をさして、その名前を言わせる。（ワン、ニャンなどの擬声語だけでは不可。わんわん、にゃんにゃんなどは可。）もしも正しく名前を言えるのが4つ未満の時は、判定者が名前を言い、その絵を指さしさせる。

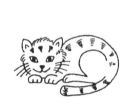　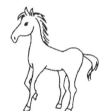　　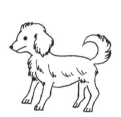　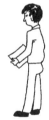

（原画　国立療養所広島病院小児科部長　下田浩子）

19. 人形を使い、子どもに聞く。「鼻はどれ？目は？耳は？口は？手は？足は？おなかは？髪は？」8問中6問正しければ p。
20. 絵を使い、子どもに聞く。「飛ぶのはどれ？」「ニャーとなくのはどれ？」「お話しするのはどれ？」「ほえるのはどれ？」「パカパカ走るのはどれ？」5問中、2問あるいは4問ただしければ p。
21. 子どもに次の質問をする。「寒いときどうしますか？」「疲れたときはどうしますか？」「おなかがすいたときどうしますか？」3問中、2問あるいは3問正しければ p。
22. 子どもに次の質問をする。「コップは何に使いますか？」「いすは何に使いますか？」「鉛筆は何に使いますか？」答えの中
23. に動作を示す語が入っていなければならない。
24. 子どもが積み木を紙の上に正しく置き、紙の上にいくつ積み木があるか言えれば p。（1個から5個）
　　　子どもに指示する。「積み木をテーブルの上においてください」「テーブルの下に」「私の前に」「私の後ろに」4問中4問正
25. しければ p。（判定者は指したり、頭や目を動かして子どもを助けてはならない）
　　　子どもに質問する。「ボールとはどんな物ですか？」「海は？」「机は？」「家は？」「バナナは？」「カーテンは？」「窓は？」「靴は？」用途、形、素材、一般的分類（バナナを黄色というのではなく、果物というように）の言葉で定義すれば p。8問中、5問あるいは7問正しければ p。
26. 子どもに次のように質問する。「象は大きい、犬は？」「火は熱い、氷は？」「昼はあかるい、夜は？」3問中2問正しければ p。
27. 子どもは壁や手すりを使ってもよいが、人の助けはいけない。はうこともいけない。
28. 子どもは離れて立っている判定者の手の届く範囲に、上手投げでボールを約90cm投げる。
29. 子どもはテスト用紙の幅以上の距離を飛び越えなければならない。（約20cm）
30. つま先から 2.5 cm 以内にかかとをつけて前方へ歩くように子どもに指示する。判定者がしてみせてもよい。連続して4歩、歩かねばならない。
31. 2歳では正常な子どもの半分は課題実施の受け入れが良くない。

DENVER II 記録票

生年月日＿＿＿＿年＿＿月＿＿日　　（在胎　　週　　日）　　　　　　　　整理番号＿＿＿＿＿＿＿＿＿＿＿＿

記録日①＿＿＿年＿＿月＿＿日　②＿＿＿年＿＿月＿＿日　③＿＿＿年＿＿月＿＿日　氏　名＿＿＿＿＿＿＿＿＿＿＿＿

年月日齢①＿＿＿年＿＿月＿＿日　②＿＿＿年＿＿月＿＿日　③＿＿＿年＿＿月＿＿日　記録者＿＿＿＿＿＿＿＿＿＿＿＿

| 2月 | 4月 | 6月 | 9月 | 12月 | 15月 | 18月 | 2歳 | 3歳 | 4歳 | 5歳 | 6歳 |

個人―社会　微細運動―適応　言語

通過率
25　50　75　90
報告でもよい→
裏面の注No.→　項目

一人で歯磨きをする
ゲームをする
一人で服を着る
Tシャツを着る
友達の名前
上着、靴などをつける　　6部分人物画
手を洗ってふく　　□模写
手伝って歯磨き　　□模倣
上着を脱ぐ　　3部分人物画
人形に食べさせる　　長い方を指差す
スプーンを使う　　十模写
簡単なお手伝い　　○模写
コップで飲む　　親指だけを動かす　　単語定義7語
ボールのやりとり　　縦線模倣　　寒い、疲労、空腹の理解 (3/3)
大人の真似　　8個の積み木の塔　　2/3反対語類推
バイバイをする　　6個の積み木の塔　　5つ数える
ほしいものを示す　　4個の積み木の塔　　単語定義5語
拍手をまねる　　2個の積み木の塔　　前後上下の理解
自分で食べる　　瓶からレーズンを出す　　動作の理解4つ
玩具をとる　　なぐり書きをする　　用途理解3つ
手をみつめる　　コップに積み木を入れる　　1つ数える
あやし笑い　　積み木を打ち合わせる　　用途理解2つ
笑いかける　　親指を使ってつかむ　　色の名前4色
顔をみつめる　　積み木をもちかえる　　わかるように話す
両手に積み木をもつ　　寒い、疲労、空腹の理解 (2/3)
毛糸を探す　　色の名前1色
熊手形でつかむ　　絵の名称4つ
物に手を伸ばす　　動作の理解2つ
レーズンを見つめる　　ほぼ明瞭に話す　　爪先かかと歩き
両手を合わす　　絵を4つ指差す　　片足立ち6秒
180°追視　　6つの身体部分　　片足立ち5秒
ガラガラを握る　　2語文　　片足立ち4秒
正中線を越えて追視　　絵の名称1つ　　片足立ち3秒
正中線まで追視　　絵を2つ指差す　　けんけん
パパ、ママ以外に6語　　片足立ち2秒
パパ、ママ以外に3語　　片足立ち1秒
パパ、ママ以外に2語　　幅跳び
意味ある1語　　ジャンプ
意味なくパパ、ママ　　上手投げ
3音以上つなげる　　ボールをける
喃語を話す　　階段を登る
パ、ダ、マなど言う　　走る
声の方向に振り向く　　後退り歩き
音に振り向く　　上手に歩く
キャアキャア喜ぶ　　拾い上げる
声を出して笑う　　一人で立つ10秒
「アー」「ウー」などの発声　　一人で立つ2秒
声を出す　　つかまって立ち上がる
ベルに反応　　一人ですわる
つかまり立ち、5秒以上
すわれる、5秒以上
寝返り
引き起こし
胸を上げる
両足で体を支える
90°頭を上げる
首がすわる
45°頭を上げる
頭を上げる
対称運動

個人―社会　微細運動―適応　言語　粗大運動

粗大運動

判定中の様子

1、2、3回目の検査結果をそれぞれのチェック欄に記入

一般的印象	1	2	3
普通			
異常			

判定実施の受け入れ	1	2	3
いつもよい			
たいていよい			
ほとんどよくない			

周囲への興味	1	2	3
敏感			
あまり興味がない			
全く興味がない			

恐怖感	1	2	3
ない			
少しある			
非常に強い			

注意を向けている時間	1	2	3
適当			
いくらか気が散りやすい			
非常に気が散りやすい			

| 2月 | 4月 | 6月 | 9月 | 12月 | 15月 | 18月 | 2歳 | 3歳 | 4歳 | 5歳 | 6歳 |

無断転載不許

判定実施上の手引き

1. 判定者は子どもに笑いかけたり、話しかけたり手を振ったりして微笑をひきだそうとする。しかし、子どもの体にさわってはいけない。
2. 子どもは数秒間手をみつめなければならない。
3. 保護者が歯ブラシの使い方を教えたり、ねり歯みがきを歯ブラシにつけてもよい。
4. 靴のひもをむすんだり、背中のボタンをはめたり、ファスナーをあげたりできなくてもよい。
5. 子どもの顔の上およそ 20 cm のところを、一側から他側へ弧を描いて毛糸をゆっくり動かす。
6. 子どもの指先あるいは指の背にガラガラがふれた時、それをつかむならば p。
7. 子どもが消えた毛糸の行方を見ようとするなら p。判定者は腕を動かさないですばやく手に持った毛糸を落して見えなくする。
8. 子どもは片方の手からもう片方の手へ、体や口やテーブルを使わずに積み木をもちかえなくてはならない。
9. 子どもが親指と他の指を使って、レーズンをつまみあげるなら p。
10. 子どもの描いた線と判定者の描いた線との角度が 30 度以内なら p。
11. 判定者は親指を上にたててにぎりこぶしをつくり、親指だけを動かす。子どもがこれをまねて、親指以外の指を動かさなければ p。

 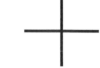 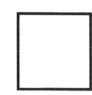

| 12. 囲まれた形なら p。うずまきは f。 | 13. どんな線でも真ん中あたりで交差すれば p。 | 14. 「どちらの線が長い？」("大きい"ではない) 紙の上下が逆になるようにまわしてみせ、繰り返す。(3 試行のうち 3 回、あるいは 6 試行のうち 5 回で p。) | 15. 最初は子どもに模写させる。失敗した場合は判定者が書いてみせる。 |

　　12、13、15 の項目を実施するとき、その形の名前を言ってはならない。12 と 13 の項目を実施する時は書いてみせてはならない。

16. 採点するとき、対になっている部分 (2 つの腕、2 つの脚) は 1 つとして数える。
17. コップのなかに積み木を一ついれ、子どもの耳のそばで子どもに見えないようにそっとふる。他の耳でも繰り返す。
18. 絵をさして、その名前を言わせる。(ワン、ニャンなどの擬声語だけでは不可。わんわん、にゃんにゃんなどは可。) もしも正しく名前を言えるのが 4 つ未満の時は、判定者が名前を言い、その絵を指さしさせる。

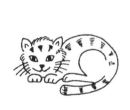 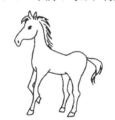 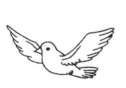 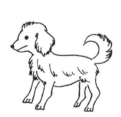 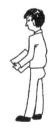

(原画　国立療養所広島病院小児科部長　下田浩子)

19. 人形を使い、子どもに聞く。「鼻はどれ？目は？耳は？口は？手は？足は？おなかは？髪は？」8 問中 6 問正しければ p。
20. 絵を使い、子どもに聞く。「飛ぶのはどれ？」「ニャーとなくのはどれ？」「お話しするのはどれ？」「ほえるのはどれ？」「パカパカ走るのはどれ？」5 問中、2 問あるいは 4 問ただしければ p。
21. 子どもに次の質問をする。「寒いときどうしますか？」「疲れたときはどうしますか？」「おなかがすいたときどうしますか？」3 問中、2 問あるいは 3 問正しければ p。
22. 子どもに次の質問をする。「コップは何に使いますか？」「いすは何に使いますか？」「鉛筆は何に使いますか？」答えの中
23. に動作を示す語が入っていなければならない。
24. 子どもが積み木を紙の上に正しく置き、紙の上にいくつ積み木があるか言えれば p。(1 個から 5 個)
25. 子どもに指示する。「積み木をテーブルの上においてください」「テーブルの下に」「私の前に」「私の後ろに」4 問中 4 問正しければ p。(判定者は指したり、頭や目を動かして子どもを助けてはならない)
子どもに質問する。「ボールとはどんな物ですか？」「海は？」「机は？」「家は？」「バナナは？」「カーテンは？」「窓は？」「靴は？」用途、形、素材、一般的分類 (バナナを黄色というのではなく、果物というように) の言葉で定義すれば p。8 問中、5 問あるいは 7 問正しければ p。
26. 子どもに次のように質問する。「象は大きい、犬は？」「火は熱い、氷は？」「昼はあかるい、夜は？」3 問中 2 問正しければ p。
27. 子どもは壁や手すりを使ってもよいが、人の助けはいけない。はうこともいけない。
28. 子どもは離れて立っている判定者の手の届く範囲に、上手投げでボールを約 90 cm 投げる。
29. 子どもはテスト用紙の幅以上の距離を飛び越えなければならない。(約 20 cm)
30. つま先から 2.5 cm 以内にかかとをつけて前方へ歩くように子どもに指示する。判定者がしてみせてもよい。連続して 4 歩、歩かねばならない。
31. 2 歳では正常な子どもの半分は課題実施の受け入れが良くない。

DENVER Ⅱ 記録票

生年月日＿＿＿年＿月＿日　　（在胎　　週　　日）　　　　　　　整理番号＿＿＿＿＿＿＿＿＿＿＿

記録日①＿＿＿年＿月＿日　②＿＿＿年＿月＿日　③＿＿＿年＿月＿日　氏　名＿＿＿＿＿＿＿＿＿

年月日齢①＿＿＿年＿月＿日　②＿＿＿年＿月＿日　③＿＿＿年＿月＿日　記録者＿＿＿＿＿＿＿＿＿

2月　4月　6月　9月　12月　15月　18月　2歳　3歳　4歳　5歳　6歳

個人—社会　微細運動—適応　言語

通過率　25　50　75　90
報告でもよい→
裏面の注No.→　項目

一人で歯磨きをする
ゲームをする
一人で服を着る
Tシャツを着る
友達の名前
上着、靴などをつける　　6部分人物画
手を洗ってふく　　　　　□模写
手伝って歯磨き　　　　　□模倣
上着を脱ぐ　　　　　　3部分人物画
人形に食べさせる　　　長い方を指差す
スプーンを使う　　　　　十模写
簡単なお手伝い　　　　○模写
コップで飲む　　　親指だけを動かす　単語定義7語
ボールのやりとり　　縦線模倣　寒い、疲労、空腹の理解(3/3)
大人の真似　　　8個の積み木の塔　2/3反対語類推
バイバイをする　　6個の積み木の塔　5つ数える
ほしいものを示す　　4個の積み木の塔　単語定義5語
拍手をまねる　　2個の積み木の塔　前後上下の理解
自分で食べる　　瓶からレーズンを出す　動作の理解4つ
玩具をとる　　　なぐり書きをする　用途理解3つ
手をみつめる　　コップに積み木を入れる　1つ数える
あやし笑い　　積み木を打ち合わせる　用途理解2つ
笑いかける　　親指を使ってつかむ　色の名前4色
顔をみつめる　　積み木をもちかえる　わかるように話す
両手に積み木をもつ　寒い、疲労、空腹の理解(2/3)
毛糸を探す　　　色の名前1色
熊手形でつかむ　絵の名称4つ
物に手を伸ばす　動作の理解2つ
レーズンを見つめる　ほぼ明瞭に話す　爪先かかと歩き
両手を合わす　　絵を4つ指差す　片足立ち6秒
180°追視　　6つの身体部分　片足立ち5秒
ガラガラを握る　2語文　片足立ち4秒
正中線を越えて追視　絵の名称1つ　片足立ち3秒
正中線まで追視　絵を2つ指差す　けんけん
パパ、ママ以外に6語　片足立ち2秒
パパ、ママ以外に3語　片足立ち1秒
パパ、ママ以外に2語　幅跳び
意味ある1語　　ジャンプ
意味なくパパ、ママ　上手投げ
3音以上つなげる　ボールをける
喃語を話す　　階段を登る
パ、ダ、マなど言う　走る
声の方向に振り向く　後退り歩き
音に振り向く　　上手に歩く
キャアキャア喜ぶ　拾い上げる
声を出して笑う　一人で立つ10秒
「アー」「ウー」などの発声　一人で立つ2秒
声を出す　　つかまって立ち上がる
ベルに反応　　一人ですわる
つかまり立ち、5秒以上
すわれる、5秒以上
寝返り
引き起こし
胸を上げる
両足で体を支える
90°頭を上げる
首がすわる
45°頭を上げる
頭を上げる
対称運動

個人—社会　微細運動—適応　言語　粗大運動

判定中の様子

1、2、3回目の検査結果をそれぞれのチェック欄に記入

一般的印象	1	2	3
普通			
異常			

判定実施の受け入れ	1	2	3
いつもよい			
たいていよい			
ほとんどよくない			

周囲への興味	1	2	3
敏感			
あまり興味がない			
全く興味がない			

恐怖感	1	2	3
ない			
少しある			
非常に強い			

注意を向けている時間	1	2	3
適当			
いくらか気が散りやすい			
非常に気が散りやすい			

個人—社会　微細運動—適応　言語　粗大運動

無断転載不許

2月　4月　6月　9月　12月　15月　18月　2歳　3歳　4歳　5歳　6歳

判定実施上の手引き

1. 判定者は子どもに笑いかけたり、話しかけたり手を振ったりして微笑をひきだそうとする。しかし、子どもの体にさわってはいけない。
2. 子どもは数秒間手をみつめなければならない。
3. 保護者が歯ブラシの使い方を教えたり、ねり歯みがきを歯ブラシにつけてもよい。
4. 靴のひもをむすんだり、背中のボタンをはめたり、ファスナーをあげたりできなくてもよい。
5. 子どもの顔の上およそ20cmのところを、一側から他側へ弧を描いて毛糸をゆっくり動かす。
6. 子どもの指先あるいは指の背にガラガラがふれた時、それをつかむならばp。
7. 子どもが消えた毛糸の行方を見ようとするならp。判定者は腕を動かさないですばやく手に持った毛糸を落して見えなくする。
8. 子どもは片方の手からもう片方の手へ、体や口やテーブルを使わずに積み木をもちかえなくてはならない。
9. 子どもが親指と他の指を使って、レーズンをつまみあげるならp。
10. 子どもの描いた線と判定者の描いた線との角度が30度以内ならp。
11. 判定者は親指を上にたててにぎりこぶしをつくり、親指だけを動かす。子どもがこれをまねて、親指以外の指を動かさなければp。

   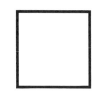

12. 囲まれた形ならp。うずまきはf。
13. どんな線でも真ん中あたりで交差すればp。
14. 「どちらの線が長い?」("大きい"ではない)紙の上下が逆になるようにまわしてみせ、繰り返す。（3試行のうち3回、あるいは6試行のうち5回でp。）
15. 最初は子どもに模写させる。失敗した場合は判定者が書いてみせる。

　　12、13、15の項目を実施するとき、その形の名前を言ってはならない。12と13の項目を実施する時は書いてみせてはならない。

16. 採点するとき、対になっている部分（2つの腕、2つの脚）は1つとして数える。
17. コップのなかに積み木を一ついれ、子どもの耳のそばで子どもに見えないようにそっとふる。他の耳でも繰り返す。
18. 絵をさして、その名前を言わせる。（ワン、ニャンなどの擬声語だけでは不可。わんわん、にゃんにゃんなどは可。）もしも正しく名前を言えるのが4つ未満の時は、判定者が名前を言い、その絵を指さしさせる。

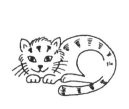 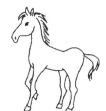 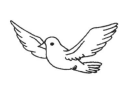 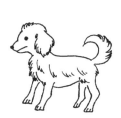 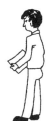

（原画　国立療養所広島病院小児科部長　下田浩子）

19. 人形を使い、子どもに聞く。「鼻はどれ?目は?耳は?口は?手は?足は?おなかは?髪は?」8問中6問正しければp。
20. 絵を使い、子どもに聞く。「飛ぶのはどれ?」「ニャーとなくのはどれ?」「お話しするのはどれ?」「ほえるのはどれ?」「パカパカ走るのはどれ?」5問中、2問あるいは4問ただしければp。
21. 子どもに次の質問をする。「寒いときどうしますか?」「疲れたときはどうしますか?」「おなかがすいたときどうしますか?」3問中、2問あるいは3問正しければp。
22. 子どもに次の質問をする。「コップは何に使いますか?」「いすは何に使いますか?」「鉛筆は何に使いますか?」答えの中
23. に動作を示す語が入っていなければならない。
24. 子どもが積み木を紙の上に正しく置き、紙の上にいくつ積み木があるか言えればp。（1個から5個）
　　子どもに指示する。「積み木をテーブルの上においてください」「テーブルの下に」「私の前に」「私の後ろに」4問中4問正
25. しければp。（判定者は指したり、頭や目を動かして子どもを助けてはならない）
　　子どもに質問する。「ボールとはどんな物ですか?」「海は?」「机は?」「家は?」「バナナは?」「カーテンは?」「窓は?」「靴は?」用途、形、素材、一般的分類（バナナを黄色というのではなく、果物というように）の言葉で定義すればp。8問中、5問あるいは7問正しければp。
26. 子どもに次のように質問する。「象は大きい、犬は?」「火は熱い、氷は?」「昼はあかるい、夜は?」3問中2問正しければp。
27. 子どもは壁や手すりを使ってもよいが、人の助けはいけない。はうこともいけない。
28. 子どもは離れて立っている判定者の手の届く範囲に、上手投げでボールを約90cm投げる。
29. 子どもはテスト用紙の幅以上の距離を飛び越えなければならない。（約20cm）
30. つま先から2.5cm以内にかかとをつけて前方へ歩くように子どもに指示する。判定者がしてみせてもよい。連続して4歩、歩かねばならない。
31. 2歳では正常な子どもの半分は課題実施の受け入れが良くない。

DENVER II 記録票

生年月日＿＿＿＿年＿＿月＿＿日　　（在胎　　　週　　　日）　　　　　　　　整理番号＿＿＿＿＿＿＿＿＿＿＿＿＿

記録日①＿＿＿年＿＿月＿＿日　　②＿＿＿年＿＿月＿＿日　　③＿＿＿年＿＿月＿＿日　　氏　名＿＿＿＿＿＿＿＿＿＿

年月日齢①＿＿＿年＿＿月＿＿日　　②＿＿＿年＿＿月＿＿日　　③＿＿＿年＿＿月＿＿日　　記録者＿＿＿＿＿＿＿＿＿＿

2月　4月　6月　9月　12月　15月　18月　2歳　3歳　4歳　5歳　6歳

通過率
25　50　75　90

報告でもよい→
裏面の注No.→　項目

個人―社会　微細運動―適応　言語

一人で歯磨きをする
ゲームをする
一人で服を着る
Tシャツを着る
友達の名前
上着、靴などをつける　　6部分人物画
手を洗ってふく　　□模写
手伝って歯磨き　　□模倣
上着を脱ぐ　　3部分人物画
人形に食べさせる　　長い方を指差す
スプーンを使う　　十模写
簡単なお手伝い　　○模写
コップで飲む　　親指だけを動かす　　単語定義7語
ボールのやりとり　　縦線模倣　　寒い、疲労、空腹の理解 (3/3)
大人の真似　　8個の積み木の塔　　2/3反対語類推
バイバイをする　　6個の積み木の塔　　5つ数える
ほしいものを示す　　4個の積み木の塔　　単語定義5語
拍手をまねる　　2個の積み木の塔　　前後上下の理解
自分で食べる　　瓶からレーズンを出す　　動作の理解4つ
玩具をとる　　なぐり書きをする　　用途理解3つ
手をみつめる　　コップに積み木を入れる　　1つ数える
あやし笑い　　積み木を打ち合わせる　　用途理解2つ
笑いかける　　親指を使ってつかむ　　色の名前4色
顔をみつめる　　積み木をもちかえる　　わかるように話す
両手に積み木をもつ　　寒い、疲労、空腹の理解 (2/3)
毛糸を探す　　色の名前1色
熊形でつかむ　　絵の名称4つ
物に手を伸ばす　　動作の理解2つ
レーズンを見つめる　　ほぼ明瞭に話す　　爪先かかと歩き
両手を合わす　　絵を4つ指差す　　片足立ち6秒
180°追視　　6つの身体部分　　片足立ち5秒
ガラガラを握る　　2語文　　片足立ち4秒
正中線を越えて追視　　絵の名称1つ　　片足立ち3秒
正中線まで追視　　絵を2つ指差す　　けんけん
パパ、ママ以外に6語　　片足立ち2秒
パパ、ママ以外に3語　　片足立ち1秒
パパ、ママ以外に2語　　幅跳び
意味ある1語　　ジャンプ
意味なくパパ、ママ　　上手投げ
3音以上つなげる　　ボールをける
喃語を話す　　階段を登る
パ、ダ、マなど言う　　走る
声の方向に振り向く　　後退り歩き
音に振り向く　　上手に歩く
キャアキャア喜ぶ　　拾い上げる
声を出して笑う　　一人で立つ10秒
「アー」「ウー」などの発声　　一人で立つ2秒
声を出す　　つかまって立ち上がる
ベルに反応　　一人ですわる
つかまり立ち、5秒以上
すわれる、5秒以上
寝返り
引き起こし
胸を上げる
両足で体を支える
90° 頭を上げる
首がすわる
45° 頭を上げる
頭を上げる
対称運動

個人―社会　微細運動―適応　言語　粗大運動

判定中の様子

1、2、3回目の検査結果をそれぞれのチェック欄に記入

	1	2	3
一般的印象			
普通			
異常			

	1	2	3
判定実施の受け入れ			
いつもよい			
たいていよい			
ほとんどよくない			

	1	2	3
周囲への興味			
敏感			
あまり興味がない			
全く興味がない			

	1	2	3
恐怖感			
ない			
少しある			
非常に強い			

	1	2	3
注意を向けている時間			
適当			
いくらか気が散りやすい			
非常に気が散りやすい			

2月　4月　6月　9月　12月　15月　18月　2歳　3歳　4歳　5歳　6歳

粗大運動

無断転載不許

判定実施上の手引き

1. 判定者は子どもに笑いかけたり、話しかけたり手を振ったりして微笑をひきだそうとする。しかし、子どもの体にさわってはいけない。
2. 子どもは数秒間手をみつめなければならない。
3. 保護者が歯ブラシの使い方を教えたり、ねり歯みがきを歯ブラシにつけてもよい。
4. 靴のひもをむすんだり、背中のボタンをはめたり、ファスナーをあげたりできなくてもよい。
5. 子どもの顔の上およそ20cmのところを、一側から他側へ弧を描いて毛糸をゆっくり動かす。
6. 子どもの指先あるいは指の背にガラガラがふれた時、それをつかむならばp。
7. 子どもが消えた毛糸の行方を見ようとするならp。判定者は腕を動かさないですばやく手に持った毛糸を落して見えなくする。
8. 子どもは片方の手からもう片方の手へ、体や口やテーブルを使わずに積み木をもちかえなくてはならない。
9. 子どもが親指と他の指を使って、レーズンをつまみあげるならp。
10. 子どもの描いた線と判定者の描いた線との角度が30度以内ならp。
11. 判定者は親指を上にたててにぎりこぶしをつくり、親指だけを動かす。子どもがこれをまねて、親指以外の指を動かさなければp。

   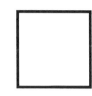

| 12. 囲まれた形ならp。うずまきはf。 | 13. どんな線でも真ん中あたりで交差すればp。 | 14. 「どちらの線が長い？」（"大きい"ではない）紙の上下が逆になるようにまわしてみせ、繰り返す。（3試行のうち3回、あるいは6試行のうち5回でp。） | 15. 最初は子どもに模写させる。失敗した場合は判定者が書いてみせる。 |

    12、13、15の項目を実施するとき、その形の名前を言ってはならない。12と13の項目を実施する時は書いてみせてはならない。

16. 採点するとき、対になっている部分（2つの腕、2つの脚）は1つとして数える。
17. コップのなかに積み木を一ついれ、子どもの耳のそばで子どもに見えないようにそっとふる。他の耳でも繰り返す。
18. 絵をさして、その名前を言わせる。（ワン、ニャンなどの擬声語だけでは不可。わんわん、にゃんにゃんなどは可。）もしも正しく名前を言えるのが4つ未満の時は、判定者が名前を言い、その絵を指さしさせる。

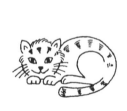 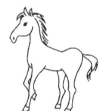 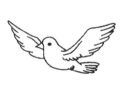 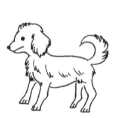 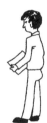

（原画　国立療養所広島病院小児科部長　下田浩子）

19. 人形を使い、子どもに聞く。「鼻はどれ？目は？耳は？口は？手は？足は？おなかは？髪は？」8問中6問正しければp。
20. 絵を使い、子どもに聞く。「飛ぶのはどれ？」「ニャーとなくのはどれ？」「お話しするのはどれ？」「ほえるのはどれ？」「パカパカ走るのはどれ？」5問中、2問あるいは4問ただしければp。
21. 子どもに次の質問をする。「寒いときどうしますか？」「疲れたときはどうしますか？」「おなかがすいたときどうしますか？」3問中、2問あるいは3問正しければp。
22. 子どもに次の質問をする。「コップは何に使いますか？」「いすは何に使いますか？」「鉛筆は何に使いますか？」答えの中
23. に動作を示す語が入っていなければならない。
24. 子どもが積み木を紙の上に正しく置き、紙の上にいくつ積み木があるか言えればp。（1個から5個）
　　子どもに指示する。「積み木をテーブルの上においてください」「テーブルの下に」「私の前に」「私の後ろに」4問中4問正
25. しければp。（判定者は指したり、頭や目を動かして子どもを助けてはならない）
　　子どもに質問する。「ボールとはどんな物ですか？」「海は？」「机は？」「家は？」「バナナは？」「カーテンは？」「窓は？」「靴は？」用途、形、素材、一般的分類（バナナを黄色というのではなく、果物というように）の言葉で定義すればp。8問中、5問あるいは7問正しければp。
26. 子どもに次のように質問する。「象は大きい、犬は？」「火は熱い、氷は？」「昼はあかるい、夜は？」3問中2問正しければp。
27. 子どもは壁や手すりを使ってもよいが、人の助けはいけない。はうこともいけない。
28. 子どもは離れて立っている判定者の手の届く範囲に、上手投げでボールを約90cm投げる。
29. 子どもはテスト用紙の幅以上の距離を飛び越えなければならない。（約20cm）
30. つま先から2.5cm以内にかかとをつけて前方へ歩くように子どもに指示する。判定者がしてみせてもよい。連続して4歩、歩かねばならない。
31. 2歳では正常な子どもの半分は課題実施の受け入れが良くない。

DENVER II 記録票

生年月日＿＿＿＿年＿＿月＿＿日　（在胎　　週　　日）　　　　整理番号＿＿＿＿＿＿＿＿＿＿＿＿＿＿

記録日①＿＿＿年＿＿月＿＿日　②＿＿＿年＿＿月＿＿日　③＿＿＿年＿＿月＿＿日　氏　名＿＿＿＿＿＿＿＿＿＿＿＿

年月日齢①＿＿＿年＿＿月＿＿日　②＿＿＿年＿＿月＿＿日　③＿＿＿年＿＿月＿＿日　記録者＿＿＿＿＿＿＿＿＿＿＿＿

2月　4月　6月　9月　12月　15月　18月　2歳　3歳　4歳　5歳　6歳

個人―社会　微細運動―適応　言語

通過率
25　50　75　90

報告でもよい→
裏面の注No.→　　項目

一人で歯磨きをする
ゲームをする
一人で服を着る
Tシャツを着る
友達の名前
上着、靴などをつける　　6部分人物画
手を洗ってふく　　　　　□模写
手伝って歯磨き　　　　　□模倣
上着を脱ぐ　　　　　3部分人物画
人形に食べさせる　　長い方を指差す
スプーンを使う　　　十模写
簡単なお手伝い　　　○模写
コップで飲む　　　親指だけを動かす　単語定義7語
ボールのやりとり　　縦線模倣　　寒い、疲労、空腹の理解 (3/3)
大人の真似　　8個の積み木の塔　　2/3反対語類推
バイバイをする　　6個の積み木の塔　　5つ数える
ほしいものを示す　　4個の積み木の塔　　単語定義5語
拍手をまねる　　2個の積み木の塔　　前後上下の理解
自分で食べる　　瓶からレーズンを出す　動作の理解4つ
玩具をとる　　なぐり書きをする　　用途理解3つ
手をみつめる　　コップに積み木を入れる　　1つ数える
あやし笑い　　積み木を打ち合わせる　用途理解2つ
笑いかける　　親指を使ってつかむ　色の名前4色
顔をみつめる　　積み木をもちかえる　わかるように話す
両手に積み木をもつ　　寒い、疲労、空腹の理解 (2/3)
毛糸を探す　　色の名前1色
熊手形でつかむ　　絵の名称4つ
物に手を伸ばす　　動作の理解2つ
レーズンを見つめる　　ほぼ明瞭に話す　爪先かかと歩き
両手を合わす　　絵を4つ指差す　片足立ち6秒
180°追視　　6つの身体部分　片足立ち5秒
ガラガラを握る　　2語文　　片足立ち4秒
正中線を越えて追視　　絵の名称1つ　片足立ち3秒
正中線まで追視　　絵を2つ指差す　けんけん
パパ、ママ以外に6語　片足立ち2秒
パパ、ママ以外に3語　片足立ち1秒
パパ、ママ以外に2語　幅跳び
意味ある1語　　ジャンプ
意味なくパパ、ママ　　上手投げ
3音以上つなげる　　ボールをける
喃語を話す　　階段を登る
パ、ダ、マなど言う　　走る
声の方向に振り向く　　後退り歩き
音に振り向く　　上手に歩く
キャアキャア喜ぶ　　拾い上げる
声を出して笑う　　一人で立つ10秒
「アー」「ウー」などの発声　　一人で立つ2秒
声を出す　　つかまって立ち上がる
ベルに反応　　一人ですわる
つかまり立ち、5秒以上
すわれる、5秒以上
寝返り
引き起こし
胸を上げる
両足で体を支える
90°頭を上げる
首がすわる
45°頭を上げる
頭を上げる
対称運動

個人―社会　微細運動―適応　言語　粗大運動

粗大運動

判定中の様子

1、2、3回目の検査結果をそれぞれのチェック欄に記入

	1	2	3
一般的印象			
普通			
異常			

	1	2	3
判定実施の受け入れ			
いつもよい			
たいていよい			
ほとんどよくない			

	1	2	3
周囲への興味			
敏感			
あまり興味がない			
全く興味がない			

	1	2	3
恐怖感			
ない			
少しある			
非常に強い			

	1	2	3
注意を向けている時間			
適当			
いくらか気が散りやすい			
非常に気が散りやすい			

無断転載不許

2月　4月　6月　9月　12月　15月　18月　2歳　3歳　4歳　5歳　6歳

判定実施上の手引き

1. 判定者は子どもに笑いかけたり、話しかけたり手を振ったりして微笑をひきだそうとする。しかし、子どもの体にさわってはいけない。
2. 子どもは数秒間手をみつめなければならない。
3. 保護者が歯ブラシの使い方を教えたり、ねり歯みがきを歯ブラシにつけてもよい。
4. 靴のひもをむすんだり、背中のボタンをはめたり、ファスナーをあげたりできなくてもよい。
5. 子どもの顔の上およそ 20 cm のところを、一側から他側へ弧を描いて毛糸をゆっくり動かす。
6. 子どもの指先あるいは指の背にガラガラがふれた時、それをつかむならば p。
7. 子どもが消えた毛糸の行方を見ようとするなら p。判定者は腕を動かさないですばやく手に持った毛糸を落して見えなくする。
8. 子どもは片方の手からもう片方の手へ、体や口やテーブルを使わずに積み木をもちかえなくてはならない。
9. 子どもが親指と他の指を使って、レーズンをつまみあげるなら p。
10. 子どもの描いた線と判定者の描いた線との角度が 30 度以内なら p。
11. 判定者は親指を上にたててにぎりこぶしをつくり、親指だけを動かす。子どもがこれをまねて、親指以外の指を動かさなければ p。

   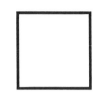

12. 囲まれた形なら p。うずまきは f。
13. どんな線でも真ん中あたりで交差すれば p。
14. 「どちらの線が長い？」("大きい" ではない) 紙の上下が逆になるようにまわしてみせ、繰り返す。（3 試行のうち 3 回、あるいは 6 試行のうち 5 回で p。)
15. 最初は子どもに模写させる。失敗した場合は判定者が書いてみせる。

12、13、15 の項目を実施するとき、その形の名前を言ってはならない。12 と 13 の項目を実施する時は書いてみせてはならない。

16. 採点するとき、対になっている部分 (2 つの腕、2 つの脚) は 1 つとして数える。
17. コップのなかに積み木を一ついれ、子どもの耳のそばで子どもに見えないようにそっとふる。他の耳でも繰り返す。
18. 絵をさして、その名前を言わせる。(ワン、ニャンなどの擬声語だけでは不可。わんわん、にゃんにゃんなどは可。) もしも正しく名前を言えるのが 4 つ未満の時は、判定者が名前を言い、その絵を指さしさせる。

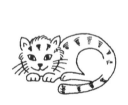 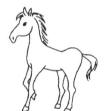 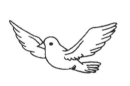 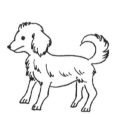 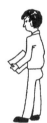

(原画　国立療養所広島病院小児科部長　下田浩子)

19. 人形を使い、子どもに聞く。「鼻はどれ？目は？耳は？口は？手は？足は？おなかは？髪は？」8 問中 6 問正しければ p。
20. 絵を使い、子どもに聞く。「飛ぶのはどれ？」「ニャーとなくのはどれ？」「お話しするのはどれ？」「ほえるのはどれ？」「パカパカ走るのはどれ？」5 問中、2 問あるいは 4 問ただしければ p。
21. 子どもに次の質問をする。「寒いときどうしますか？」「疲れたときはどうしますか？」「おなかがすいたときどうしますか？」3 問中、2 問あるいは 3 問正しければ p。
22. 子どもに次の質問をする。「コップは何に使いますか？」「いすは何に使いますか？」「鉛筆は何に使いますか？」答えの中
23. に動作を示す語が入っていなければならない。
24. 子どもが積み木を紙の上に正しく置き、紙の上にいくつ積み木があるか言えれば p。(1 個から 5 個)
    子どもに指示する。「積み木をテーブルの上においてください」「テーブルの下に」「私の前に」「私の後ろに」4 問中 4 問正
25. しければ p。(判定者は指したり、頭や目を動かして子どもを助けてはならない)
    子どもに質問する。「ボールとはどんな物ですか？」「海は？」「机は？」「家は？」「バナナは？」「カーテンは？」「窓は？」「靴は？」用途、形、素材、一般的分類 (バナナを黄色というのではなく、果物というように) の言葉で定義すれば p。8 問中、5 問あるいは 7 問正しければ p。
26. 子どもに次のように質問する。「象は大きい、犬は？」「火は熱い、氷は？」「昼はあかるい、夜は？」3 問中 2 問正しければ p。
27. 子どもは壁や手すりを使ってもよいが、人の助けはいけない。はうこともいけない。
28. 子どもは離れて立っている判定者の手の届く範囲に、上手投げでボールを約 90 cm 投げる。
29. 子どもはテスト用紙の幅以上の距離を飛び越えなければならない。(約 20 cm)
30. つま先から 2.5 cm 以内にかかとをつけて前方へ歩くように子どもに指示する。判定者がしてみせてもよい。連続して 4 歩、歩かねばならない。
31. 2 歳では正常な子どもの半分は課題実施の受け入れが良くない。

DENVER II 記録票

生年月日＿＿＿＿年＿＿月＿＿日　（在胎＿＿週＿＿日）　整理番号＿＿＿＿＿＿＿＿＿＿

記録日①＿＿年＿＿月＿＿日　②＿＿年＿＿月＿＿日　③＿＿年＿＿月＿＿日　氏名＿＿＿＿＿＿＿＿＿＿

年月日齢①＿＿年＿＿月＿＿日　②＿＿年＿＿月＿＿日　③＿＿年＿＿月＿＿日　記録者＿＿＿＿＿＿＿＿＿＿

2月　4月　6月　9月　12月　15月　18月　2歳　3歳　4歳　5歳　6歳

個人ー社会　微細運動ー適応　言語

通過率
25　50　75　90
報告でもよい→
裏面の注No.→　項目

一人で歯磨きをする
ゲームをする
一人で服を着る
Tシャツを着る
友達の名前
上着、靴などをつける　　6部分人物画
手を洗ってふく　　□模写
手伝って歯磨き　　□模倣
上着を脱ぐ　　3部分人物画
人形に食べさせる　　長い方を指差す
スプーンを使う　　十模写
簡単なお手伝い　　○模写
コップで飲む　　親指だけを動かす　　単語定義7語
ボールのやりとり　　縦線模倣　　寒い、疲労、空腹の理解 (3/3)
大人の真似　　8個の積み木の塔　　2/3反対語類推
バイバイをする　　6個の積み木の塔　　5つ数える
ほしいものを示す　　4個の積み木の塔　　単語定義5語
拍手をまねる　　2個の積み木の塔　　前後上下の理解
自分で食べる　　瓶からレーズンを出す　　動作の理解4つ
玩具をとる　　なぐり書きをする　　用途理解3つ
手をみつめる　　コップに積み木を入れる　　1つ数える
あやし笑い　　積み木を打ち合わせる　　用途理解2つ
笑いかける　　親指を使ってつかむ　　色の名前4色
顔をみつめる　　積み木をもちかえる　　わかるように話す
両手に積み木をもつ　　寒い、疲労、空腹の理解 (2/3)
毛糸を探す　　色の名前1色
熊手形でつかむ　　絵の名称4つ
物に手を伸ばす　　動作の理解2つ
レーズンを見つめる　　ほぼ明瞭に話す　　爪先かかと歩き
両手を合わす　　絵を4つ指差す　　片足立ち6秒
180°追視　　6つの身体部分　　片足立ち5秒
ガラガラを握る　　2語文　　片足立ち4秒
正中線を越えて追視　　絵の名称1つ　　片足立ち3秒
正中線まで追視　　絵を2つ指差す　　けんけん
パパ、ママ以外に6語　　片足立ち2秒
パパ、ママ以外に3語　　片足立ち1秒
パパ、ママ以外に2語　　幅跳び
意味ある1語　　ジャンプ
意味なくパパ、ママ　　上手投げ
3音以上つなげる　　ボールをける
喃語を話す　　階段を登る
パ、ダ、マなど言う　　走る
声の方向に振り向く　　後退り歩き
音に振り向く　　上手に歩く
キャアキャア喜ぶ　　拾い上げる
声を出して笑う　　一人で立つ10秒
「アー」「ウー」などの発声　　一人で立つ2秒
声を出す　　つかまって立ち上がる
ベルに反応　　一人ですわる
つかまり立ち、5秒以上
すわれる、5秒以上
寝返り
引き起こし
胸を上げる
両足で体を支える
90°頭を上げる
首がすわる
45°頭を上げる
頭を上げる
対称運動

個人ー社会　微細運動ー適応　言語　粗大運動

粗大運動

判定中の様子

1、2、3回目の検査結果をそれぞれのチェック欄に記入

一般的印象	1	2	3
普通			
異常			

判定実施の受け入れ	1	2	3
いつもよい			
たいていよい			
ほとんどよくない			

周囲への興味	1	2	3
敏感			
あまり興味がない			
全く興味がない			

恐怖感	1	2	3
ない			
少しある			
非常に強い			

注意を向けている時間	1	2	3
適当			
いくらか気が散りやすい			
非常に気が散りやすい			

個人ー社会　微細運動ー適応　言語　粗大運動

無断転載不許

判定実施上の手引き

1. 判定者は子どもに笑いかけたり、話しかけたり手を振ったりして微笑をひきだそうとする。しかし、子どもの体にさわってはいけない。
2. 子どもは数秒間手をみつめなければならない。
3. 保護者が歯ブラシの使い方を教えたり、ねり歯みがきを歯ブラシにつけてもよい。
4. 靴のひもをむすんだり、背中のボタンをはめたり、ファスナーをあげたりできなくてもよい。
5. 子どもの顔の上およそ20cmのところを、一側から他側へ弧を描いて毛糸をゆっくり動かす。
6. 子どもの指先あるいは指の背にガラガラがふれた時、それをつかむならばp。
7. 子どもが消えた毛糸の行方を見ようとするならp。判定者は腕を動かさないですばやく手に持った毛糸を落して見えなくする。
8. 子どもは片方の手からもう片方の手へ、体や口やテーブルを使わずに積み木をもちかえなくてはならない。
9. 子どもが親指と他の指を使って、レーズンをつまみあげるならp。
10. 子どもの描いた線と判定者の描いた線との角度が30度以内ならp。
11. 判定者は親指を上にたててにぎりこぶしをつくり、親指だけを動かす。子どもがこれをまねて、親指以外の指を動かさなければp。

12. 囲まれた形ならp。うずまきはf。
13. どんな線でも真ん中あたりで交差すればp。
14. 「どちらの線が長い？」（"大きい"ではない）紙の上下が逆になるようにまわしてみせ、繰り返す。（3試行のうち3回、あるいは6試行のうち5回でp。）
15. 最初は子どもに模写させる。失敗した場合は判定者が書いてみせる。

　　12、13、15の項目を実施するとき、その形の名前を言ってはならない。12と13の項目を実施する時は書いてみせてはならない。

16. 採点するとき、対になっている部分（2つの腕、2つの脚）は1つとして数える。
17. コップのなかに積み木を一ついれ、子どもの耳のそばで子どもに見えないようにそっとふる。他の耳でも繰り返す。
18. 絵をさして、その名前を言わせる。（ワン、ニャンなどの擬声語だけでは不可。わんわん、にゃんにゃんなどは可。）もしも正しく名前を言えるのが4つ未満の時は、判定者が名前を言い、その絵を指さしさせる。

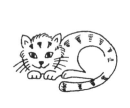 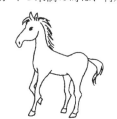 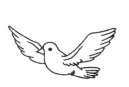 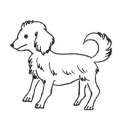 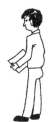

（原画　国立療養所広島病院小児科部長　下田浩子）

19. 人形を使い、子どもに聞く。「鼻はどれ？目は？耳は？口は？手は？足は？おなかは？髪は？」8問中6問正しければp。
20. 絵を使い、子どもに聞く。「飛ぶのはどれ？」「ニャーとなくのはどれ？」「お話しするのはどれ？」「ほえるのはどれ？」「パカパカ走るのはどれ？」5問中、2問あるいは4問ただしければp。
21. 子どもに次の質問をする。「寒いときどうしますか？」「疲れたときはどうしますか？」「おなかがすいたときどうしますか？」3問中、2問あるいは3問正しければp。
22. 子どもに次の質問をする。「コップは何に使いますか？」「いすは何に使いますか？」「鉛筆は何に使いますか？」答えの中
23. に動作を示す語が入っていなければならない。
24. 子どもが積み木を紙の上に正しく置き、紙の上にいくつ積み木があるか言えればp。（1個から5個）
　　子どもに指示する。「積み木をテーブルの上においてください」「テーブルの下に」「私の前に」「私の後ろに」4問中4問正
25. しければp。（判定者は指したり、頭や目を動かして子どもを助けてはならない）
　　子どもに質問する。「ボールとはどんな物ですか？」「海は？」「机は？」「家は？」「バナナは？」「カーテンは？」「窓は？」「靴は？」用途、形、素材、一般的分類（バナナを黄色というのではなく、果物というように）の言葉で定義すればp。8問中、5問あるいは7問正しければp。
26. 子どもに次のように質問する。「象は大きい、犬は？」「火は熱い、氷は？」「昼はあかるい、夜は？」3問中2問正しければp。
27. 子どもは壁や手すりを使ってもよいが、人の助けはいけない。はうこともいけない。
28. 子どもは離れて立っている判定者の手の届く範囲に、上手投げでボールを約90cm投げる。
29. 子どもはテスト用紙の幅以上の距離を飛び越えなければならない。（約20cm）
30. つま先から2.5cm以内にかかとをつけて前方へ歩くように子どもに指示する。判定者がしてみせてもよい。連続して4歩、歩かねばならない。
31. 2歳では正常な子どもの半分は課題実施の受け入れが良くない。

DENVER II 記録票

生年月日＿＿＿年＿月＿日　　（在胎　　週　　日）　　　整理番号＿＿＿＿＿＿＿＿＿＿＿

記録日①＿＿年＿月＿日　②＿＿年＿月＿日　③＿＿年＿月＿日　氏　名＿＿＿＿＿＿＿＿＿＿＿

年月日齢①＿＿年＿月＿日　②＿＿年＿月＿日　③＿＿年＿月＿日　記録者＿＿＿＿＿＿＿＿＿＿＿

2月　4月　6月　9月　12月　15月　18月　2歳　3歳　4歳　5歳　6歳

個人―社会　微細運動―適応　言語　粗大運動

通過率
25　50　75　90

報告でもよい→
裏面の注No.→　項目

一人で歯磨きをする
ゲームをする
一人で服を着る
Tシャツを着る
友達の名前
上着、靴などをつける　　6部分人物画
手を洗ってふく　　　　□模写
手伝って歯磨き　　　　□模倣
上着を脱ぐ　　　　　3部分人物画
人形に食べさせる　　　長い方を指差す
スプーンを使う　　　　十模写
簡単なお手伝い　　　　○模写
コップで飲む　　　親指だけを動かす　単語定義7語
ボールのやりとり　　縦線模倣　寒い、疲労、空腹の理解(3/3)
大人の真似　　　8個の積み木の塔　2/3反対語類推
バイバイをする　　6個の積み木の塔　5つ数える
ほしいものを示す　　4個の積み木の塔　単語定義5語
拍手をまねる　　2個の積み木の塔　前後上下の理解
自分で食べる　　瓶からレーズンを出す　動作の理解4つ
玩具をとる　　　なぐり書きをする　　用途理解3つ
手をみつめる　　コップに積み木を入れる　1つ数える
あやし笑い　　積み木を打ち合わせる　用途理解2つ
笑いかける　　親指を使ってつかむ　色の名前4色
顔をみつめる　積み木をもちかえる　わかるように話す
両手に積み木をもつ　寒い、疲労、空腹の理解(2/3)
毛糸を探す　　　　　色の名前1色
熊手形でつかむ　　絵の名称4つ
物に手を伸ばす　　動作の理解2つ
レーズンを見つめる　ほぼ明瞭に話す　爪先かかと歩き
両手を合わす　　絵を4つ指差す　片足立ち6秒
180°追視　　　6つの身体部分　片足立ち5秒
ガラガラを握る　　2語文　　片足立ち4秒
正中線を越えて追視　絵の名称1つ　片足立ち3秒
正中線まで追視　　絵を2つ指差す　けんけん
パパ、ママ以外に6語　片足立ち2秒
パパ、ママ以外に3語　片足立ち1秒
パパ、ママ以外に2語　幅跳び
意味ある1語　　ジャンプ
意味なくパパ、ママ　上手投げ
3音以上つなげる　ボールをける
喃語を話す　　階段を登る
パ、ダ、マなど言う　走る
声の方向に振り向く　後退り歩き
音に振り向く　　上手に歩く
キャアキャア喜ぶ　拾い上げる
声を出して笑う　一人で立つ10秒
「アー」「ウー」などの発声　一人で立つ2秒
声を出す　　つかまって立ち上がる
ベルに反応　　一人ですわる
つかまり立ち、5秒以上
すわれる、5秒以上
寝返り
引き起こし
胸を上げる
両足で体を支える
90°頭を上げる
首がすわる
45°頭を上げる
頭を上げる
対称運動

判定中の様子

1、2、3回目の検査結果をそれぞれのチェック欄に記入

一般的印象	1	2	3
普通			
異常			

判定実施の受け入れ	1	2	3
いつもよい			
たいていよい			
ほとんどよくない			

周囲への興味	1	2	3
敏感			
あまり興味がない			
全く興味がない			

恐怖感	1	2	3
ない			
少しある			
非常に強い			

注意を向けている時間	1	2	3
適当			
いくらか気が散りやすい			
非常に気が散りやすい			

個人―社会　微細運動―適応　言語　粗大運動

2月　4月　6月　9月　12月　15月　18月　2歳　3歳　4歳　5歳　6歳

判定実施上の手引き

1. 判定者は子どもに笑いかけたり、話しかけたり手を振ったりして微笑をひきだそうとする。しかし、子どもの体にさわってはいけない。
2. 子どもは数秒間手をみつめなければならない。
3. 保護者が歯ブラシの使い方を教えたり、ねり歯みがきを歯ブラシにつけてもよい。
4. 靴のひもをむすんだり、背中のボタンをはめたり、ファスナーをあげたりできなくてもよい。
5. 子どもの顔の上およそ 20 cm のところを、一側から他側へ弧を描いて毛糸をゆっくり動かす。
6. 子どもの指先あるいは指の背にガラガラがふれた時、それをつかむならば p。
7. 子どもが消えた毛糸の行方を見ようとするなら p。判定者は腕を動かさないですばやく手に持った毛糸を落して見えなくする。
8. 子どもは片方の手からもう片方の手へ、体や口やテーブルを使わずに積み木をもちかえなくてはならない。
9. 子どもが親指と他の指を使って、レーズンをつまみあげるなら p。
10. 子どもの描いた線と判定者の描いた線との角度が 30 度以内なら p。
11. 判定者は親指を上にたててにぎりこぶしをつくり、親指だけを動かす。子どもがこれをまねて、親指以外の指を動かさなければ p。

   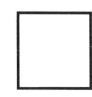

| 12. 囲まれた形なら p。うずまきは f。 | 13. どんな線でも真ん中あたりで交差すれば p。 | 14. 「どちらの線が長い？」("大きい"ではない) 紙の上下が逆になるようにまわしてみせ、繰り返す。(3 試行のうち 3 回、あるいは 6 試行のうち 5 回で p。) | 15. 最初は子どもに模写させる。失敗した場合は判定者が書いてみせる。 |

   12、13、15 の項目を実施するとき、その形の名前を言ってはならない。12 と 13 の項目を実施する時は書いてみせてはならない。

16. 採点するとき、対になっている部分 (2 つの腕、2 つの脚) は 1 つとして数える。
17. コップのなかに積み木を一ついれ、子どもの耳のそばで子どもに見えないようにそっとふる。他の耳でも繰り返す。
18. 絵をさして、その名前を言わせる。(ワン、ニャンなどの擬声語だけでは不可。わんわん、にゃんにゃんなどは可。) もしも正しく名前を言えるのが 4 つ未満の時は、判定者が名前を言い、その絵を指さしさせる。

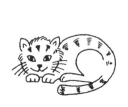 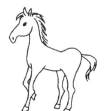 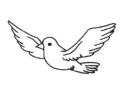 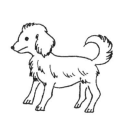 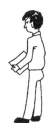

(原画　国立療養所広島病院小児科部長　下田浩子)

19. 人形を使い、子どもに聞く。「鼻はどれ？目は？耳は？口は？手は？足は？おなかは？髪は？」8 問中 6 問正しければ p。
20. 絵を使い、子どもに聞く。「飛ぶのはどれ？」「ニャーとなくのはどれ？」「お話しするのはどれ？」「ほえるのはどれ？」「パカパカ走るのはどれ？」5 問中、2 問あるいは 4 問ただしければ p。
21. 子どもに次の質問をする。「寒いときどうしますか？」「疲れたときはどうしますか？」「おなかがすいたときどうしますか？」3 問中、2 問あるいは 3 問正しければ p。
22. 子どもに次の質問をする。「コップは何に使いますか？」「いすは何に使いますか？」「鉛筆は何に使いますか？」答えの中
23. に動作を示す語が入っていなければならない。
24. 子どもが積み木を紙の上に正しく置き、紙の上にいくつ積み木があるか言えれば p。(1 個から 5 個)
   子どもに指示する。「積み木をテーブルの上においてください」「テーブルの下に」「私の前に」「私の後ろに」4 問中 4 問正
25. しければ p。(判定者は指したり、頭や目を動かして子どもを助けてはならない)
   子どもに質問する。「ボールとはどんな物ですか？」「海は？」「机は？」「家は？」「バナナは？」「カーテンは？」「窓は？」「靴は？」用途、形、素材、一般的分類 (バナナを黄色というのではなく、果物というように) の言葉で定義すれば p。8 問中、5 問あるいは 7 問正しければ p。
26. 子どもに次のように質問する。「象は大きい、犬は？」「火は熱い、氷は？」「昼はあかるい、夜は？」3 問中 2 問正しければ p。
27. 子どもは壁や手すりを使ってもよいが、人の助けはいけない。はうこともいけない。
28. 子どもは離れて立っている判定者の手の届く範囲に、上手投げでボールを約 90 cm 投げる。
29. 子どもはテスト用紙の幅以上の距離を飛び越えなければならない。(約 20 cm)
30. つま先から 2.5 cm 以内にかかとをつけて前方へ歩くように子どもに指示する。判定者がしてみせてもよい。連続して 4 歩、歩かねばならない。
31. 2 歳では正常な子どもの半分は課題実施の受け入れが良くない。

DENVER II 記録票

生年月日＿＿＿＿年＿＿月＿＿日　　（在胎　　週　　日）　　　　　　整理番号＿＿＿＿＿＿＿＿＿＿＿＿

記録日①＿＿＿＿年＿＿月＿＿日　　②＿＿＿＿年＿＿月＿＿日　　③＿＿＿＿年＿＿月＿＿日　　氏　名＿＿＿＿＿＿＿＿＿＿＿＿

年月日齢①＿＿＿＿年＿＿月＿＿日　②＿＿＿＿年＿＿月＿＿日　③＿＿＿＿年＿＿月＿＿日　記録者＿＿＿＿＿＿＿＿＿＿＿＿

| 2月 | 4月 | 6月 | 9月 | 12月 | 15月 | 18月 | 2歳 | 3歳 | 4歳 | 5歳 | 6歳 |

個人─社会　微細運動─適応　言語

通過率 25 50 75 90

報告でもよい→
裏面の注No.→　項目

一人で歯磨きをする
ゲームをする
一人で服を着る
Tシャツを着る
友達の名前
上着、靴などをつける　　6部分人物画
手を洗ってふく　　□模写
手伝って歯磨き　　□模倣
上着を脱ぐ　　3部分人物画
人形に食べさせる　　長い方を指差す
スプーンを使う　　十模写
簡単なお手伝い　　○模写
コップで飲む　　親指だけを動かす　　単語定義7語
ボールのやりとり　　縦線模倣　　寒い、疲労、空腹の理解(3/3)
大人の真似　　8個の積み木の塔　　2/3反対語類推
バイバイをする　　6個の積み木の塔　　5つ数える
ほしいものを示す　　4個の積み木の塔　　単語定義5語
拍手をまねる　　2個の積み木の塔　　前後上下の理解
自分で食べる　　瓶からレーズンを出す　　動作の理解4つ
玩具をとる　　なぐり書きをする　　用途理解3つ
手をみつめる　　コップに積み木を入れる　　1つ数える
あやし笑い　　積み木を打ち合わせる　　用途理解2つ
笑いかける　　親指を使ってつかむ　　色の名前4色
顔をみつめる　　積み木をもちかえる　　わかるように話す
両手に積み木をもつ　　寒い、疲労、空腹の理解(2/3)
毛糸を探す　　色の名前1色
熊手形でつかむ　　絵の名称4つ
物に手を伸ばす　　動作の理解2つ
レーズンを見つめる　　ほぼ明瞭に話す　　爪先かかと歩き
両手を合わす　　絵を4つ指差す　　片足立ち6秒
180°追視　　6つの身体部分　　片足立ち5秒
ガラガラを握る　　2語文　　片足立ち4秒
正中線を越えて追視　　絵の名称1つ　　片足立ち3秒
正中線まで追視　　絵を2つ指差す　　けんけん
パパ、ママ以外に6語　　片足立ち2秒
パパ、ママ以外に3語　　片足立ち1秒
パパ、ママ以外に2語　　幅跳び
意味ある1語　　ジャンプ
意味なくパパ、ママ　　上手投げ
3音以上つなげる　　ボールをける
喃語を話す　　階段を登る
パ、ダ、マなど言う　　走る
声の方向に振り向く　　後退り歩き
音に振り向く　　上手に歩く
キャアキャア喜ぶ　　拾い上げる
声を出して笑う　　一人で立つ10秒
「アー」「ウー」などの発声　　一人で立つ2秒
声を出す　　つかまって立ち上がる
ベルに反応　　一人ですわる
つかまり立ち、5秒以上
すわれる、5秒以上
寝返り
引き起こし
胸を上げる
両足で体を支える
90°頭を上げる
首がすわる
45°頭を上げる
頭を上げる
対称運動

個人─社会　微細運動─適応　言語　粗大運動

判定中の様子

1、2、3回目の検査結果をそれぞれのチェック欄に記入

一般的印象	1	2	3
普通			
異常			

判定実施の受け入れ	1	2	3
いつもよい			
たいていよい			
ほとんどよくない			

周囲への興味	1	2	3
敏感			
あまり興味がない			
全く興味がない			

恐怖感	1	2	3
ない			
少しある			
非常に強い			

注意を向けている時間	1	2	3
適当			
いくらか気が散りやすい			
非常に気が散りやすい			

無断転載不許

| 2月 | 4月 | 6月 | 9月 | 12月 | 15月 | 18月 | 2歳 | 3歳 | 4歳 | 5歳 | 6歳 |

判定実施上の手引き

1. 判定者は子どもに笑いかけたり、話しかけたり手を振ったりして微笑をひきだそうとする。しかし、子どもの体にさわってはいけない。
2. 子どもは数秒間手をみつめなければならない。
3. 保護者が歯ブラシの使い方を教えたり、ねり歯みがきを歯ブラシにつけてもよい。
4. 靴のひもをむすんだり、背中のボタンをはめたり、ファスナーをあげたりできなくてもよい。
5. 子どもの顔の上およそ 20 cm のところを、一側から他側へ弧を描いて毛糸をゆっくり動かす。
6. 子どもの指先あるいは指の背にガラガラがふれた時、それをつかむならば p。
7. 子どもが消えた毛糸の行方を見ようとするなら p。判定者は腕を動かさないですばやく手に持った毛糸を落して見えなくする。
8. 子どもは片方の手からもう片方の手へ、体や口やテーブルを使わずに積み木をもちかえなくてはならない。
9. 子どもが親指と他の指を使って、レーズンをつまみあげるなら p。
10. 子どもの描いた線と判定者の描いた線との角度が 30 度以内なら p。
11. 判定者は親指を上にたててにぎりこぶしをつくり、親指だけを動かす。子どもがこれをまねて、親指以外の指を動かさなければ p。

 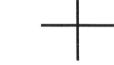 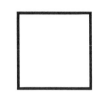

12. 囲まれた形なら p。うずまきは f。
13. どんな線でも真ん中あたりで交差すれば p。
14. 「どちらの線が長い？」("大きい"ではない) 紙の上下が逆になるようにまわしてみせ、繰り返す。(3 試行のうち 3 回、あるいは 6 試行のうち 5 回で p。)
15. 最初は子どもに模写させる。失敗した場合は判定者が書いてみせる。

　　12、13、15 の項目を実施するとき、その形の名前を言ってはならない。12 と 13 の項目を実施する時は書いてみせてはならない。

16. 採点するとき、対になっている部分 (2 つの腕、2 つの脚) は 1 つとして数える。
17. コップのなかに積み木を一ついれ、子どもの耳のそばで子どもに見えないようにそっとふる。他の耳でも繰り返す。
18. 絵をさして、その名前を言わせる。(ワン、ニャンなどの擬声語だけでは不可。わんわん、にゃんにゃんなどは可。) もしも正しく名前を言えるのが 4 つ未満の時は、判定者が名前を言い、その絵を指さしさせる。

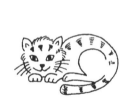 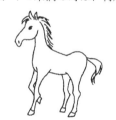 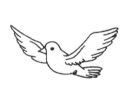 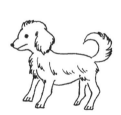 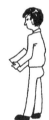

（原画　国立療養所広島病院小児科部長　下田浩子）

19. 人形を使い、子どもに聞く。「鼻はどれ？目は？耳は？口は？手は？足は？おなかは？髪は？」8 問中 6 問正しければ p。
20. 絵を使い、子どもに聞く。「飛ぶのはどれ？」「ニャーとなくのはどれ？」「お話しするのはどれ？」「ほえるのはどれ？」「パカパカ走るのはどれ？」5 問中、2 問あるいは 4 問ただしければ p。
21. 子どもに次の質問をする。「寒いときどうしますか？」「疲れたときはどうしますか？」「おなかがすいたときどうしますか？」3 問中、2 問あるいは 3 問正しければ p。
22. 子どもに次の質問をする。「コップは何に使いますか？」「いすは何に使いますか？」「鉛筆は何に使いますか？」答えの中
23. に動作を示す語が入っていなければならない。
24. 子どもが積み木を紙の上に正しく置き、紙の上にいくつ積み木があるか言えれば p。(1 個から 5 個)
子どもに指示する。「積み木をテーブルの上においてください」「テーブルの下に」「私の前に」「私の後ろに」4 問中 4 問正
25. しければ p。(判定者は指したり、頭や目を動かして子どもを助けてはならない)
子どもに質問する。「ボールとはどんな物ですか？」「海は？」「机は？」「家は？」「バナナは？」「カーテンは？」「窓は？」「靴は？」用途、形、素材、一般的分類 (バナナを黄色というのではなく、果物というように) の言葉で定義すれば p。8 問中、5 問あるいは 7 問正しければ p。
26. 子どもに次のように質問する。「象は大きい、犬は？」「火は熱い、氷は？」「昼はあかるい、夜は？」3 問中 2 問正しければ p。
27. 子どもは壁や手すりを使ってもよいが、人の助けはいけない。はうこともいけない。
28. 子どもは離れて立っている判定者の手の届く範囲に、上手投げでボールを約 90 cm 投げる。
29. 子どもはテスト用紙の幅以上の距離を飛び越えなければならない。(約 20 cm)
30. つま先から 2.5 cm 以内にかかとをつけて前方へ歩くように子どもに指示する。判定者がしてみせてもよい。連続して 4 歩、歩かねばならない。
31. 2 歳では正常な子どもの半分は課題実施の受け入れが良くない。

DENVER Ⅱ 記録票

生年月日＿＿＿＿年＿＿月＿＿日　（在胎　週　日）　　　整理番号＿＿＿＿＿＿＿＿＿＿

記録日①＿＿＿年＿＿月＿＿日　②＿＿＿年＿＿月＿＿日　③＿＿＿年＿＿月＿＿日　氏　名＿＿＿＿＿＿＿＿＿＿

年月日齢①＿＿＿年＿＿月＿＿日　②＿＿＿年＿＿月＿＿日　③＿＿＿年＿＿月＿＿日　記録者＿＿＿＿＿＿＿＿＿＿

| 2月 | 4月 | 6月 | 9月 | 12月 | 15月 | 18月 | 2歳 | 3歳 | 4歳 | 5歳 | 6歳 |

個人―社会　微細運動―適応　言語

通過率
25　50　75　90

報告でもよい→
裏面の注No.→　項目

一人で歯磨きをする
ゲームをする
一人で服を着る
Tシャツを着る
友達の名前
上着、靴などをつける　　6部分人物画
手を洗ってふく　　　　□模写
手伝って歯磨き　　　　□模倣
上着を脱ぐ　　　　　　3部分人物画
人形に食べさせる　　　長い方を指差す
スプーンを使う　　　　十模写
簡単なお手伝い　　　　○模写
コップで飲む　　　　　親指だけを動かす　　単語定義7語
ボールのやりとり　　　縦線模倣　　寒い、疲労、空腹の理解 (3/3)
大人の真似　　　　　　8個の積み木の塔　　2/3反対語類推
バイバイをする　　　　6個の積み木の塔　　5つ数える
ほしいものを示す　　　4個の積み木の塔　　単語定義5語
拍手をまねる　　　　　2個の積み木の塔　　前後上下の理解
自分で食べる　　　　　瓶からレーズンを出す　動作の理解4つ
玩具をとる　　　　　　なぐり書きをする　　用途理解3つ
手をみつめる　　　　　コップに積み木を入れる　1つ数える
あやし笑い　　　　　　積み木を打ち合わせる　用途理解2つ
笑いかける　　　　　　親指を使ってつかむ　色の名前4色
顔をみつめる　　積み木をもちかえる　　わかるように話す
両手に積み木をもつ　寒い、疲労、空腹の理解 (2/3)
毛糸を探す　　　　　　色の名前1色
熊手形でつかむ　　　　絵の名称4つ
物に手を伸ばす　　　　動作の理解2つ
レーズンを見つめる　　ほぼ明瞭に話す　　爪先かかと歩き
両手を合わす　　　　　絵を4つ指差す　　片足立ち6秒
180°追視　　　　　　6つの身体部分　　片足立ち5秒
ガラガラを握る　　　　2語文　　　　　　片足立ち4秒
正中線を越えて追視　　絵の名称1つ　　　片足立ち3秒
正中線まで追視　　　　絵を2つ指差す　　けんけん
パパ、ママ以外に6語　片足立ち2秒
パパ、ママ以外に3語　片足立ち1秒
パパ、ママ以外に2語　幅跳び
意味ある1語　　　　　ジャンプ
意味なくパパ、ママ　　上手投げ
3音以上つなげる　　　ボールをける
喃語を話す　　　　　　階段を登る
パ、ダ、マなど言う　　走る
声の方向に振り向く　　後退り歩き
音に振り向く　　　　　上手に歩く
キャアキャア喜ぶ　　　拾い上げる
声を出して笑う　　　　一人で立つ10秒
「アー」「ウー」などの発声　一人で立つ2秒
声を出す　　　　　　　つかまって立ち上がる
ベルに反応　　　　　　一人ですわる
つかまり立ち、5秒以上
すわれる、5秒以上
寝返り
引き起こし
胸を上げる
両足で体を支える
90°頭を上げる
首がすわる
45°頭を上げる
頭を上げる
対称運動

個人―社会　微細運動―適応　言語　粗大運動

微細運動―適応　粗大運動

言語

判定中の様子

1、2、3回目の検査結果をそれぞれのチェック欄に記入

一般的印象	1	2	3
普通			
異常			

判定実施の受け入れ	1	2	3
いつもよい			
たいていよい			
ほとんどよくない			

周囲への興味	1	2	3
敏感			
あまり興味がない			
全く興味がない			

恐怖感	1	2	3
ない			
少しある			
非常に強い			

注意を向けている時間	1	2	3
適当			
いくらか気が散りやすい			
非常に気が散りやすい			

| 2月 | 4月 | 6月 | 9月 | 12月 | 15月 | 18月 | 2歳 | 3歳 | 4歳 | 5歳 | 6歳 |

無断転載不許

判定実施上の手引き

1. 判定者は子どもに笑いかけたり、話しかけたり手を振ったりして微笑をひきだそうとする。しかし、子どもの体にさわってはいけない。
2. 子どもは数秒間手をみつめなければならない。
3. 保護者が歯ブラシの使い方を教えたり、ねり歯みがきを歯ブラシにつけてもよい。
4. 靴のひもをむすんだり、背中のボタンをはめたり、ファスナーをあげたりできなくてもよい。
5. 子どもの顔の上およそ 20 cm のところを、一側から他側へ弧を描いて毛糸をゆっくり動かす。
6. 子どもの指先あるいは指の背にガラガラがふれた時、それをつかむならば p。
7. 子どもが消えた毛糸の行方を見ようとするなら p。判定者は腕を動かさないですばやく手に持った毛糸を落して見えなくする。
8. 子どもは片方の手からもう片方の手へ、体や口やテーブルを使わずに積み木をもちかえなくてはならない。
9. 子どもが親指と他の指を使って、レーズンをつまみあげるなら p。
10. 子どもの描いた線と判定者の描いた線との角度が 30 度以内なら p。
11. 判定者は親指を上にたててにぎりこぶしをつくり、親指だけを動かす。子どもがこれをまねて、親指以外の指を動かさなければ p。

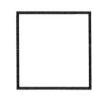

12. 囲まれた形なら p。うずまきは f。
13. どんな線でも真ん中あたりで交差すれば p。
14. 「どちらの線が長い？」（"大きい" ではない）紙の上下が逆になるようにまわしてみせ、繰り返す。（3 試行のうち 3 回、あるいは 6 試行のうち 5 回で p。）
15. 最初は子どもに模写させる。失敗した場合は判定者が書いてみせる。

　　12、13、15 の項目を実施するとき、その形の名前を言ってはならない。12 と 13 の項目を実施する時は書いてみせてはならない。

16. 採点するとき、対になっている部分（2 つの腕、2 つの脚）は 1 つとして数える。
17. コップのなかに積み木を一ついれ、子どもの耳のそばで子どもに見えないようにそっとふる。他の耳でも繰り返す。
18. 絵をさして、その名前を言わせる。（ワン、ニャンなどの擬声語だけでは不可。わんわん、にゃんにゃんなどは可。）もしも正しく名前を言えるのが 4 つ未満の時は、判定者が名前を言い、その絵を指さしさせる。

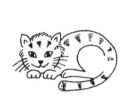
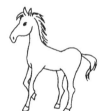

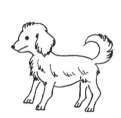
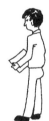

（原画　国立療養所広島病院小児科部長　下田浩子）

19. 人形を使い、子どもに聞く。「鼻はどれ？目は？耳は？口は？手は？足は？おなかは？髪は？」8 問中 6 問正しければ p。
20. 絵を使い、子どもに聞く。「飛ぶのはどれ？」「ニャーとなくのはどれ？」「お話しするのはどれ？」「ほえるのはどれ？」「パカパカ走るのはどれ？」5 問中、2 問あるいは 4 問ただしければ p。
21. 子どもに次の質問をする。「寒いときどうしますか？」「疲れたときはどうしますか？」「おなかがすいたときどうしますか？」3 問中、2 問あるいは 3 問正しければ p。
22. 子どもに次の質問をする。「コップは何に使いますか？」「いすは何に使いますか？」「鉛筆は何に使いますか？」答えの中
23. に動作を示す語が入っていなければならない。
24. 子どもが積み木を紙の上に正しく置き、紙の上にいくつ積み木があるか言えれば p。（1 個から 5 個）
　　子どもに指示する。「積み木をテーブルの上においてください」「テーブルの下に」「私の前に」「私の後ろに」4 問中 4 問正
25. しければ p。（判定者は指したり、頭や目を動かして子どもを助けてはならない）
　　子どもに質問する。「ボールとはどんな物ですか？」「海は？」「机は？」「家は？」「バナナは？」「カーテンは？」「窓は？」「靴は？」用途、形、素材、一般的分類（バナナを黄色というのではなく、果物というように）の言葉で定義すれば p。8 問中、5 問あるいは 7 問正しければ p。
26. 子どもに次のように質問する。「象は大きい、犬は？」「火は熱い、氷は？」「昼はあかるい、夜は？」3 問中 2 問正しければ p。
27. 子どもは壁や手すりを使ってもよいが、人の助けはいけない。はうこともいけない。
28. 子どもは離れて立っている判定者の手の届く範囲に、上手投げでボールを約 90 cm 投げる。
29. 子どもはテスト用紙の幅以上の距離を飛び越えなければならない。（約 20 cm）
30. つま先から 2.5 cm 以内にかかとをつけて前方へ歩くように子どもに指示する。判定者がしてみせてもよい。連続して 4 歩、歩かねばならない。
31. 2 歳では正常な子どもの半分は課題実施の受け入れが良くない。

DENVER Ⅱ 記録票

生年月日＿＿＿＿年＿＿月＿＿日　　（在胎　　週　　日）　　　　　整理番号＿＿＿＿＿＿＿＿＿＿＿＿

記録日①＿＿＿年＿＿月＿＿日　②＿＿＿年＿＿月＿＿日　③＿＿＿年＿＿月＿＿日　氏　名＿＿＿＿＿＿＿＿＿＿＿＿

年月日齢①＿＿＿年＿＿月＿＿日　②＿＿＿年＿＿月＿＿日　③＿＿＿年＿＿月＿＿日　記録者＿＿＿＿＿＿＿＿＿＿＿＿

2月	4月	6月	9月	12月	15月	18月	2歳	3歳	4歳	5歳	6歳

個人―社会　微細運動―適応　言語

通過率　25　50　75　90
報告でもよい→
裏面の注No.→　項目

一人で歯磨きをする
ゲームをする
一人で服を着る
Tシャツを着る
友達の名前
上着、靴などをつける　　6部分人物画
手を洗ってふく　　□模写
手伝って歯磨き　　□模倣
上着を脱ぐ　　3部分人物画
人形に食べさせる　　長い方を指差す
スプーンを使う　　十模写
簡単なお手伝い　　○模写
コップで飲む　　親指だけを動かす　　単語定義7語
ボールのやりとり　　縦線模倣　　寒い、疲労、空腹の理解 (3/3)
大人の真似　　8個の積み木の塔　　2/3反対語類推
バイバイをする　　6個の積み木の塔　　5つ数える
ほしいものを示す　　4個の積み木の塔　　単語定義5語
拍手をまねる　　2個の積み木の塔　　前後上下の理解
自分で食べる　　瓶からレーズンを出す　　動作の理解4つ
玩具をとる　　なぐり書きをする　　用途理解3つ
手をみつめる　　コップに積み木を入れる　　1つ数える
あやし笑い　　積み木を打ち合わせる　　用途理解2つ
笑いかける　　親指を使ってつかむ　　色の名前4色
顔をみつめる　　積み木をもちかえる　　わかるように話す
両手に積み木をもつ　　寒い、疲労、空腹の理解 (2/3)
毛糸を探す　　色の名前1色
熊手形でつかむ　　絵の名称4つ
物に手を伸ばす　　動作の理解2つ
レーズンを見つめる　　ほぼ明瞭に話す　　爪先かかと歩き
両手を合わす　　絵を4つ指差す　　片足立ち6秒
180°追視　　6つの身体部分　　片足立ち5秒
ガラガラを握る　　2語文　　片足立ち4秒
正中線を越えて追視　　絵の名称1つ　　片足立ち3秒
正中線まで追視　　絵を2つ指差す　　けんけん
パパ、ママ以外に6語　　片足立ち2秒
パパ、ママ以外に3語　　片足立ち1秒
パパ、ママ以外に2語　　幅跳び
意味ある1語　　ジャンプ
意味なくパパ、ママ　　上手投げ
3音以上つなげる　　ボールをける
喃語を話す　　階段を登る
パ、ダ、マなど言う　　走る
声の方向に振り向く　　後退り歩き
音に振り向く　　上手に歩く
キャアキャア喜ぶ　　拾い上げる
声を出して笑う　　一人で立つ10秒
「アー」「ウー」などの発声　　一人で立つ2秒
声を出す　　つかまって立ち上がる
ベルに反応　　一人ですわる
つかまり立ち、5秒以上
すわれる、5秒以上
寝返り
引き起こし
胸を上げる
両足で体を支える
90°頭を上げる
首がすわる
45°頭を上げる
頭を上げる
対称運動

個人―社会　微細運動―適応　言語　粗大運動

判定中の様子

1、2、3回目の検査結果をそれぞれのチェック欄に記入

一般的印象	1	2	3
普通			
異常			

判定実施の受け入れ	1	2	3
いつもよい			
たいていよい			
ほとんどよくない			

周囲への興味	1	2	3
敏感			
あまり興味がない			
全く興味がない			

恐怖感	1	2	3
ない			
少しある			
非常に強い			

注意を向けている時間	1	2	3
適当			
いくらか気が散りやすい			
非常に気が散りやすい			

無断転載不許

2月	4月	6月	9月	12月	15月	18月	2歳	3歳	4歳	5歳	6歳

判定実施上の手引き

1. 判定者は子どもに笑いかけたり、話しかけたり手を振ったりして微笑をひきだそうとする。しかし、子どもの体にさわってはいけない。
2. 子どもは数秒間手をみつめなければならない。
3. 保護者が歯ブラシの使い方を教えたり、ねり歯みがきを歯ブラシにつけてもよい。
4. 靴のひもをむすんだり、背中のボタンをはめたり、ファスナーをあげたりできなくてもよい。
5. 子どもの顔の上およそ 20 cm のところを、一側から他側へ弧を描いて毛糸をゆっくり動かす。
6. 子どもの指先あるいは指の背にガラガラがふれた時、それをつかむならば p。
7. 子どもが消えた毛糸の行方を見ようとするなら p。判定者は腕を動かさないですばやく手に持った毛糸を落して見えなくする。
8. 子どもは片方の手からもう片方の手へ、体や口やテーブルを使わずに積み木をもちかえなくてはならない。
9. 子どもが親指と他の指を使って、レーズンをつまみあげるなら p。
10. 子どもの描いた線と判定者の描いた線との角度が 30 度以内なら p。
11. 判定者は親指を上にたててにぎりこぶしをつくり、親指だけを動かす。子どもがこれをまねて、親指以外の指を動かさなければ p。

 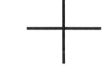 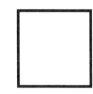

12. 囲まれた形なら p。うずまきは f。
13. どんな線でも真ん中あたりで交差すれば p。
14. 「どちらの線が長い？」（"大きい"ではない）紙の上下が逆になるようにまわしてみせ、繰り返す。（3 試行のうち 3 回、あるいは 6 試行のうち 5 回で p。）
15. 最初は子どもに模写させる。失敗した場合は判定者が書いてみせる。

　　　12、13、15 の項目を実施するとき、その形の名前を言ってはならない。12 と 13 の項目を実施する時は書いてみせてはならない。

16. 採点するとき、対になっている部分（2 つの腕、2 つの脚）は 1 つとして数える。
17. コップのなかに積み木を一ついれ、子どもの耳のそばで子どもに見えないようにそっとふる。他の耳でも繰り返す。
18. 絵をさして、その名前を言わせる。（ワン、ニャンなどの擬声語だけでは不可。わんわん、にゃんにゃんなどは可。）もしも正しく名前を言えるのが 4 つ未満の時は、判定者が名前を言い、その絵を指さしさせる。

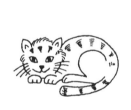 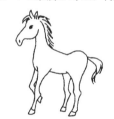 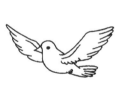 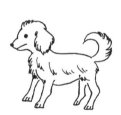 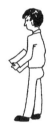

（原画　国立療養所広島病院小児科部長　下田浩子）

19. 人形を使い、子どもに聞く。「鼻はどれ？目は？耳は？口は？手は？足は？おなかは？髪は？」8 問中 6 問正しければ p。
20. 絵を使い、子どもに聞く。「飛ぶのはどれ？」「ニャーとなくのはどれ？」「お話しするのはどれ？」「ほえるのはどれ？」「パカパカ走るのはどれ？」5 問中、2 問あるいは 4 問ただしければ p。
21. 子どもに次の質問をする。「寒いときどうしますか？」「疲れたときはどうしますか？」「おなかがすいたときどうしますか？」3 問中、2 問あるいは 3 問正しければ p。
22. 子どもに次の質問をする。「コップは何に使いますか？」「いすは何に使いますか？」「鉛筆は何に使いますか？」答えの中
23. に動作を示す語が入っていなければならない。
24. 子どもが積み木を紙の上に正しく置き、紙の上にいくつ積み木があるか言えれば p。（1 個から 5 個）
　　子どもに指示する。「積み木をテーブルの上においてください」「テーブルの下に」「私の前に」「私の後ろに」4 問中 4 問正
25. しければ p。（判定者は指したり、頭や目を動かして子どもを助けてはならない）
　　子どもに質問する。「ボールとはどんな物ですか？」「海は？」「机は？」「家は？」「バナナは？」「カーテンは？」「窓は？」「靴は？」用途、形、素材、一般的分類（バナナを黄色というのではなく、果物というように）の言葉で定義すれば p。8 問中、5 問あるいは 7 問正しければ p。
26. 子どもに次のように質問する。「象は大きい、犬は？」「火は熱い、氷は？」「昼はあかるい、夜は？」3 問中 2 問正しければ p。
27. 子どもは壁や手すりを使ってもよいが、人の助けはいけない。はうこともいけない。
28. 子どもは離れて立っている判定者の手の届く範囲に、上手投げでボールを約 90 cm 投げる。
29. 子どもはテスト用紙の幅以上の距離を飛び越えなければならない。（約 20 cm）
30. つま先から 2.5 cm 以内にかかとをつけて前方へ歩くように子どもに指示する。判定者がしてみせてもよい。連続して 4 歩、歩かねばならない。
31. 2 歳では正常な子どもの半分は課題実施の受け入れが良くない。

DENVER II 記録票

生年月日＿＿＿年＿月＿日　（在胎　週　日）　整理番号＿＿＿＿＿＿＿＿

記録日①＿＿＿年＿月＿日　②＿＿＿年＿月＿日　③＿＿＿年＿月＿日　氏　名＿＿＿＿＿＿＿＿

年月日齢①＿＿＿年＿月＿日　②＿＿＿年＿月＿日　③＿＿＿年＿月＿日　記録者＿＿＿＿＿＿＿＿

| 2月 | 4月 | 6月 | 9月 | 12月 | 15月 | 18月 | 2歳 | 3歳 | 4歳 | 5歳 | 6歳 |

個人―社会　微細運動―適応　言語

通過率
25　50　75　90
報告でもよい→
裏面の注No.→　項目

一人で歯磨きをする
ゲームをする
一人で服を着る
Tシャツを着る
友達の名前
上着、靴などをつける　　6部分人物画
手を洗ってふく　　　　□模写
手伝って歯磨き　　　　□模倣
上着を脱ぐ　　　　3部分人物画
人形に食べさせる　　　長い方を指差す
スプーンを使う　　　　十模写
簡単なお手伝い　　　　○模写
コップで飲む　　　　親指だけを動かす　　単語定義7語
ボールのやりとり　　　縦線模倣　　寒い、疲労、空腹の理解(3/3)
大人の真似　　　　8個の積み木の塔　　2/3反対語類推
バイバイをする　　　6個の積み木の塔　　5つ数える
ほしいものを示す　　　4個の積み木の塔　　単語定義5語
拍手をまねる　　　2個の積み木の塔　　前後上下の理解
自分で食べる　　　瓶からレーズンを出す　　動作の理解4つ
玩具をとる　　　なぐり書きをする　　用途理解3つ
手をみつめる　　　コップに積み木を入れる　　1つ数える
あやし笑い　　　積み木を打ち合わせる　　用途理解2つ
笑いかける　　　親指を使ってつかむ　　色の名前4色
顔をみつめる　　　積み木をもちかえる　　わかるように話す
両手に積み木をもつ　　　寒い、疲労、空腹の理解(2/3)
毛糸を探す　　　色の名前1色
熊手形でつかむ　　　絵の名称4つ
物に手を伸ばす　　　動作の理解2つ
レーズンを見つめる　　　ほぼ明瞭に話す　　爪先かかと歩き
両手を合わす　　　絵を4つ指差す　　片足立ち6秒
180°追視　　　6つの身体部分　　片足立ち5秒
ガラガラを握る　　　2語文　　片足立ち4秒
正中線を越えて追視　　　絵の名称1つ　　片足立ち3秒
正中線まで追視　　　絵を2つ指差す　　けんけん
パパ、ママ以外に6語　　片足立ち2秒
パパ、ママ以外に3語　　片足立ち1秒
パパ、ママ以外に2語　　幅跳び
意味ある1語　　　ジャンプ
意味なくパパ、ママ　　　上手投げ
3音以上つなげる　　　ボールをける
喃語を話す　　　階段を登る
パ、ダ、マなど言う　　　走る
声の方向に振り向く　　　後退り歩き
音に振り向く　　　上手に歩く
キャアキャア喜ぶ　　　拾い上げる
声を出して笑う　　　一人で立つ10秒
「アー」「ウー」などの発声　　　一人で立つ2秒
声を出す　　　つかまって立ち上がる
ベルに反応　　　一人ですわる
つかまり立ち、5秒以上
すわれる、5秒以上
寝返り
引き起こし
胸を上げる
両足で体を支える
90°頭を上げる
首がすわる
45°頭を上げる
頭を上げる
対称運動

個人―社会　微細運動―適応　言語　粗大運動

判定中の様子

1、2、3回目の検査結果をそれぞれのチェック欄に記入

一般的印象	1	2	3
普通			
異常			

判定実施の受け入れ	1	2	3
いつもよい			
たいていよい			
ほとんどよくない			

周囲への興味	1	2	3
敏感			
あまり興味がない			
全く興味がない			

恐怖感	1	2	3
ない			
少しある			
非常に強い			

注意を向けている時間	1	2	3
適当			
いくらか気が散りやすい			
非常に気が散りやすい			

| 2月 | 4月 | 6月 | 9月 | 12月 | 15月 | 18月 | 2歳 | 3歳 | 4歳 | 5歳 | 6歳 |

無断転載不許

判定実施上の手引き

1. 判定者は子どもに笑いかけたり、話しかけたり手を振ったりして微笑をひきだそうとする。しかし、子どもの体にさわってはいけない。
2. 子どもは数秒間手をみつめなければならない。
3. 保護者が歯ブラシの使い方を教えたり、ねり歯みがきを歯ブラシにつけてもよい。
4. 靴のひもをむすんだり、背中のボタンをはめたり、ファスナーをあげたりできなくてもよい。
5. 子どもの顔の上およそ 20 cm のところを、一側から他側へ弧を描いて毛糸をゆっくり動かす。
6. 子どもの指先あるいは指の背にガラガラがふれた時、それをつかむならば p。
7. 子どもが消えた毛糸の行方を見ようとするなら p。判定者は腕を動かさないですばやく手に持った毛糸を落して見えなくする。
8. 子どもは片方の手からもう片方の手へ、体や口やテーブルを使わずに積み木をもちかえなくてはならない。
9. 子どもが親指と他の指を使って、レーズンをつまみあげるなら p。
10. 子どもの描いた線と判定者の描いた線との角度が 30 度以内なら p。
11. 判定者は親指を上にたててにぎりこぶしをつくり、親指だけを動かす。子どもがこれをまねて、親指以外の指を動かさなければ p。

   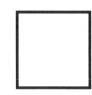

12. 囲まれた形なら p。うずまきは f。
13. どんな線でも真ん中あたりで交差すれば p。
14. 「どちらの線が長い？」（"大きい"ではない）紙の上下が逆になるようにまわしてみせ、繰り返す。（3 試行のうち 3 回、あるいは 6 試行のうち 5 回で p。）
15. 最初は子どもに模写させる。失敗した場合は判定者が書いてみせる。

　　12、13、15 の項目を実施するとき、その形の名前を言ってはならない。12 と 13 の項目を実施する時は書いてみせてはならない。

16. 採点するとき、対になっている部分（2 つの腕、2 つの脚）は 1 つとして数える。
17. コップのなかに積み木を一ついれ、子どもの耳のそばで子どもに見えないようにそっとふる。他の耳でも繰り返す。
18. 絵をさして、その名前を言わせる。（ワン、ニャンなどの擬声語だけでは不可。わんわん、にゃんにゃんなどは可。）もしも正しく名前を言えるのが 4 つ未満の時は、判定者が名前を言い、その絵を指さしさせる。

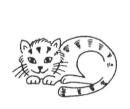 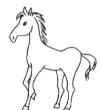 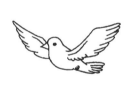 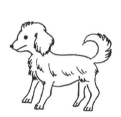 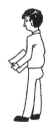

（原画　国立療養所広島病院小児科部長　下田浩子）

19. 人形を使い、子どもに聞く。「鼻はどれ？目は？耳は？口は？手は？足は？おなかは？髪は？」8 問中 6 問正しければ p。
20. 絵を使い、子どもに聞く。「飛ぶのはどれ？」「ニャーとなくのはどれ？」「お話しするのはどれ？」「ほえるのはどれ？」「パカパカ走るのはどれ？」5 問中、2 問あるいは 4 問ただしければ p。
21. 子どもに次の質問をする。「寒いときどうしますか？」「疲れたときはどうしますか？」「おなかがすいたときどうしますか？」3 問中、2 問あるいは 3 問正しければ p。
22. 子どもに次の質問をする。「コップは何に使いますか？」「いすは何に使いますか？」「鉛筆は何に使いますか？」答えの中
23. に動作を示す語が入っていなければならない。
24. 子どもが積み木を紙の上に正しく置き、紙の上にいくつ積み木があるか言えれば p。（1 個から 5 個）
子どもに指示する。「積み木をテーブルの上においてください」「テーブルの下に」「私の前に」「私の後ろに」4 問中 4 問正
25. しければ p。（判定者は指したり、頭や目を動かして子どもを助けてはならない）
子どもに質問する。「ボールとはどんな物ですか？」「海は？」「机は？」「家は？」「バナナは？」「カーテンは？」「窓は？」「靴は？」用途、形、素材、一般的分類（バナナを黄色というのではなく、果物というように）の言葉で定義すれば p。8 問中、5 問あるいは 7 問正しければ p。
26. 子どもに次のように質問する。「象は大きい、犬は？」「火は熱い、氷は？」「昼はあかるい、夜は？」3 問中 2 問正しければ p。
27. 子どもは壁や手すりを使ってもよいが、人の助けはいけない。はうこともいけない。
28. 子どもは離れて立っている判定者の手の届く範囲に、上手投げでボールを約 90 cm 投げる。
29. 子どもはテスト用紙の幅以上の距離を飛び越えなければならない。（約 20 cm）
30. つま先から 2.5 cm 以内にかかとをつけて前方へ歩くように子どもに指示する。判定者がしてみせてもよい。連続して 4 歩、歩かねばならない。
31. 2 歳では正常な子どもの半分は課題実施の受け入れが良くない。

DENVER Ⅱ 記録票

生年月日＿＿＿＿年＿＿月＿＿日　（在胎　　週　　日）　　　　　整理番号＿＿＿＿＿＿＿＿＿＿＿＿＿＿

記録日①＿＿＿年＿＿月＿＿日　②＿＿＿年＿＿月＿＿日　③＿＿＿年＿＿月＿＿日　氏　名＿＿＿＿＿＿＿＿＿

年月日齢①＿＿＿年＿＿月＿＿日　②＿＿＿年＿＿月＿＿日　③＿＿＿年＿＿月＿＿日　記録者＿＿＿＿＿＿＿＿＿

| 2月 | 4月 | 6月 | 9月 | 12月 | 15月 | 18月 | 2歳 | 3歳 | 4歳 | 5歳 | 6歳 |

個人—社会　微細運動—適応　言語

通過率
25　50　75　90

報告でもよい→
裏面の注No.→　　項目

一人で歯磨きをする
ゲームをする
一人で服を着る
Tシャツを着る
友達の名前
上着、靴などをつける　　6部分人物画
手を洗ってふく　　　　　□模写
手伝って歯磨き　　　　　□模倣
上着を脱ぐ　　　　　3部分人物画
人形に食べさせる　　　　長い方を指差す
スプーンを使う　　　　　十模写
簡単なお手伝い　　　　　○模写
コップで飲む　　　親指だけを動かす　　単語定義7語
ボールのやりとり　　　縦線模倣　　寒い、疲労、空腹の理解 (3/3)
大人の真似　　　　8個の積み木の塔　　2/3反対語類推
バイバイをする　　　6個の積み木の塔　　5つ数える
ほしいものを示す　　4個の積み木の塔　　単語定義5語
拍手をまねる　　　2個の積み木の塔　　前後上下の理解
自分で食べる　　　瓶からレーズンを出す　　動作の理解4つ
玩具をとる　　　なぐり書きをする　　用途理解3つ
手をみつめる　　　コップに積み木を入れる　　1つ数える
あやし笑い　　　積み木を打ち合わせる　　用途理解2つ
笑いかける　　　親指を使ってつかむ　　色の名前4色
顔をみつめる　　積み木をもちかえる　　わかるように話す
両手に積み木をもつ　　寒い、疲労、空腹の理解 (2/3)
毛糸を探す　　　色の名前1色
熊手形でつかむ　　　絵の名称4つ
物に手を伸ばす　　　動作の理解2つ
レーズンを見つめる　　ほぼ明瞭に話す　　爪先かかと歩き
両手を合わす　　絵を4つ指差す　　片足立ち6秒
180°追視　　　6つの身体部分　　片足立ち5秒
ガラガラを握る　　　2語文　　片足立ち4秒
正中線を越えて追視　　絵の名称1つ　　片足立ち3秒
正中線まで追視　　絵を2つ指差す　　けんけん
パパ、ママ以外に6語　　片足立ち2秒
パパ、ママ以外に3語　　片足立ち1秒
パパ、ママ以外に2語　　幅跳び
意味ある1語　　　ジャンプ
意味なくパパ、ママ　　上手投げ
3音以上つなげる　　ボールをける
喃語を話す　　　階段を登る
パ、ダ、マなど言う　　走る
声の方向に振り向く　　後退り歩き
音に振り向く　　上手に歩く
キャアキャア喜ぶ　　拾い上げる
声を出して笑う　　一人で立つ10秒
「アー」「ウー」などの発声　　一人で立つ2秒
声を出す　　　つかまって立ち上がる
ベルに反応　　　一人ですわる
つかまり立ち、5秒以上
すわれる、5秒以上
寝返り
引き起こし
胸を上げる
両足で体を支える
90°頭を上げる
首がすわる
45°頭を上げる
頭を上げる
対称運動

個人—社会　微細運動—適応　言語　粗大運動

微細運動—適応　粗大運動

判定中の様子

1、2、3回目の検査結果をそれぞれのチェック欄に記入

一般的印象	1	2	3
普通			
異常			

判定実施の受け入れ	1	2	3
いつもよい			
たいていよい			
ほとんどよくない			

周囲への興味	1	2	3
敏感			
あまり興味がない			
全く興味がない			

恐怖感	1	2	3
ない			
少しある			
非常に強い			

注意を向けている時間	1	2	3
適当			
いくらか気が散りやすい			
非常に気が散りやすい			

無断転載不許

| 2月 | 4月 | 6月 | 9月 | 12月 | 15月 | 18月 | 2歳 | 3歳 | 4歳 | 5歳 | 6歳 |

判定実施上の手引き

1. 判定者は子どもに笑いかけたり、話しかけたり手を振ったりして微笑をひきだそうとする。しかし、子どもの体にさわってはいけない。
2. 子どもは数秒間手をみつめなければならない。
3. 保護者が歯ブラシの使い方を教えたり、ねり歯みがきを歯ブラシにつけてもよい。
4. 靴のひもをむすんだり、背中のボタンをはめたり、ファスナーをあげたりできなくてもよい。
5. 子どもの顔の上およそ 20 cm のところを、一側から他側へ弧を描いて毛糸をゆっくり動かす。
6. 子どもの指先あるいは指の背にガラガラがふれた時、それをつかむならば p。
7. 子どもが消えた毛糸の行方を見ようとするなら p。判定者は腕を動かさないですばやく手に持った毛糸を落して見えなくする。
8. 子どもは片方の手からもう片方の手へ、体や口やテーブルを使わずに積み木をもちかえなくてはならない。
9. 子どもが親指と他の指を使って、レーズンをつまみあげるなら p。
10. 子どもの描いた線と判定者の描いた線との角度が 30 度以内なら p。
11. 判定者は親指を上にたててにぎりこぶしをつくり、親指だけを動かす。子どもがこれをまねて、親指以外の指を動かさなければ p。

12. 囲まれた形なら p。うずまきは f。
13. どんな線でも真ん中あたりで交差すれば p。
14. 「どちらの線が長い？」（"大きい" ではない）紙の上下が逆になるようにまわしてみせ、繰り返す。（3 試行のうち 3 回、あるいは 6 試行のうち 5 回で p。）
15. 最初は子どもに模写させる。失敗した場合は判定者が書いてみせる。

　12、13、15 の項目を実施するとき、その形の名前を言ってはならない。12 と 13 の項目を実施する時は書いてみせてはならない。

16. 採点するとき、対になっている部分（2 つの腕、2 つの脚）は 1 つとして数える。
17. コップのなかに積み木を一ついれ、子どもの耳のそばで子どもに見えないようにそっとふる。他の耳でも繰り返す。
18. 絵をさして、その名前を言わせる。（ワン、ニャンなどの擬声語だけでは不可。わんわん、にゃんにゃんなどは可。）もしも正しく名前を言えるのが 4 つ未満の時は、判定者が名前を言い、その絵を指さしさせる。

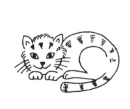 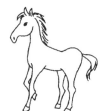 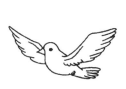 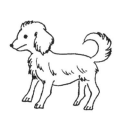 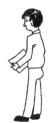

（原画　国立療養所広島病院小児科部長　下田浩子）

19. 人形を使い、子どもに聞く。「鼻はどれ？目は？耳は？口は？手は？足は？おなかは？髪は？」8 問中 6 問正しければ p。
20. 絵を使い、子どもに聞く。「飛ぶのはどれ？」「ニャーとなくのはどれ？」「お話しするのはどれ？」「ほえるのはどれ？」「パカパカ走るのはどれ？」5 問中、2 問あるいは 4 問ただしければ p。
21. 子どもに次の質問をする。「寒いときどうしますか？」「疲れたときはどうしますか？」「おなかがすいたときどうしますか？」3 問中、2 問あるいは 3 問正しければ p。
22. 子どもに次の質問をする。「コップは何に使いますか？」「いすは何に使いますか？」「鉛筆は何に使いますか？」答えの中
23. に動作を示す語が入っていなければならない。
24. 子どもが積み木を紙の上に正しく置き、紙の上にいくつ積み木があるか言えれば p。（1 個から 5 個）
25. 子どもに指示する。「積み木をテーブルの上においてください」「テーブルの下に」「私の前に」「私の後ろに」4 問中 4 問正しければ p。（判定者は指したり、頭や目を動かして子どもを助けてはならない）
　子どもに質問する。「ボールとはどんな物ですか？」「海は？」「机は？」「家は？」「バナナは？」「カーテンは？」「窓は？」「靴は？」用途、形、素材、一般的分類（バナナを黄色というのではなく、果物というように）の言葉で定義すれば p。8 問中、5 問あるいは 7 問正しければ p。
26. 子どもに次のように質問する。「象は大きい、犬は？」「火は熱い、氷は？」「昼はあかるい、夜は？」3 問中 2 問正しければ p。
27. 子どもは壁や手すりを使ってもよいが、人の助けはいけない。はうこともいけない。
28. 子どもは離れて立っている判定者の手の届く範囲に、上手投げでボールを約 90 cm 投げる。
29. 子どもはテスト用紙の幅以上の距離を飛び越えなければならない。（約 20 cm）
30. つま先から 2.5 cm 以内にかかとをつけて前方へ歩くように子どもに指示する。判定者がしてみせてもよい。連続して 4 歩、歩かねばならない。
31. 2 歳では正常な子どもの半分は課題実施の受け入れが良くない。

DENVER II 記録票

生年月日_____年__月__日　　（在胎　　週　　日）　　　　　整理番号_____

記録日①_____年__月__日　②_____年__月__日　③_____年__月__日　氏　名_____

年月日齢①_____年__月__日　②_____年__月__日　③_____年__月__日　記録者_____

2月　4月　6月　9月　12月　15月　18月　2歳　3歳　4歳　5歳　6歳

個人—社会　微細運動—適応　言語

通過率
25　50　75　90
報告でもよい→
裏面の注No.→　　項目

一人で歯磨きをする
ゲームをする
一人で服を着る
Tシャツを着る
友達の名前
上着、靴などをつける　　6部分人物画
手を洗ってふく　　　　□模写
手伝って歯磨き　　　　□模倣
上着を脱ぐ　　　　3部分人物画
人形に食べさせる　　　　長い方を指差す
スプーンを使う　　　　十模写
簡単なお手伝い　　　　○模写
コップで飲む　　　　親指だけを動かす　　単語定義7語
ボールのやりとり　　　　縦線模倣　　寒い、疲労、空腹の理解 (3/3)
大人の真似　　　　8個の積み木の塔　　2/3反対語類推
バイバイをする　　　　6個の積み木の塔　　5つ数える
ほしいものを示す　　　　4個の積み木の塔　　単語定義5語
拍手をまねる　　　　2個の積み木の塔　　前後上下の理解
自分で食べる　　　　瓶からレーズンを出す　　動作の理解4つ
玩具をとる　　　　なぐり書きをする　　用途理解3つ
手をみつめる　　　　コップに積み木を入れる　　1つ数える
あやし笑い　　　　積み木を打ち合わせる　　用途理解2つ
笑いかける　　　　親指を使ってつかむ　　色の名前4色
顔をみつめる　　積み木をもちかえる　　わかるように話す
両手に積み木をもつ　　寒い、疲労、空腹の理解 (2/3)
毛糸を探す　　　　色の名前1色
熊手形でつかむ　　　　絵の名称4つ
物に手を伸ばす　　　　動作の理解2つ
レーズンを見つめる　　ほぼ明瞭に話す　　爪先かかと歩き
両手を合わす　　　　絵を4つ指差す　　片足立ち6秒
180°追視　　　　6つの身体部分　　片足立ち5秒
ガラガラを握る　　　　2語文　　片足立ち4秒
正中線を越えて追視　　　　絵の名称1つ　　片足立ち3秒
正中線まで追視　　　　絵を2つ指差す　　けんけん
パパ、ママ以外に6語　　片足立ち2秒
パパ、ママ以外に3語　　片足立ち1秒
パパ、ママ以外に2語　　幅跳び
意味ある1語　　　　ジャンプ
意味なくパパ、ママ　　上手投げ
3音以上つなげる　　　　ボールをける
喃語を話す　　　　階段を登る
パ、ダ、マなど言う　　走る
声の方向に振り向く　　後退り歩き
音に振り向く　　　　上手に歩く
キャアキャア喜ぶ　　拾い上げる
声を出して笑う　　　　一人で立つ10秒
「アー」「ウー」などの発声　　一人で立つ2秒
声を出す　　　　つかまって立ち上がる
ベルに反応　　　　一人ですわる
つかまり立ち、5秒以上
すわれる、5秒以上
寝返り
引き起こし
胸を上げる
両足で体を支える
90°頭を上げる
首がすわる
45°頭を上げる
頭を上げる
対称運動

個人—社会　微細運動—適応　言語　粗大運動

粗大運動

判定中の様子

1、2、3回目の検査結果をそれぞれのチェック欄に記入

一般的印象	1	2	3
普通			
異常			

判定実施の受け入れ	1	2	3
いつもよい			
たいていよい			
ほとんどよくない			

周囲への興味	1	2	3
敏感			
あまり興味がない			
全く興味がない			

恐怖感	1	2	3
ない			
少しある			
非常に強い			

注意を向けている時間	1	2	3
適当			
いくらか気が散りやすい			
非常に気が散りやすい			

2月　4月　6月　9月　12月　15月　18月　2歳　3歳　4歳　5歳　6歳

無断転載不許

判定実施上の手引き

1. 判定者は子どもに笑いかけたり、話しかけたり手を振ったりして微笑をひきだそうとする。しかし、子どもの体にさわってはいけない。
2. 子どもは数秒間手をみつめなければならない。
3. 保護者が歯ブラシの使い方を教えたり、ねり歯みがきを歯ブラシにつけてもよい。
4. 靴のひもをむすんだり、背中のボタンをはめたり、ファスナーをあげたりできなくてもよい。
5. 子どもの顔の上およそ 20 cm のところを、一側から他側へ弧を描いて毛糸をゆっくり動かす。
6. 子どもの指先あるいは指の背にガラガラがふれた時、それをつかむならば p。
7. 子どもが消えた毛糸の行方を見ようとするなら p。判定者は腕を動かさないですばやく手に持った毛糸を落して見えなくする。
8. 子どもは片方の手からもう片方の手へ、体や口やテーブルを使わずに積み木をもちかえなくてはならない。
9. 子どもが親指と他の指を使って、レーズンをつまみあげるなら p。
10. 子どもの描いた線と判定者の描いた線との角度が 30 度以内なら p。
11. 判定者は親指を上にたててにぎりこぶしをつくり、親指だけを動かす。子どもがこれをまねて、親指以外の指を動かさなければ p。

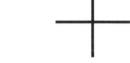

12. 囲まれた形なら p。うずまきは f。
13. どんな線でも真ん中あたりで交差すれば p。
14. 「どちらの線が長い？」（"大きい"ではない）紙の上下が逆になるようにまわしてみせ、繰り返す。（3 試行のうち 3 回、あるいは 6 試行のうち 5 回で p。）
15. 最初は子どもに模写させる。失敗した場合は判定者が書いてみせる。

　　12、13、15 の項目を実施するとき、その形の名前を言ってはならない。12 と 13 の項目を実施する時は書いてみせてはならない。

16. 採点するとき、対になっている部分（2 つの腕、2 つの脚）は 1 つとして数える。
17. コップのなかに積み木を一ついれ、子どもの耳のそばで子どもに見えないようにそっとふる。他の耳でも繰り返す。
18. 絵をさして、その名前を言わせる。（ワン、ニャンなどの擬声語だけでは不可。わんわん、にゃんにゃんなどは可。）もしも正しく名前を言えるのが 4 つ未満の時は、判定者が名前を言い、その絵を指さしさせる。

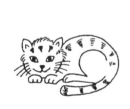 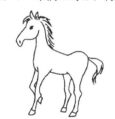 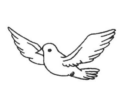 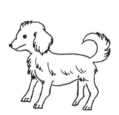 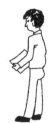

（原画　国立療養所広島病院小児科部長　下田浩子）

19. 人形を使い、子どもに聞く。「鼻はどれ？目は？耳は？口は？手は？足は？おなかは？髪は？」8 問中 6 問正しければ p。
20. 絵を使い、子どもに聞く。「飛ぶのはどれ？」「ニャーとなくのはどれ？」「お話しするのはどれ？」「ほえるのはどれ？」「パカパカ走るのはどれ？」5 問中、2 問あるいは 4 問ただしければ p。
21. 子どもに次の質問をする。「寒いときどうしますか？」「疲れたときはどうしますか？」「おなかがすいたときどうしますか？」3 問中、2 問あるいは 3 問正しければ p。
22. 子どもに次の質問をする。「コップは何に使いますか？」「いすは何に使いますか？」「鉛筆は何に使いますか？」答えの中
23. に動作を示す語が入っていなければならない。
24. 子どもが積み木を紙の上に正しく置き、紙の上にいくつ積み木があるか言えれば p。（1 個から 5 個）
　　子どもに指示する。「積み木をテーブルの上においてください」「テーブルの下に」「私の前に」「私の後ろに」4 問中 4 問正
25. しければ p。（判定者は指したり、頭や目を動かして子どもを助けてはならない）
　　子どもに質問する。「ボールとはどんな物ですか？」「海は？」「机は？」「家は？」「バナナは？」「カーテンは？」「窓は？」「靴は？」用途、形、素材、一般的分類（バナナを黄色というのではなく、果物というように）の言葉で定義すれば p。8 問中、5 問あるいは 7 問正しければ p。
26. 子どもに次のように質問する。「象は大きい、犬は？」「火は熱い、氷は？」「昼はあかるい、夜は？」3 問中 2 問正しければ p。
27. 子どもは壁や手すりを使ってもよいが、人の助けはいけない。はうこともいけない。
28. 子どもは離れて立っている判定者の手の届く範囲に、上手投げでボールを約 90 cm 投げる。
29. 子どもはテスト用紙の幅以上の距離を飛び越えなければならない。（約 20 cm）
30. つま先から 2.5 cm 以内にかかとをつけて前方へ歩くように子どもに指示する。判定者がしてみせてもよい。連続して 4 歩、歩かねばならない。
31. 2 歳では正常な子どもの半分は課題実施の受け入れが良くない。

DENVER II 記録票

生年月日＿＿＿年＿月＿日　（在胎　週　日）　　　　整理番号＿＿＿＿＿＿＿＿＿＿

記録日①＿＿年＿月＿日　②＿＿年＿月＿日　③＿＿年＿月＿日　氏　名＿＿＿＿＿＿＿＿＿＿

年月日齢①＿＿年＿月＿日　②＿＿年＿月＿日　③＿＿年＿月＿日　記録者＿＿＿＿＿＿＿＿＿＿

2月　4月　6月　9月　12月　15月　18月　2歳　3歳　4歳　5歳　6歳

個人―社会　微細運動―適応　言語

通過率
25　50　75　90
報告でもよい→
裏面の注No.→　項目

一人で歯磨きをする
ゲームをする
一人で服を着る
Tシャツを着る
友達の名前
上着、靴などをつける　6部分人物画
手を洗ってふく　□模写
手伝って歯磨き　□模倣
上着を脱ぐ　3部分人物画
人形に食べさせる　長い方を指差す
スプーンを使う　十模写
簡単なお手伝い　○模写
コップで飲む　親指だけを動かす　単語定義7語
ボールのやりとり　縦線模倣　寒い、疲労、空腹の理解 (3/3)
大人の真似　8個の積み木の塔　2/3反対語類推
バイバイをする　6個の積み木の塔　5つ数える
ほしいものを示す　4個の積み木の塔　単語定義5語
拍手をまねる　2個の積み木の塔　前後上下の理解
自分で食べる　瓶からレーズンを出す　動作の理解4つ
玩具をとる　なぐり書きをする　用途理解3つ
手をみつめる　コップに積み木を入れる　1つ数える
あやし笑い　積み木を打ち合わせる　用途理解2つ
笑いかける　親指を使ってつかむ　色の名前4色
顔をみつめる　積み木をもちかえる　わかるように話す
両手に積み木をもつ　寒い、疲労、空腹の理解 (2/3)
毛糸を探す　色の名前1色
熊手形でつかむ　絵の名称4つ
物に手を伸ばす　動作の理解2つ
レーズンを見つめる　ほぼ明瞭に話す　爪先かかと歩き
両手を合わす　絵を4つ指差す　片足立ち6秒
180°追視　6つの身体部分　片足立ち5秒
ガラガラを握る　2語文　片足立ち4秒
正中線を越えて追視　絵の名称1つ　片足立ち3秒
正中線まで追視　絵を2つ指差す　けんけん
パパ、ママ以外に6語　片足立ち2秒
パパ、ママ以外に3語　片足立ち1秒
パパ、ママ以外に2語　幅跳び
意味ある1語　ジャンプ
意味なくパパ、ママ　上手投げ
3音以上つなげる　ボールをける
喃語を話す　階段を登る
パ、ダ、マなど言う　走る
声の方向に振り向く　後退り歩き
音に振り向く　上手に歩く
キャアキャア喜ぶ　拾い上げる
声を出して笑う　一人で立つ10秒
「アー」「ウー」などの発声　一人で立つ2秒
声を出す　つかまって立ち上がる
ベルに反応　一人ですわる
つかまり立ち、5秒以上
すわれる、5秒以上
寝返り
引き起こし
胸を上げる
両足で体を支える
90°頭を上げる
首がすわる
45°頭を上げる
頭を上げる
対称運動

個人―社会　微細運動―適応　言語　粗大運動

判定中の様子

1、2、3回目の検査結果をそれぞれのチェック欄に記入

	1	2	3
一般的印象			
普通			
異常			

判定実施の受け入れ	1	2	3
いつもよい			
たいていよい			
ほとんどよくない			

周囲への興味	1	2	3
敏感			
あまり興味がない			
全く興味がない			

恐怖感	1	2	3
ない			
少しある			
非常に強い			

注意を向けている時間	1	2	3
適当			
いくらか気が散りやすい			
非常に気が散りやすい			

個人―社会　微細運動―適応　言語　粗大運動

無断転載不許

2月　4月　6月　9月　12月　15月　18月　2歳　3歳　4歳　5歳　6歳

判定実施上の手引き

1. 判定者は子どもに笑いかけたり、話しかけたり手を振ったりして微笑をひきだそうとする。しかし、子どもの体にさわってはいけない。
2. 子どもは数秒間手をみつめなければならない。
3. 保護者が歯ブラシの使い方を教えたり、ねり歯みがきを歯ブラシにつけてもよい。
4. 靴のひもをむすんだり、背中のボタンをはめたり、ファスナーをあげたりできなくてもよい。
5. 子どもの顔の上およそ20cmのところを、一側から他側へ弧を描いて毛糸をゆっくり動かす。
6. 子どもの指先あるいは指の背にガラガラがふれた時、それをつかむならばp。
7. 子どもが消えた毛糸の行方を見ようとするならp。判定者は腕を動かさないですばやく手に持った毛糸を落して見えなくする。
8. 子どもは片方の手からもう片方の手へ、体や口やテーブルを使わずに積み木をもちかえなくてはならない。
9. 子どもが親指と他の指を使って、レーズンをつまみあげるならp。
10. 子どもの描いた線と判定者の描いた線との角度が30度以内ならp。
11. 判定者は親指を上にたててにぎりこぶしをつくり、親指だけを動かす。子どもがこれをまねて、親指以外の指を動かさなければp。

12. 囲まれた形ならp。 うずまきはf。
13. どんな線でも真ん中あたりで交差すればp。
14. 「どちらの線が長い？」（"大きい"ではない）紙の上下が逆になるようにまわしてみせ、繰り返す。（3試行のうち3回、あるいは6試行のうち5回でp。）
15. 最初は子どもに模写させる。失敗した場合は判定者が書いてみせる。

12、13、15の項目を実施するとき、その形の名前を言ってはならない。12と13の項目を実施する時は書いてみせてはならない。

16. 採点するとき、対になっている部分（2つの腕、2つの脚）は1つとして数える。
17. コップのなかに積み木を一ついれ、子どもの耳のそばで子どもに見えないようにそっとふる。他の耳でも繰り返す。
18. 絵をさして、その名前を言わせる。（ワン、ニャンなどの擬声語だけでは不可。わんわん、にゃんにゃんなどは可。）もしも正しく名前を言えるのが4つ未満の時は、判定者が名前を言い、その絵を指さしさせる。

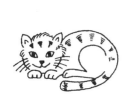 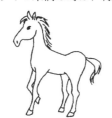 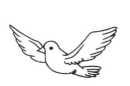 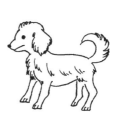 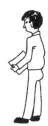

(原画　国立療養所広島病院小児科部長　下田浩子)

19. 人形を使い、子どもに聞く。「鼻はどれ？目は？耳は？口は？手は？足は？おなかは？髪は？」8問中6問正しければp。
20. 絵を使い、子どもに聞く。「飛ぶのはどれ？」「ニャーとなくのはどれ？」「お話しするのはどれ？」「ほえるのはどれ？」「パカパカ走るのはどれ？」5問中、2問あるいは4問ただしければp。
21. 子どもに次の質問をする。「寒いときどうしますか？」「疲れたときはどうしますか？」「おなかがすいたときどうしますか？」3問中、2問あるいは3問正しければp。
22. 子どもに次の質問をする。「コップは何に使いますか？」「いすは何に使いますか？」「鉛筆は何に使いますか？」答えの中
23. に動作を示す語が入っていなければならない。
24. 子どもが積み木を紙の上に正しく置き、紙の上にいくつ積み木があるか言えればp。（1個から5個）
子どもに指示する。「積み木をテーブルの上においてください」「テーブルの下に」「私の前に」「私の後ろに」4問中4問正
25. しければp。（判定者は指したり、頭や目を動かして子どもを助けてはならない）
子どもに質問する。「ボールとはどんな物ですか？」「海は？」「机は？」「家は？」「バナナは？」「カーテンは？」「窓は？」「靴は？」用途、形、素材、一般的分類（バナナを黄色というのではなく、果物というように）の言葉で定義すればp。8問中、5問あるいは7問正しければp。
26. 子どもに次のように質問する。「象は大きい、犬は？」「火は熱い、氷は？」「昼はあかるい、夜は？」3問中2問正しければp。
27. 子どもは壁や手すりを使ってもよいが、人の助けはいけない。はうこともいけない。
28. 子どもは離れて立っている判定者の手の届く範囲に、上手投げでボールを約90cm投げる。
29. 子どもはテスト用紙の幅以上の距離を飛び越えなければならない。（約20cm）
30. つま先から2.5cm以内にかかとをつけて前方へ歩くように子どもに指示する。判定者がしてみせてもよい。連続して4歩、歩かねばならない。
31. 2歳では正常な子どもの半分は課題実施の受け入れが良くない。

DENVER II 記録票

生年月日＿＿＿＿年＿＿月＿＿日　（在胎　　週　　日）　　　　整理番号＿＿＿＿＿＿＿＿＿＿＿

記録日①＿＿＿年＿＿月＿＿日　②＿＿＿年＿＿月＿＿日　③＿＿＿年＿＿月＿＿日　氏　名＿＿＿＿＿＿＿＿＿＿＿

年月日齢①＿＿＿年＿＿月＿＿日　②＿＿＿年＿＿月＿＿日　③＿＿＿年＿＿月＿＿日　記録者＿＿＿＿＿＿＿＿＿＿＿

| 2月 | 4月 | 6月 | 9月 | 12月 | 15月 | 18月 | 2歳 | 3歳 | 4歳 | 5歳 | 6歳 |

個人―社会　微細運動―適応　言語

通過率
25　50　75　90

報告でもよい→
裏面の注No.→　項目

一人で歯磨きをする
ゲームをする
一人で服を着る
Tシャツを着る
友達の名前
上着、靴などをつける　　6部分人物画
手を洗ってふく　　□模写
手伝って歯磨き　　□模倣
上着を脱ぐ　　3部分人物画
人形に食べさせる　　長い方を指差す
スプーンを使う　　十模写
簡単なお手伝い　　○模写
コップで飲む　　親指だけを動かす　　単語定義7語
ボールのやりとり　　縦線模倣　　寒い、疲労、空腹の理解 (3/3)
大人の真似　　8個の積み木の塔　　2/3反対語類推
バイバイをする　　6個の積み木の塔　　5つ数える
ほしいものを示す　　4個の積み木の塔　　単語定義5語
拍手をまねる　　2個の積み木の塔　　前後上下の理解
自分で食べる　　瓶からレーズンを出す　　動作の理解4つ
玩具をとる　　なぐり書きをする　　用途理解3つ
手をみつめる　　コップに積み木を入れる　　1つ数える
あやし笑い　　積み木を打ち合わせる　　用途理解2つ
笑いかける　　親指を使ってつかむ　　色の名前4色
顔をみつめる　　積み木をもちかえる　　わかるように話す
両手に積み木をもつ　　寒い、疲労、空腹の理解 (2/3)
毛糸を探す　　色の名前1色
熊手形でつかむ　　絵の名称4つ
物に手を伸ばす　　動作の理解2つ
レーズンを見つめる　　ほぼ明瞭に話す　　爪先かかと歩き
両手を合わす　　絵を4つ指差す　　片足立ち6秒
180°追視　　6つの身体部分　　片足立ち5秒
ガラガラを握る　　2語文　　片足立ち4秒
正中線を越えて追視　　絵の名称1つ　　片足立ち3秒
正中線まで追視　　絵を2つ指差す　　けんけん
パパ、ママ以外に6語　　片足立ち2秒
パパ、ママ以外に3語　　片足立ち1秒
パパ、ママ以外に2語　　幅跳び
意味ある1語　　ジャンプ
意味なくパパ、ママ　　上手投げ
3音以上つなげる　　ボールをける
喃語を話す　　階段を登る
パ、ダ、マなど言う　　走る
声の方向に振り向く　　後退り歩き
音に振り向く　　上手に歩く
キャアキャア喜ぶ　　拾い上げる
声を出して笑う　　一人で立つ10秒
「アー」「ウー」などの発声　　一人で立つ2秒
声を出す　　つかまって立ち上がる
ベルに反応　　一人ですわる
つかまり立ち、5秒以上
すわれる、5秒以上
寝返り
引き起こし
胸を上げる
両足で体を支える
90°頭を上げる
首がすわる
45°頭を上げる
頭を上げる
対称運動

個人―社会　微細運動―適応　言語　粗大運動

個人―社会　微細運動―適応　言語　粗大運動（右側縦書き）

判定中の様子

1、2、3回目の検査結果をそれぞれのチェック欄に記入

一般的印象	1	2	3
普通			
異常			

判定実施の受け入れ	1	2	3
いつもよい			
たいていよい			
ほとんどよくない			

周囲への興味	1	2	3
敏感			
あまり興味がない			
全く興味がない			

恐怖感	1	2	3
ない			
少しある			
非常に強い			

注意を向けている時間	1	2	3
適当			
いくらか気が散りやすい			
非常に気が散りやすい			

無断転載不許

| 2月 | 4月 | 6月 | 9月 | 12月 | 15月 | 18月 | 2歳 | 3歳 | 4歳 | 5歳 | 6歳 |

判定実施上の手引き

1. 判定者は子どもに笑いかけたり、話しかけたり手を振ったりして微笑をひきだそうとする。しかし、子どもの体にさわってはいけない。
2. 子どもは数秒間手をみつめなければならない。
3. 保護者が歯ブラシの使い方を教えたり、ねり歯みがきを歯ブラシにつけてもよい。
4. 靴のひもをむすんだり、背中のボタンをはめたり、ファスナーをあげたりできなくてもよい。
5. 子どもの顔の上およそ 20 cm のところを、一側から他側へ弧を描いて毛糸をゆっくり動かす。
6. 子どもの指先あるいは指の背にガラガラがふれた時、それをつかむならば p。
7. 子どもが消えた毛糸の行方を見ようとするなら p。判定者は腕を動かさないですばやく手に持った毛糸を落して見えなくする。
8. 子どもは片方の手からもう片方の手へ、体や口やテーブルを使わずに積み木をもちかえなくてはならない。
9. 子どもが親指と他の指を使って、レーズンをつまみあげるなら p。
10. 子どもの描いた線と判定者の描いた線との角度が 30 度以内なら p。
11. 判定者は親指を上にたててにぎりこぶしをつくり、親指だけを動かす。子どもがこれをまねて、親指以外の指を動かさなければ p。

   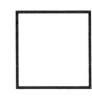

12. 囲まれた形なら p。うずまきは f。
13. どんな線でも真ん中あたりで交差すれば p。
14. 「どちらの線が長い？」("大きい"ではない) 紙の上下が逆になるようにまわしてみせ、繰り返す。(3 試行のうち 3 回、あるいは 6 試行のうち 5 回で p。)
15. 最初は子どもに模写させる。失敗した場合は判定者が書いてみせる。

　　12、13、15 の項目を実施するとき、その形の名前を言ってはならない。12 と 13 の項目を実施する時は書いてみせてはならない。

16. 採点するとき、対になっている部分 (2 つの腕、2 つの脚) は 1 つとして数える。
17. コップのなかに積み木を一ついれ、子どもの耳のそばで子どもに見えないようにそっとふる。他の耳でも繰り返す。
18. 絵をさして、その名前を言わせる。(ワン、ニャンなどの擬声語だけでは不可。わんわん、にゃんにゃんなどは可。) もしも正しく名前を言えるのが 4 つ未満の時は、判定者が名前を言い、その絵を指さしさせる。

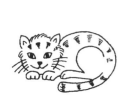 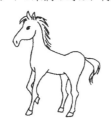 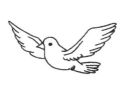 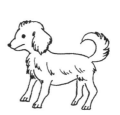 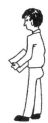

(原画　国立療養所広島病院小児科部長　下田浩子)

19. 人形を使い、子どもに聞く。「鼻はどれ？目は？耳は？口は？手は？足は？おなかは？髪は？」8 問中 6 問正しければ p。
20. 絵を使い、子どもに聞く。「飛ぶのはどれ？」「ニャーとなくのはどれ？」「お話しするのはどれ？」「ほえるのはどれ？」「パカパカ走るのはどれ？」5 問中、2 問あるいは 4 問ただしければ p。
21. 子どもに次の質問をする。「寒いときどうしますか？」「疲れたときはどうしますか？」「おなかがすいたときどうしますか？」3 問中、2 問あるいは 3 問正しければ p。
22. 子どもに次の質問をする。「コップは何に使いますか？」「いすは何に使いますか？」「鉛筆は何に使いますか？」答えの中
23. に動作を示す語が入っていなければならない。
24. 子どもが積み木を紙の上に正しく置き、紙の上にいくつ積み木があるか言えれば p。(1 個から 5 個)
　　子どもに指示する。「積み木をテーブルの上においてください」「テーブルの下に」「私の前に」「私の後ろに」4 問中 4 問正
25. しければ p。(判定者は指したり、頭や目を動かして子どもを助けてはならない)
　　子どもに質問する。「ボールとはどんな物ですか？」「海は？」「机は？」「家は？」「バナナは？」「カーテンは？」「窓は？」「靴は？」用途、形、素材、一般的分類 (バナナを黄色というのではなく、果物というように) の言葉で定義すれば p。8 問中、5 問あるいは 7 問正しければ p。
26. 子どもに次のように質問する。「象は大きい、犬は？」「火は熱い、氷は？」「昼はあかるい、夜は？」3 問中 2 問正しければ p。
27. 子どもは壁や手すりを使ってもよいが、人の助けはいけない。はうこともいけない。
28. 子どもは離れて立っている判定者の手の届く範囲に、上手投げでボールを約 90 cm 投げる。
29. 子どもはテスト用紙の幅以上の距離を飛び越えなければならない。(約 20 cm)
30. つま先から 2.5 cm 以内にかかとをつけて前方へ歩くように子どもに指示する。判定者がしてみせてもよい。連続して 4 歩、歩かねばならない。
31. 2 歳では正常な子どもの半分は課題実施の受け入れが良くない。

DENVER Ⅱ 記録票

生年月日＿＿＿＿年＿＿月＿＿日　　（在胎　　週　　日）　　　整理番号＿＿＿＿＿＿＿＿＿＿＿＿

記録日①＿＿＿年＿＿月＿＿日　②＿＿＿年＿＿月＿＿日　③＿＿＿年＿＿月＿＿日　氏　名＿＿＿＿＿＿＿＿＿＿＿＿

年月日齢①＿＿＿年＿＿月＿＿日　②＿＿＿年＿＿月＿＿日　③＿＿＿年＿＿月＿＿日　記録者＿＿＿＿＿＿＿＿＿＿＿＿

| 2月 | 4月 | 6月 | 9月 | 12月 | 15月 | 18月 | 2歳 | 3歳 | 4歳 | 5歳 | 6歳 |

通過率
25　50　75　90
報告でもよい→
裏面の注No.→　　項目

個人—社会　微細運動—適応　言語

- 一人で歯磨きをする
- ゲームをする
- 一人で服を着る
- Tシャツを着る
- 友達の名前
- 上着、靴などをつける　6部分人物画
- 手を洗ってふく　□模写
- 手伝って歯磨き　□模倣
- 上着を脱ぐ　3部分人物画
- 人形に食べさせる　長い方を指差す
- スプーンを使う　十模写
- 簡単なお手伝い　○模写
- コップで飲む　親指だけを動かす　単語定義7語
- ボールのやりとり　縦線模倣　寒い、疲労、空腹の理解 (3/3)
- 大人の真似　8個の積み木の塔　2/3反対語類推
- バイバイをする　6個の積み木の塔　5つ数える
- ほしいものを示す　4個の積み木の塔　単語定義5語
- 拍手をまねる　2個の積み木の塔　前後上下の理解
- 自分で食べる　瓶からレーズンを出す　動作の理解4つ
- 玩具をとる　なぐり書きをする　用途理解3つ
- 手をみつめる　コップに積み木を入れる　1つ数える
- あやし笑い　積み木を打ち合わせる　用途理解2つ
- 笑いかける　親指を使ってつかむ　色の名前4色
- 顔をみつめる　積み木をもちかえる　わかるように話す
- 両手に積み木をもつ　寒い、疲労、空腹の理解 (2/3)
- 毛糸を探す　色の名前1色
- 熊手形でつかむ　絵の名称4つ
- 物に手を伸ばす　動作の理解2つ
- レーズンを見つめる　ほぼ明瞭に話す　爪先かかと歩き
- 両手を合わす　絵を4つ指差す　片足立ち6秒
- 180°追視　6つの身体部分　片足立ち5秒
- ガラガラを握る　2語文　片足立ち4秒
- 正中線を越えて追視　絵の名称1つ　片足立ち3秒
- 正中線まで追視　絵を2つ指差す　けんけん
- パパ、ママ以外に6語　片足立ち2秒
- パパ、ママ以外に3語　片足立ち1秒
- パパ、ママ以外に2語　幅跳び
- 意味ある1語　ジャンプ
- 意味なくパパ、ママ　上手投げ
- 3音以上つなげる　ボールをける
- 喃語を話す　階段を登る
- パ、ダ、マなど言う　走る
- 声の方向に振り向く　後退り歩き
- 音に振り向く　上手に歩く
- キャアキャア喜ぶ　拾い上げる
- 声を出して笑う　一人で立つ10秒
- 「アー」「ウー」などの発声　一人で立つ2秒
- 声を出す　つかまって立ち上がる
- ベルに反応　一人ですわる
- つかまり立ち、5秒以上
- すわれる、5秒以上
- 寝返り
- 引き起こし
- 胸を上げる
- 両足で体を支える
- 90°頭を上げる
- 首がすわる
- 45°頭を上げる
- 頭を上げる
- 対称運動

個人—社会　微細運動—適応　言語　粗大運動

判定中の様子

1、2、3回目の検査結果をそれぞれのチェック欄に記入

一般的印象	1	2	3
普通			
異常			

判定実施の受け入れ	1	2	3
いつもよい			
たいていよい			
ほとんどよくない			

周囲への興味	1	2	3
敏感			
あまり興味がない			
全く興味がない			

恐怖感	1	2	3
ない			
少しある			
非常に強い			

注意を向けている時間	1	2	3
適当			
いくらか気が散りやすい			
非常に気が散りやすい			

| 2月 | 4月 | 6月 | 9月 | 12月 | 15月 | 18月 | 2歳 | 3歳 | 4歳 | 5歳 | 6歳 |

無断転載不許

判定実施上の手引き

1. 判定者は子どもに笑いかけたり、話しかけたり手を振ったりして微笑をひきだそうとする。しかし、子どもの体にさわってはいけない。
2. 子どもは数秒間手をみつめなければならない。
3. 保護者が歯ブラシの使い方を教えたり、ねり歯みがきを歯ブラシにつけてもよい。
4. 靴のひもをむすんだり、背中のボタンをはめたり、ファスナーをあげたりできなくてもよい。
5. 子どもの顔の上およそ 20 cm のところを、一側から他側へ弧を描いて毛糸をゆっくり動かす。
6. 子どもの指先あるいは指の背にガラガラがふれた時、それをつかむならば p。
7. 子どもが消えた毛糸の行方を見ようとするなら p。判定者は腕を動かさないですばやく手に持った毛糸を落して見えなくする。
8. 子どもは片方の手からもう片方の手へ、体や口やテーブルを使わずに積み木をもちかえなくてはならない。
9. 子どもが親指と他の指を使って、レーズンをつまみあげるなら p。
10. 子どもの描いた線と判定者の描いた線との角度が 30 度以内なら p。
11. 判定者は親指を上にたててにぎりこぶしをつくり、親指だけを動かす。子どもがこれをまねて、親指以外の指を動かさなければ p。

  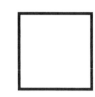

12. 囲まれた形なら p。うずまきは f。
13. どんな線でも真ん中あたりで交差すれば p。
14. 「どちらの線が長い？」（"大きい" ではない）紙の上下が逆になるようにまわしてみせ、繰り返す。（3 試行のうち 3 回、あるいは 6 試行のうち 5 回で p。）
15. 最初は子どもに模写させる。失敗した場合は判定者が書いてみせる。

　　12、13、15 の項目を実施するとき、その形の名前を言ってはならない。12 と 13 の項目を実施する時は書いてみせてはならない。

16. 採点するとき、対になっている部分（2 つの腕、2 つの脚）は 1 つとして数える。
17. コップのなかに積み木を一ついれ、子どもの耳のそばで子どもに見えないようにそっとふる。他の耳でも繰り返す。
18. 絵をさして、その名前を言わせる。（ワン、ニャンなどの擬声語だけでは不可。わんわん、にゃんにゃんなどは可。）もしも正しく名前を言えるのが 4 つ未満の時は、判定者が名前を言い、その絵を指さしさせる。

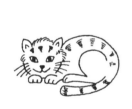 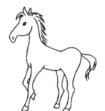 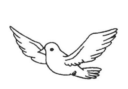 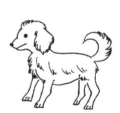 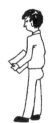

（原画　国立療養所広島病院小児科部長　下田浩子）

19. 人形を使い、子どもに聞く。「鼻はどれ？目は？耳は？口は？手は？足は？おなかは？髪は？」8 問中 6 問正しければ p。
20. 絵を使い、子どもに聞く。「飛ぶのはどれ？」「ニャーとなくのはどれ？」「お話しするのはどれ？」「ほえるのはどれ？」「パカパカ走るのはどれ？」5 問中、2 問あるいは 4 問ただしければ p。
21. 子どもに次の質問をする。「寒いときどうしますか？」「疲れたときはどうしますか？」「おなかがすいたときどうしますか？」3 問中、2 問あるいは 3 問正しければ p。
22. 子どもに次の質問をする。「コップは何に使いますか？」「いすは何に使いますか？」「鉛筆は何に使いますか？」答えの中
23. に動作を示す語が入っていなければならない。
24. 子どもが積み木を紙の上に正しく置き、紙の上にいくつ積み木があるか言えれば p。（1 個から 5 個）
　　子どもに指示する。「積み木をテーブルの上においてください」「テーブルの下に」「私の前に」「私の後ろに」4 問中 4 問正
25. しければ p。（判定者は指したり、頭や目を動かして子どもを助けてはならない）
　　子どもに質問する。「ボールとはどんな物ですか？」「海は？」「机は？」「家は？」「バナナは？」「カーテンは？」「窓は？」「靴は？」用途、形、素材、一般的分類（バナナを黄色というのではなく、果物というように）の言葉で定義すれば p。8 問中、5 問あるいは 7 問正しければ p。
26. 子どもに次のように質問する。「象は大きい、犬は？」「火は熱い、氷は？」「昼はあかるい、夜は？」3 問中 2 問正しければ p。
27. 子どもは壁や手すりを使ってもよいが、人の助けはいけない。はうこともいけない。
28. 子どもは離れて立っている判定者の手の届く範囲に、上手投げでボールを約 90 cm 投げる。
29. 子どもはテスト用紙の幅以上の距離を飛び越えなければならない。（約 20 cm）
30. つま先から 2.5 cm 以内にかかとをつけて前方へ歩くように子どもに指示する。判定者がしてみせてもよい。連続して 4 歩、歩かねばならない。
31. 2 歳では正常な子どもの半分は課題実施の受け入れが良くない。

DENVER II 記録票

生年月日＿＿＿＿年＿＿月＿＿日 （在胎＿＿週＿＿日） 整理番号＿＿＿＿＿＿＿＿＿＿＿＿＿

記録日①＿＿＿年＿＿月＿＿日 ②＿＿＿年＿＿月＿＿日 ③＿＿＿年＿＿月＿＿日 氏 名＿＿＿＿＿＿＿＿＿＿＿

年月日齢①＿＿＿年＿＿月＿＿日 ②＿＿＿年＿＿月＿＿日 ③＿＿＿年＿＿月＿＿日 記録者＿＿＿＿＿＿＿＿＿＿＿

2月　4月　6月　9月　12月　15月　18月　2歳　3歳　4歳　5歳　6歳

個人―社会　微細運動―適応　言語

通過率
25　50　75　90
報告でもよい→
裏面の注No.→　項目

一人で歯磨きをする
ゲームをする
一人で服を着る
Tシャツを着る
友達の名前
上着、靴などをつける　6部分人物画
手を洗ってふく　□模写
手伝って歯磨き　□模倣
上着を脱ぐ　3部分人物画
人形に食べさせる　長い方を指差す
スプーンを使う　十模写
簡単なお手伝い　○模写
コップで飲む　親指だけを動かす　単語定義7語
ボールのやりとり　縦線模倣　寒い、疲労、空腹の理解 (3/3)
大人の真似　8個の積み木の塔　2/3反対語類推
バイバイをする　6個の積み木の塔　5つ数える
ほしいものを示す　4個の積み木の塔　単語定義5語
拍手をまねる　2個の積み木の塔　前後上下の理解
自分で食べる　瓶からレーズンを出す　動作の理解4つ
玩具をとる　なぐり書きをする　用途理解3つ
手をみつめる　コップに積み木を入れる　1つ数える
あやし笑い　積み木を打ち合わせる　用途理解2つ
笑いかける　親指を使ってつかむ　色の名前4色
顔をみつめる　積み木をもちかえる　わかるように話す
両手に積み木をもつ　寒い、疲労、空腹の理解 (2/3)
毛糸を探す　色の名前1色
熊手形でつかむ　絵の名称4つ
物に手を伸ばす　動作の理解2つ
レーズンを見つめる　ほぼ明瞭に話す　爪先かかと歩き
両手を合わす　絵を4つ指差す　片足立ち6秒
180°追視　6つの身体部分　片足立ち5秒
ガラガラを握る　2語文　片足立ち4秒
正中線を越えて追視　絵の名称1つ　片足立ち3秒
正中線まで追視　絵を2つ指差す　けんけん
パパ、ママ以外に6語　片足立ち2秒
パパ、ママ以外に3語　片足立ち1秒
パパ、ママ以外に2語　幅跳び
意味ある1語　ジャンプ
意味なくパパ、ママ　上手投げ
3音以上つなげる　ボールをける
喃語を話す　階段を登る
パ、ダ、マなど言う　走る
声の方向に振り向く　後退り歩き
音に振り向く　上手に歩く
キャアキャア喜ぶ　拾い上げる
声を出して笑う　一人で立つ10秒
「アー」「ウー」などの発声　一人で立つ2秒
声を出す　つかまって立ち上がる
ベルに反応　一人ですわる
つかまり立ち、5秒以上
すわれる、5秒以上
寝返り
引き起こし
胸を上げる
両足で体を支える
90°頭を上げる
首がすわる
45°頭を上げる
頭を上げる
対称運動

個人―社会　微細運動―適応　言語　粗大運動

判定中の様子

1、2、3回目の検査結果をそれぞれのチェック欄に記入

一般的印象	1	2	3
普通			
異常			

判定実施の受け入れ	1	2	3
いつもよい			
たいていよい			
ほとんどよくない			

周囲への興味	1	2	3
敏感			
あまり興味がない			
全く興味がない			

恐怖感	1	2	3
ない			
少しある			
非常に強い			

注意を向けている時間	1	2	3
適当			
いくらか気が散りやすい			
非常に気が散りやすい			

2月　4月　6月　9月　12月　15月　18月　2歳　3歳　4歳　5歳　6歳

個人―社会　微細運動―適応　言語　粗大運動

無断転載不許

判定実施上の手引き

1. 判定者は子どもに笑いかけたり、話しかけたり手を振ったりして微笑をひきだそうとする。しかし、子どもの体にさわってはいけない。
2. 子どもは数秒間手をみつめなければならない。
3. 保護者が歯ブラシの使い方を教えたり、ねり歯みがきを歯ブラシにつけてもよい。
4. 靴のひもをむすんだり、背中のボタンをはめたり、ファスナーをあげたりできなくてもよい。
5. 子どもの顔の上およそ 20 cm のところを、一側から他側へ弧を描いて毛糸をゆっくり動かす。
6. 子どもの指先あるいは指の背にガラガラがふれた時、それをつかむならば p。
7. 子どもが消えた毛糸の行方を見ようとするなら p。判定者は腕を動かさないですばやく手に持った毛糸を落して見えなくする。
8. 子どもは片方の手からもう片方の手へ、体や口やテーブルを使わずに積み木をもちかえなくてはならない。
9. 子どもが親指と他の指を使って、レーズンをつまみあげるなら p。
10. 子どもの描いた線と判定者の描いた線との角度が 30 度以内なら p。
11. 判定者は親指を上にたててにぎりこぶしをつくり、親指だけを動かす。子どもがこれをまねて、親指以外の指を動かさなければ p。

      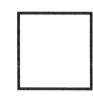

12. 囲まれた形なら p。うずまきは f。
13. どんな線でも真ん中あたりで交差すれば p。
14. 「どちらの線が長い？」（"大きい"ではない）紙の上下が逆になるようにまわしてみせ、繰り返す。（3試行のうち3回、あるいは6試行のうち5回で p。）
15. 最初は子どもに模写させる。失敗した場合は判定者が書いてみせる。

　　12、13、15 の項目を実施するとき、その形の名前を言ってはならない。12 と 13 の項目を実施する時は書いてみせてはならない。

16. 採点するとき、対になっている部分（2 つの腕、2 つの脚）は 1 つとして数える。
17. コップのなかに積み木を一ついれ、子どもの耳のそばで子どもに見えないようにそっとふる。他の耳でも繰り返す。
18. 絵をさして、その名前を言わせる。（ワン、ニャンなどの擬声語だけでは不可。わんわん、にゃんにゃんなどは可。）もしも正しく名前を言えるのが 4 つ未満の時は、判定者が名前を言い、その絵を指さしさせる。

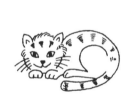 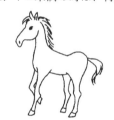 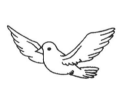 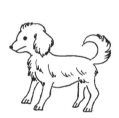 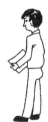

（原画　国立療養所広島病院小児科部長　下田浩子）

19. 人形を使い、子どもに聞く。「鼻はどれ？目は？耳は？口は？手は？足は？おなかは？髪は？」8 問中 6 問正しければ p。
20. 絵を使い、子どもに聞く。「飛ぶのはどれ？」「ニャーとなくのはどれ？」「お話しするのはどれ？」「ほえるのはどれ？」「パカパカ走るのはどれ？」5 問中、2 問あるいは 4 問ただしければ p。
21. 子どもに次の質問をする。「寒いときどうしますか？」「疲れたときはどうしますか？」「おなかがすいたときどうしますか？」3 問中、2 問あるいは 3 問正しければ p。
22. 子どもに次の質問をする。「コップは何に使いますか？」「いすは何に使いますか？」「鉛筆は何に使いますか？」答えの中
23. に動作を示す語が入っていなければならない。
24. 子どもが積み木を紙の上に正しく置き、紙の上にいくつ積み木があるか言えれば p。（1 個から 5 個）
25. 子どもに指示する。「積み木をテーブルの上においてください」「テーブルの下に」「私の前に」「私の後ろに」4 問中 4 問正しければ p。（判定者は指したり、頭や目を動かして子どもを助けてはならない）
　　子どもに質問する。「ボールとはどんな物ですか？」「海は？」「机は？」「家は？」「バナナは？」「カーテンは？」「窓は？」「靴は？」用途、形、素材、一般的分類（バナナを黄色というのではなく、果物というように）の言葉で定義すれば p。8 問中、5 問あるいは 7 問正しければ p。
26. 子どもに次のように質問する。「象は大きい、犬は？」「火は熱い、氷は？」「昼はあかるい、夜は？」3 問中 2 問正しければ p。
27. 子どもは壁や手すりを使ってもよいが、人の助けはいけない。はうこともいけない。
28. 子どもは離れて立っている判定者の手の届く範囲に、上手投げでボールを約 90 cm 投げる。
29. 子どもはテスト用紙の幅以上の距離を飛び越えなければならない。（約 20 cm）
30. つま先から 2.5 cm 以内にかかとをつけて前方へ歩くように子どもに指示する。判定者がしてみせてもよい。連続して 4 歩、歩かねばならない。
31. 2 歳では正常な子どもの半分は課題実施の受け入れが良くない。

DENVER II 記録票

生年月日＿＿＿＿年＿＿月＿＿日　　（在胎　　週　　日）　　　　整理番号＿＿＿＿＿＿＿＿＿＿＿＿＿＿

記録日①＿＿＿年＿月＿日　②＿＿＿年＿月＿日　③＿＿＿年＿月＿日　　氏　名＿＿＿＿＿＿＿＿＿＿＿＿

年月日齢①＿＿＿年＿月＿日　②＿＿＿年＿月＿日　③＿＿＿年＿月＿日　　記録者＿＿＿＿＿＿＿＿＿＿＿＿

2月　4月　6月　9月　12月　15月　18月　2歳　3歳　4歳　5歳　6歳

個人—社会　微細運動—適応　言語

通過率
25　50　75　90

報告でもよい→
裏面の注No.→　　項目

一人で歯磨きをする
ゲームをする
一人で服を着る
Tシャツを着る
友達の名前
上着、靴などをつける　　6部分人物画
手を洗ってふく　　□模写
手伝って歯磨き　　□模倣
上着を脱ぐ　　3部分人物画
人形に食べさせる　　長い方を指差す
スプーンを使う　　十模写
簡単なお手伝い　　○模写
コップで飲む　　親指だけを動かす　　単語定義7語
ボールのやりとり　　縦線模倣　　寒い、疲労、空腹の理解 (3/3)
大人の真似　　8個の積み木の塔　　2/3反対語類推
バイバイをする　　6個の積み木の塔　　5つ数える
ほしいものを示す　　4個の積み木の塔　　単語定義5語
拍手をまねる　　2個の積み木の塔　　前後上下の理解
自分で食べる　　瓶からレーズンを出す　　動作の理解4つ
玩具をとる　　なぐり書きをする　　用途理解3つ
手をみつめる　　コップに積み木を入れる　　1つ数える
あやし笑い　　積み木を打ち合わせる　　用途理解2つ
笑いかける　　親指を使ってつかむ　　色の名前4色
顔をみつめる　　積み木をもちかえる　　わかるように話す
両手に積み木をもつ　　寒い、疲労、空腹の理解 (2/3)
毛糸を探す　　色の名前1色
熊手形でつかむ　　絵の名称4つ
物に手を伸ばす　　動作の理解2つ
レーズンを見つめる　　ほぼ明瞭に話す　　爪先かかと歩き
両手を合わす　　絵を4つ指差す　　片足立ち6秒
180°追視　　6つの身体部分　　片足立ち5秒
ガラガラを握る　　2語文　　片足立ち4秒
正中線を越えて追視　　絵の名称1つ　　片足立ち3秒
正中線まで追視　　絵を2つ指差す　　けんけん
パパ、ママ以外に6語　　片足立ち2秒
パパ、ママ以外に3語　　片足立ち1秒
パパ、ママ以外に2語　　幅跳び
意味ある1語　　ジャンプ
意味なくパパ、ママ　　上手投げ
3音以上つなげる　　ボールをける
喃語を話す　　階段を登る
パ、ダ、マなど言う　　走る
声の方向に振り向く　　後退り歩き
音に振り向く　　上手に歩く
キャアキャア喜ぶ　　拾い上げる
声を出して笑う　　一人で立つ10秒
「アー」「ウー」などの発声　　一人で立つ2秒
声を出す　　つかまって立ち上がる
ベルに反応　　一人ですわる
つかまり立ち、5秒以上
すわれる、5秒以上
寝返り
引き起こし
胸を上げる
両足で体を支える
90°頭を上げる
首がすわる
45°頭を上げる
頭を上げる
対称運動

個人—社会　微細運動—適応　言語　粗大運動

微細運動—適応　粗大運動

判定中の様子

1、2、3回目の検査結果をそれぞれのチェック欄に記入

一般的印象	1	2	3
普通			
異常			

判定実施の受け入れ	1	2	3
いつもよい			
たいていよい			
ほとんどよくない			

周囲への興味	1	2	3
敏感			
あまり興味がない			
全く興味がない			

恐怖感	1	2	3
ない			
少しある			
非常に強い			

注意を向けている時間	1	2	3
適当			
いくらか気が散りやすい			
非常に気が散りやすい			

無断転載不許

2月　4月　6月　9月　12月　15月　18月　2歳　3歳　4歳　5歳　6歳

判定実施上の手引き

1. 判定者は子どもに笑いかけたり、話しかけたり手を振ったりして微笑をひきだそうとする。しかし、子どもの体にさわってはいけない。
2. 子どもは数秒間手をみつめなければならない。
3. 保護者が歯ブラシの使い方を教えたり、ねり歯みがきを歯ブラシにつけてもよい。
4. 靴のひもをむすんだり、背中のボタンをはめたり、ファスナーをあげたりできなくてもよい。
5. 子どもの顔の上およそ 20 cm のところを、一側から他側へ弧を描いて毛糸をゆっくり動かす。
6. 子どもの指先あるいは指の背にガラガラがふれた時、それをつかむならば p。
7. 子どもが消えた毛糸の行方を見ようとするなら p。判定者は腕を動かさないですばやく手に持った毛糸を落して見えなくする。
8. 子どもは片方の手からもう片方の手へ、体や口やテーブルを使わずに積み木をもちかえなくてはならない。
9. 子どもが親指と他の指を使って、レーズンをつまみあげるなら p。
10. 子どもの描いた線と判定者の描いた線との角度が 30 度以内なら p。
11. 判定者は親指を上にたててにぎりこぶしをつくり、親指だけを動かす。子どもがこれをまねて、親指以外の指を動かさなければ p。

   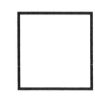

12. 囲まれた形なら p。うずまきは f。
13. どんな線でも真ん中あたりで交差すれば p。
14. 「どちらの線が長い？」（"大きい"ではない）紙の上下が逆になるようにまわしてみせ、繰り返す。（3 試行のうち 3 回、あるいは 6 試行のうち 5 回で p。）
15. 最初は子どもに模写させる。失敗した場合は判定者が書いてみせる。

　　12、13、15 の項目を実施するとき、その形の名前を言ってはならない。12 と 13 の項目を実施する時は書いてみせてはならない。

16. 採点するとき、対になっている部分（2 つの腕、2 つの脚）は 1 つとして数える。
17. コップのなかに積み木を一ついれ、子どもの耳のそばで子どもに見えないようにそっとふる。他の耳でも繰り返す。
18. 絵をさして、その名前を言わせる。（ワン、ニャンなどの擬声語だけでは不可。わんわん、にゃんにゃんなどは可。）もしも正しく名前を言えるのが 4 つ未満の時は、判定者が名前を言い、その絵を指さしさせる。

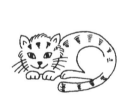 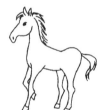 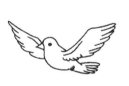 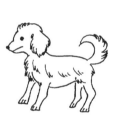 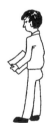

（原画　国立療養所広島病院小児科部長　下田浩子）

19. 人形を使い、子どもに聞く。「鼻はどれ？目は？耳は？口は？手は？足は？おなかは？髪は？」8 問中 6 問正しければ p。
20. 絵を使い、子どもに聞く。「飛ぶのはどれ？」「ニャーとなくのはどれ？」「お話しするのはどれ？」「ほえるのはどれ？」「パカパカ走るのはどれ？」5 問中、2 問あるいは 4 問ただしければ p。
21. 子どもに次の質問をする。「寒いときどうしますか？」「疲れたときはどうしますか？」「おなかがすいたときどうしますか？」3 問中、2 問あるいは 3 問正しければ p。
22. 子どもに次の質問をする。「コップは何に使いますか？」「いすは何に使いますか？」「鉛筆は何に使いますか？」答えの中
23. に動作を示す語が入っていなければならない。
24. 子どもが積み木を紙の上に正しく置き、紙の上にいくつ積み木があるか言えれば p。（1 個から 5 個）
　　子どもに指示する。「積み木をテーブルの上においてください」「テーブルの下に」「私の前に」「私の後ろに」4 問中 4 問正
25. しければ p。（判定者は指したり、頭や目を動かして子どもを助けてはならない）
　　子どもに質問する。「ボールとはどんな物ですか？」「海は？」「机は？」「家は？」「バナナは？」「カーテンは？」「窓は？」「靴は？」用途、形、素材、一般的分類（バナナを黄色というのではなく、果物というように）の言葉で定義すれば p。8 問中、5 問あるいは 7 問正しければ p。
26. 子どもに次のように質問する。「象は大きい、犬は？」「火は熱い、氷は？」「昼はあかるい、夜は？」3 問中 2 問正しければ p。
27. 子どもは壁や手すりを使ってもよいが、人の助けはいけない。はうこともいけない。
28. 子どもは離れて立っている判定者の手の届く範囲に、上手投げでボールを約 90 cm 投げる。
29. 子どもはテスト用紙の幅以上の距離を飛び越えなければならない。（約 20 cm）
30. つま先から 2.5 cm 以内にかかとをつけて前方へ歩くように子どもに指示する。判定者がしてみせてもよい。連続して 4 歩、歩かねばならない。
31. 2 歳では正常な子どもの半分は課題実施の受け入れが良くない。

DENVER II 記録票

生年月日＿＿＿＿年＿＿月＿＿日 （在胎＿＿週＿＿日）　　　　整理番号＿＿＿＿＿＿＿＿＿＿＿

記録日①＿＿＿年＿＿月＿＿日　②＿＿＿年＿＿月＿＿日　③＿＿＿年＿＿月＿＿日　氏名＿＿＿＿＿＿＿＿＿＿＿

年月日齢①＿＿年＿＿月＿＿日　②＿＿年＿＿月＿＿日　③＿＿年＿＿月＿＿日　記録者＿＿＿＿＿＿＿＿＿＿＿

2月　4月　6月　9月　12月　15月　18月　2歳　3歳　4歳　5歳　6歳

個人―社会　微細運動―適応　言語

通過率
報告でもよい→　25　50　75　90
裏面の注No.→　項目

一人で歯磨きをする
ゲームをする
一人で服を着る
Tシャツを着る
友達の名前
上着、靴などをつける　6部分人物画
手を洗ってふく　□模写
手伝って歯磨き　□模倣
上着を脱ぐ　3部分人物画
人形に食べさせる　長い方を指差す
スプーンを使う　十模写
簡単なお手伝い　○模写
コップで飲む　親指だけを動かす　単語定義7語
ボールのやりとり　縦線模倣　寒い、疲労、空腹の理解(3/3)
大人の真似　8個の積み木の塔　2/3反対語類推
バイバイをする　6個の積み木の塔　5つ数える
ほしいものを示す　4個の積み木の塔　単語定義5語
拍手をまねる　2個の積み木の塔　前後上下の理解
自分で食べる　瓶からレーズンを出す　動作の理解4つ
玩具をとる　なぐり書きをする　用途理解3つ
手をみつめる　コップに積み木を入れる　1つ数える
あやし笑い　積み木を打ち合わせる　用途理解2つ
笑いかける　親指を使ってつかむ　色の名前4色
顔をみつめる　積み木をもちかえる　わかるように話す
両手に積み木をもつ　寒い、疲労、空腹の理解(2/3)
毛糸を探す　色の名前1色
熊手形でつかむ　絵の名称4つ
物に手を伸ばす　動作の理解2つ
レーズンを見つめる　ほぼ明瞭に話す　爪先かかと歩き
両手を合わす　絵を4つ指差す　片足立ち6秒
180°追視　6つの身体部分　片足立ち5秒
ガラガラを握る　2語文　片足立ち4秒
正中線を越えて追視　絵の名称1つ　片足立ち3秒
正中線まで追視　絵を2つ指差す　けんけん
パパ、ママ以外に6語　片足立ち2秒
パパ、ママ以外に3語　片足立ち1秒
パパ、ママ以外に2語　幅跳び
意味ある1語　ジャンプ
意味なくパパ、ママ　上手投げ
3音以上つなげる　ボールをける
喃語を話す　階段を登る
パ、ダ、マなど言う　走る
声の方向に振り向く　後退り歩き
音に振り向く　上手に歩く
キャアキャア喜ぶ　拾い上げる
声を出して笑う　一人で立つ10秒
「アー」「ウー」などの発声　一人で立つ2秒
声を出す　つかまって立ち上がる
ベルに反応　一人ですわる
つかまり立ち、5秒以上
すわれる、5秒以上
寝返り
引き起こし
胸を上げる
両足で体を支える
90°頭を上げる
首がすわる
45°頭を上げる
頭を上げる
対称運動

個人―社会　微細運動―適応　言語　粗大運動

粗大運動

言語

判定中の様子

1、2、3回目の検査結果をそれぞれのチェック欄に記入

一般的印象	1	2	3
普通			
異常			

判定実施の受け入れ	1	2	3
いつもよい			
たいていよい			
ほとんどよくない			

周囲への興味	1	2	3
敏感			
あまり興味がない			
全く興味がない			

恐怖感	1	2	3
ない			
少しある			
非常に強い			

注意を向けている時間	1	2	3
適当			
いくらか気が散りやすい			
非常に気が散りやすい			

無断転載不許

2月　4月　6月　9月　12月　15月　18月　2歳　3歳　4歳　5歳　6歳

判定実施上の手引き

1. 判定者は子どもに笑いかけたり、話しかけたり手を振ったりして微笑をひきだそうとする。しかし、子どもの体にさわってはいけない。
2. 子どもは数秒間手をみつめなければならない。
3. 保護者が歯ブラシの使い方を教えたり、ねり歯みがきを歯ブラシにつけてもよい。
4. 靴のひもをむすんだり、背中のボタンをはめたり、ファスナーをあげたりできなくてもよい。
5. 子どもの顔の上およそ 20 cm のところを、一側から他側へ弧を描いて毛糸をゆっくり動かす。
6. 子どもの指先あるいは指の背にガラガラがふれた時、それをつかむならば p。
7. 子どもが消えた毛糸の行方を見ようとするなら p。判定者は腕を動かさないですばやく手に持った毛糸を落して見えなくする。
8. 子どもは片方の手からもう片方の手へ、体や口やテーブルを使わずに積み木をもちかえなくてはならない。
9. 子どもが親指と他の指を使って、レーズンをつまみあげるなら p。
10. 子どもの描いた線と判定者の描いた線との角度が 30 度以内なら p。
11. 判定者は親指を上にたててにぎりこぶしをつくり、親指だけを動かす。子どもがこれをまねて、親指以外の指を動かさなければ p。

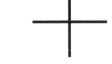

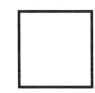

12. 囲まれた形なら p。うずまきは f。
13. どんな線でも真ん中あたりで交差すれば p。
14. 「どちらの線が長い？」（"大きい"ではない）紙の上下が逆になるようにまわしてみせ、繰り返す。（3 試行のうち 3 回、あるいは 6 試行のうち 5 回で p。）
15. 最初は子どもに模写させる。失敗した場合は判定者が書いてみせる。

　　　12、13、15 の項目を実施するとき、その形の名前を言ってはならない。12 と 13 の項目を実施する時は書いてみせてはならない。

16. 採点するとき、対になっている部分（2 つの腕、2 つの脚）は 1 つとして数える。
17. コップのなかに積み木を一ついれ、子どもの耳のそばで子どもに見えないようにそっとふる。他の耳でも繰り返す。
18. 絵をさして、その名前を言わせる。（ワン、ニャンなどの擬声語だけでは不可。わんわん、にゃんにゃんなどは可。）もしも正しく名前を言えるのが 4 つ未満の時は、判定者が名前を言い、その絵を指さしさせる。

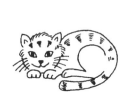
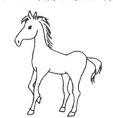
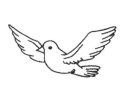
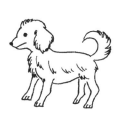
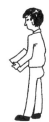

（原画　国立療養所広島病院小児科部長　下田浩子）

19. 人形を使い、子どもに聞く。「鼻はどれ？目は？耳は？口は？手は？足は？おなかは？髪は？」8 問中 6 問正しければ p。
20. 絵を使い、子どもに聞く。「飛ぶのはどれ？」「ニャーとなくのはどれ？」「お話しするのはどれ？」「ほえるのはどれ？」「パカパカ走るのはどれ？」5 問中、2 問あるいは 4 問ただしければ p。
21. 子どもに次の質問をする。「寒いときどうしますか？」「疲れたときはどうしますか？」「おなかがすいたときどうしますか？」3 問中、2 問あるいは 3 問正しければ p。
22. 子どもに次の質問をする。「コップは何に使いますか？」「いすは何に使いますか？」「鉛筆は何に使いますか？」答えの中
23. に動作を示す語が入っていなければならない。
24. 子どもが積み木を紙の上に正しく置き、紙の上にいくつ積み木があるか言えれば p。（1 個から 5 個）
25. 子どもに指示する。「積み木をテーブルの上においてください」「テーブルの下に」「私の前に」「私の後ろに」4 問中 4 問正しければ p。（判定者は指したり、頭や目を動かして子どもを助けてはならない）
　　　子どもに質問する。「ボールとはどんな物ですか？」「海は？」「机は？」「家は？」「バナナは？」「カーテンは？」「窓は？」「靴は？」用途、形、素材、一般的分類（バナナを黄色というのではなく、果物というように）の言葉で定義すれば p。8 問中、5 問あるいは 7 問正しければ p。
26. 子どもに次のように質問する。「象は大きい、犬は？」「火は熱い、氷は？」「昼はあかるい、夜は？」3 問中 2 問正しければ p。
27. 子どもは壁や手すりを使ってもよいが、人の助けはいけない。はうこともいけない。
28. 子どもは離れて立っている判定者の手の届く範囲に、上手投げでボールを約 90 cm 投げる。
29. 子どもはテスト用紙の幅以上の距離を飛び越えなければならない。（約 20 cm）
30. つま先から 2.5 cm 以内にかかとをつけて前方へ歩くように子どもに指示する。判定者がしてみせてもよい。連続して 4 歩、歩かねばならない。
31. 2 歳では正常な子どもの半分は課題実施の受け入れが良くない。

DENVER Ⅱ 記録票

生年月日＿＿＿＿年＿＿月＿＿日　　（在胎　　週　　日）　　　　整理番号＿＿＿＿＿＿＿＿＿＿＿＿

記録日①＿＿＿＿年＿＿月＿＿日　　②＿＿＿＿年＿＿月＿＿日　　③＿＿＿＿年＿＿月＿＿日　　氏　名＿＿＿＿＿＿＿＿＿＿＿＿

年月日齢①＿＿＿＿年＿＿月＿＿日　　②＿＿＿＿年＿＿月＿＿日　　③＿＿＿＿年＿＿月＿＿日　　記録者＿＿＿＿＿＿＿＿＿＿＿＿

2月	4月	6月	9月	12月	15月	18月	2歳	3歳	4歳	5歳	6歳

個人—社会　微細運動—適応　言語　粗大運動

通過率
25　50　75　90

報告でもよい→
裏面の注No.→　　項目

個人—社会

- 一人で歯磨きをする
- ゲームをする
- 一人で服を着る
- Tシャツを着る
- 友達の名前
- 上着、靴などをつける　　6部分人物画
- 手を洗ってふく　　　　□模写
- 手伝って歯磨き　　　　□模倣
- 上着を脱ぐ　　　　3部分人物画
- 人形に食べさせる　　　長い方を指差す
- スプーンを使う　　　十模写
- 簡単なお手伝い　　　　○模写
- コップで飲む　　　親指だけを動かす　　単語定義7語
- ボールのやりとり　　　縦線模倣　　寒い、疲労、空腹の理解 (3/3)
- 大人の真似　　　8個の積み木の塔　　2/3反対語類推
- バイバイをする　　　6個の積み木の塔　　5つ数える
- ほしいものを示す　　　4個の積み木の塔　　単語定義5語
- 拍手をまねる　　　2個の積み木の塔　　前後上下の理解
- 自分で食べる　　　瓶からレーズンを出す　　動作の理解4つ
- 玩具をとる　　　なぐり書きをする　　用途理解3つ
- 手をみつめる　　　コップに積み木を入れる　　1つ数える
- あやし笑い　　　積み木を打ち合わせる　　用途理解2つ
- 笑いかける　　　親指を使ってつかむ　　色の名前4色
- 顔をみつめる　　　積み木をもちかえる　　わかるように話す
- 両手に積み木をもつ　　　寒い、疲労、空腹の理解 (2/3)
- 毛糸を探す　　　色の名前1色
- 熊手形でつかむ　　　絵の名称4つ
- 物に手を伸ばす　　　動作の理解2つ
- レーズンを見つめる　　　ほぼ明瞭に話す　　爪先かかと歩き
- 両手を合わす　　　絵を4つ指差す　　片足立ち6秒
- 180°追視　　　6つの身体部分　　片足立ち5秒
- ガラガラを握る　　　2語文　　片足立ち4秒
- 正中線を越えて追視　　　絵の名称1つ　　片足立ち3秒
- 正中線まで追視　　　絵を2つ指差す　　けんけん
- パパ、ママ以外に6語　　片足立ち2秒
- パパ、ママ以外に3語　　片足立ち1秒
- パパ、ママ以外に2語　　幅跳び
- 意味ある1語　　　ジャンプ
- 意味なくパパ、ママ　　上手投げ
- 3音以上つなげる　　　ボールをける
- 喃語を話す　　　階段を登る
- パ、ダ、マなど言う　　走る
- 声の方向に振り向く　　後退り歩き
- 音に振り向く　　　上手に歩く
- キャアキャア喜ぶ　　拾い上げる
- 声を出して笑う　　　一人で立つ10秒
- 「アー」「ウー」などの発声　　一人で立つ2秒
- 声を出す　　　つかまって立ち上がる
- ベルに反応　　　一人ですわる
- つかまり立ち、5秒以上
- すわれる、5秒以上
- 寝返り
- 引き起こし
- 胸を上げる
- 両足で体を支える
- 90°頭を上げる
- 首がすわる
- 45°頭を上げる
- 頭を上げる
- 対称運動

言語　粗大運動

微細運動—適応　粗大運動

判定中の様子

1、2、3回目の検査結果をそれぞれのチェック欄に記入

一般的印象	1	2	3
普通			
異常			

判定実施の受け入れ	1	2	3
いつもよい			
たいていよい			
ほとんどよくない			

周囲への興味	1	2	3
敏感			
あまり興味がない			
全く興味がない			

恐怖感	1	2	3
ない			
少しある			
非常に強い			

注意を向けている時間	1	2	3
適当			
いくらか気が散りやすい			
非常に気が散りやすい			

2月	4月	6月	9月	12月	15月	18月	2歳	3歳	4歳	5歳	6歳

無断転載不許

判定実施上の手引き

1. 判定者は子どもに笑いかけたり、話しかけたり手を振ったりして微笑をひきだそうとする。しかし、子どもの体にさわってはいけない。
2. 子どもは数秒間手をみつめなければならない。
3. 保護者が歯ブラシの使い方を教えたり、ねり歯みがきを歯ブラシにつけてもよい。
4. 靴のひもをむすんだり、背中のボタンをはめたり、ファスナーをあげたりできなくてもよい。
5. 子どもの顔の上およそ 20 cm のところを、一側から他側へ弧を描いて毛糸をゆっくり動かす。
6. 子どもの指先あるいは指の背にガラガラがふれた時、それをつかむならば p。
7. 子どもが消えた毛糸の行方を見ようとするなら p。判定者は腕を動かさないですばやく手に持った毛糸を落して見えなくする。
8. 子どもは片方の手からもう片方の手へ、体や口やテーブルを使わずに積み木をもちかえなくてはならない。
9. 子どもが親指と他の指を使って、レーズンをつまみあげるなら p。
10. 子どもの描いた線と判定者の描いた線との角度が 30 度以内なら p。
11. 判定者は親指を上にたててにぎりこぶしをつくり、親指だけを動かす。子どもがこれをまねて、親指以外の指を動かさなければ p。

 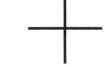 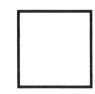

12. 囲まれた形なら p。うずまきは f。
13. どんな線でも真ん中あたりで交差すれば p。
14. 「どちらの線が長い？」（"大きい"ではない）紙の上下が逆になるようにまわしてみせ、繰り返す。（3 試行のうち 3 回、あるいは 6 試行のうち 5 回で p。）
15. 最初は子どもに模写させる。失敗した場合は判定者が書いてみせる。

　　12、13、15 の項目を実施するとき、その形の名前を言ってはならない。12 と 13 の項目を実施する時は書いてみせてはならない。

16. 採点するとき、対になっている部分（2 つの腕、2 つの脚）は 1 つとして数える。
17. コップのなかに積み木を一ついれ、子どもの耳のそばで子どもに見えないようにそっとふる。他の耳でも繰り返す。
18. 絵をさして、その名前を言わせる。（ワン、ニャンなどの擬声語だけでは不可。わんわん、にゃんにゃんなどは可。）もしも正しく名前を言えるのが 4 つ未満の時は、判定者が名前を言い、その絵を指さしさせる。

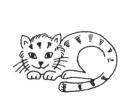 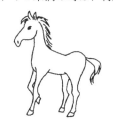 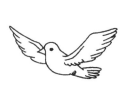 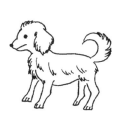 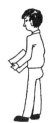

（原画　国立療養所広島病院小児科部長　下田浩子）

19. 人形を使い、子どもに聞く。「鼻はどれ？目は？耳は？口は？手は？足は？おなかは？髪は？」8 問中 6 問正しければ p。
20. 絵を使い、子どもに聞く。「飛ぶのはどれ？」「ニャーとなくのはどれ？」「お話しするのはどれ？」「ほえるのはどれ？」「パカパカ走るのはどれ？」5 問中、2 問あるいは 4 問ただしければ p。
21. 子どもに次の質問をする。「寒いときどうしますか？」「疲れたときはどうしますか？」「おなかがすいたときどうしますか？」3 問中、2 問あるいは 3 問正しければ p。
22. 子どもに次の質問をする。「コップは何に使いますか？」「いすは何に使いますか？」「鉛筆は何に使いますか？」答えの中
23. に動作を示す語が入っていなければならない。
24. 子どもが積み木を紙の上に正しく置き、紙の上にいくつ積み木があるか言えれば p。（1 個から 5 個）
25. 子どもに指示する。「積み木をテーブルの上においてください」「テーブルの下に」「私の前に」「私の後ろに」4 問中 4 問正しければ p。（判定者は指したり、頭や目を動かして子どもを助けてはならない）
　　子どもに質問する。「ボールとはどんな物ですか？」「海は？」「机は？」「家は？」「バナナは？」「カーテンは？」「窓は？」「靴は？」用途、形、素材、一般的分類（バナナを黄色というのではなく、果物というように）の言葉で定義すれば p。8 問中、5 問あるいは 7 問正しければ p。
26. 子どもに次のように質問する。「象は大きい、犬は？」「火は熱い、氷は？」「昼はあかるい、夜は？」3 問中 2 問正しければ p。
27. 子どもは壁や手すりを使ってもよいが、人の助けはいけない。はうこともいけない。
28. 子どもは離れて立っている判定者の手の届く範囲に、上手投げでボールを約 90 cm 投げる。
29. 子どもはテスト用紙の幅以上の距離を飛び越えなければならない。（約 20 cm）
30. つま先から 2.5 cm 以内にかかとをつけて前方へ歩くように子どもに指示する。判定者がしてみせてもよい。連続して 4 歩、歩かねばならない。
31. 2 歳では正常な子どもの半分は課題実施の受け入れが良くない。

DENVER II 記録票

生年月日＿＿＿年＿＿月＿＿日　（在胎＿＿週＿＿日）　　整理番号＿＿＿＿＿＿＿＿＿＿

記録日①＿＿＿年＿＿月＿＿日　②＿＿＿年＿＿月＿＿日　③＿＿＿年＿＿月＿＿日　氏　名＿＿＿＿＿＿＿＿

年月日齢①＿＿＿年＿＿月＿＿日　②＿＿＿年＿＿月＿＿日　③＿＿＿年＿＿月＿＿日　記録者＿＿＿＿＿＿＿＿

| 2月 | 4月 | 6月 | 9月 | 12月 | 15月 | 18月 | 2歳 | 3歳 | 4歳 | 5歳 | 6歳 |

個人―社会　微細運動―適応　言語

通過率
25　50　75　90
報告でもよい→
裏面の注No.→　　項目

- 一人で歯磨きをする
- ゲームをする
- 一人で服を着る
- Tシャツを着る
- 友達の名前
- 上着、靴などをつける　　6部分人物画
- 手を洗ってふく　　　□模写
- 手伝って歯磨き　　　□模倣
- 上着を脱ぐ　　　3部分人物画
- 人形に食べさせる　　　長い方を指差す
- スプーンを使う　　　十模写
- 簡単なお手伝い　　　○模写
- コップで飲む　　　親指だけを動かす　　単語定義7語
- ボールのやりとり　　　縦線模倣　　寒い、疲労、空腹の理解(3/3)
- 大人の真似　　　8個の積み木の塔　　2/3反対語類推
- バイバイをする　　　6個の積み木の塔　　5つ数える
- ほしいものを示す　　　4個の積み木の塔　　単語定義5語
- 拍手をまねる　　　2個の積み木の塔　　前後上下の理解
- 自分で食べる　　　瓶からレーズンを出す　　動作の理解4つ
- 玩具をとる　　　なぐり書きをする　　用途理解3つ
- 手をみつめる　　　コップに積み木を入れる　　1つ数える
- あやし笑い　　　積み木を打ち合わせる　　用途理解2つ
- 笑いかける　　　親指を使ってつかむ　　色の名前4色
- 顔をみつめる　　　積み木をもちかえる　　わかるように話す
- 両手に積み木をもつ　　寒い、疲労、空腹の理解(2/3)
- 毛糸を探す　　　色の名前1色
- 熊手形でつかむ　　　絵の名称4つ
- 物に手を伸ばす　　　動作の理解2つ
- レーズンを見つめる　　　ほぼ明瞭に話す　　爪先かかと歩き
- 両手を合わす　　　絵を4つ指差す　　片足立ち6秒
- 180°追視　　　6つの身体部分　　片足立ち5秒
- ガラガラを握る　　　2語文　　片足立ち4秒
- 正中線を越えて追視　　　絵の名称1つ　　片足立ち3秒
- 正中線まで追視　　　絵を2つ指差す　　けんけん
- パパ、ママ以外に6語　　片足立ち2秒
- パパ、ママ以外に3語　　片足立ち1秒
- パパ、ママ以外に2語　　幅跳び
- 意味ある1語　　　ジャンプ
- 意味なくパパ、ママ　　上手投げ
- 3音以上つなげる　　ボールをける
- 喃語を話す　　　階段を登る
- パ、ダ、マなど言う　　走る
- 声の方向に振り向く　　後退り歩き
- 音に振り向く　　　上手に歩く
- キャアキャア喜ぶ　　拾い上げる
- 声を出して笑う　　　一人で立つ10秒
- 「アー」「ウー」などの発声　　一人で立つ2秒
- 声を出す　　　つかまって立ち上がる
- ベルに反応　　　一人ですわる
- つかまり立ち、5秒以上
- すわれる、5秒以上
- 寝返り
- 引き起こし
- 胸を上げる
- 両足で体を支える
- 90°頭を上げる
- 首がすわる
- 45°頭を上げる
- 頭を上げる
- 対称運動

個人―社会　微細運動―適応　言語　粗大運動

判定中の様子

1、2、3回目の検査結果をそれぞれのチェック欄に記入

一般的印象	1	2	3
普通			
異常			

判定実施の受け入れ	1	2	3
いつもよい			
たいていよい			
ほとんどよくない			

周囲への興味	1	2	3
敏感			
あまり興味がない			
全く興味がない			

恐怖感	1	2	3
ない			
少しある			
非常に強い			

注意を向けている時間	1	2	3
適当			
いくらか気が散りやすい			
非常に気が散りやすい			

無断転載不許

| 2月 | 4月 | 6月 | 9月 | 12月 | 15月 | 18月 | 2歳 | 3歳 | 4歳 | 5歳 | 6歳 |

判定実施上の手引き

1. 判定者は子どもに笑いかけたり、話しかけたり手を振ったりして微笑をひきだそうとする。しかし、子どもの体にさわってはいけない。
2. 子どもは数秒間手をみつめなければならない。
3. 保護者が歯ブラシの使い方を教えたり、ねり歯みがきを歯ブラシにつけてもよい。
4. 靴のひもをむすんだり、背中のボタンをはめたり、ファスナーをあげたりできなくてもよい。
5. 子どもの顔の上およそ 20 cm のところを、一側から他側へ弧を描いて毛糸をゆっくり動かす。
6. 子どもの指先あるいは指の背にガラガラがふれた時、それをつかむならば p。
7. 子どもが消えた毛糸の行方を見ようとするなら p。判定者は腕を動かさないですばやく手に持った毛糸を落して見えなくする。
8. 子どもは片方の手からもう片方の手へ、体や口やテーブルを使わずに積み木をもちかえなくてはならない。
9. 子どもが親指と他の指を使って、レーズンをつまみあげるなら p。
10. 子どもの描いた線と判定者の描いた線との角度が 30 度以内なら p。
11. 判定者は親指を上にたててにぎりこぶしをつくり、親指だけを動かす。子どもがこれをまねて、親指以外の指を動かさなければ p。

   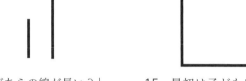

12. 囲まれた形なら p。うずまきは f。
13. どんな線でも真ん中あたりで交差すれば p。
14. 「どちらの線が長い？」("大きい" ではない) 紙の上下が逆になるようにまわしてみせ、繰り返す。(3 試行のうち 3 回、あるいは 6 試行のうち 5 回で p。)
15. 最初は子どもに模写させる。失敗した場合は判定者が書いてみせる。

　　12、13、15 の項目を実施するとき、その形の名前を言ってはならない。12 と 13 の項目を実施する時は書いてみせてはならない。

16. 採点するとき、対になっている部分 (2 つの腕、2 つの脚) は 1 つとして数える。
17. コップのなかに積み木を一ついれ、子どもの耳のそばで子どもに見えないようにそっとふる。他の耳でも繰り返す。
18. 絵をさして、その名前を言わせる。(ワン、ニャンなどの擬声語だけでは不可。わんわん、にゃんにゃんなどは可。) もしも正しく名前を言えるのが 4 つ未満の時は、判定者が名前を言い、その絵を指さしさせる。

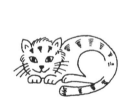 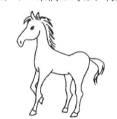 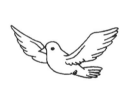 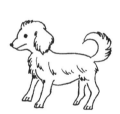 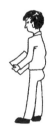

(原画　国立療養所広島病院小児科部長　下田浩子)

19. 人形を使い、子どもに聞く。「鼻はどれ？目は？耳は？口は？手は？足は？おなかは？髪は？」8 問中 6 問正しければ p。
20. 絵を使い、子どもに聞く。「飛ぶのはどれ？」「ニャーとなくのはどれ？」「お話しするのはどれ？」「ほえるのはどれ？」「パカパカ走るのはどれ？」5 問中、2 問あるいは 4 問ただしければ p。
21. 子どもに次の質問をする。「寒いときどうしますか？」「疲れたときはどうしますか？」「おなかがすいたときどうしますか？」3 問中、2 問あるいは 3 問正しければ p。
22. 子どもに次の質問をする。「コップは何に使いますか？」「いすは何に使いますか？」「鉛筆は何に使いますか？」答えの中
23. に動作を示す語が入っていなければならない。
24. 子どもが積み木を紙の上に正しく置き、紙の上にいくつ積み木があるか言えれば p。(1 個から 5 個)
　　子どもに指示する。「積み木をテーブルの上においてください」「テーブルの下に」「私の前に」「私の後ろに」4 問中 4 問正
25. しければ p。(判定者は指したり、頭や目を動かして子どもを助けてはならない)
　　子どもに質問する。「ボールとはどんな物ですか？」「海は？」「机は？」「家は？」「バナナは？」「カーテンは？」「窓は？」「靴は？」用途、形、素材、一般的分類 (バナナを黄色というのではなく、果物というように) の言葉で定義すれば p。8 問中、5 問あるいは 7 問正しければ p。
26. 子どもに次のように質問する。「象は大きい、犬は？」「火は熱い、氷は？」「昼はあかるい、夜は？」3 問中 2 問正しければ p。
27. 子どもは壁や手すりを使ってもよいが、人の助けはいけない。はうこともいけない。
28. 子どもは離れて立っている判定者の手の届く範囲に、上手投げでボールを約 90 cm 投げる。
29. 子どもはテスト用紙の幅以上の距離を飛び越えなければならない。(約 20 cm)
30. つま先から 2.5 cm 以内にかかとをつけて前方へ歩くように子どもに指示する。判定者がしてみせてもよい。連続して 4 歩、歩かねばならない。
31. 2 歳では正常な子どもの半分は課題実施の受け入れが良くない。

DENVER II 記録票

生年月日＿＿＿＿年＿＿月＿＿日　　（在胎＿＿週＿＿日）　　　　　　整理番号＿＿＿＿＿＿＿＿＿＿＿＿

記録日①＿＿＿＿年＿＿月＿＿日　②＿＿＿＿年＿＿月＿＿日　③＿＿＿＿年＿＿月＿＿日　氏　名＿＿＿＿＿＿＿＿＿＿

年月日齢①＿＿＿＿年＿＿月＿＿日　②＿＿＿＿年＿＿月＿＿日　③＿＿＿＿年＿＿月＿＿日　記録者＿＿＿＿＿＿＿＿＿＿

| 2月 | 4月 | 6月 | 9月 | 12月 | 15月 | 18月 | 2歳 | 3歳 | 4歳 | 5歳 | 6歳 |

個人―社会　微細運動―適応　言語

通過率
25　50　75　90

報告でもよい→
裏面の注No.→　　項目

一人で歯磨きをする
ゲームをする
一人で服を着る
Tシャツを着る
友達の名前
上着、靴などをつける　　6部分人物画
手を洗ってふく　　　　　□模写
手伝って歯磨き　　　　　□模倣
上着を脱ぐ　　　　3部分人物画
人形に食べさせる　　　　長い方を指差す
スプーンを使う　　　　十模写
簡単なお手伝い　　　　○模写
コップで飲む　　　親指だけを動かす　　単語定義7語
ボールのやりとり　　縦線模倣　　寒い、疲労、空腹の理解(3/3)
大人の真似　　8個の積み木の塔　　2/3反対語類推
バイバイをする　　6個の積み木の塔　　5つ数える
ほしいものを示す　　4個の積み木の塔　　単語定義5語
拍手をまねる　　2個の積み木の塔　　前後上下の理解
自分で食べる　　瓶からレーズンを出す　　動作の理解4つ
玩具をとる　　なぐり書きをする　　用途理解3つ
手をみつめる　　コップに積み木を入れる　　1つ数える
あやし笑い　　積み木を打ち合わせる　　用途理解2つ
笑いかける　　親指を使ってつかむ　　色の名前4色
顔をみつめる　　積み木をもちかえる　　わかるように話す
両手に積み木をもつ　　寒い、疲労、空腹の理解(2/3)
毛糸を探す　　色の名前1色
熊手形でつかむ　　絵の名称4つ
物に手を伸ばす　　動作の理解2つ
レーズンを見つめる　　ほぼ明瞭に話す　　爪先かかと歩き
両手を合わす　　絵を4つ指差す　　片足立ち6秒
180°追視　　6つの身体部分　　片足立ち5秒
ガラガラを握る　　2語文　　片足立ち4秒
正中線を越えて追視　　絵の名称1つ　　片足立ち3秒
正中線まで追視　　絵を2つ指差す　　けんけん
パパ、ママ以外に6語　　片足立ち2秒
パパ、ママ以外に3語　　片足立ち1秒
パパ、ママ以外に2語　　幅跳び
意味ある1語　　ジャンプ
意味なくパパ、ママ　　上手投げ
3音以上つなげる　　ボールをける
喃語を話す　　階段を登る
パ、ダ、マなど言う　　走る
声の方向に振り向く　　後退り歩き
音に振り向く　　上手に歩く
キャアキャア喜ぶ　　拾い上げる
声を出して笑う　　一人で立つ10秒
「アー」「ウー」などの発声　　一人で立つ2秒
声を出す　　つかまって立ち上がる
ベルに反応　　一人ですわる
つかまり立ち、5秒以上
すわれる、5秒以上
寝返り
引き起こし
胸を上げる
両足で体を支える
90°頭を上げる
首がすわる
45°頭を上げる
頭を上げる
対称運動

個人―社会　微細運動―適応　言語　粗大運動

判定中の様子

1、2、3回目の検査結果をそれぞれのチェック欄に記入

一般的印象	1	2	3
普通			
異常			

判定実施の受け入れ	1	2	3
いつもよい			
たいていよい			
ほとんどよくない			

周囲への興味	1	2	3
敏感			
あまり興味がない			
全く興味がない			

恐怖感	1	2	3
ない			
少しある			
非常に強い			

注意を向けている時間	1	2	3
適当			
いくらか気が散りやすい			
非常に気が散りやすい			

粗大運動

無断転載不許

| 2月 | 4月 | 6月 | 9月 | 12月 | 15月 | 18月 | 2歳 | 3歳 | 4歳 | 5歳 | 6歳 |

判定実施上の手引き

1. 判定者は子どもに笑いかけたり、話しかけたり手を振ったりして微笑をひきだそうとする。しかし、子どもの体にさわってはいけない。
2. 子どもは数秒間手をみつめなければならない。
3. 保護者が歯ブラシの使い方を教えたり、ねり歯みがきを歯ブラシにつけてもよい。
4. 靴のひもをむすんだり、背中のボタンをはめたり、ファスナーをあげたりできなくてもよい。
5. 子どもの顔の上およそ 20 cm のところを、一側から他側へ弧を描いて毛糸をゆっくり動かす。
6. 子どもの指先あるいは指の背にガラガラがふれた時、それをつかむならば p。
7. 子どもが消えた毛糸の行方を見ようとするなら p。判定者は腕を動かさないですばやく手に持った毛糸を落して見えなくする。
8. 子どもは片方の手からもう片方の手へ、体や口やテーブルを使わずに積み木をもちかえなくてはならない。
9. 子どもが親指と他の指を使って、レーズンをつまみあげるなら p。
10. 子どもの描いた線と判定者の描いた線との角度が 30 度以内なら p。
11. 判定者は親指を上にたててにぎりこぶしをつくり、親指だけを動かす。子どもがこれをまねて、親指以外の指を動かさなければ p。

  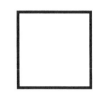

12. 囲まれた形なら p。うずまきは f。
13. どんな線でも真ん中あたりで交差すれば p。
14. 「どちらの線が長い？」（"大きい"ではない) 紙の上下が逆になるようにまわしてみせ、繰り返す。（3 試行のうち 3 回、あるいは 6 試行のうち 5 回で p。)
15. 最初は子どもに模写させる。失敗した場合は判定者が書いてみせる。

　　12、13、15 の項目を実施するとき、その形の名前を言ってはならない。12 と 13 の項目を実施する時は書いてみせてはならない。

16. 採点するとき、対になっている部分（2 つの腕、2 つの脚）は 1 つとして数える。
17. コップのなかに積み木を一ついれ、子どもの耳のそばで子どもに見えないようにそっとふる。他の耳でも繰り返す。
18. 絵をさして、その名前を言わせる。（ワン、ニャンなどの擬声語だけでは不可。わんわん、にゃんにゃんなどは可。) もしも正しく名前を言えるのが 4 つ未満の時は、判定者が名前を言い、その絵を指さしさせる。

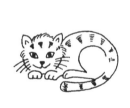 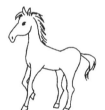 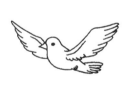 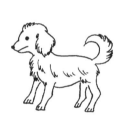 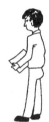

（原画　国立療養所広島病院小児科部長　下田浩子）

19. 人形を使い、子どもに聞く。「鼻はどれ？目は？耳は？口は？手は？足は？おなかは？髪は？」8 問中 6 問正しければ p。
20. 絵を使い、子どもに聞く。「飛ぶのはどれ？」「ニャーとなくのはどれ？」「お話しするのはどれ？」「ほえるのはどれ？」「パカパカ走るのはどれ？」5 問中、2 問あるいは 4 問ただしければ p。
21. 子どもに次の質問をする。「寒いときどうしますか？」「疲れたときはどうしますか？」「おなかがすいたときどうしますか？」3 問中、2 問あるいは 3 問正しければ p。
22. 子どもに次の質問をする。「コップは何に使いますか？」「いすは何に使いますか？」「鉛筆は何に使いますか？」答えの中
23. に動作を示す語が入っていなければならない。
24. 子どもが積み木を紙の上に正しく置き、紙の上にいくつ積み木があるか言えれば p。（1 個から 5 個）
　　子どもに指示する。「積み木をテーブルの上においてください」「テーブルの下に」「私の前に」「私の後ろに」4 問中 4 問正
25. しければ p。（判定者は指したり、頭や目を動かして子どもを助けてはならない）
　　子どもに質問する。「ボールとはどんな物ですか？」「海は？」「机は？」「家は？」「バナナは？」「カーテンは？」「窓は？」「靴は？」用途、形、素材、一般的分類（バナナを黄色というのではなく、果物というように）の言葉で定義すれば p。8 問中、5 問あるいは 7 問正しければ p。
26. 子どもに次のように質問する。「象は大きい、犬は？」「火は熱い、氷は？」「昼はあかるい、夜は？」3 問中 2 問正しければ p。
27. 子どもは壁や手すりを使ってもよいが、人の助けはいけない。はうこともいけない。
28. 子どもは離れて立っている判定者の手の届く範囲に、上手投げでボールを約 90 cm 投げる。
29. 子どもはテスト用紙の幅以上の距離を飛び越えなければならない。（約 20 cm）
30. つま先から 2.5 cm 以内にかかとをつけて前方へ歩くように子どもに指示する。判定者がしてみせてもよい。連続して 4 歩、歩かねばならない。
31. 2 歳では正常な子どもの半分は課題実施の受け入れが良くない。

DENVER II 記録票

生年月日＿＿＿＿年＿＿月＿＿日　（在胎　　週　　日）　　　　整理番号＿＿＿＿＿＿＿＿＿＿

記録日①＿＿＿年＿月＿日　②＿＿＿年＿月＿日　③＿＿＿年＿月＿日　氏　名＿＿＿＿＿＿＿＿

年月日齢①＿＿＿年＿月＿日　②＿＿＿年＿月＿日　③＿＿＿年＿月＿日　記録者＿＿＿＿＿＿＿＿

| 2月 | 4月 | 6月 | 9月 | 12月 | 15月 | 18月 | 2歳 | 3歳 | 4歳 | 5歳 | 6歳 |

個人―社会　微細運動―適応　言語

通過率
25　50　75　90

報告でもよい→
裏面の注No.→　　項目

個人―社会

一人で歯磨きをする
ゲームをする
一人で服を着る
Tシャツを着る
友達の名前
上着、靴などをつける
手を洗ってふく
手伝って歯磨き
上着を脱ぐ
人形に食べさせる
スプーンを使う
簡単なお手伝い
コップで飲む
ボールのやりとり
大人の真似
バイバイをする
ほしいものを示す
拍手をまねる
自分で食べる
玩具をとる
手をみつめる
あやし笑い
笑いかける
顔をみつめる

微細運動―適応

6部分人物画
□模写
□模倣
3部分人物画
長い方を指差す
十模写
○模写
親指だけを動かす　単語定義7語
縦線模倣　寒い、疲労、空腹の理解 (3/3)
8個の積み木の塔　2/3反対語類推
6個の積み木の塔　5つ数える
4個の積み木の塔　単語定義5語
2個の積み木の塔　前後上下の理解
瓶からレーズンを出す　動作の理解4つ
なぐり書きをする　用途理解3つ
コップに積み木を入れる　1つ数える
積み木を打ち合わせる　用途理解2つ
親指を使ってつかむ　色の名前4色
積み木をもちかえる　わかるように話す
両手に積み木をもつ　寒い、疲労、空腹の理解 (2/3)
毛糸を探す　色の名前1色
熊手形でつかむ　絵の名称4つ
物に手を伸ばす　動作の理解2つ
レーズンを見つめる　ほぼ明瞭に話す　爪先かかと歩き
両手を合わす　絵を4つ指差す　片足立ち6秒
180°追視　6つの身体部分　片足立ち5秒
ガラガラを握る　2語文　片足立ち4秒
正中線を越えて追視　絵の名称1つ　片足立ち3秒
正中線まで追視　絵を2つ指差す　けんけん
パパ、ママ以外に6語　片足立ち2秒
パパ、ママ以外に3語　片足立ち1秒
パパ、ママ以外に2語　幅跳び
意味ある1語　ジャンプ
意味なくパパ、ママ　上手投げ
3音以上つなげる　ボールをける
喃語を話す　階段を登る
パ、ダ、マなど言う　走る
声の方向に振り向く　後退り歩き
音に振り向く　上手に歩く
キャアキャア喜ぶ　拾い上げる
声を出して笑う　一人で立つ10秒
「アー」「ウー」などの発声　一人で立つ2秒
声を出す　つかまって立ち上がる
ベルに反応　一人ですわる
つかまり立ち、5秒以上
すわれる、5秒以上
寝返り
引き起こし
胸を上げる
両足で体を支える
90°頭を上げる
首がすわる
45°頭を上げる
頭を上げる
対称運動

判定中の様子

1、2、3回目の検査結果をそれぞれのチェック欄に記入

一般的印象	1	2	3
普通			
異常			

判定実施の受け入れ	1	2	3
いつもよい			
たいていよい			
ほとんどよくない			

周囲への興味	1	2	3
敏感			
あまり興味がない			
全く興味がない			

恐怖感	1	2	3
ない			
少しある			
非常に強い			

注意を向けている時間	1	2	3
適当			
いくらか気が散りやすい			
非常に気が散りやすい			

個人―社会　微細運動―適応　言語　粗大運動

微細運動―適応　言語　粗大運動

無断転載不許

| 2月 | 4月 | 6月 | 9月 | 12月 | 15月 | 18月 | 2歳 | 3歳 | 4歳 | 5歳 | 6歳 |

判定実施上の手引き

1. 判定者は子どもに笑いかけたり、話しかけたり手を振ったりして微笑をひきだそうとする。しかし、子どもの体にさわってはいけない。
2. 子どもは数秒間手をみつめなければならない。
3. 保護者が歯ブラシの使い方を教えたり、ねり歯みがきを歯ブラシにつけてもよい。
4. 靴のひもをむすんだり、背中のボタンをはめたり、ファスナーをあげたりできなくてもよい。
5. 子どもの顔の上およそ20cmのところを、一側から他側へ弧を描いて毛糸をゆっくり動かす。
6. 子どもの指先あるいは指の背にガラガラがふれた時、それをつかむならばp。
7. 子どもが消えた毛糸の行方を見ようとするならp。判定者は腕を動かさないですばやく手に持った毛糸を落して見えなくする。
8. 子どもは片方の手からもう片方の手へ、体や口やテーブルを使わずに積み木をもちかえなくてはならない。
9. 子どもが親指と他の指を使って、レーズンをつまみあげるならp。
10. 子どもの描いた線と判定者の描いた線との角度が30度以内ならp。
11. 判定者は親指を上にたててにぎりこぶしをつくり、親指だけを動かす。子どもがこれをまねて、親指以外の指を動かさなければp。

  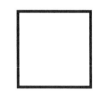

12. 囲まれた形ならp。うずまきはf。	13. どんな線でも真ん中あたりで交差すればp。	14. 「どちらの線が長い？」（"大きい"ではない）紙の上下が逆になるようにまわしてみせ、繰り返す。（3試行のうち3回、あるいは6試行のうち5回でp。）	15. 最初は子どもに模写させる。失敗した場合は判定者が書いてみせる。

　　12、13、15の項目を実施するとき、その形の名前を言ってはならない。12と13の項目を実施する時は書いてみせてはならない。

16. 採点するとき、対になっている部分（2つの腕、2つの脚）は1つとして数える。
17. コップのなかに積み木を一ついれ、子どもの耳のそばで子どもに見えないようにそっとふる。他の耳でも繰り返す。
18. 絵をさして、その名前を言わせる。（ワン、ニャンなどの擬声語だけでは不可。わんわん、にゃんにゃんなどは可。）もしも正しく名前を言えるのが4つ未満の時は、判定者が名前を言い、その絵を指さしさせる。

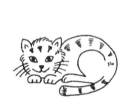 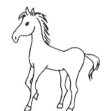 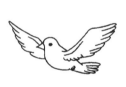 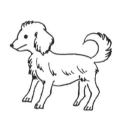 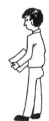

（原画　国立療養所広島病院小児科部長　下田浩子）

19. 人形を使い、子どもに聞く。「鼻はどれ？目は？耳は？口は？手は？足は？おなかは？髪は？」8問中6問正しければp。
20. 絵を使い、子どもに聞く。「飛ぶのはどれ？」「ニャーとなくのはどれ？」「お話しするのはどれ？」「ほえるのはどれ？」「パカパカ走るのはどれ？」5問中、2問あるいは4問ただしければp。
21. 子どもに次の質問をする。「寒いときどうしますか？」「疲れたときはどうしますか？」「おなかがすいたときどうしますか？」3問中、2問あるいは3問正しければp。
22. 子どもに次の質問をする。「コップは何に使いますか？」「いすは何に使いますか？」「鉛筆は何に使いますか？」答えの中
23. に動作を示す語が入っていなければならない。
24. 子どもが積み木を紙の上に正しく置き、紙の上にいくつ積み木があるか言えればp。（1個から5個）
25. 子どもに指示する。「積み木をテーブルの上においてください」「テーブルの下に」「私の前に」「私の後ろに」4問中4問正しければp。（判定者は指したり、頭や目を動かして子どもを助けてはならない）
26. 子どもに質問する。「ボールとはどんな物ですか？」「海は？」「机は？」「家は？」「バナナは？」「カーテンは？」「窓は？」「靴は？」用途、形、素材、一般的分類（バナナを黄色というのではなく、果物というように）の言葉で定義すればp。8問中、5問あるいは7問正しければp。
27. 子どもに次のように質問する。「象は大きい、犬は？」「火は熱い、氷は？」「昼はあかるい、夜は？」3問中2問正しければp。
28. 子どもは壁や手すりを使ってもよいが、人の助けはいけない。はうこともいけない。
29. 子どもは離れて立っている判定者の手の届く範囲に、上手投げでボールを約90cm投げる。
30. 子どもはテスト用紙の幅以上の距離を飛び越えなければならない。（約20cm）
31. つま先から2.5cm以内にかかとをつけて前方へ歩くように子どもに指示する。判定者がしてみせてもよい。連続して4歩、歩かねばならない。
32. 2歳では正常な子どもの半分は課題実施の受け入れが良くない。

DENVER II 記録票

生年月日＿＿＿＿年＿＿月＿＿日　　（在胎　　週　　日）　　　　　整理番号＿＿＿＿＿＿＿＿＿＿＿

記録日①＿＿＿年＿＿月＿＿日　②＿＿＿年＿＿月＿＿日　③＿＿＿年＿＿月＿＿日　氏　名＿＿＿＿＿＿＿＿＿＿＿

年月日齢①＿＿＿年＿＿月＿＿日　②＿＿＿年＿＿月＿＿日　③＿＿＿年＿＿月＿＿日　記録者＿＿＿＿＿＿＿＿＿＿＿

| 2月 | 4月 | 6月 | 9月 | 12月 | 15月 | 18月 | 2歳 | 3歳 | 4歳 | 5歳 | 6歳 |

個人―社会　微細運動―適応　言語

通過率
25　50　75　90

報告でもよい→
裏面の注No.→　　項目

一人で歯磨きをする
ゲームをする
一人で服を着る
Tシャツを着る
友達の名前
上着、靴などをつける　　6部分人物画
手を洗ってふく　　□模写
手伝って歯磨き　　□模倣
上着を脱ぐ　　3部分人物画
人形に食べさせる　　長い方を指差す
スプーンを使う　　十模写
簡単なお手伝い　　○模写
コップで飲む　　親指だけを動かす　　単語定義7語
ボールのやりとり　　縦線模倣　　寒い、疲労、空腹の理解 (3/3)
大人の真似　　8個の積み木の塔　　2/3反対語類推
バイバイをする　　6個の積み木の塔　　5つ数える
ほしいものを示す　　4個の積み木の塔　　単語定義5語
拍手をまねる　　2個の積み木の塔　　前後上下の理解
自分で食べる　　瓶からレーズンを出す　　動作の理解4つ
玩具をとる　　なぐり書きをする　　用途理解3つ
手をみつめる　　コップに積み木を入れる　　1つ数える
あやし笑い　　積み木を打ち合わせる　　用途理解2つ
笑いかける　　親指を使ってつかむ　　色の名前4色
顔をみつめる　　積み木をもちかえる　　わかるように話す
両手に積み木をもつ　　寒い、疲労、空腹の理解 (2/3)
毛糸を探す　　色の名前1色
熊手形でつかむ　　絵の名称4つ
物に手を伸ばす　　動作の理解2つ
レーズンを見つめる　　ほぼ明瞭に話す　　爪先かかと歩き
両手を合わす　　絵を4つ指差す　　片足立ち6秒
180°追視　　6つの身体部分　　片足立ち5秒
ガラガラを握る　　2語文　　片足立ち4秒
正中線を越えて追視　　絵の名称1つ　　片足立ち3秒
正中線まで追視　　絵を2つ指差す　　けんけん
パパ、ママ以外に6語　　片足立ち2秒
パパ、ママ以外に3語　　片足立ち1秒
パパ、ママ以外に2語　　幅跳び
意味ある1語　　ジャンプ
意味なくパパ、ママ　　上手投げ
3音以上つなげる　　ボールをける
喃語を話す　　階段を登る
パ、ダ、マなど言う　　走る
声の方向に振り向く　　後退り歩き
音に振り向く　　上手に歩く
キャアキャア喜ぶ　　拾い上げる
声を出して笑う　　一人で立つ10秒
「アー」「ウー」などの発声　　一人で立つ2秒
声を出す　　つかまって立ち上がる
ベルに反応　　一人ですわる
つかまり立ち、5秒以上
すわれる、5秒以上
寝返り
引き起こし
胸を上げる
両足で体を支える
90°頭を上げる
首がすわる
45°頭を上げる
頭を上げる
対称運動

個人―社会　微細運動―適応　言語　粗大運動

粗大運動

判定中の様子

1、2、3回目の検査結果をそれぞれのチェック欄に記入

一般的印象	1	2	3
普通			
異常			

判定実施の受け入れ	1	2	3
いつもよい			
たいていよい			
ほとんどよくない			

周囲への興味	1	2	3
敏感			
あまり興味がない			
全く興味がない			

恐怖感	1	2	3
ない			
少しある			
非常に強い			

注意を向けている時間	1	2	3
適当			
いくらか気が散りやすい			
非常に気が散りやすい			

無断転載不許

| 2月 | 4月 | 6月 | 9月 | 12月 | 15月 | 18月 | 2歳 | 3歳 | 4歳 | 5歳 | 6歳 |

判定実施上の手引き

1. 判定者は子どもに笑いかけたり、話しかけたり手を振ったりして微笑をひきだそうとする。しかし、子どもの体にさわってはいけない。
2. 子どもは数秒間手をみつめなければならない。
3. 保護者が歯ブラシの使い方を教えたり、ねり歯みがきを歯ブラシにつけてもよい。
4. 靴のひもをむすんだり、背中のボタンをはめたり、ファスナーをあげたりできなくてもよい。
5. 子どもの顔の上およそ 20 cm のところを、一側から他側へ弧を描いて毛糸をゆっくり動かす。
6. 子どもの指先あるいは指の背にガラガラがふれた時、それをつかむならば p。
7. 子どもが消えた毛糸の行方を見ようとするなら p。判定者は腕を動かさないですばやく手に持った毛糸を落して見えなくする。
8. 子どもは片方の手からもう片方の手へ、体や口やテーブルを使わずに積み木をもちかえなくてはならない。
9. 子どもが親指と他の指を使って、レーズンをつまみあげるなら p。
10. 子どもの描いた線と判定者の描いた線との角度が 30 度以内なら p。
11. 判定者は親指を上にたててにぎりこぶしをつくり、親指だけを動かす。子どもがこれをまねて、親指以外の指を動かさなければ p。

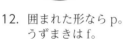   

12. 囲まれた形なら p。うずまきは f。
13. どんな線でも真ん中あたりで交差すれば p。
14. 「どちらの線が長い？」（"大きい" ではない）紙の上下が逆になるようにまわしてみせ、繰り返す。（3 試行のうち 3 回、あるいは 6 試行のうち 5 回で p。）
15. 最初は子どもに模写させる。失敗した場合は判定者が書いてみせる。

　　　12、13、15 の項目を実施するとき、その形の名前を言ってはならない。12 と 13 の項目を実施する時は書いてみせてはならない。

16. 採点するとき、対になっている部分（2 つの腕、2 つの脚）は 1 つとして数える。
17. コップのなかに積み木を一ついれ、子どもの耳のそばで子どもに見えないようにそっとふる。他の耳でも繰り返す。
18. 絵をさして、その名前を言わせる。（ワン、ニャンなどの擬声語だけでは不可。わんわん、にゃんにゃんなどは可。）もしも正しく名前を言えるのが 4 つ未満の時は、判定者が名前を言い、その絵を指さしさせる。

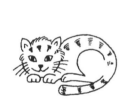 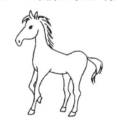 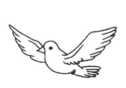 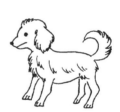 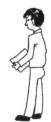

（原画　国立療養所広島病院小児科部長　下田浩子）

19. 人形を使い、子どもに聞く。「鼻はどれ？目は？耳は？口は？手は？足は？おなかは？髪は？」8 問中 6 問正しければ p。
20. 絵を使い、子どもに聞く。「飛ぶのはどれ？」「ニャーとなくのはどれ？」「お話しするのはどれ？」「ほえるのはどれ？」「パカパカ走るのはどれ？」5 問中、2 問あるいは 4 問ただしければ p。
21. 子どもに次の質問をする。「寒いときどうしますか？」「疲れたときはどうしますか？」「おなかがすいたときどうしますか？」3 問中、2 問あるいは 3 問正しければ p。
22. 子どもに次の質問をする。「コップは何に使いますか？」「いすは何に使いますか？」「鉛筆は何に使いますか？」答えの中
23. に動作を示す語が入っていなければならない。
24. 子どもが積み木を紙の上に正しく置き、紙の上にいくつ積み木があるか言えれば p。（1 個から 5 個）
　　子どもに指示する。「積み木をテーブルの上においてください」「テーブルの下に」「私の前に」「私の後ろに」4 問中 4 問正
25. しければ p。（判定者は指したり、頭や目を動かして子どもを助けてはならない）
　　子どもに質問する。「ボールとはどんな物ですか？」「海は？」「机は？」「家は？」「バナナは？」「カーテンは？」「窓は？」「靴は？」用途、形、素材、一般的分類（バナナを黄色というのではなく、果物というように）の言葉で定義すれば p。8 問中、5 問あるいは 7 問正しければ p。
26. 子どもに次のように質問する。「象は大きい、犬は？」「火は熱い、氷は？」「昼はあかるい、夜は？」3 問中 2 問正しければ p。
27. 子どもは壁や手すりを使ってもよいが、人の助けはいけない。はうこともいけない。
28. 子どもは離れて立っている判定者の手の届く範囲に、上手投げでボールを約 90 cm 投げる。
29. 子どもはテスト用紙の幅以上の距離を飛び越えなければならない。（約 20 cm）
30. つま先から 2.5 cm 以内にかかとをつけて前方へ歩くように子どもに指示する。判定者がしてみせてもよい。連続して 4 歩、歩かねばならない。
31. 2 歳では正常な子どもの半分は課題実施の受け入れが良くない。

DENVER II 記録票

生年月日＿＿＿＿年＿＿月＿＿日　　（在胎　　週　　日）　　　　　整理番号＿＿＿＿＿＿＿＿＿＿＿＿＿＿

記録日①＿＿＿年＿＿月＿＿日　　②＿＿＿年＿＿月＿＿日　　③＿＿＿年＿＿月＿＿日　　氏　名＿＿＿＿＿＿＿＿＿＿＿＿＿＿

年月日齢①＿＿＿年＿＿月＿＿日　　②＿＿＿年＿＿月＿＿日　　③＿＿＿年＿＿月＿＿日　　記録者＿＿＿＿＿＿＿＿＿＿＿＿＿＿

| 2月 | 4月 | 6月 | 9月 | 12月 | 15月 | 18月 | 2歳 | 3歳 | 4歳 | 5歳 | 6歳 |

個人－社会　微細運動－適応　言語

通過率
25　50　75　90

報告でもよい→
裏面の注No.→　　項目

一人で歯磨きをする
ゲームをする
一人で服を着る
Tシャツを着る
友達の名前
上着、靴などをつける　　6部分人物画
手を洗ってふく　　□模写
手伝って歯磨き　　□模倣
上着を脱ぐ　　3部分人物画
人形に食べさせる　　長い方を指差す
スプーンを使う　　十模写
簡単なお手伝い　　○模写
コップで飲む　　親指だけを動かす　　単語定義7語
ボールのやりとり　　縦線模倣　　寒い、疲労、空腹の理解 (3/3)
大人の真似　　8個の積み木の塔　　2/3反対語類推
バイバイをする　　6個の積み木の塔　　5つ数える
ほしいものを示す　　4個の積み木の塔　　単語定義5語
拍手をまねる　　2個の積み木の塔　　前後上下の理解
自分で食べる　　瓶からレーズンを出す　　動作の理解4つ
玩具をとる　　なぐり書きをする　　用途理解3つ
手をみつめる　　コップに積み木を入れる　　1つ数える
あやし笑い　　積み木を打ち合わせる　　用途理解2つ
笑いかける　　親指を使ってつかむ　　色の名前4色
顔をみつめる　　積み木をもちかえる　　わかるように話す
両手に積み木をもつ　　寒い、疲労、空腹の理解 (2/3)
毛糸を探す　　色の名前1色
熊手形でつかむ　　絵の名称4つ
物に手を伸ばす　　動作の理解2つ
レーズンを見つめる　　ほぼ明瞭に話す　　爪先かかと歩き
両手を合わす　　絵を4つ指差す　　片足立ち6秒
180°追視　　6つの身体部分　　片足立ち5秒
ガラガラを握る　　2語文　　片足立ち4秒
正中線を越えて追視　　絵の名称1つ　　片足立ち3秒
正中線まで追視　　絵を2つ指差す　　けんけん
パパ、ママ以外に6語　　片足立ち2秒
パパ、ママ以外に3語　　片足立ち1秒
パパ、ママ以外に2語　　幅跳び
意味ある1語　　ジャンプ
意味なくパパ、ママ　　上手投げ
3音以上つなげる　　ボールをける
喃語を話す　　階段を登る
パ、ダ、マなど言う　　走る
声の方向に振り向く　　後退り歩き
音に振り向く　　上手に歩く
キャアキャア喜ぶ　　拾い上げる
声を出して笑う　　一人で立つ10秒
「アー」「ウー」などの発声　　一人で立つ2秒
声を出す　　つかまって立ち上がる
ベルに反応　　一人ですわる
つかまり立ち、5秒以上
すわれる、5秒以上
寝返り
引き起こし
胸を上げる
両足で体を支える
90°頭を上げる
首がすわる
45°頭を上げる
頭を上げる
対称運動

判定中の様子

1、2、3回目の検査結果をそれぞれのチェック欄に記入

一般的印象	1	2	3
普通			
異常			

判定実施の受け入れ	1	2	3
いつもよい			
たいていよい			
ほとんどよくない			

周囲への興味	1	2	3
敏感			
あまり興味がない			
全く興味がない			

恐怖感	1	2	3
ない			
少しある			
非常に強い			

注意を向けている時間	1	2	3
適当			
いくらか気が散りやすい			
非常に気が散りやすい			

個人－社会　微細運動－適応　言語　粗大運動

個人－社会　微細運動－適応　言語　粗大運動

| 2月 | 4月 | 6月 | 9月 | 12月 | 15月 | 18月 | 2歳 | 3歳 | 4歳 | 5歳 | 6歳 |

無断転載不許

判定実施上の手引き

1. 判定者は子どもに笑いかけたり、話しかけたり手を振ったりして微笑をひきだそうとする。しかし、子どもの体にさわってはいけない。
2. 子どもは数秒間手をみつめなければならない。
3. 保護者が歯ブラシの使い方を教えたり、ねり歯みがきを歯ブラシにつけてもよい。
4. 靴のひもをむすんだり、背中のボタンをはめたり、ファスナーをあげたりできなくてもよい。
5. 子どもの顔の上およそ 20 cm のところを、一側から他側へ弧を描いて毛糸をゆっくり動かす。
6. 子どもの指先あるいは指の背にガラガラがふれた時、それをつかむならば p。
7. 子どもが消えた毛糸の行方を見ようとするなら p。判定者は腕を動かさないですばやく手に持った毛糸を落して見えなくする。
8. 子どもは片方の手からもう片方の手へ、体や口やテーブルを使わずに積み木をもちかえなくてはならない。
9. 子どもが親指と他の指を使って、レーズンをつまみあげるなら p。
10. 子どもの描いた線と判定者の描いた線との角度が 30 度以内なら p。
11. 判定者は親指を上にたててにぎりこぶしをつくり、親指だけを動かす。子どもがこれをまねて、親指以外の指を動かさなければ p。

   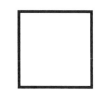

| 12. 囲まれた形なら p。うずまきは f。 | 13. どんな線でも真ん中あたりで交差すれば p。 | 14. 「どちらの線が長い？」（"大きい"ではない）紙の上下が逆になるようにまわしてみせ、繰り返す。（3試行のうち3回、あるいは6試行のうち5回で p。） | 15. 最初は子どもに模写させる。失敗した場合は判定者が書いてみせる。 |

　　12、13、15 の項目を実施するとき、その形の名前を言ってはならない。12 と 13 の項目を実施する時は書いてみせてはならない。

16. 採点するとき、対になっている部分（2 つの腕、2 つの脚）は 1 つとして数える。
17. コップのなかに積み木を一ついれ、子どもの耳のそばで子どもに見えないようにそっとふる。他の耳でも繰り返す。
18. 絵をさして、その名前を言わせる。（ワン、ニャンなどの擬声語だけでは不可。わんわん、にゃんにゃんなどは可。）もしも正しく名前を言えるのが 4 つ未満の時は、判定者が名前を言い、その絵を指さしさせる。

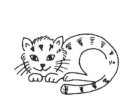 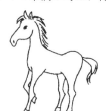 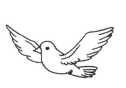 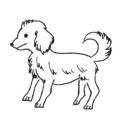 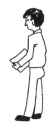

（原画　国立療養所広島病院小児科部長　下田浩子）

19. 人形を使い、子どもに聞く。「鼻はどれ？目は？耳は？口は？手は？足は？おなかは？髪は？」8 問中 6 問正しければ p。
20. 絵を使い、子どもに聞く。「飛ぶのはどれ？」「ニャーとなくのはどれ？」「お話しするのはどれ？」「ほえるのはどれ？」「パカパカ走るのはどれ？」5 問中、2 問あるいは 4 問ただしければ p。
21. 子どもに次の質問をする。「寒いときどうしますか？」「疲れたときはどうしますか？」「おなかがすいたときどうしますか？」3 問中、2 問あるいは 3 問正しければ p。
22. 子どもに次の質問をする。「コップは何に使いますか？」「いすは何に使いますか？」「鉛筆は何に使いますか？」答えの中
23. に動作を示す語が入っていなければならない。
24. 子どもが積み木を紙の上に正しく置き、紙の上にいくつ積み木があるか言えれば p。（1 個から 5 個）
25. 子どもに指示する。「積み木をテーブルの上においてください」「テーブルの下に」「私の前に」「私の後ろに」4 問中 4 問正しければ p。（判定者は指したり、頭や目を動かして子どもを助けてはならない）
26. 子どもに質問する。「ボールとはどんな物ですか？」「海は？」「机は？」「家は？」「バナナは？」「カーテンは？」「窓は？」「靴は？」用途、形、素材、一般的分類（バナナを黄色というのではなく、果物というように）の言葉で定義すれば p。8 問中、5 問あるいは 7 問正しければ p。
27. 子どもに次のように質問する。「象は大きい、犬は？」「火は熱い、氷は？」「昼はあかるい、夜は？」3 問中 2 問正しければ p。
28. 子どもは壁や手すりを使ってもよいが、人の助けはいけない。はうこともいけない。
29. 子どもは離れて立っている判定者の手の届く範囲に、上手投げでボールを約 90 cm 投げる。
30. 子どもはテスト用紙の幅以上の距離を飛び越えなければならない。（約 20 cm）
31. つま先から 2.5 cm 以内にかかとをつけて前方へ歩くように子どもに指示する。判定者がしてみせてもよい。連続して 4 歩、歩かねばならない。
32. 2 歳では正常な子どもの半分は課題実施の受け入れが良くない。

DENVERⅡ 記録票

生年月日＿＿＿＿年＿＿月＿＿日　（在胎＿＿週＿＿日）　　整理番号＿＿＿＿＿＿＿＿＿＿

記録日①＿＿＿年＿＿月＿＿日　②＿＿＿年＿＿月＿＿日　③＿＿＿年＿＿月＿＿日　氏名＿＿＿＿＿＿＿＿＿＿

年月日齢①＿＿＿年＿＿月＿＿日　②＿＿＿年＿＿月＿＿日　③＿＿＿年＿＿月＿＿日　記録者＿＿＿＿＿＿＿＿＿

| 2月 | 4月 | 6月 | 9月 | 12月 | 15月 | 18月 | 2歳 | 3歳 | 4歳 | 5歳 | 6歳 |

個人―社会　微細運動―適応　言語

通過率
25　50　75　90

報告でもよい→
裏面の注No.→　項目

- 一人で歯磨きをする
- ゲームをする
- 一人で服を着る
- Tシャツを着る
- 友達の名前
- 上着、靴などをつける　6部分人物画
- 手を洗ってふく　□模写
- 手伝って歯磨き　□模倣
- 上着を脱ぐ　3部分人物画
- 人形に食べさせる　長い方を指差す
- スプーンを使う　十模写
- 簡単なお手伝い　○模写
- コップで飲む　親指だけを動かす　単語定義7語
- ボールのやりとり　縦線模倣　寒い、疲労、空腹の理解 (3/3)
- 大人の真似　8個の積み木の塔　2/3反対語類推
- バイバイをする　6個の積み木の塔　5つ数える
- ほしいものを示す　4個の積み木の塔　単語定義5語
- 拍手をまねる　2個の積み木の塔　前後上下の理解
- 自分で食べる　瓶からレーズンを出す　動作の理解4つ
- 玩具をとる　なぐり書きをする　用途理解3つ
- 手をみつめる　コップに積み木を入れる　1つ数える
- あやし笑い　積み木を打ち合わせる　用途理解2つ
- 笑いかける　親指を使ってつかむ　色の名前4色
- 顔をみつめる　積み木をもちかえる　わかるように話す
- 両手に積み木をもつ　寒い、疲労、空腹の理解 (2/3)
- 毛糸を探す　色の名前1色
- 熊手形でつかむ　絵の名称4つ
- 物に手を伸ばす　動作の理解2つ
- レーズンを見つめる　ほぼ明瞭に話す　爪先かかと歩き
- 両手を合わす　絵を4つ指差す　片足立ち6秒
- 180°追視　6つの身体部分　片足立ち5秒
- ガラガラを握る　2語文　片足立ち4秒
- 正中線を越えて追視　絵の名称1つ　片足立ち3秒
- 正中線まで追視　絵を2つ指差す　けんけん
- パパ、ママ以外に6語　片足立ち2秒
- パパ、ママ以外に3語　片足立ち1秒
- パパ、ママ以外に2語　幅跳び
- 意味ある1語　ジャンプ
- 意味なくパパ、ママ　上手投げ
- 3音以上つなげる　ボールをける
- 喃語を話す　階段を登る
- パ、ダ、マなど言う　走る
- 声の方向に振り向く　後退り歩き
- 音に振り向く　上手に歩く
- キャアキャア喜ぶ　拾い上げる
- 声を出して笑う　一人で立つ10秒
- 「アー」「ウー」などの発声　一人で立つ2秒
- 声を出す　つかまって立ち上がる
- ベルに反応　一人ですわる
- つかまり立ち、5秒以上
- すわれる、5秒以上
- 寝返り
- 引き起こし
- 胸を上げる
- 両足で体を支える
- 90°頭を上げる
- 首がすわる
- 45°頭を上げる
- 頭を上げる
- 対称運動

個人―社会　微細運動―適応　言語　粗大運動

粗大運動

判定中の様子

1、2、3回目の検査結果をそれぞれのチェック欄に記入

一般的印象	1	2	3
普通			
異常			

判定実施の受け入れ	1	2	3
いつもよい			
たいていよい			
ほとんどよくない			

周囲への興味	1	2	3
敏感			
あまり興味がない			
全く興味がない			

恐怖感	1	2	3
ない			
少しある			
非常に強い			

注意を向けている時間	1	2	3
適当			
いくらか気が散りやすい			
非常に気が散りやすい			

| 2月 | 4月 | 6月 | 9月 | 12月 | 15月 | 18月 | 2歳 | 3歳 | 4歳 | 5歳 | 6歳 |

判定実施上の手引き

1. 判定者は子どもに笑いかけたり、話しかけたり手を振ったりして微笑をひきだそうとする。しかし、子どもの体にさわってはいけない。
2. 子どもは数秒間手をみつめなければならない。
3. 保護者が歯ブラシの使い方を教えたり、ねり歯みがきを歯ブラシにつけてもよい。
4. 靴のひもをむすんだり、背中のボタンをはめたり、ファスナーをあげたりできなくてもよい。
5. 子どもの顔の上およそ 20 cm のところを、一側から他側へ弧を描いて毛糸をゆっくり動かす。
6. 子どもの指先あるいは指の背にガラガラがふれた時、それをつかむならば p。
7. 子どもが消えた毛糸の行方を見ようとするなら p。判定者は腕を動かさないですばやく手に持った毛糸を落して見えなくする。
8. 子どもは片方の手からもう片方の手へ、体や口やテーブルを使わずに積み木をもちかえなくてはならない。
9. 子どもが親指と他の指を使って、レーズンをつまみあげるなら p。
10. 子どもの描いた線と判定者の描いた線との角度が 30 度以内なら p。
11. 判定者は親指を上にたててにぎりこぶしをつくり、親指だけを動かす。子どもがこれをまねて、親指以外の指を動かさなければ p。

 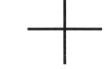 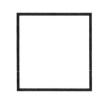

12. 囲まれた形なら p。うずまきは f。
13. どんな線でも真ん中あたりで交差すれば p。
14. 「どちらの線が長い？」（"大きい"ではない）紙の上下が逆になるようにまわしてみせ、繰り返す。（3試行のうち3回、あるいは6試行のうち5回で p。）
15. 最初は子どもに模写させる。失敗した場合は判定者が書いてみせる。

　　　12、13、15 の項目を実施するとき、その形の名前を言ってはならない。12 と 13 の項目を実施する時は書いてみせてはならない。

16. 採点するとき、対になっている部分（2つの腕、2つの脚）は1つとして数える。
17. コップのなかに積み木を一ついれ、子どもの耳のそばで子どもに見えないようにそっとふる。他の耳でも繰り返す。
18. 絵をさして、その名前を言わせる。（ワン、ニャンなどの擬声語だけでは不可。わんわん、にゃんにゃんなどは可。）もしも正しく名前を言えるのが4つ未満の時は、判定者が名前を言い、その絵を指さしさせる。

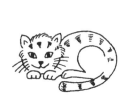 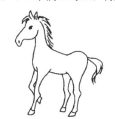 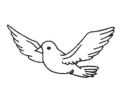 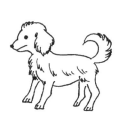 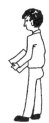

（原画　国立療養所広島病院小児科部長　下田浩子）

19. 人形を使い、子どもに聞く。「鼻はどれ？目は？耳は？口は？手は？足は？おなかは？髪は？」8問中6問正しければ p。
20. 絵を使い、子どもに聞く。「飛ぶのはどれ？」「ニャーとなくのはどれ？」「お話しするのはどれ？」「ほえるのはどれ？」「パカパカ走るのはどれ？」5問中、2問あるいは4問ただしければ p。
21. 子どもに次の質問をする。「寒いときどうしますか？」「疲れたときはどうしますか？」「おなかがすいたときどうしますか？」3問中、2問あるいは3問正しければ p。
22. 子どもに次の質問をする。「コップは何に使いますか？」「いすは何に使いますか？」「鉛筆は何に使いますか？」答えの中
23. に動作を示す語が入っていなければならない。
24. 子どもが積み木を紙の上に正しく置き、紙の上にいくつ積み木があるか言えれば p。（1個から5個）
　　　子どもに指示する。「積み木をテーブルの上においてください」「テーブルの下に」「私の前に」「私の後ろに」4問中4問正
25. しければ p。（判定者は指したり、頭や目を動かして子どもを助けてはならない）
　　　子どもに質問する。「ボールとはどんな物ですか？」「海は？」「机は？」「家は？」「バナナは？」「カーテンは？」「窓は？」「靴は？」用途、形、素材、一般的分類（バナナを黄色というのではなく、果物というように）の言葉で定義すれば p。8問中、5問あるいは7問正しければ p。
26. 子どもに次のように質問する。「象は大きい、犬は？」「火は熱い、氷は？」「昼はあかるい、夜は？」3問中2問正しければ p。
27. 子どもは壁や手すりを使ってもよいが、人の助けはいけない。はうこともいけない。
28. 子どもは離れて立っている判定者の手の届く範囲に、上手投げでボールを約 90 cm 投げる。
29. 子どもはテスト用紙の幅以上の距離を飛び越えなければならない。（約 20 cm）
30. つま先から 2.5 cm 以内にかかとをつけて前方へ歩くように子どもに指示する。判定者がしてみせてもよい。連続して4歩、歩かねばならない。
31. 2歳では正常な子どもの半分は課題実施の受け入れが良くない。

DENVER II 記録票

生年月日＿＿＿＿年＿＿月＿＿日　（在胎＿＿週＿＿日）　　　整理番号＿＿＿＿＿＿＿＿＿＿＿＿

記録日①＿＿＿年＿＿月＿＿日　②＿＿＿年＿＿月＿＿日　③＿＿＿年＿＿月＿＿日　氏　名＿＿＿＿＿＿＿＿＿＿＿＿

年月日齢①＿＿＿年＿＿月＿＿日　②＿＿＿年＿＿月＿＿日　③＿＿＿年＿＿月＿＿日　記録者＿＿＿＿＿＿＿＿＿＿＿＿

2月　4月　6月　9月　12月　15月　18月　2歳　3歳　4歳　5歳　6歳

通過率
25　50　75　90

報告でもよい→
裏面の注No.→　項目

個人－社会 / 微細運動－適応 / 言語 / 粗大運動

一人で歯磨きをする
ゲームをする
一人で服を着る
Tシャツを着る
友達の名前
上着、靴などをつける　　6部分人物画
手を洗ってふく　　□模写
手伝って歯磨き　　□模倣
上着を脱ぐ　　3部分人物画
人形に食べさせる　　長い方を指差す
スプーンを使う　　十模写
簡単なお手伝い　　○模写
コップで飲む　　親指だけを動かす　単語定義7語
ボールのやりとり　　縦線模倣　　寒い、疲労、空腹の理解 (3/3)
大人の真似　　8個の積み木の塔　　2/3反対語類推
バイバイをする　　6個の積み木の塔　　5つ数える
ほしいものを示す　　4個の積み木の塔　　単語定義5語
拍手をまねる　　2個の積み木の塔　　前後上下の理解
自分で食べる　　瓶からレーズンを出す　　動作の理解4つ
玩具をとる　　なぐり書きをする　　用途理解3つ
手をみつめる　　コップに積み木を入れる　　1つ数える
あやし笑い　　積み木を打ち合わせる　　用途理解2つ
笑いかける　　親指を使ってつかむ　　色の名前4色
顔をみつめる　　積み木をもちかえる　　わかるように話す
両手に積み木をもつ　　寒い、疲労、空腹の理解 (2/3)
毛糸を探す　　色の名前1色
熊手形でつかむ　　絵の名称4つ
物に手を伸ばす　　動作の理解2つ
レーズンを見つめる　　ほぼ明瞭に話す　　爪先かかと歩き
両手を合わす　　絵を4つ指差す　　片足立ち6秒
180°追視　　6つの身体部分　　片足立ち5秒
ガラガラを握る　　2語文　　片足立ち4秒
正中線を越えて追視　　絵の名称1つ　　片足立ち3秒
正中線まで追視　　絵を2つ指差す　　けんけん
パパ、ママ以外に6語　　片足立ち2秒
パパ、ママ以外に3語　　片足立ち1秒
パパ、ママ以外に2語　　幅跳び
意味ある1語　　ジャンプ
意味なくパパ、ママ　　上手投げ
3音以上つなげる　　ボールをける
喃語を話す　　階段を登る
パ、ダ、マなど言う　　走る
声の方向に振り向く　　後退り歩き
音に振り向く　　上手に歩く
キャアキャア喜ぶ　　拾い上げる
声を出して笑う　　一人で立つ10秒
「アー」「ウー」などの発声　　一人で立つ2秒
声を出す　　つかまって立ち上がる
ベルに反応　　一人ですわる
つかまり立ち、5秒以上
すわれる、5秒以上
寝返り
引き起こし
胸を上げる
両足で体を支える
90°頭を上げる
首がすわる
45°頭を上げる
頭を上げる
対称運動

判定中の様子

1、2、3回目の検査結果をそれぞれのチェック欄に記入

	1	2	3
一般的印象			
普通			
異常			
判定実施の受け入れ			
いつもよい			
たいていよい			
ほとんどよくない			
周囲への興味			
敏感			
あまり興味がない			
全く興味がない			
恐怖感			
ない			
少しある			
非常に強い			
注意を向けている時間			
適当			
いくらか気が散りやすい			
非常に気が散りやすい			

2月　4月　6月　9月　12月　15月　18月　2歳　3歳　4歳　5歳　6歳

判定実施上の手引き

1. 判定者は子どもに笑いかけたり、話しかけたり手を振ったりして微笑をひきだそうとする。しかし、子どもの体にさわってはいけない。
2. 子どもは数秒間手をみつめなければならない。
3. 保護者が歯ブラシの使い方を教えたり、ねり歯みがきを歯ブラシにつけてもよい。
4. 靴のひもをむすんだり、背中のボタンをはめたり、ファスナーをあげたりできなくてもよい。
5. 子どもの顔の上およそ 20 cm のところを、一側から他側へ弧を描いて毛糸をゆっくり動かす。
6. 子どもの指先あるいは指の背にガラガラがふれた時、それをつかむならば p。
7. 子どもが消えた毛糸の行方を見ようとするなら p。判定者は腕を動かさないですばやく手に持った毛糸を落して見えなくする。
8. 子どもは片方の手からもう片方の手へ、体や口やテーブルを使わずに積み木をもちかえなくてはならない。
9. 子どもが親指と他の指を使って、レーズンをつまみあげるなら p。
10. 子どもの描いた線と判定者の描いた線との角度が 30 度以内なら p。
11. 判定者は親指を上にたててにぎりこぶしをつくり、親指だけを動かす。子どもがこれをまねて、親指以外の指を動かさなければ p。

 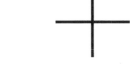 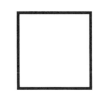

12. 囲まれた形なら p。うずまきは f。
13. どんな線でも真ん中あたりで交差すれば p。
14. 「どちらの線が長い？」（"大きい"ではない）紙の上下が逆になるようにまわしてみせ、繰り返す。（3試行のうち3回、あるいは6試行のうち5回で p。）
15. 最初は子どもに模写させる。失敗した場合は判定者が書いてみせる。

    12、13、15 の項目を実施するとき、その形の名前を言ってはならない。12 と 13 の項目を実施する時は書いてみせてはならない。

16. 採点するとき、対になっている部分（2つの腕、2つの脚）は1つとして数える。
17. コップのなかに積み木を一ついれ、子どもの耳のそばで子どもに見えないようにそっとふる。他の耳でも繰り返す。
18. 絵をさして、その名前を言わせる。（ワン、ニャンなどの擬声語だけでは不可。わんわん、にゃんにゃんなどは可。）もしも正しく名前を言えるのが4つ未満の時は、判定者が名前を言い、その絵を指さしさせる。

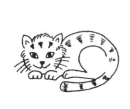 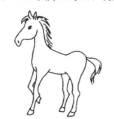 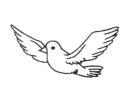 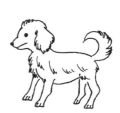 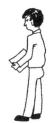

（原画　国立療養所広島病院小児科部長　下田浩子）

19. 人形を使い、子どもに聞く。「鼻はどれ？目は？耳は？口は？手は？足は？おなかは？髪は？」8問中6問正しければ p。
20. 絵を使い、子どもに聞く。「飛ぶのはどれ？」「ニャーとなくのはどれ？」「お話しするのはどれ？」「ほえるのはどれ？」「パカパカ走るのはどれ？」5問中、2問あるいは4問ただしければ p。
21. 子どもに次の質問をする。「寒いときどうしますか？」「疲れたときはどうしますか？」「おなかがすいたときどうしますか？」3問中、2問あるいは3問正しければ p。
22. 子どもに次の質問をする。「コップは何に使いますか？」「いすは何に使いますか？」「鉛筆は何に使いますか？」答えの中
23. に動作を示す語が入っていなければならない。
24. 子どもが積み木を紙の上に正しく置き、紙の上にいくつ積み木があるか言えれば p。（1個から5個）
    子どもに指示する。「積み木をテーブルの上においてください」「テーブルの下に」「私の前に」「私の後ろに」4問中4問正
25. しければ p。（判定者は指したり、頭や目を動かして子どもを助けてはならない）
    子どもに質問する。「ボールとはどんな物ですか？」「海は？」「机は？」「家は？」「バナナは？」「カーテンは？」「窓は？」「靴は？」用途、形、素材、一般的分類（バナナを黄色というのではなく、果物というように）の言葉で定義すれば p。8問中、5問あるいは7問正しければ p。
26. 子どもに次のように質問する。「象は大きい、犬は？」「火は熱い、氷は？」「昼はあかるい、夜は？」3問中2問正しければ p。
27. 子どもは壁や手すりを使ってもよいが、人の助けはいけない。はうこともいけない。
28. 子どもは離れて立っている判定者の手の届く範囲に、上手投げでボールを約 90 cm 投げる。
29. 子どもはテスト用紙の幅以上の距離を飛び越えなければならない。（約 20 cm）
30. つま先から 2.5 cm 以内にかかとをつけて前方へ歩くように子どもに指示する。判定者がしてみせてもよい。連続して4歩、歩かねばならない。
31. 2歳では正常な子どもの半分は課題実施の受け入れが良くない。

DENVER II 記録票

生年月日＿＿＿年＿＿月＿＿日　　（在胎＿＿週＿＿日）　　　　　　　　整理番号＿＿＿＿＿＿＿＿＿＿＿

記録日①＿＿＿年＿＿月＿＿日　　②＿＿＿年＿＿月＿＿日　　③＿＿＿年＿＿月＿＿日　　氏　名＿＿＿＿＿＿＿＿＿＿

年月日齢①＿＿＿年＿＿月＿＿日　　②＿＿＿年＿＿月＿＿日　　③＿＿＿年＿＿月＿＿日　　記録者＿＿＿＿＿＿＿＿＿

2月　　4月　　6月　　9月　　12月　　15月　　18月　　2歳　　3歳　　4歳　　5歳　　6歳

個人―社会　微細運動―適応　言語

通過率
25　50　75　90

報告でもよい→
裏面の注No.→　　項目

一人で歯磨きをする
ゲームをする
一人で服を着る
Tシャツを着る
友達の名前
上着、靴などをつける　　6部分人物画
手を洗ってふく　　　　　□模写
手伝って歯磨き　　　　　□模倣
上着を脱ぐ　　　　　　3部分人物画
人形に食べさせる　　　　長い方を指差す
スプーンを使う　　　　　十模写
簡単なお手伝い　　　　　○模写
コップで飲む　　　　親指だけを動かす　　単語定義7語
ボールのやりとり　　縦線模倣　　寒い、疲労、空腹の理解 (3/3)
大人の真似　　　　8個の積み木の塔　　2/3反対語類推
バイバイをする　　6個の積み木の塔　　5つ数える
ほしいものを示す　　4個の積み木の塔　　単語定義5語
拍手をまねる　　　2個の積み木の塔　　前後上下の理解
自分で食べる　　　瓶からレーズンを出す　　動作の理解4つ
玩具をとる　　　　なぐり書きをする　　用途理解3つ
手をみつめる　　コップに積み木を入れる　　1つ数える
あやし笑い　　　積み木を打ち合わせる　　用途理解2つ
笑いかける　　　親指を使ってつかむ　　色の名前4色
顔をみつめる　　積み木をもちかえる　　わかるように話す
両手に積み木をもつ　　寒い、疲労、空腹の理解 (2/3)
毛糸を探す　　　　　　色の名前1色
熊手形でつかむ　　　　絵の名称4つ
物に手を伸ばす　　　動作の理解2つ
レーズンを見つめる　　ほぼ明瞭に話す　　爪先かかと歩き
両手を合わす　　絵を4つ指差す　　片足立ち6秒
180°追視　　　6つの身体部分　　片足立ち5秒
ガラガラを握る　　2語文　　片足立ち4秒
正中線を越えて追視　　絵の名称1つ　　片足立ち3秒
正中線まで追視　　絵を2つ指差す　　けんけん
パパ、ママ以外に6語　　片足立ち2秒
パパ、ママ以外に3語　　片足立ち1秒
パパ、ママ以外に2語　　幅跳び
意味ある1語　　　ジャンプ
意味なくパパ、ママ　　上手投げ
3音以上つなげる　　ボールをける
喃語を話す　　　階段を登る
パ、ダ、マなど言う　　走る
声の方向に振り向く　　後退り歩き
音に振り向く　　上手に歩く
キャアキャア喜ぶ　　拾い上げる
声を出して笑う　　一人で立つ10秒
「アー」「ウー」などの発声　　一人で立つ2秒
声を出す　　つかまって立ち上がる
ベルに反応　　一人ですわる
つかまり立ち、5秒以上
すわれる、5秒以上
寝返り
引き起こし
胸を上げる
両足で体を支える
90°頭を上げる
首がすわる
45°頭を上げる
頭を上げる
対称運動

個人―社会　微細運動―適応　言語　粗大運動

判定中の様子

1、2、3回目の検査結果をそれぞれのチェック欄に記入

一般的印象	1	2	3
普通			
異常			

判定実施の受け入れ	1	2	3
いつもよい			
たいていよい			
ほとんどよくない			

周囲への興味	1	2	3
敏感			
あまり興味がない			
全く興味がない			

恐怖感	1	2	3
ない			
少しある			
非常に強い			

注意を向けている時間	1	2	3
適当			
いくらか気が散りやすい			
非常に気が散りやすい			

個人―社会　微細運動―適応　言語　粗大運動

無断転載不許

2月　　4月　　6月　　9月　　12月　　15月　　18月　　2歳　　3歳　　4歳　　5歳　　6歳

判定実施上の手引き

1. 判定者は子どもに笑いかけたり、話しかけたり手を振ったりして微笑をひきだそうとする。しかし、子どもの体にさわってはいけない。
2. 子どもは数秒間手をみつめなければならない。
3. 保護者が歯ブラシの使い方を教えたり、ねり歯みがきを歯ブラシにつけてもよい。
4. 靴のひもをむすんだり、背中のボタンをはめたり、ファスナーをあげたりできなくてもよい。
5. 子どもの顔の上およそ 20 cm のところを、一側から他側へ弧を描いて毛糸をゆっくり動かす。
6. 子どもの指先あるいは指の背にガラガラがふれた時、それをつかむならば p。
7. 子どもが消えた毛糸の行方を見ようとするなら p。判定者は腕を動かさないですばやく手に持った毛糸を落して見えなくする。
8. 子どもは片方の手からもう片方の手へ、体や口やテーブルを使わずに積み木をもちかえなくてはならない。
9. 子どもが親指と他の指を使って、レーズンをつまみあげるなら p。
10. 子どもの描いた線と判定者の描いた線との角度が 30 度以内なら p。
11. 判定者は親指を上にたててにぎりこぶしをつくり、親指だけを動かす。子どもがこれをまねて、親指以外の指を動かさなければ p。

   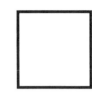

12. 囲まれた形なら p。うずまきは f。
13. どんな線でも真ん中あたりで交差すれば p。
14. 「どちらの線が長い？」("大きい"ではない) 紙の上下が逆になるようにまわしてみせ、繰り返す。(3 試行のうち 3 回、あるいは 6 試行のうち 5 回で p。)
15. 最初は子どもに模写させる。失敗した場合は判定者が書いてみせる。

　　12、13、15 の項目を実施するとき、その形の名前を言ってはならない。12 と 13 の項目を実施する時は書いてみせてはならない。

16. 採点するとき、対になっている部分 (2 つの腕、2 つの脚) は 1 つとして数える。
17. コップのなかに積み木を一ついれ、子どもの耳のそばで子どもに見えないようにそっとふる。他の耳でも繰り返す。
18. 絵をさして、その名前を言わせる。(ワン、ニャンなどの擬声語だけでは不可。わんわん、にゃんにゃんなどは可。) もしも正しく名前を言えるのが 4 つ未満の時は、判定者が名前を言い、その絵を指さしさせる。

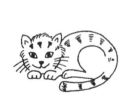 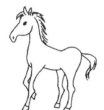  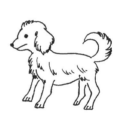 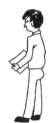

(原画　国立療養所広島病院小児科部長　下田浩子)

19. 人形を使い、子どもに聞く。「鼻はどれ？目は？耳は？口は？手は？足は？おなかは？髪は？」8 問中 6 問正しければ p。
20. 絵を使い、子どもに聞く。「飛ぶのはどれ？」「ニャーとなくのはどれ？」「お話しするのはどれ？」「ほえるのはどれ？」「パカパカ走るのはどれ？」5 問中、2 問あるいは 4 問ただしければ p。
21. 子どもに次の質問をする。「寒いときどうしますか？」「疲れたときはどうしますか？」「おなかがすいたときどうしますか？」3 問中、2 問あるいは 3 問正しければ p。
22. 子どもに次の質問をする。「コップは何に使いますか？」「いすは何に使いますか？」「鉛筆は何に使いますか？」答えの中
23. に動作を示す語が入っていなければならない。
24. 子どもが積み木を紙の上に正しく置き、紙の上にいくつ積み木があるか言えれば p。(1 個から 5 個)
　　子どもに指示する。「積み木をテーブルの上においてください」「テーブルの下に」「私の前に」「私の後ろに」4 問中 4 問正
25. しければ p。(判定者は指したり、頭や目を動かして子どもを助けてはならない)
　　子どもに質問する。「ボールとはどんな物ですか？」「海は？」「机は？」「家は？」「バナナは？」「カーテンは？」「窓は？」「靴は？」用途、形、素材、一般的分類 (バナナを黄色というのではなく、果物というように) の言葉で定義すれば p。8 問中、5 問あるいは 7 問正しければ p。
26. 子どもに次のように質問する。「象は大きい、犬は？」「火は熱い、氷は？」「昼はあかるい、夜は？」3 問中 2 問正しければ p。
27. 子どもは壁や手すりを使ってもよいが、人の助けはいけない。はうこともいけない。
28. 子どもは離れて立っている判定者の手の届く範囲に、上手投げでボールを約 90 cm 投げる。
29. 子どもはテスト用紙の幅以上の距離を飛び越えなければならない。(約 20 cm)
30. つま先から 2.5 cm 以内にかかとをつけて前方へ歩くように子どもに指示する。判定者がしてみせてもよい。連続して 4 歩、歩かねばならない。
31. 2 歳では正常な子どもの半分は課題実施の受け入れが良くない。

DENVERⅡ 記録票

生年月日＿＿＿＿年＿＿月＿＿日　（在胎＿＿週＿＿日）　　　　整理番号＿＿＿＿＿＿＿＿＿＿＿＿

記録日①＿＿年＿＿月＿＿日　②＿＿年＿＿月＿＿日　③＿＿年＿＿月＿＿日　氏　名＿＿＿＿＿＿＿＿＿＿＿＿

年月日齢①＿＿年＿＿月＿＿日　②＿＿年＿＿月＿＿日　③＿＿年＿＿月＿＿日　記録者＿＿＿＿＿＿＿＿＿＿＿＿

2月　4月　6月　9月　12月　15月　18月　2歳　3歳　4歳　5歳　6歳

通過率
報告でもよい→　25　50　75　90
裏面の注No.→　項目

個人―社会 / 微細運動―適応 / 言語 / 粗大運動

一人で歯磨きをする
ゲームをする
一人で服を着る
Tシャツを着る
友達の名前
上着、靴などをつける　6部分人物画
手を洗ってふく　□模写
手伝って歯磨き　□模倣
上着を脱ぐ　3部分人物画
人形に食べさせる　長い方を指差す
スプーンを使う　十模写
簡単なお手伝い　○模写
コップで飲む　親指だけを動かす　単語定義7語
ボールのやりとり　縦線模倣　寒い、疲労、空腹の理解 (3/3)
大人の真似　8個の積み木の塔　2/3反対語類推
バイバイをする　6個の積み木の塔　5つ数える
ほしいものを示す　4個の積み木の塔　単語定義5語
拍手をまねる　2個の積み木の塔　前後上下の理解
自分で食べる　瓶からレーズンを出す　動作の理解4つ
玩具をとる　なぐり書きをする　用途理解3つ
手をみつめる　コップに積み木を入れる　1つ数える
あやし笑い　積み木を打ち合わせる　用途理解2つ
笑いかける　親指を使ってつかむ　色の名前4色
顔をみつめる　積み木をもちかえる　わかるように話す
両手に積み木をもつ　寒い、疲労、空腹の理解 (2/3)
毛糸を探す　色の名前1色
熊手形でつかむ　絵の名称4つ
物に手を伸ばす　動作の理解2つ
レーズンを見つめる　ほぼ明瞭に話す　爪先かかと歩き
両手を合わす　絵を4つ指差す　片足立ち6秒
180°追視　6つの身体部分　片足立ち5秒
ガラガラを握る　2語文　片足立ち4秒
正中線を越えて追視　絵の名称1つ　片足立ち3秒
正中線まで追視　絵を2つ指差す　けんけん
パパ、ママ以外に6語　片足立ち2秒
パパ、ママ以外に3語　片足立ち1秒
パパ、ママ以外に2語　幅跳び
意味ある1語　ジャンプ
意味なくパパ、ママ　上手投げ
3音以上つなげる　ボールをける
喃語を話す　階段を登る
パ、ダ、マなど言う　走る
声の方向に振り向く　後退り歩き
音に振り向く　上手に歩く
キャアキャア喜ぶ　拾い上げる
声を出して笑う　一人で立つ10秒
「アー」「ウー」などの発声　一人で立つ2秒
声を出す　つかまって立ち上がる
ベルに反応　一人ですわる
つかまり立ち、5秒以上
すわれる、5秒以上
寝返り
引き起こし
胸を上げる
両足で体を支える
90°頭を上げる
首がすわる
45°頭を上げる
頭を上げる
対称運動

判定中の様子

1、2、3回目の検査結果をそれぞれのチェック欄に記入

一般的印象	1	2	3
普通			
異常			

判定実施の受け入れ	1	2	3
いつもよい			
たいていよい			
ほとんどよくない			

周囲への興味	1	2	3
敏感			
あまり興味がない			
全く興味がない			

恐怖感	1	2	3
ない			
少しある			
非常に強い			

注意を向けている時間	1	2	3
適当			
いくらか気が散りやすい			
非常に気が散りやすい			

2月　4月　6月　9月　12月　15月　18月　2歳　3歳　4歳　5歳　6歳

無断転載不許

判定実施上の手引き

1. 判定者は子どもに笑いかけたり、話しかけたり手を振ったりして微笑をひきだそうとする。しかし、子どもの体にさわってはいけない。
2. 子どもは数秒間手をみつめなければならない。
3. 保護者が歯ブラシの使い方を教えたり、ねり歯みがきを歯ブラシにつけてもよい。
4. 靴のひもをむすんだり、背中のボタンをはめたり、ファスナーをあげたりできなくてもよい。
5. 子どもの顔の上およそ 20 cm のところを、一側から他側へ弧を描いて毛糸をゆっくり動かす。
6. 子どもの指先あるいは指の背にガラガラがふれた時、それをつかむならば p。
7. 子どもが消えた毛糸の行方を見ようとするなら p。判定者は腕を動かさないですばやく手に持った毛糸を落して見えなくする。
8. 子どもは片方の手からもう片方の手へ、体や口やテーブルを使わずに積み木をもちかえなくてはならない。
9. 子どもが親指と他の指を使って、レーズンをつまみあげるなら p。
10. 子どもの描いた線と判定者の描いた線との角度が 30 度以内なら p。
11. 判定者は親指を上にたててにぎりこぶしをつくり、親指だけを動かす。子どもがこれをまねて、親指以外の指を動かさなければ p。

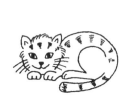
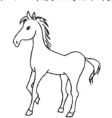
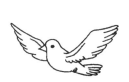
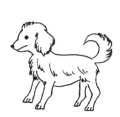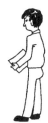

12. 囲まれた形なら p。うずまきは f。
13. どんな線でも真ん中あたりで交差すれば p。
14. 「どちらの線が長い？」（"大きい"ではない）紙の上下が逆になるようにまわしてみせ、繰り返す。（3 試行のうち 3 回、あるいは 6 試行のうち 5 回で p。）
15. 最初は子どもに模写させる。失敗した場合は判定者が書いてみせる。

　　12、13、15 の項目を実施するとき、その形の名前を言ってはならない。12 と 13 の項目を実施する時は書いてみせてはならない。

16. 採点するとき、対になっている部分（2 つの腕、2 つの脚）は 1 つとして数える。
17. コップのなかに積み木を一ついれ、子どもの耳のそばで子どもに見えないようにそっとふる。他の耳でも繰り返す。
18. 絵をさして、その名前を言わせる。（ワン、ニャンなどの擬声語だけでは不可。わんわん、にゃんにゃんなどは可。）もしも正しく名前を言えるのが 4 つ未満の時は、判定者が名前を言い、その絵を指さしさせる。

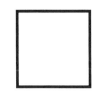

（原画　国立療養所広島病院小児科部長　下田浩子）

19. 人形を使い、子どもに聞く。「鼻はどれ？目は？耳は？口は？手は？足は？おなかは？髪は？」8 問中 6 問正しければ p。
20. 絵を使い、子どもに聞く。「飛ぶのはどれ？」「ニャーとなくのはどれ？」「お話しするのはどれ？」「ほえるのはどれ？」「パカパカ走るのはどれ？」5 問中、2 問あるいは 4 問ただしければ p。
21. 子どもに次の質問をする。「寒いときどうしますか？」「疲れたときはどうしますか？」「おなかがすいたときどうしますか？」3 問中、2 問あるいは 3 問正しければ p。
22. 子どもに次の質問をする。「コップは何に使いますか？」「いすは何に使いますか？」「鉛筆は何に使いますか？」答えの中
23. に動作を示す語が入っていなければならない。
24. 子どもが積み木を紙の上に正しく置き、紙の上にいくつ積み木があるか言えれば p。（1 個から 5 個）
　　子どもに指示する。「積み木をテーブルの上においてください」「テーブルの下に」「私の前に」「私の後ろに」4 問中 4 問正
25. しければ p。（判定者は指したり、頭や目を動かして子どもを助けてはならない）
　　子どもに質問する。「ボールとはどんな物ですか？」「海は？」「机は？」「家は？」「バナナは？」「カーテンは？」「窓は？」「靴は？」用途、形、素材、一般的分類（バナナを黄色というのではなく、果物というように）の言葉で定義すれば p。8 問中、5 問あるいは 7 問正しければ p。
26. 子どもに次のように質問する。「象は大きい、犬は？」「火は熱い、氷は？」「昼はあかるい、夜は？」3 問中 2 問正しければ p。
27. 子どもは壁や手すりを使ってもよいが、人の助けはいけない。はうこともいけない。
28. 子どもは離れて立っている判定者の手の届く範囲に、上手投げでボールを約 90 cm 投げる。
29. 子どもはテスト用紙の幅以上の距離を飛び越えなければならない。（約 20 cm）
30. つま先から 2.5 cm 以内にかかとをつけて前方へ歩くように子どもに指示する。判定者がしてみせてもよい。連続して 4 歩、歩かねばならない。
31. 2 歳では正常な子どもの半分は課題実施の受け入れが良くない。

DENVER II 記録票

生年月日＿＿＿＿年＿＿月＿＿日　　（在胎　　週　　日）　　　　　整理番号＿＿＿＿＿＿＿＿＿＿＿＿＿＿

記録日①＿＿＿年＿＿月＿＿日　②＿＿＿年＿＿月＿＿日　③＿＿＿年＿＿月＿＿日　氏　名＿＿＿＿＿＿＿＿＿＿

年月日齢①＿＿＿年＿＿月＿＿日　②＿＿＿年＿＿月＿＿日　③＿＿＿年＿＿月＿＿日　記録者＿＿＿＿＿＿＿＿＿＿

2月　4月　6月　9月　12月　15月　18月　2歳　3歳　4歳　5歳　6歳

通過率
25　50　75　90

報告でもよい→
裏面の注No.→　　項目

個人—社会／微細運動—適応／言語

一人で歯磨きをする
ゲームをする
一人で服を着る
Tシャツを着る
友達の名前
上着、靴などをつける　　6部分人物画
手を洗ってふく　　□模写
手伝って歯磨き　　□模倣
上着を脱ぐ　　3部分人物画
人形に食べさせる　　長い方を指差す
スプーンを使う　　十模写
簡単なお手伝い　　○模写
コップで飲む　　親指だけを動かす　　単語定義7語
ボールのやりとり　　縦線模倣　　寒い、疲労、空腹の理解 (3/3)
大人の真似　　8個の積み木の塔　　2/3反対語類推
バイバイをする　　6個の積み木の塔　　5つ数える
ほしいものを示す　　4個の積み木の塔　　単語定義5語
拍手をまねる　　2個の積み木の塔　　前後上下の理解
自分で食べる　　瓶からレーズンを出す　　動作の理解4つ
玩具をとる　　なぐり書きをする　　用途理解3つ
手をみつめる　　コップに積み木を入れる　　1つ数える
あやし笑い　　積み木を打ち合わせる　　用途理解2つ
笑いかける　　親指を使ってつかむ　　色の名前4色
顔をみつめる　　積み木をもちかえる　　わかるように話す
両手に積み木をもつ　　寒い、疲労、空腹の理解 (2/3)
毛糸を探す　　色の名前1色
熊手形でつかむ　　絵の名称4つ
物に手を伸ばす　　動作の理解2つ
レーズンを見つめる　　ほぼ明瞭に話す　　爪先かかと歩き
両手を合わす　　絵を4つ指差す　　片足立ち6秒
180°追視　　6つの身体部分　　片足立ち5秒
ガラガラを握る　　2語文　　片足立ち4秒
正中線を越えて追視　　絵の名称1つ　　片足立ち3秒
正中線まで追視　　絵を2つ指差す　　けんけん
パパ、ママ以外に6語　　片足立ち2秒
パパ、ママ以外に3語　　片足立ち1秒
パパ、ママ以外に2語　　幅跳び
意味ある1語　　ジャンプ
意味なくパパ、ママ　　上手投げ
3音以上つなげる　　ボールをける
喃語を話す　　階段を登る
パ、ダ、マなど言う　　走る
声の方向に振り向く　　後退り歩き
音に振り向く　　上手に歩く
キャアキャア喜ぶ　　拾い上げる
声を出して笑う　　一人で立つ10秒
「アー」「ウー」などの発声　　一人で立つ2秒
声を出す　　つかまって立ち上がる
ベルに反応　　一人ですわる
つかまり立ち、5秒以上
すわれる、5秒以上
寝返り
引き起こし
胸を上げる
両足で体を支える
90°頭を上げる
首がすわる
45°頭を上げる
頭を上げる
対称運動

個人—社会／微細運動—適応／言語／粗大運動

判定中の様子

1、2、3回目の検査結果をそれぞれのチェック欄に記入

一般的印象	1	2	3
普通			
異常			

判定実施の受け入れ	1	2	3
いつもよい			
たいていよい			
ほとんどよくない			

周囲への興味	1	2	3
敏感			
あまり興味がない			
全く興味がない			

恐怖感	1	2	3
ない			
少しある			
非常に強い			

注意を向けている時間	1	2	3
適当			
いくらか気が散りやすい			
非常に気が散りやすい			

2月　4月　6月　9月　12月　15月　18月　2歳　3歳　4歳　5歳　6歳

無断転載不許

判定実施上の手引き

1. 判定者は子どもに笑いかけたり、話しかけたり手を振ったりして微笑をひきだそうとする。しかし、子どもの体にさわってはいけない。
2. 子どもは数秒間手をみつめなければならない。
3. 保護者が歯ブラシの使い方を教えたり、ねり歯みがきを歯ブラシにつけてもよい。
4. 靴のひもをむすんだり、背中のボタンをはめたり、ファスナーをあげたりできなくてもよい。
5. 子どもの顔の上およそ 20 cm のところを、一側から他側へ弧を描いて毛糸をゆっくり動かす。
6. 子どもの指先あるいは指の背にガラガラがふれた時、それをつかむならば p。
7. 子どもが消えた毛糸の行方を見ようとするなら p。判定者は腕を動かさないですばやく手に持った毛糸を落して見えなくする。
8. 子どもは片方の手からもう片方の手へ、体や口やテーブルを使わずに積み木をもちかえなくてはならない。
9. 子どもが親指と他の指を使って、レーズンをつまみあげるなら p。
10. 子どもの描いた線と判定者の描いた線との角度が 30 度以内なら p。
11. 判定者は親指を上にたててにぎりこぶしをつくり、親指だけを動かす。子どもがこれをまねて、親指以外の指を動かさなければ p。

  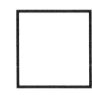

12. 囲まれた形なら p。うずまきは f。
13. どんな線でも真ん中あたりで交差すれば p。
14. 「どちらの線が長い？」（"大きい"ではない）紙の上下が逆になるようにまわしてみせ、繰り返す。（3 試行のうち 3 回、あるいは 6 試行のうち 5 回で p。）
15. 最初は子どもに模写させる。失敗した場合は判定者が書いてみせる。

　　12、13、15 の項目を実施するとき、その形の名前を言ってはならない。12 と 13 の項目を実施する時は書いてみせてはならない。

16. 採点するとき、対になっている部分（2 つの腕、2 つの脚）は 1 つとして数える。
17. コップのなかに積み木を一ついれ、子どもの耳のそばで子どもに見えないようにそっとふる。他の耳でも繰り返す。
18. 絵をさして、その名前を言わせる。（ワン、ニャンなどの擬声語だけでは不可。わんわん、にゃんにゃんなどは可。）もしも正しく名前を言えるのが 4 つ未満の時は、判定者が名前を言い、その絵を指さしさせる。

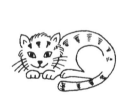 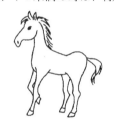 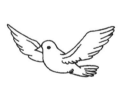 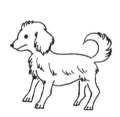 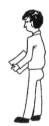

（原画　国立療養所広島病院小児科部長　下田浩子）

19. 人形を使い、子どもに聞く。「鼻はどれ？目は？耳は？口は？手は？足は？おなかは？髪は？」8 問中 6 問正しければ p。
20. 絵を使い、子どもに聞く。「飛ぶのはどれ？」「ニャーとなくのはどれ？」「お話しするのはどれ？」「ほえるのはどれ？」「パカパカ走るのはどれ？」5 問中、2 問あるいは 4 問ただしければ p。
21. 子どもに次の質問をする。「寒いときどうしますか？」「疲れたときはどうしますか？」「おなかがすいたときどうしますか？」3 問中、2 問あるいは 3 問正しければ p。
22. 子どもに次の質問をする。「コップは何に使いますか？」「いすは何に使いますか？」「鉛筆は何に使いますか？」答えの中
23. に動作を示す語が入っていなければならない。
24. 子どもが積み木を紙の上に正しく置き、紙の上にいくつ積み木があるか言えれば p。（1 個から 5 個）
　　子どもに指示する。「積み木をテーブルの上においてください」「テーブルの下に」「私の前に」「私の後ろに」4 問中 4 問正
25. しければ p。（判定者は指したり、頭や目を動かして子どもを助けてはならない）
　　子どもに質問する。「ボールとはどんな物ですか？」「海は？」「机は？」「家は？」「バナナは？」「カーテンは？」「窓は？」「靴は？」用途、形、素材、一般的分類（バナナを黄色というのではなく、果物というように）の言葉で定義すれば p。8 問中、5 問あるいは 7 問正しければ p。
26. 子どもに次のように質問する。「象は大きい、犬は？」「火は熱い、氷は？」「昼はあかるい、夜は？」3 問中 2 問正しければ p。
27. 子どもは壁や手すりを使ってもよいが、人の助けはいけない。はうこともいけない。
28. 子どもは離れて立っている判定者の手の届く範囲に、上手投げでボールを約 90 cm 投げる。
29. 子どもはテスト用紙の幅以上の距離を飛び越えなければならない。（約 20 cm）
30. つま先から 2.5 cm 以内にかかとをつけて前方へ歩くように子どもに指示する。判定者がしてみせてもよい。連続して 4 歩、歩かねばならない。
31. 2 歳では正常な子どもの半分は課題実施の受け入れが良くない。

DENVER II 記録票

生年月日＿＿＿＿年＿＿月＿＿日　　（在胎　　週　　日）　　　　　整理番号＿＿＿＿＿＿＿＿＿＿＿＿

記録日①＿＿＿年＿＿月＿＿日　②＿＿＿年＿＿月＿＿日　③＿＿＿年＿＿月＿＿日　氏　名＿＿＿＿＿＿＿＿＿＿

年月日齢①＿＿＿年＿＿月＿＿日　②＿＿＿年＿＿月＿＿日　③＿＿＿年＿＿月＿＿日　記録者＿＿＿＿＿＿＿＿＿＿

2月　4月　6月　9月　12月　15月　18月　2歳　3歳　4歳　5歳　6歳

通過率
25　50　75　90
報告でもよい→
裏面の注No.→　　項目

個人－社会 / 微細運動－適応 / 言語

一人で歯磨きをする
ゲームをする
一人で服を着る
Tシャツを着る
友達の名前
上着、靴などをつける　　6部分人物画
手を洗ってふく　　□模写
手伝って歯磨き　　□模倣
上着を脱ぐ　　3部分人物画
人形に食べさせる　　長い方を指差す
スプーンを使う　　十模写
簡単なお手伝い　　○模写
コップで飲む　　親指だけを動かす　　単語定義7語
ボールのやりとり　　縦線模倣　　寒い、疲労、空腹の理解 (3/3)
大人の真似　　8個の積み木の塔　　2/3反対語類推
バイバイをする　　6個の積み木の塔　　5つ数える
ほしいものを示す　　4個の積み木の塔　　単語定義5語
拍手をまねる　　2個の積み木の塔　　前後上下の理解
自分で食べる　　瓶からレーズンを出す　　動作の理解4つ
玩具をとる　　なぐり書きをする　　用途理解3つ
手をみつめる　　コップに積み木を入れる　　1つ数える
あやし笑い　　積み木を打ち合わせる　　用途理解2つ
笑いかける　　親指を使ってつかむ　　色の名前4色
顔をみつめる　　積み木をもちかえる　　わかるように話す
両手に積み木をもつ　　寒い、疲労、空腹の理解 (2/3)
毛糸を探す　　色の名前1色
熊手形でつかむ　　絵の名称4つ
物に手を伸ばす　　動作の理解2つ
レーズンを見つめる　　ほぼ明瞭に話す　　爪先かかと歩き
両手を合わす　　絵を4つ指差す　　片足立ち6秒
180°追視　　6つの身体部分　　片足立ち5秒
ガラガラを握る　　2語文　　片足立ち4秒
正中線を越えて追視　　絵の名称1つ　　片足立ち3秒
正中線まで追視　　絵を2つ指差す　　けんけん
パパ、ママ以外に6語　　片足立ち2秒
パパ、ママ以外に3語　　片足立ち1秒
パパ、ママ以外に2語　　幅跳び
意味ある1語　　ジャンプ
意味なくパパ、ママ　　上手投げ
3音以上つなげる　　ボールをける
喃語を話す　　階段を登る
パ、ダ、マなど言う　　走る
声の方向に振り向く　　後退り歩き
音に振り向く　　上手に歩く
キャアキャア喜ぶ　　拾い上げる
声を出して笑う　　一人で立つ10秒
「アー」「ウー」などの発声　　一人で立つ2秒
声を出す　　つかまって立ち上がる
ベルに反応　　一人ですわる
つかまり立ち、5秒以上
すわれる、5秒以上
寝返り
引き起こし
胸を上げる
両足で体を支える
90°頭を上げる
首がすわる
45°頭を上げる
頭を上げる
対称運動

判定中の様子

1、2、3回目の検査結果をそれぞれのチェック欄に記入

一般的印象	1	2	3
普通			
異常			

判定実施の受け入れ	1	2	3
いつもよい			
たいていよい			
ほとんどよくない			

周囲への興味	1	2	3
敏感			
あまり興味がない			
全く興味がない			

恐怖感	1	2	3
ない			
少しある			
非常に強い			

注意を向けている時間	1	2	3
適当			
いくらか気が散りやすい			
非常に気が散りやすい			

個人－社会　微細運動－適応　言語　粗大運動

2月　4月　6月　9月　12月　15月　18月　2歳　3歳　4歳　5歳　6歳

無断転載不許

判定実施上の手引き

1. 判定者は子どもに笑いかけたり、話しかけたり手を振ったりして微笑をひきだそうとする。しかし、子どもの体にさわってはいけない。
2. 子どもは数秒間手をみつめなければならない。
3. 保護者が歯ブラシの使い方を教えたり、ねり歯みがきを歯ブラシにつけてもよい。
4. 靴のひもをむすんだり、背中のボタンをはめたり、ファスナーをあげたりできなくてもよい。
5. 子どもの顔の上およそ20cmのところを、一側から他側へ弧を描いて毛糸をゆっくり動かす。
6. 子どもの指先あるいは指の背にガラガラがふれた時、それをつかむならば p。
7. 子どもが消えた毛糸の行方を見ようとするなら p。判定者は腕を動かさないですばやく手に持った毛糸を落して見えなくする。
8. 子どもは片方の手からもう片方の手へ、体や口やテーブルを使わずに積み木をもちかえなくてはならない。
9. 子どもが親指と他の指を使って、レーズンをつまみあげるなら p。
10. 子どもの描いた線と判定者の描いた線との角度が30度以内なら p。
11. 判定者は親指を上にたててにぎりこぶしをつくり、親指だけを動かす。子どもがこれをまねて、親指以外の指を動かさなければ p。

    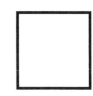

12. 囲まれた形なら p。うずまきは f。
13. どんな線でも真ん中あたりで交差すれば p。
14. 「どちらの線が長い？」（"大きい"ではない）紙の上下が逆になるようにまわしてみせ、繰り返す。（3試行のうち3回、あるいは6試行のうち5回で p。）
15. 最初は子どもに模写させる。失敗した場合は判定者が書いてみせる。

　　12、13、15の項目を実施するとき、その形の名前を言ってはならない。12と13の項目を実施する時は書いてみせてはならない。

16. 採点するとき、対になっている部分（2つの腕、2つの脚）は1つとして数える。
17. コップのなかに積み木を一ついれ、子どもの耳のそばで子どもに見えないようにそっとふる。他の耳でも繰り返す。
18. 絵をさして、その名前を言わせる。（ワン、ニャンなどの擬声語だけでは不可。わんわん、にゃんにゃんなどは可。）もしも正しく名前を言えるのが4つ未満の時は、判定者が名前を言い、その絵を指さしさせる。

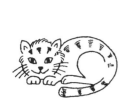 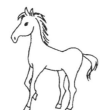 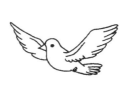 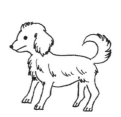 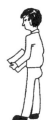

（原画　国立療養所広島病院小児科部長　下田浩子）

19. 人形を使い、子どもに聞く。「鼻はどれ？目は？耳は？口は？手は？足は？おなかは？髪は？」8問中6問正しければ p。
20. 絵を使い、子どもに聞く。「飛ぶのはどれ？」「ニャーとなくのはどれ？」「お話しするのはどれ？」「ほえるのはどれ？」「パカパカ走るのはどれ？」5問中、2問あるいは4問ただしければ p。
21. 子どもに次の質問をする。「寒いときどうしますか？」「疲れたときはどうしますか？」「おなかがすいたときどうしますか？」3問中、2問あるいは3問正しければ p。
22. 子どもに次の質問をする。「コップは何に使いますか？」「いすは何に使いますか？」「鉛筆は何に使いますか？」答えの中
23. に動作を示す語が入っていなければならない。
24. 子どもが積み木を紙の上に正しく置き、紙の上にいくつ積み木があるか言えれば p。（1個から5個）
　　子どもに指示する。「積み木をテーブルの上においてください」「テーブルの下に」「私の前に」「私の後ろに」4問中4問正
25. しければ p。（判定者は指したり、頭や目を動かして子どもを助けてはならない）
　　子どもに質問する。「ボールとはどんな物ですか？」「海は？」「机は？」「家は？」「バナナは？」「カーテンは？」「窓は？」「靴は？」用途、形、素材、一般的分類（バナナを黄色というのではなく、果物というように）の言葉で定義すれば p。8問中、5問あるいは7問正しければ p。
26. 子どもに次のように質問する。「象は大きい、犬は？」「火は熱い、氷は？」「昼はあかるい、夜は？」3問中2問正しければ p。
27. 子どもは壁や手すりを使ってもよいが、人の助けはいけない。はうこともいけない。
28. 子どもは離れて立っている判定者の手の届く範囲に、上手投げでボールを約90cm投げる。
29. 子どもはテスト用紙の幅以上の距離を飛び越えなければならない。（約20cm）
30. つま先から2.5cm以内にかかとをつけて前方へ歩くように子どもに指示する。判定者がしてみせてもよい。連続して4歩、歩かねばならない。
31. 2歳では正常な子どもの半分は課題実施の受け入れが良くない。

DENVER II 記録票

生年月日＿＿＿＿年＿＿月＿＿日　（在胎　　週　　日）　　　整理番号＿＿＿＿＿＿＿＿＿＿

記　録　日① ＿＿年＿月＿日　② ＿＿年＿月＿日　③ ＿＿年＿月＿日　氏　名＿＿＿＿＿＿＿＿＿

年月日齢① ＿＿年＿月＿日　② ＿＿年＿月＿日　③ ＿＿年＿月＿日　記録者＿＿＿＿＿＿＿＿＿

| 2月 | 4月 | 6月 | 9月 | 12月 | 15月 | 18月 | 2歳 | 3歳 | 4歳 | 5歳 | 6歳 |

個人—社会　微細運動—適応　言語

通過率
25　50　75　90

報告でもよい→
裏面の注No.→　　項目

一人で歯磨きをする
ゲームをする
一人で服を着る
Tシャツを着る
友達の名前
上着、靴などをつける　　6部分人物画
手を洗ってふく　　□模写
手伝って歯磨き　　□模倣
上着を脱ぐ　　3部分人物画
人形に食べさせる　　長い方を指差す
スプーンを使う　　十模写
簡単なお手伝い　　○模写
コップで飲む　　親指だけを動かす　単語定義7語
ボールのやりとり　　縦線模倣　寒い、疲労、空腹の理解 (3/3)
大人の真似　　8個の積み木の塔　2/3反対語類推
バイバイをする　　6個の積み木の塔　5つ数える
ほしいものを示す　　4個の積み木の塔　単語定義5語
拍手をまねる　　2個の積み木の塔　前後上下の理解
自分で食べる　　瓶からレーズンを出す　動作の理解4つ
玩具をとる　　なぐり書きをする　用途理解3つ
手をみつめる　　コップに積み木を入れる　1つ数える
あやし笑い　　積み木を打ち合わせる　用途理解2つ
笑いかける　　親指を使ってつかむ　色の名前4色
顔をみつめる　　積み木をもちかえる　わかるように話す
両手に積み木をもつ　　寒い、疲労、空腹の理解 (2/3)
毛糸を探す　　色の名前1色
熊手形でつかむ　　絵の名称4つ
物に手を伸ばす　　動作の理解2つ
レーズンを見つめる　　ほぼ明瞭に話す　爪先かかと歩き
両手を合わす　　絵を4つ指差す　片足立ち6秒
180°追視　　6つの身体部分　片足立ち5秒
ガラガラを握る　　2語文　片足立ち4秒
正中線を越えて追視　　絵の名称1つ　片足立ち3秒
正中線まで追視　　絵を2つ指差す　けんけん
パパ、ママ以外に6語　片足立ち2秒
パパ、ママ以外に3語　片足立ち1秒
パパ、ママ以外に2語　幅跳び
意味ある1語　ジャンプ
意味なくパパ、ママ　上手投げ
3音以上つなげる　ボールをける
喃語を話す　階段を登る
パ、ダ、マなど言う　走る
声の方向に振り向く　後退り歩き
音に振り向く　上手に歩く
キャアキャア喜ぶ　拾い上げる
声を出して笑う　一人で立つ10秒
「アー」「ウー」などの発声　一人で立つ2秒
声を出す　つかまって立ち上がる
ベルに反応　一人ですわる
つかまり立ち、5秒以上
すわれる、5秒以上
寝返り
引き起こし
胸を上げる
両足で体を支える
90°頭を上げる
首がすわる
45°頭を上げる
頭を上げる
対称運動

個人—社会　微細運動—適応　言語　粗大運動

判定中の様子

1、2、3回目の検査結果をそれぞれのチェック欄に記入

	1	2	3
一般的印象			
普通			
異常			

	1	2	3
判定実施の受け入れ			
いつもよい			
たいていよい			
ほとんどよくない			

	1	2	3
周囲への興味			
敏感			
あまり興味がない			
全く興味がない			

	1	2	3
恐怖感			
ない			
少しある			
非常に強い			

	1	2	3
注意を向けている時間			
適当			
いくらか気が散りやすい			
非常に気が散りやすい			

粗大運動

微細運動—適応

| 2月 | 4月 | 6月 | 9月 | 12月 | 15月 | 18月 | 2歳 | 3歳 | 4歳 | 5歳 | 6歳 |

無断転載不許

判定実施上の手引き

1. 判定者は子どもに笑いかけたり、話しかけたり手を振ったりして微笑をひきだそうとする。しかし、子どもの体にさわってはいけない。
2. 子どもは数秒間手をみつめなければならない。
3. 保護者が歯ブラシの使い方を教えたり、ねり歯みがきを歯ブラシにつけてもよい。
4. 靴のひもをむすんだり、背中のボタンをはめたり、ファスナーをあげたりできなくてもよい。
5. 子どもの顔の上およそ20cmのところを、一側から他側へ弧を描いて毛糸をゆっくり動かす。
6. 子どもの指先あるいは指の背にガラガラがふれた時、それをつかむならばp。
7. 子どもが消えた毛糸の行方を見ようとするならp。判定者は腕を動かさないですばやく手に持った毛糸を落して見えなくする。
8. 子どもは片方の手からもう片方の手へ、体や口やテーブルを使わずに積み木をもちかえなくてはならない。
9. 子どもが親指と他の指を使って、レーズンをつまみあげるならp。
10. 子どもの描いた線と判定者の描いた線との角度が30度以内ならp。
11. 判定者は親指を上にたててにぎりこぶしをつくり、親指だけを動かす。子どもがこれをまねて、親指以外の指を動かさなければp。

  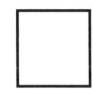

12. 囲まれた形ならp。うずまきはf。
13. どんな線でも真ん中あたりで交差すればp。
14. 「どちらの線が長い？」（"大きい"ではない）紙の上下が逆になるようにまわしてみせ、繰り返す。（3試行のうち3回、あるいは6試行のうち5回でp。）
15. 最初は子どもに模写させる。失敗した場合は判定者が書いてみせる。

　　12、13、15の項目を実施するとき、その形の名前を言ってはならない。12と13の項目を実施する時は書いてみせてはならない。

16. 採点するとき、対になっている部分（2つの腕、2つの脚）は1つとして数える。
17. コップのなかに積み木を一ついれ、子どもの耳のそばで子どもに見えないようにそっとふる。他の耳でも繰り返す。
18. 絵をさして、その名前を言わせる。（ワン、ニャンなどの擬声語だけでは不可。わんわん、にゃんにゃんなどは可。）もしも正しく名前を言えるのが4つ未満の時は、判定者が名前を言い、その絵を指さしさせる。

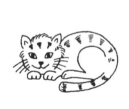 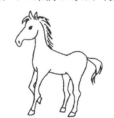 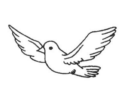 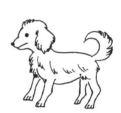 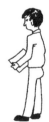

（原画　国立療養所広島病院小児科部長　下田浩子）

19. 人形を使い、子どもに聞く。「鼻はどれ？目は？耳は？口は？手は？足は？おなかは？髪は？」8問中6問正しければp。
20. 絵を使い、子どもに聞く。「飛ぶのはどれ？」「ニャーとなくのはどれ？」「お話しするのはどれ？」「ほえるのはどれ？」「パカパカ走るのはどれ？」5問中、2問あるいは4問ただしければp。
21. 子どもに次の質問をする。「寒いときどうしますか？」「疲れたときはどうしますか？」「おなかがすいたときどうしますか？」3問中、2問あるいは3問正しければp。
22. 子どもに次の質問をする。「コップは何に使いますか？」「いすは何に使いますか？」「鉛筆は何に使いますか？」答えの中
23. に動作を示す語が入っていなければならない。
24. 子どもが積み木を紙の上に正しく置き、紙の上にいくつ積み木があるか言えればp。（1個から5個）
25. 子どもに指示する。「積み木をテーブルの上においてください」「テーブルの下に」「私の前に」「私の後ろに」4問中4問正しければp。（判定者は指したり、頭や目を動かして子どもを助けてはならない）
　　子どもに質問する。「ボールとはどんな物ですか？」「海は？」「机は？」「家は？」「バナナは？」「カーテンは？」「窓は？」「靴は？」用途、形、素材、一般的分類（バナナを黄色というのではなく、果物というように）の言葉で定義すればp。8問中、5問あるいは7問正しければp。
26. 子どもに次のように質問する。「象は大きい、犬は？」「火は熱い、氷は？」「昼はあかるい、夜は？」3問中2問正しければp。
27. 子どもは壁や手すりを使ってもよいが、人の助けはいけない。はうこともいけない。
28. 子どもは離れて立っている判定者の手の届く範囲に、上手投げでボールを約90cm投げる。
29. 子どもはテスト用紙の幅以上の距離を飛び越えなければならない。（約20cm）
30. つま先から2.5cm以内にかかとをつけて前方へ歩くように子どもに指示する。判定者がしてみせてもよい。連続して4歩、歩かねばならない。
31. 2歳では正常な子どもの半分は課題実施の受け入れが良くない。

DENVER II 記録票

生年月日＿＿＿＿年＿＿月＿＿日　　（在胎　　週　　日）　　　　　　整理番号＿＿＿＿＿＿＿＿＿＿

記録日①＿＿＿＿年＿＿月＿＿日　②＿＿＿＿年＿＿月＿＿日　③＿＿＿＿年＿＿月＿＿日　氏名＿＿＿＿＿＿＿＿

年月日齢①＿＿＿＿年＿＿月＿＿日　②＿＿＿＿年＿＿月＿＿日　③＿＿＿＿年＿＿月＿＿日　記録者＿＿＿＿＿＿＿

2月　4月　6月　9月　12月　15月　18月　2歳　3歳　4歳　5歳　6歳

通過率
報告でもよい→　　25　50　75　90
裏面の注No.→　　項目

個人―社会

微細運動―適応

言語

粗大運動

一人で歯磨きをする
ゲームをする
一人で服を着る
Tシャツを着る
友達の名前
上着、靴などをつける　　6部分人物画
手を洗ってふく　　□模写
手伝って歯磨き　　□模倣
上着を脱ぐ　　3部分人物画
人形に食べさせる　　長い方を指差す
スプーンを使う　　十模写
簡単なお手伝い　　○模写
コップで飲む　　親指だけを動かす　　単語定義7語
ボールのやりとり　　縦線模倣　　寒い、疲労、空腹の理解(3/3)
大人の真似　　8個の積み木の塔　　2/3反対語類推
バイバイをする　　6個の積み木の塔　　5つ数える
ほしいものを示す　　4個の積み木の塔　　単語定義5語
拍手をまねる　　2個の積み木の塔　　前後上下の理解
自分で食べる　　瓶からレーズンを出す　　動作の理解4つ
玩具をとる　　なぐり書きをする　　用途理解3つ
手をみつめる　　コップに積み木を入れる　　1つ数える
あやし笑い　　積み木を打ち合わせる　　用途理解2つ
笑いかける　　親指を使ってつかむ　　色の名前4色
顔をみつめる　　積み木をもちかえる　　わかるように話す
両手に積み木をもつ　　寒い、疲労、空腹の理解(2/3)
毛糸を探す　　色の名前1色
熊手形でつかむ　　絵の名称4つ
物に手を伸ばす　　動作の理解2つ
レーズンを見つめる　　ほぼ明瞭に話す　　爪先かかと歩き
両手を合わす　　絵を4つ指差す　　片足立ち6秒
180°追視　　6つの身体部分　　片足立ち5秒
ガラガラを握る　　2語文　　片足立ち4秒
正中線を越えて追視　　絵の名称1つ　　片足立ち3秒
正中線まで追視　　絵を2つ指差す　　けんけん
パパ、ママ以外に6語　　片足立ち2秒
パパ、ママ以外に3語　　片足立ち1秒
パパ、ママ以外に2語　　幅跳び
意味ある1語　　ジャンプ
意味なくパパ、ママ　　上手投げ
3音以上つなげる　　ボールをける
喃語を話す　　階段を登る
パ、ダ、マなど言う　　走る
声の方向に振り向く　　後退り歩き
音に振り向く　　上手に歩く
キャアキャア喜ぶ　　拾い上げる
声を出して笑う　　一人で立つ10秒
「アー」「ウー」などの発声　　一人で立つ2秒
声を出す　　つかまって立ち上がる
ベルに反応　　一人ですわる
つかまり立ち、5秒以上
すわれる、5秒以上
寝返り
引き起こし
胸を上げる
両足で体を支える
90°頭を上げる
首がすわる
45°頭を上げる
頭を上げる
対称運動

個人―社会

微細運動―適応

言語

粗大運動

個人―社会

微細運動―適応

言語

粗大運動

判定中の様子

1、2、3回目の検査結果をそれぞれのチェック欄に記入

一般的印象	1	2	3
普通			
異常			

判定実施の受け入れ	1	2	3
いつもよい			
たいていよい			
ほとんどよくない			

周囲への興味	1	2	3
敏感			
あまり興味がない			
全く興味がない			

恐怖感	1	2	3
ない			
少しある			
非常に強い			

注意を向けている時間	1	2	3
適当			
いくらか気が散りやすい			
非常に気が散りやすい			

無断転載不許

2月　4月　6月　9月　12月　15月　18月　2歳　3歳　4歳　5歳　6歳

判定実施上の手引き

1. 判定者は子どもに笑いかけたり、話しかけたり手を振ったりして微笑をひきだそうとする。しかし、子どもの体にさわってはいけない。
2. 子どもは数秒間手をみつめなければならない。
3. 保護者が歯ブラシの使い方を教えたり、ねり歯みがきを歯ブラシにつけてもよい。
4. 靴のひもをむすんだり、背中のボタンをはめたり、ファスナーをあげたりできなくてもよい。
5. 子どもの顔の上およそ 20 cm のところを、一側から他側へ弧を描いて毛糸をゆっくり動かす。
6. 子どもの指先あるいは指の背にガラガラがふれた時、それをつかむならば p。
7. 子どもが消えた毛糸の行方を見ようとするなら p。判定者は腕を動かさないですばやく手に持った毛糸を落して見えなくする。
8. 子どもは片方の手からもう片方の手へ、体や口やテーブルを使わずに積み木をもちかえなくてはならない。
9. 子どもが親指と他の指を使って、レーズンをつまみあげるなら p。
10. 子どもの描いた線と判定者の描いた線との角度が 30 度以内なら p。
11. 判定者は親指を上にたててにぎりこぶしをつくり、親指だけを動かす。子どもがこれをまねて、親指以外の指を動かさなければ p。

　　　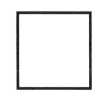

12. 囲まれた形なら p。うずまきは f。
13. どんな線でも真ん中あたりで交差すれば p。
14. 「どちらの線が長い？」（"大きい"ではない）紙の上下が逆になるようにまわしてみせ、繰り返す。（3 試行のうち 3 回、あるいは 6 試行のうち 5 回で p。）
15. 最初は子どもに模写させる。失敗した場合は判定者が書いてみせる。

　　12、13、15 の項目を実施するとき、その形の名前を言ってはならない。12 と 13 の項目を実施する時は書いてみせてはならない。

16. 採点するとき、対になっている部分（2 つの腕、2 つの脚）は 1 つとして数える。
17. コップのなかに積み木を一ついれ、子どもの耳のそばで子どもに見えないようにそっとふる。他の耳でも繰り返す。
18. 絵をさして、その名前を言わせる。（ワン、ニャンなどの擬声語だけでは不可。わんわん、にゃんにゃんなどは可。）もしも正しく名前を言えるのが 4 つ未満の時は、判定者が名前を言い、その絵を指さしさせる。

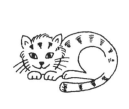　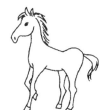　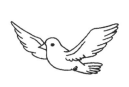　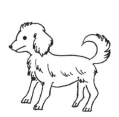　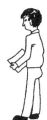

（原画　国立療養所広島病院小児科部長　下田浩子）

19. 人形を使い、子どもに聞く。「鼻はどれ？目は？耳は？口は？手は？足は？おなかは？髪は？」8 問中 6 問正しければ p。
20. 絵を使い、子どもに聞く。「飛ぶのはどれ？」「ニャーとなくのはどれ？」「お話しするのはどれ？」「ほえるのはどれ？」「パカパカ走るのはどれ？」5 問中、2 問あるいは 4 問ただしければ p。
21. 子どもに次の質問をする。「寒いときどうしますか？」「疲れたときはどうしますか？」「おなかがすいたときどうしますか？」3 問中、2 問あるいは 3 問正しければ p。
22. 子どもに次の質問をする。「コップは何に使いますか？」「いすは何に使いますか？」「鉛筆は何に使いますか？」答えの中
23. に動作を示す語が入っていなければならない。
24. 子どもが積み木を紙の上に正しく置き、紙の上にいくつ積み木があるか言えれば p。（1 個から 5 個）
　　子どもに指示する。「積み木をテーブルの上においてください」「テーブルの下に」「私の前に」「私の後ろに」4 問中 4 問正
25. しければ p。（判定者は指したり、頭や目を動かして子どもを助けてはならない）
　　子どもに質問する。「ボールとはどんな物ですか？」「海は？」「机は？」「家は？」「バナナは？」「カーテンは？」「窓は？」「靴は？」用途、形、素材、一般的分類（バナナを黄色というのではなく、果物というように）の言葉で定義すれば p。8 問中、5 問あるいは 7 問正しければ p。
26. 子どもに次のように質問する。「象は大きい、犬は？」「火は熱い、氷は？」「昼はあかるい、夜は？」3 問中 2 問正しければ p。
27. 子どもは壁や手すりを使ってもよいが、人の助けはいけない。はうこともいけない。
28. 子どもは離れて立っている判定者の手の届く範囲に、上手投げでボールを約 90 cm 投げる。
29. 子どもはテスト用紙の幅以上の距離を飛び越えなければならない。（約 20 cm）
30. つま先から 2.5 cm 以内にかかとをつけて前方へ歩くように子どもに指示する。判定者がしてみせてもよい。連続して 4 歩、歩かねばならない。
31. 2 歳では正常な子どもの半分は課題実施の受け入れが良くない。

DENVER II 記録票

生年月日＿＿＿＿年＿＿月＿＿日　（在胎＿＿週＿＿日）　　整理番号＿＿＿＿＿＿＿＿＿＿＿＿

記録日①＿＿＿年＿＿月＿＿日　②＿＿＿年＿＿月＿＿日　③＿＿＿年＿＿月＿＿日　氏　名＿＿＿＿＿＿＿＿＿＿＿＿

年月日齢①＿＿＿年＿＿月＿＿日　②＿＿＿年＿＿月＿＿日　③＿＿＿年＿＿月＿＿日　記録者＿＿＿＿＿＿＿＿＿＿＿＿

2月　4月　6月　9月　12月　15月　18月　2歳　3歳　4歳　5歳　6歳

通過率
25　50　75　90

報告でもよい→
裏面の注No.→　項目

個人―社会　微細運動―適応　言語　粗大運動

一人で歯磨きをする
ゲームをする
一人で服を着る
Tシャツを着る
友達の名前
上着、靴などをつける　6部分人物画
手を洗ってふく　□模写
手伝って歯磨き　□模倣
上着を脱ぐ　3部分人物画
人形に食べさせる　長い方を指差す
スプーンを使う　十模写
簡単なお手伝い　○模写
コップで飲む　親指だけを動かす　単語定義7語
ボールのやりとり　縦線模倣　寒い、疲労、空腹の理解 (3/3)
大人の真似　8個の積み木の塔　2/3反対語類推
バイバイをする　6個の積み木の塔　5つ数える
ほしいものを示す　4個の積み木の塔　単語定義5語
拍手をまねる　2個の積み木の塔　前後上下の理解
自分で食べる　瓶からレーズンを出す　動作の理解4つ
玩具をとる　なぐり書きをする　用途理解3つ
手をみつめる　コップに積み木を入れる　1つ数える
あやし笑い　積み木を打ち合わせる　用途理解2つ
笑いかける　親指を使ってつかむ　色の名前4色
顔をみつめる　積み木をもちかえる　わかるように話す
両手に積み木をもつ　寒い、疲労、空腹の理解 (2/3)
毛糸を探す　色の名前1色
熊手形でつかむ　絵の名称4つ
物に手を伸ばす　動作の理解2つ
レーズンを見つめる　ほぼ明瞭に話す　爪先かかと歩き
両手を合わす　絵を4つ指差す　片足立ち6秒
180°追視　6つの身体部分　片足立ち5秒
ガラガラを握る　2語文　片足立ち4秒
正中線を越えて追視　絵の名称1つ　片足立ち3秒
正中線まで追視　絵を2つ指差す　けんけん
パパ、ママ以外に6語　片足立ち2秒
パパ、ママ以外に3語　片足立ち1秒
パパ、ママ以外に2語　幅跳び
意味ある1語　ジャンプ
意味なくパパ、ママ　上手投げ
3音以上つなげる　ボールをける
喃語を話す　階段を登る
パ、ダ、マなど言う　走る
声の方向に振り向く　後退り歩き
音に振り向く　上手に歩く
キャアキャア喜ぶ　拾い上げる
声を出して笑う　一人で立つ10秒
「アー」「ウー」などの発声　一人で立つ2秒
声を出す　つかまって立ち上がる
ベルに反応　一人ですわる
つかまり立ち、5秒以上
すわれる、5秒以上
寝返り
引き起こし
胸を上げる
両足で体を支える
90° 頭を上げる
首がすわる
45° 頭を上げる
頭を上げる
対称運動

判定中の様子

1、2、3回目の検査結果をそれぞれのチェック欄に記入

	1	2	3
一般的印象			
普通			
異常			

	1	2	3
判定実施の受け入れ			
いつもよい			
たいていよい			
ほとんどよくない			

	1	2	3
周囲への興味			
敏感			
あまり興味がない			
全く興味がない			

	1	2	3
恐怖感			
ない			
少しある			
非常に強い			

	1	2	3
注意を向けている時間			
適当			
いくらか気が散りやすい			
非常に気が散りやすい			

無断転載不許

2月　4月　6月　9月　12月　15月　18月　2歳　3歳　4歳　5歳　6歳

判定実施上の手引き

1. 判定者は子どもに笑いかけたり、話しかけたり手を振ったりして微笑をひきだそうとする。しかし、子どもの体にさわってはいけない。
2. 子どもは数秒間手をみつめなければならない。
3. 保護者が歯ブラシの使い方を教えたり、ねり歯みがきを歯ブラシにつけてもよい。
4. 靴のひもをむすんだり、背中のボタンをはめたり、ファスナーをあげたりできなくてもよい。
5. 子どもの顔の上およそ 20 cm のところを、一側から他側へ弧を描いて毛糸をゆっくり動かす。
6. 子どもの指先あるいは指の背にガラガラがふれた時、それをつかむならば p。
7. 子どもが消えた毛糸の行方を見ようとするなら p。判定者は腕を動かさないですばやく手に持った毛糸を落して見えなくする。
8. 子どもは片方の手からもう片方の手へ、体や口やテーブルを使わずに積み木をもちかえなくてはならない。
9. 子どもが親指と他の指を使って、レーズンをつまみあげるなら p。
10. 子どもの描いた線と判定者の描いた線との角度が 30 度以内なら p。
11. 判定者は親指を上にたててにぎりこぶしをつくり、親指だけを動かす。子どもがこれをまねて、親指以外の指を動かさなければ p。

  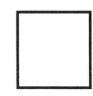

12. 囲まれた形なら p。うずまきは f。
13. どんな線でも真ん中あたりで交差すれば p。
14. 「どちらの線が長い？」（"大きい"ではない）紙の上下が逆になるようにまわしてみせ、繰り返す。（3 試行のうち 3 回、あるいは 6 試行のうち 5 回で p。）
15. 最初は子どもに模写させる。失敗した場合は判定者が書いてみせる。

　　12、13、15 の項目を実施するとき、その形の名前を言ってはならない。12 と 13 の項目を実施する時は書いてみせてはならない。

16. 採点するとき、対になっている部分（2 つの腕、2 つの脚）は 1 つとして数える。
17. コップのなかに積み木を一ついれ、子どもの耳のそばで子どもに見えないようにそっとふる。他の耳でも繰り返す。
18. 絵をさして、その名前を言わせる。（ワン、ニャンなどの擬声語だけでは不可。わんわん、にゃんにゃんなどは可。）もしも正しく名前を言えるのが 4 つ未満の時は、判定者が名前を言い、その絵を指さしさせる。

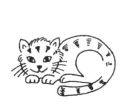 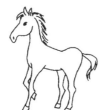 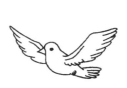 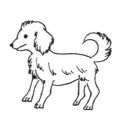 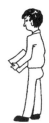

（原画　国立療養所広島病院小児科部長　下田浩子）

19. 人形を使い、子どもに聞く。「鼻はどれ？目は？耳は？口は？手は？足は？おなかは？髪は？」8 問中 6 問正しければ p。
20. 絵を使い、子どもに聞く。「飛ぶのはどれ？」「ニャーとなくのはどれ？」「お話しするのはどれ？」「ほえるのはどれ？」「パカパカ走るのはどれ？」5 問中、2 問あるいは 4 問ただしければ p。
21. 子どもに次の質問をする。「寒いときどうしますか？」「疲れたときはどうしますか？」「おなかがすいたときどうしますか？」3 問中、2 問あるいは 3 問正しければ p。
22. 子どもに次の質問をする。「コップは何に使いますか？」「いすは何に使いますか？」「鉛筆は何に使いますか？」答えの中
23. に動作を示す語が入っていなければならない。
24. 子どもが積み木を紙の上に正しく置き、紙の上にいくつ積み木があるか言えれば p。（1 個から 5 個）
　　子どもに指示する。「積み木をテーブルの上においてください」「テーブルの下に」「私の前に」「私の後ろに」4 問中 4 問正
25. しければ p。（判定者は指したり、頭や目を動かして子どもを助けてはならない）
　　子どもに質問する。「ボールとはどんな物ですか？」「海は？」「机は？」「家は？」「バナナは？」「カーテンは？」「窓は？」「靴は？」用途、形、素材、一般的分類（バナナを黄色というのではなく、果物というように）の言葉で定義すれば p。8 問中、5 問あるいは 7 問正しければ p。
26. 子どもに次のように質問する。「象は大きい、犬は？」「火は熱い、氷は？」「昼はあかるい、夜は？」3 問中 2 問正しければ p。
27. 子どもは壁や手すりを使ってもよいが、人の助けはいけない。はうこともいけない。
28. 子どもは離れて立っている判定者の手の届く範囲に、上手投げでボールを約 90 cm 投げる。
29. 子どもはテスト用紙の幅以上の距離を飛び越えなければならない。（約 20 cm）
30. つま先から 2.5 cm 以内にかかとをつけて前方へ歩くように子どもに指示する。判定者がしてみせてもよい。連続して 4 歩、歩かねばならない。
31. 2 歳では正常な子どもの半分は課題実施の受け入れが良くない。

DENVER II 記録票

生年月日_____年__月__日　（在胎　　週　　日）　　　　整理番号_____

記録日①_____年__月__日　②_____年__月__日　③_____年__月__日　氏　名_____

年月日齢①_____年__月__日　②_____年__月__日　③_____年__月__日　記録者_____

| 2月 | 4月 | 6月 | 9月 | 12月 | 15月 | 18月 | 2歳 | 3歳 | 4歳 | 5歳 | 6歳 |

個人—社会　微細運動—適応　言語

通過率
25　50　75　90

報告でもよい→
裏面の注No.→　　項目

一人で歯磨きをする
ゲームをする
一人で服を着る
Tシャツを着る
友達の名前
上着、靴などをつける　　6部分人物画
手を洗ってふく　　□模写
手伝って歯磨き　　□模倣
上着を脱ぐ　　3部分人物画
人形に食べさせる　　長い方を指差す
スプーンを使う　　十模写
簡単なお手伝い　　○模写
コップで飲む　　親指だけを動かす　　単語定義7語
ボールのやりとり　　縦線模倣　　寒い、疲労、空腹の理解（3/3）
大人の真似　　8個の積み木の塔　　2/3反対語類推
バイバイをする　　6個の積み木の塔　　5つ数える
ほしいものを示す　　4個の積み木の塔　　単語定義5語
拍手をまねる　　2個の積み木の塔　　前後上下の理解
自分で食べる　　瓶からレーズンを出す　　動作の理解4つ
玩具をとる　　なぐり書きをする　　用途理解3つ
手をみつめる　　コップに積み木を入れる　　1つ数える
あやし笑い　　積み木を打ち合わせる　　用途理解2つ
笑いかける　　親指を使ってつかむ　　色の名前4色
顔をみつめる　　積み木をもちかえる　　わかるように話す
両手に積み木をもつ　　寒い、疲労、空腹の理解（2/3）
毛糸を探す　　色の名前1色
熊手形でつかむ　　絵の名称4つ
物に手を伸ばす　　動作の理解2つ
レーズンを見つめる　　ほぼ明瞭に話す　　爪先かかと歩き
両手を合わす　　絵を4つ指差す　　片足立ち6秒
180°追視　　6つの身体部分　　片足立ち5秒
ガラガラを握る　　2語文　　片足立ち4秒
正中線を越えて追視　　絵の名称1つ　　片足立ち3秒
正中線まで追視　　絵を2つ指差す　　けんけん
パパ、ママ以外に6語　　片足立ち2秒
パパ、ママ以外に3語　　片足立ち1秒
パパ、ママ以外に2語　　幅跳び
意味ある1語　　ジャンプ
意味なくパパ、ママ　　上手投げ
3音以上つなげる　　ボールをける　　**判定中の様子**
喃語を話す　　階段を登る
パ、ダ、マなど言う　　走る
声の方向に振り向く　　後退り歩き
音に振り向く　　上手に歩く
キャアキャア喜ぶ　　拾い上げる
声を出して笑う　　一人で立つ10秒
「アー」「ウー」などの発声　　一人で立つ2秒
声を出す　　つかまって立ち上がる
ベルに反応　　一人ですわる
つかまり立ち、5秒以上
すわれる、5秒以上
寝返り
引き起こし
胸を上げる
両足で体を支える
90°頭を上げる
首がすわる
45°頭を上げる
頭を上げる
対称運動

粗大運動

判定中の様子

1、2、3回目の検査結果をそれぞれのチェック欄に記入

一般的印象	1	2	3
普通			
異常			

判定実施の受け入れ	1	2	3
いつもよい			
たいていよい			
ほとんどよくない			

周囲への興味	1	2	3
敏感			
あまり興味がない			
全く興味がない			

恐怖感	1	2	3
ない			
少しある			
非常に強い			

注意を向けている時間	1	2	3
適当			
いくらか気が散りやすい			
非常に気が散りやすい			

| 2月 | 4月 | 6月 | 9月 | 12月 | 15月 | 18月 | 2歳 | 3歳 | 4歳 | 5歳 | 6歳 |

無断転載不許

判定実施上の手引き

1. 判定者は子どもに笑いかけたり、話しかけたり手を振ったりして微笑をひきだそうとする。しかし、子どもの体にさわってはいけない。
2. 子どもは数秒間手をみつめなければならない。
3. 保護者が歯ブラシの使い方を教えたり、ねり歯みがきを歯ブラシにつけてもよい。
4. 靴のひもをむすんだり、背中のボタンをはめたり、ファスナーをあげたりできなくてもよい。
5. 子どもの顔の上およそ20cmのところを、一側から他側へ弧を描いて毛糸をゆっくり動かす。
6. 子どもの指先あるいは指の背にガラガラがふれた時、それをつかむならばp。
7. 子どもが消えた毛糸の行方を見ようとするならp。判定者は腕を動かさないですばやく手に持った毛糸を落して見えなくする。
8. 子どもは片方の手からもう片方の手へ、体や口やテーブルを使わずに積み木をもちかえなくてはならない。
9. 子どもが親指と他の指を使って、レーズンをつまみあげるならp。
10. 子どもの描いた線と判定者の描いた線との角度が30度以内ならp。
11. 判定者は親指を上にたててにぎりこぶしをつくり、親指だけを動かす。子どもがこれをまねて、親指以外の指を動かさなければp。

 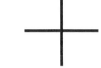 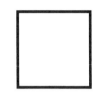

12. 囲まれた形ならp。うずまきはf。
13. どんな線でも真ん中あたりで交差すればp。
14. 「どちらの線が長い？」（"大きい"ではない）紙の上下が逆になるようにまわしてみせ、繰り返す。（3試行のうち3回、あるいは6試行のうち5回でp。）
15. 最初は子どもに模写させる。失敗した場合は判定者が書いてみせる。

　12、13、15の項目を実施するとき、その形の名前を言ってはならない。12と13の項目を実施する時は書いてみせてはならない。

16. 採点するとき、対になっている部分（2つの腕、2つの脚）は1つとして数える。
17. コップのなかに積み木を一ついれ、子どもの耳のそばで子どもに見えないようにそっとふる。他の耳でも繰り返す。
18. 絵をさして、その名前を言わせる。（ワン、ニャンなどの擬声語だけでは不可。わんわん、にゃんにゃんなどは可。）もしも正しく名前を言えるのが4つ未満の時は、判定者が名前を言い、その絵を指さしさせる。

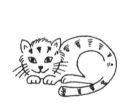 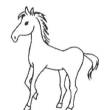  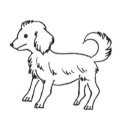 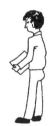

（原画　国立療養所広島病院小児科部長　下田浩子）

19. 人形を使い、子どもに聞く。「鼻はどれ？目は？耳は？口は？手は？足は？おなかは？髪は？」8問中6問正しければp。
20. 絵を使い、子どもに聞く。「飛ぶのはどれ？」「ニャーとなくのはどれ？」「お話しするのはどれ？」「ほえるのはどれ？」「パカパカ走るのはどれ？」5問中、2問あるいは4問ただしければp。
21. 子どもに次の質問をする。「寒いときどうしますか？」「疲れたときはどうしますか？」「おなかがすいたときどうしますか？」3問中、2問あるいは3問正しければp。
22. 子どもに次の質問をする。「コップは何に使いますか？」「いすは何に使いますか？」「鉛筆は何に使いますか？」答えの中
23. に動作を示す語が入っていなければならない。
24. 子どもが積み木を紙の上に正しく置き、紙の上にいくつ積み木があるか言えればp。（1個から5個）
　子どもに指示する。「積み木をテーブルの上においてください」「テーブルの下に」「私の前に」「私の後ろに」4問中4問正
25. しければp。（判定者は指したり、頭や目を動かして子どもを助けてはならない）
　子どもに質問する。「ボールとはどんな物ですか？」「海は？」「机は？」「家は？」「バナナは？」「カーテンは？」「窓は？」「靴は？」用途、形、素材、一般的分類（バナナを黄色というのではなく、果物というように）の言葉で定義すればp。8問中、5問あるいは7問正しければp。
26. 子どもに次のように質問する。「象は大きい、犬は？」「火は熱い、氷は？」「昼はあかるい、夜は？」3問中2問正しければp。
27. 子どもは壁や手すりを使ってもよいが、人の助けはいけない。はうこともいけない。
28. 子どもは離れて立っている判定者の手の届く範囲に、上手投げでボールを約90cm投げる。
29. 子どもはテスト用紙の幅以上の距離を飛び越えなければならない。（約20cm）
30. つま先から2.5cm以内にかかとをつけて前方へ歩くように子どもに指示する。判定者がしてみせてもよい。連続して4歩、歩かねばならない。
31. 2歳では正常な子どもの半分は課題実施の受け入れが良くない。

DENVER II 記録票

生年月日＿＿＿＿年＿＿月＿＿日　（在胎　　週　　日）　　　整理番号＿＿＿＿＿＿＿＿＿＿

記録日①＿＿＿年＿＿月＿＿日　②＿＿＿年＿＿月＿＿日　③＿＿＿年＿＿月＿＿日　氏　名＿＿＿＿＿＿＿＿＿＿

年月日齢①＿＿＿年＿＿月＿＿日　②＿＿＿年＿＿月＿＿日　③＿＿＿年＿＿月＿＿日　記録者＿＿＿＿＿＿＿＿＿＿

2月　4月　6月　9月　12月　15月　18月　2歳　3歳　4歳　5歳　6歳

個人—社会　微細運動—適応　言語

通過率
25　50　75　90
報告でもよい→
裏面の注No.→　項目

一人で歯磨きをする
ゲームをする
一人で服を着る
Tシャツを着る
友達の名前
上着、靴などをつける　6部分人物画
手を洗ってふく　□模写
手伝って歯磨き　□模倣
上着を脱ぐ　3部分人物画
人形に食べさせる　長い方を指差す
スプーンを使う　十模写
簡単なお手伝い　○模写
コップで飲む　親指だけを動かす　単語定義7語
ボールのやりとり　縦線模倣　寒い、疲労、空腹の理解 (3/3)
大人の真似　8個の積み木の塔　2/3反対語類推
バイバイをする　6個の積み木の塔　5つ数える
ほしいものを示す　4個の積み木の塔　単語定義5語
拍手をまねる　2個の積み木の塔　前後上下の理解
自分で食べる　瓶からレーズンを出す　動作の理解4つ
玩具をとる　なぐり書きをする　用途理解3つ
手をみつめる　コップに積み木を入れる　1つ数える
あやし笑い　積み木を打ち合わせる　用途理解2つ
笑いかける　親指を使ってつかむ　色の名前4色
顔をみつめる　積み木をもちかえる　わかるように話す
両手に積み木をもつ　寒い、疲労、空腹の理解 (2/3)
毛糸を探す　色の名前1色
熊手形でつかむ　絵の名称4つ
物に手を伸ばす　動作の理解2つ
レーズンを見つめる　ほぼ明瞭に話す　爪先かかと歩き
両手を合わす　絵を4つ指差す　片足立ち6秒
180°追視　6つの身体部分　片足立ち5秒
ガラガラを握る　2語文　片足立ち4秒
正中線を越えて追視　絵の名称1つ　片足立ち3秒
正中線まで追視　絵を2つ指差す　けんけん
パパ、ママ以外に6語　片足立ち2秒
パパ、ママ以外に3語　片足立ち1秒
パパ、ママ以外に2語　幅跳び
意味ある1語　ジャンプ
意味なくパパ、ママ　上手投げ
3音以上つなげる　ボールをける
喃語を話す　階段を登る
パ、ダ、マなど言う　走る
声の方向に振り向く　後退り歩き
音に振り向く　上手に歩く
キャアキャア喜ぶ　拾い上げる
声を出して笑う　一人で立つ10秒
「アー」「ウー」などの発声　一人で立つ2秒
声を出す　つかまって立ち上がる
ベルに反応　一人ですわる
つかまり立ち、5秒以上
すわれる、5秒以上
寝返り
引き起こし
胸を上げる
両足で体を支える
90°頭を上げる
首がすわる
45°頭を上げる
頭を上げる
対称運動

個人—社会　微細運動—適応　言語　粗大運動

粗大運動

判定中の様子

1、2、3回目の検査結果をそれぞれのチェック欄に記入

一般的印象	1	2	3
普通			
異常			

判定実施の受け入れ	1	2	3
いつもよい			
たいていよい			
ほとんどよくない			

周囲への興味	1	2	3
敏感			
あまり興味がない			
全く興味がない			

恐怖感	1	2	3
ない			
少しある			
非常に強い			

注意を向けている時間	1	2	3
適当			
いくらか気が散りやすい			
非常に気が散りやすい			

無断転載不許

2月　4月　6月　9月　12月　15月　18月　2歳　3歳　4歳　5歳　6歳

判定実施上の手引き

1. 判定者は子どもに笑いかけたり、話しかけたり手を振ったりして微笑をひきだそうとする。しかし、子どもの体にさわってはいけない。
2. 子どもは数秒間手をみつめなければならない。
3. 保護者が歯ブラシの使い方を教えたり、ねり歯みがきを歯ブラシにつけてもよい。
4. 靴のひもをむすんだり、背中のボタンをはめたり、ファスナーをあげたりできなくてもよい。
5. 子どもの顔の上およそ20cmのところを、一側から他側へ弧を描いて毛糸をゆっくり動かす。
6. 子どもの指先あるいは指の背にガラガラがふれた時、それをつかむならばp。
7. 子どもが消えた毛糸の行方を見ようとするならp。判定者は腕を動かさないですばやく手に持った毛糸を落して見えなくする。
8. 子どもは片方の手からもう片方の手へ、体や口やテーブルを使わずに積み木をもちかえなくてはならない。
9. 子どもが親指と他の指を使って、レーズンをつまみあげるならp。
10. 子どもの描いた線と判定者の描いた線との角度が30度以内ならp。
11. 判定者は親指を上にたててにぎりこぶしをつくり、親指だけを動かす。子どもがこれをまねて、親指以外の指を動かさなければp。

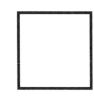

12. 囲まれた形ならp。うずまきはf。
13. どんな線でも真ん中あたりで交差すればp。
14. 「どちらの線が長い？」（"大きい"ではない）紙の上下が逆になるようにまわしてみせ、繰り返す。（3試行のうち3回、あるいは6試行のうち5回でp。）
15. 最初は子どもに模写させる。失敗した場合は判定者が書いてみせる。

　12、13、15の項目を実施するとき、その形の名前を言ってはならない。12と13の項目を実施する時は書いてみせてはならない。

16. 採点するとき、対になっている部分（2つの腕、2つの脚）は1つとして数える。
17. コップのなかに積み木を一ついれ、子どもの耳のそばで子どもに見えないようにそっとふる。他の耳でも繰り返す。
18. 絵をさして、その名前を言わせる。（ワン、ニャンなどの擬声語だけでは不可。わんわん、にゃんにゃんなどは可。）もしも正しく名前を言えるのが4つ未満の時は、判定者が名前を言い、その絵を指さしさせる。

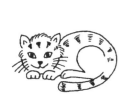
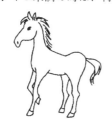
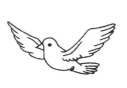
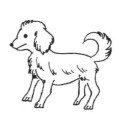
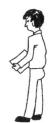

（原画　国立療養所広島病院小児科部長　下田浩子）

19. 人形を使い、子どもに聞く。「鼻はどれ？目は？耳は？口は？手は？足は？おなかは？髪は？」8問中6問正しければp。
20. 絵を使い、子どもに聞く。「飛ぶのはどれ？」「ニャーとなくのはどれ？」「お話しするのはどれ？」「ほえるのはどれ？」「パカパカ走るのはどれ？」5問中、2問あるいは4問ただしければp。
21. 子どもに次の質問をする。「寒いときどうしますか？」「疲れたときはどうしますか？」「おなかがすいたときどうしますか？」3問中、2問あるいは3問正しければp。
22. 子どもに次の質問をする。「コップは何に使いますか？」「いすは何に使いますか？」「鉛筆は何に使いますか？」答えの中
23. に動作を示す語が入っていなければならない。
24. 子どもが積み木を紙の上に正しく置き、紙の上にいくつ積み木があるか言えればp。（1個から5個）
　子どもに指示する。「積み木をテーブルの上においてください」「テーブルの下に」「私の前に」「私の後ろに」4問中4問正
25. しければp。（判定者は指したり、頭や目を動かして子どもを助けてはならない）
　子どもに質問する。「ボールとはどんな物ですか？」「海は？」「机は？」「家は？」「バナナは？」「カーテンは？」「窓は？」「靴は？」用途、形、素材、一般的分類（バナナを黄色というのではなく、果物というように）の言葉で定義すればp。8問中、5問あるいは7問正しければp。
26. 子どもに次のように質問する。「象は大きい、犬は？」「火は熱い、氷は？」「昼はあかるい、夜は？」3問中2問正しければp。
27. 子どもは壁や手すりを使ってもよいが、人の助けはいけない。はうこともいけない。
28. 子どもは離れて立っている判定者の手の届く範囲に、上手投げでボールを約90cm投げる。
29. 子どもはテスト用紙の幅以上の距離を飛び越えなければならない。（約20cm）
30. つま先から2.5cm以内にかかとをつけて前方へ歩くように子どもに指示する。判定者がしてみせてもよい。連続して4歩、歩かねばならない。
31. 2歳では正常な子どもの半分は課題実施の受け入れが良くない。

DENVER II 記録票

生年月日＿＿＿＿年＿＿月＿＿日　（在胎＿＿週＿＿日）　　整理番号＿＿＿＿＿＿＿＿＿＿＿＿

記録日①＿＿＿年＿＿月＿＿日　②＿＿＿年＿＿月＿＿日　③＿＿＿年＿＿月＿＿日　氏　名＿＿＿＿＿＿＿＿＿＿＿＿

年月日齢①＿＿＿年＿＿月＿＿日　②＿＿＿年＿＿月＿＿日　③＿＿＿年＿＿月＿＿日　記録者＿＿＿＿＿＿＿＿＿＿＿＿

2月　4月　6月　9月　12月　15月　18月　2歳　3歳　4歳　5歳　6歳

個人―社会　微細運動―適応　言語

通過率　25　50　75　90

報告でもよい→
裏面の注No.→　項目

一人で歯磨きをする
ゲームをする
一人で服を着る
Tシャツを着る
友達の名前
上着、靴などをつける　　6部分人物画
手を洗ってふく　　□模写
手伝って歯磨き　　□模倣
上着を脱ぐ　　3部分人物画
人形に食べさせる　　長い方を指差す
スプーンを使う　　十模写
簡単なお手伝い　　○模写
コップで飲む　　親指だけを動かす　　単語定義7語
ボールのやりとり　　縦線模倣　　寒い、疲労、空腹の理解 (3/3)
大人の真似　　8個の積み木の塔　　2/3反対語類推
バイバイをする　　6個の積み木の塔　　5つ数える
ほしいものを示す　　4個の積み木の塔　　単語定義5語
拍手をまねる　　2個の積み木の塔　　前後上下の理解
自分で食べる　　瓶からレーズンを出す　　動作の理解4つ
玩具をとる　　なぐり書きをする　　用途理解3つ
手をみつめる　　コップに積み木を入れる　　1つ数える
あやし笑い　　積み木を打ち合わせる　　用途理解2つ
笑いかける　　親指を使ってつかむ　　色の名前4色
顔をみつめる　　積み木をもちかえる　　わかるように話す
両手に積み木をもつ　　寒い、疲労、空腹の理解 (2/3)
毛糸を探す　　色の名前1色
熊手形でつかむ　　絵の名称4つ
物に手を伸ばす　　動作の理解2つ
レーズンを見つめる　　ほぼ明瞭に話す　　爪先かかと歩き
両手を合わす　　絵を4つ指差す　　片足立ち6秒
180°追視　　6つの身体部分　　片足立ち5秒
ガラガラを握る　　2語文　　片足立ち4秒
正中線を越えて追視　　絵の名称1つ　　片足立ち3秒
正中線まで追視　　絵を2つ指差す　　けんけん
パパ、ママ以外に6語　　片足立ち2秒
パパ、ママ以外に3語　　片足立ち1秒
パパ、ママ以外に2語　　幅跳び
意味ある1語　　ジャンプ
意味なくパパ、ママ　　上手投げ
3音以上つなげる　　ボールをける
喃語を話す　　階段を登る
パ、ダ、マなど言う　　走る
声の方向に振り向く　　後退り歩き
音に振り向く　　上手に歩く
キャアキャア喜ぶ　　拾い上げる
声を出して笑う　　一人で立つ10秒
「アー」「ウー」などの発声　　一人で立つ2秒
声を出す　　つかまって立ち上がる
ベルに反応　　一人ですわる
つかまり立ち、5秒以上
すわれる、5秒以上
寝返り
引き起こし
胸を上げる
両足で体を支える
90°頭を上げる
首がすわる
45°頭を上げる
頭を上げる
対称運動

個人―社会　微細運動―適応　言語　粗大運動

粗大運動

判定中の様子

1、2、3回目の検査結果をそれぞれのチェック欄に記入

一般的印象	1	2	3
普通			
異常			

判定実施の受け入れ	1	2	3
いつもよい			
たいていよい			
ほとんどよくない			

周囲への興味	1	2	3
敏感			
あまり興味がない			
全く興味がない			

恐怖感	1	2	3
ない			
少しある			
非常に強い			

注意を向けている時間	1	2	3
適当			
いくらか気が散りやすい			
非常に気が散りやすい			

2月　4月　6月　9月　12月　15月　18月　2歳　3歳　4歳　5歳　6歳

無断転載不許

判定実施上の手引き

1. 判定者は子どもに笑いかけたり、話しかけたり手を振ったりして微笑をひきだそうとする。しかし、子どもの体にさわってはいけない。
2. 子どもは数秒間手をみつめなければならない。
3. 保護者が歯ブラシの使い方を教えたり、ねり歯みがきを歯ブラシにつけてもよい。
4. 靴のひもをむすんだり、背中のボタンをはめたり、ファスナーをあげたりできなくてもよい。
5. 子どもの顔の上およそ 20 cm のところを、一側から他側へ弧を描いて毛糸をゆっくり動かす。
6. 子どもの指先あるいは指の背にガラガラがふれた時、それをつかむならば p。
7. 子どもが消えた毛糸の行方を見ようとするなら p。判定者は腕を動かさないですばやく手に持った毛糸を落して見えなくする。
8. 子どもは片方の手からもう片方の手へ、体や口やテーブルを使わずに積み木をもちかえなくてはならない。
9. 子どもが親指と他の指を使って、レーズンをつまみあげるなら p。
10. 子どもの描いた線と判定者の描いた線との角度が 30 度以内なら p。
11. 判定者は親指を上にたててにぎりこぶしをつくり、親指だけを動かす。子どもがこれをまねて、親指以外の指を動かさなければ p。

   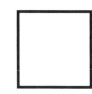

12. 囲まれた形なら p。うずまきは f。
13. どんな線でも真ん中あたりで交差すれば p。
14. 「どちらの線が長い？」（"大きい"ではない）紙の上下が逆になるようにまわしてみせ、繰り返す。（3 試行のうち 3 回、あるいは 6 試行のうち 5 回で p。）
15. 最初は子どもに模写させる。失敗した場合は判定者が書いてみせる。

　　12、13、15 の項目を実施するとき、その形の名前を言ってはならない。12 と 13 の項目を実施する時は書いてみせてはならない。

16. 採点するとき、対になっている部分（2 つの腕、2 つの脚）は 1 つとして数える。
17. コップのなかに積み木を一ついれ、子どもの耳のそばで子どもに見えないようにそっとふる。他の耳でも繰り返す。
18. 絵をさして、その名前を言わせる。（ワン、ニャンなどの擬声語だけでは不可。わんわん、にゃんにゃんなどは可。）もしも正しく名前を言えるのが 4 つ未満の時は、判定者が名前を言い、その絵を指さしさせる。

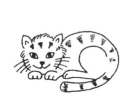 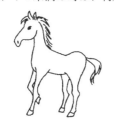 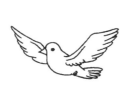 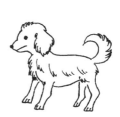 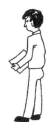

（原画　国立療養所広島病院小児科部長　下田浩子）

19. 人形を使い、子どもに聞く。「鼻はどれ？目は？耳はどれ？口は？手は？足は？おなかは？髪は？」8 問中 6 問正しければ p。
20. 絵を使い、子どもに聞く。「飛ぶのはどれ？」「ニャーとなくのはどれ？」「お話しするのはどれ？」「ほえるのはどれ？」「パカパカ走るのはどれ？」5 問中、2 問あるいは 4 問ただしければ p。
21. 子どもに次の質問をする。「寒いときどうしますか？」「疲れたときはどうしますか？」「おなかがすいたときどうしますか？」3 問中、2 問あるいは 3 問正しければ p。
22. 子どもに次の質問をする。「コップは何に使いますか？」「いすは何に使いますか？」「鉛筆は何に使いますか？」答えの中
23. に動作を示す語が入っていなければならない。
24. 子どもが積み木を紙の上に正しく置き、紙の上にいくつ積み木があるか言えれば p。（1 個から 5 個）
　　子どもに指示する。「積み木をテーブルの上においてください」「テーブルの下に」「私の前に」「私の後ろに」4 問中 4 問正
25. しければ p。（判定者は指したり、頭や目を動かして子どもを助けてはならない）
　　子どもに質問する。「ボールとはどんな物ですか？」「海は？」「机は？」「家は？」「バナナは？」「カーテンは？」「窓は？」「靴は？」用途、形、素材、一般的分類（バナナを黄色というのではなく、果物というように）の言葉で定義すれば p。8 問中、5 問あるいは 7 問正しければ p。
26. 子どもに次のように質問する。「象は大きい、犬は？」「火は熱い、氷は？」「昼はあかるい、夜は？」3 問中 2 問正しければ p。
27. 子どもは壁や手すりを使ってもよいが、人の助けはいけない。はうこともいけない。
28. 子どもは離れて立っている判定者の手の届く範囲に、上手投げでボールを約 90 cm 投げる。
29. 子どもはテスト用紙の幅以上の距離を飛び越えなければならない。（約 20 cm）
30. つま先から 2.5 cm 以内にかかとをつけて前方へ歩くように子どもに指示する。判定者がしてみせてもよい。連続して 4 歩、歩かねばならない。
31. 2 歳では正常な子どもの半分は課題実施の受け入れが良くない。

DENVER Ⅱ 記録票

生年月日＿＿＿＿年＿＿月＿＿日　　（在胎　　週　　日）　　　　　　　整理番号＿＿＿＿＿＿＿＿＿＿＿＿＿

記録日①＿＿＿年＿＿月＿＿日　②＿＿＿年＿＿月＿＿日　③＿＿＿年＿＿月＿＿日　氏　名＿＿＿＿＿＿＿＿＿＿＿＿＿

年月日齢①＿＿＿年＿＿月＿＿日　②＿＿＿年＿＿月＿＿日　③＿＿＿年＿＿月＿＿日　記録者＿＿＿＿＿＿＿＿＿＿＿＿＿

| 2月 | 4月 | 6月 | 9月 | 12月 | 15月 | 18月 | 2歳 | 3歳 | 4歳 | 5歳 | 6歳 |

個人―社会　微細運動―適応　言語

通過率
25　50　75　90

報告でもよい→
裏面の注No.→　　項目

一人で歯磨きをする
ゲームをする
一人で服を着る
Tシャツを着る
友達の名前
上着、靴などをつける　　6部分人物画
手を洗ってふく　　□模写
手伝って歯磨き　　□模倣
上着を脱ぐ　　3部分人物画
人形に食べさせる　　長い方を指差す
スプーンを使う　　十模写
簡単なお手伝い　　○模写
コップで飲む　　親指だけを動かす　　単語定義7語
ボールのやりとり　　縦線模倣　　寒い、疲労、空腹の理解(3/3)
大人の真似　　8個の積み木の塔　　2/3反対語類推
バイバイをする　　6個の積み木の塔　　5つ数える
ほしいものを示す　　4個の積み木の塔　　単語定義5語
拍手をまねる　　2個の積み木の塔　　前後上下の理解
自分で食べる　　瓶からレーズンを出す　　動作の理解4つ
玩具をとる　　なぐり書きをする　　用途理解3つ
手をみつめる　　コップに積み木を入れる　　1つ数える
あやし笑い　　積み木を打ち合わせる　　用途理解2つ
笑いかける　　親指を使ってつかむ　　色の名前4色
顔をみつめる　　積み木をもちかえる　　わかるように話す
両手に積み木をもつ　　寒い、疲労、空腹の理解(2/3)
毛糸を探す　　色の名前1色
熊形でつかむ　　絵の名称4つ
物に手を伸ばす　　動作の理解2つ
レーズンを見つめる　　ほぼ明瞭に話す　　爪先かかと歩き
両手を合わす　　絵を4つ指差す　　片足立ち6秒
180°追視　　6つの身体部分　　片足立ち5秒
ガラガラを握る　　2語文　　片足立ち4秒
正中線を越えて追視　　絵の名称1つ　　片足立ち3秒
正中線まで追視　　絵を2つ指差す　　けんけん
パパ、ママ以外に6語　　片足立ち2秒
パパ、ママ以外に3語　　片足立ち1秒
パパ、ママ以外に2語　　幅跳び
意味ある1語　　ジャンプ
意味なくパパ、ママ　　上手投げ
3音以上つなげる　　ボールをける
喃語を話す　　階段を登る
パ、ダ、マなど言う　　走る
声の方向に振り向く　　後退り歩き
音に振り向く　　上手に歩く
キャアキャア喜ぶ　　拾い上げる
声を出して笑う　　一人で立つ10秒
「アー」「ウー」などの発声　　一人で立つ2秒
声を出す　　つかまって立ち上がる
ベルに反応　　一人ですわる
つかまり立ち、5秒以上
すわれる、5秒以上
寝返り
引き起こし
胸を上げる
両足で体を支える
90°頭を上げる
首がすわる
45°頭を上げる
頭を上げる
対称運動

個人―社会　微細運動―適応　言語　粗大運動

微細運動―適応　粗大運動

判定中の様子

	1	2	3
1、2、3回目の検査結果をそれぞれのチェック欄に記入			
一般的印象　普通			
異常			

判定実施の受け入れ	1	2	3
いつもよい			
たいていよい			
ほとんどよくない			

周囲への興味	1	2	3
敏感			
あまり興味がない			
全く興味がない			

恐怖感	1	2	3
ない			
少しある			
非常に強い			

注意を向けている時間	1	2	3
適当			
いくらか気が散りやすい			
非常に気が散りやすい			

| 2月 | 4月 | 6月 | 9月 | 12月 | 15月 | 18月 | 2歳 | 3歳 | 4歳 | 5歳 | 6歳 |

無断転載不許

判定実施上の手引き

1. 判定者は子どもに笑いかけたり、話しかけたり手を振ったりして微笑をひきだそうとする。しかし、子どもの体にさわってはいけない。
2. 子どもは数秒間手をみつめなければならない。
3. 保護者が歯ブラシの使い方を教えたり、ねり歯みがきを歯ブラシにつけてもよい。
4. 靴のひもをむすんだり、背中のボタンをはめたり、ファスナーをあげたりできなくてもよい。
5. 子どもの顔の上およそ 20 cm のところを、一側から他側へ弧を描いて毛糸をゆっくり動かす。
6. 子どもの指先あるいは指の背にガラガラがふれた時、それをつかむならば p。
7. 子どもが消えた毛糸の行方を見ようとするなら p。判定者は腕を動かさないですばやく手に持った毛糸を落して見えなくする。
8. 子どもは片方の手からもう片方の手へ、体や口やテーブルを使わずに積み木をもちかえなくてはならない。
9. 子どもが親指と他の指を使って、レーズンをつまみあげるなら p。
10. 子どもの描いた線と判定者の描いた線との角度が 30 度以内なら p。
11. 判定者は親指を上にたててにぎりこぶしをつくり、親指だけを動かす。子どもがこれをまねて、親指以外の指を動かさなければ p。

　　　　　　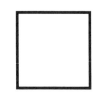

12. 囲まれた形なら p。うずまきは f。
13. どんな線でも真ん中あたりで交差すれば p。
14. 「どちらの線が長い？」（"大きい" ではない）紙の上下が逆になるようにまわしてみせ、繰り返す。（3 試行のうち 3 回、あるいは 6 試行のうち 5 回で p。）
15. 最初は子どもに模写させる。失敗した場合は判定者が書いてみせる。

　　12、13、15 の項目を実施するとき、その形の名前を言ってはならない。12 と 13 の項目を実施する時は書いてみせてはならない。

16. 採点するとき、対になっている部分（2 つの腕、2 つの脚）は 1 つとして数える。
17. コップのなかに積み木を一ついれ、子どもの耳のそばで子どもに見えないようにそっとふる。他の耳でも繰り返す。
18. 絵をさして、その名前を言わせる。（ワン、ニャンなどの擬声語だけでは不可。わんわん、にゃんにゃんなどは可。）もしも正しく名前を言えるのが 4 つ未満の時は、判定者が名前を言い、その絵を指さしさせる。

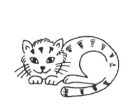　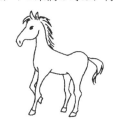　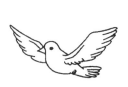　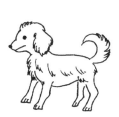　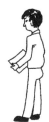

（原画　国立療養所広島病院小児科部長　下田浩子）

19. 人形を使い、子どもに聞く。「鼻はどれ？目は？耳は？口は？手は？足は？おなかは？髪は？」8 問中 6 問正しければ p。
20. 絵を使い、子どもに聞く。「飛ぶのはどれ？」「ニャーとなくのはどれ？」「お話しするのはどれ？」「ほえるのはどれ？」「パカパカ走るのはどれ？」5 問中、2 問あるいは 4 問ただしければ p。
21. 子どもに次の質問をする。「寒いときどうしますか？」「疲れたときはどうしますか？」「おなかがすいたときどうしますか？」3 問中、2 問あるいは 3 問正しければ p。
22. 子どもに次の質問をする。「コップは何に使いますか？」「いすは何に使いますか？」「鉛筆は何に使いますか？」答えの中
23. に動作を示す語が入っていなければならない。
24. 子どもが積み木を紙の上に正しく置き、紙の上にいくつ積み木があるか言えれば p。（1 個から 5 個）
　　子どもに指示する。「積み木をテーブルの上においてください」「テーブルの下に」「私の前に」「私の後ろに」4 問中 4 問正
25. しければ p。（判定者は指したり、頭や目を動かして子どもを助けてはならない）
　　子どもに質問する。「ボールとはどんな物ですか？」「海は？」「机は？」「家は？」「バナナは？」「カーテンは？」「窓は？」「靴は？」用途、形、素材、一般的分類（バナナを黄色というのではなく、果物というように）の言葉で定義すれば p。8 問中、5 問あるいは 7 問正しければ p。
26. 子どもに次のように質問する。「象は大きい、犬は？」「火は熱い、氷は？」「昼はあかるい、夜は？」3 問中 2 問正しければ p。
27. 子どもは壁や手すりを使ってもよいが、人の助けはいけない。はうこともいけない。
28. 子どもは離れて立っている判定者の手の届く範囲に、上手投げでボールを約 90 cm 投げる。
29. 子どもはテスト用紙の幅以上の距離を飛び越えなければならない。（約 20 cm）
30. つま先から 2.5 cm 以内にかかとをつけて前方へ歩くように子どもに指示する。判定者がしてみせてもよい。連続して 4 歩、歩かねばならない。
31. 2 歳では正常な子どもの半分は課題実施の受け入れが良くない。

DENVER II 記録票

生年月日＿＿＿＿年＿＿月＿＿日 （在胎＿＿週＿＿日）　　　　整理番号＿＿＿＿＿＿＿＿＿＿＿＿＿

記録日①＿＿＿年＿＿月＿＿日　②＿＿＿年＿＿月＿＿日　③＿＿＿年＿＿月＿＿日　氏　名＿＿＿＿＿＿＿＿＿＿＿＿＿

年月日齢①＿＿＿年＿＿月＿＿日　②＿＿＿年＿＿月＿＿日　③＿＿＿年＿＿月＿＿日　記録者＿＿＿＿＿＿＿＿＿＿＿＿＿

| 2月 | 4月 | 6月 | 9月 | 12月 | 15月 | 18月 | 2歳 | 3歳 | 4歳 | 5歳 | 6歳 |

個人—社会　微細運動—適応　言語

通過率
25　50　75　90
報告でもよい→
裏面の注No.→　項目

一人で歯磨きをする
ゲームをする
一人で服を着る
Tシャツを着る
友達の名前
上着、靴などをつける　　6部分人物画
手を洗ってふく　　　　□模写
手伝って歯磨き　　　　□模倣
上着を脱ぐ　　　　　　3部分人物画
人形に食べさせる　　　長い方を指差す
スプーンを使う　　　　十模写
簡単なお手伝い　　　　○模写
コップで飲む　　　親指だけを動かす　単語定義7語
ボールのやりとり　縦線模倣　寒い、疲労、空腹の理解(3/3)
大人の真似　　　8個の積み木の塔　2/3反対語類推
バイバイをする　　6個の積み木の塔　5つ数える
ほしいものを示す　4個の積み木の塔　単語定義5語
拍手をまねる　　2個の積み木の塔　前後上下の理解
自分で食べる　　瓶からレーズンを出す　動作の理解4つ
玩具をとる　　　なぐり書きをする　用途理解3つ
手をみつめる　コップに積み木を入れる　1つ数える
あやし笑い　　積み木を打ち合わせる　用途理解2つ
笑いかける　　親指を使ってつかむ　色の名前4色
顔をみつめる　積み木をもちかえる　わかるように話す
両手に積み木をもつ　　寒い、疲労、空腹の理解(2/3)
毛糸を探す　　　　色の名前1色
熊手形でつかむ　　絵の名称4つ
物に手を伸ばす　　動作の理解2つ
レーズンを見つめる　ほぼ明瞭に話す　爪先かかと歩き
両手を合わす　絵を4つ指差す　片足立ち6秒
180°追視　　6つの身体部分　片足立ち5秒
ガラガラを握る　2語文　　片足立ち4秒
正中線を越えて追視　絵の名称1つ　片足立ち3秒
正中線まで追視　絵を2つ指差す　けんけん
パパ、ママ以外に6語　片足立ち2秒
パパ、ママ以外に3語　片足立ち1秒
パパ、ママ以外に2語　幅跳び
意味ある1語　　ジャンプ
意味なくパパ、ママ　上手投げ
3音以上つなげる　ボールをける
喃語を話す　　階段を登る
パ、ダ、マなど言う　走る
声の方向に振り向く　後退り歩き
音に振り向く　上手に歩く
キャアキャア喜ぶ　拾い上げる
声を出して笑う　一人で立つ10秒
「アー」「ウー」などの発声　一人で立つ2秒
声を出す　つかまって立ち上がる
ベルに反応　一人ですわる
つかまり立ち、5秒以上
すわれる、5秒以上
寝返り
引き起こし
胸を上げる
両足で体を支える
90°頭を上げる
首がすわる
45°頭を上げる
頭を上げる
対称運動

個人—社会　微細運動—適応　言語　粗大運動

判定中の様子

1、2、3回目の検査結果をそれぞれのチェック欄に記入

一般的印象	1	2	3
普通			
異常			

判定実施の受け入れ	1	2	3
いつもよい			
たいていよい			
ほとんどよくない			

周囲への興味	1	2	3
敏感			
あまり興味がない			
全く興味がない			

恐怖感	1	2	3
ない			
少しある			
非常に強い			

注意を向けている時間	1	2	3
適当			
いくらか気が散りやすい			
非常に気が散りやすい			

| 2月 | 4月 | 6月 | 9月 | 12月 | 15月 | 18月 | 2歳 | 3歳 | 4歳 | 5歳 | 6歳 |

©公益社団法人　日本小児保健協会　2017　©W. K. Frankenburg and J. B. Dodds, 1969, 1989, 1990 ©W. K. Frankenburg, 1978

判定実施上の手引き

1. 判定者は子どもに笑いかけたり、話しかけたり手を振ったりして微笑をひきだそうとする。しかし、子どもの体にさわってはいけない。
2. 子どもは数秒間手をみつめなければならない。
3. 保護者が歯ブラシの使い方を教えたり、ねり歯みがきを歯ブラシにつけてもよい。
4. 靴のひもをむすんだり、背中のボタンをはめたり、ファスナーをあげたりできなくてもよい。
5. 子どもの顔の上およそ 20 cm のところを、一側から他側へ弧を描いて毛糸をゆっくり動かす。
6. 子どもの指先あるいは指の背にガラガラがふれた時、それをつかむならば p。
7. 子どもが消えた毛糸の行方を見ようとするなら p。判定者は腕を動かさないですばやく手に持った毛糸を落して見えなくする。
8. 子どもは片方の手からもう片方の手へ、体や口やテーブルを使わずに積み木をもちかえなくてはならない。
9. 子どもが親指と他の指を使って、レーズンをつまみあげるなら p。
10. 子どもの描いた線と判定者の描いた線との角度が 30 度以内なら p。
11. 判定者は親指を上にたててにぎりこぶしをつくり、親指だけを動かす。子どもがこれをまねて、親指以外の指を動かさなければ p。

   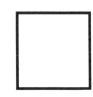

| 12. 囲まれた形なら p。うずまきは f。 | 13. どんな線でも真ん中あたりで交差すれば p。 | 14. 「どちらの線が長い？」（"大きい"ではない）紙の上下が逆になるようにまわしてみせ、繰り返す。（3 試行のうち 3 回、あるいは 6 試行のうち 5 回で p。） | 15. 最初は子どもに模写させる。失敗した場合は判定者が書いてみせる。 |

　　　12、13、15 の項目を実施するとき、その形の名前を言ってはならない。12 と 13 の項目を実施する時は書いてみせてはならない。

16. 採点するとき、対になっている部分（2 つの腕、2 つの脚）は 1 つとして数える。
17. コップのなかに積み木を一ついれ、子どもの耳のそばで子どもに見えないようにそっとふる。他の耳でも繰り返す。
18. 絵をさして、その名前を言わせる。（ワン、ニャンなどの擬声語だけでは不可。わんわん、にゃんにゃんなどは可。）もしも正しく名前を言えるのが 4 つ未満の時は、判定者が名前を言い、その絵を指さしさせる。

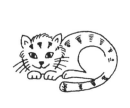 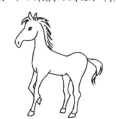 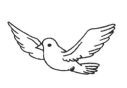 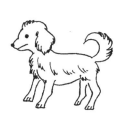 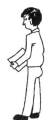

(原画　国立療養所広島病院小児科部長　下田浩子)

19. 人形を使い、子どもに聞く。「鼻はどれ？目は？耳は？口は？手は？足は？おなかは？髪は？」8 問中 6 問正しければ p。
20. 絵を使い、子どもに聞く。「飛ぶのはどれ？」「ニャーとなくのはどれ？」「お話しするのはどれ？」「ほえるのはどれ？」「パカパカ走るのはどれ？」5 問中、2 問あるいは 4 問ただしければ p。
21. 子どもに次の質問をする。「寒いときどうしますか？」「疲れたときはどうしますか？」「おなかがすいたときどうしますか？」3 問中、2 問あるいは 3 問正しければ p。
22. 子どもに次の質問をする。「コップは何に使いますか？」「いすは何に使いますか？」「鉛筆は何に使いますか？」答えの中
23. に動作を示す語が入っていなければならない。
24. 子どもが積み木を紙の上に正しく置き、紙の上にいくつ積み木があるか言えれば p。（1 個から 5 個）
　　子どもに指示する。「積み木をテーブルの上においてください」「テーブルの下に」「私の前に」「私の後ろに」4 問中 4 問正
25. しければ p。（判定者は指したり、頭や目を動かして子どもを助けてはならない）
　　子どもに質問する。「ボールとはどんな物ですか？」「海は？」「机は？」「家は？」「バナナは？」「カーテンは？」「窓は？」「靴は？」用途、形、素材、一般的分類（バナナを黄色というのではなく、果物というように）の言葉で定義すれば p。8 問中、5 問あるいは 7 問正しければ p。
26. 子どもに次のように質問する。「象は大きい、犬は？」「火は熱い、氷は？」「昼はあかるい、夜は？」3 問中 2 問正しければ p。
27. 子どもは壁や手すりを使ってもよいが、人の助けはいけない。はうこともいけない。
28. 子どもは離れて立っている判定者の手の届く範囲に、上手投げでボールを約 90 cm 投げる。
29. 子どもはテスト用紙の幅以上の距離を飛び越えなければならない。（約 20 cm）
30. つま先から 2.5 cm 以内にかかとをつけて前方へ歩くように子どもに指示する。判定者がしてみせてもよい。連続して 4 歩、歩かねばならない。
31. 2 歳では正常な子どもの半分は課題実施の受け入れが良くない。

DENVERII 記録票

生年月日＿＿＿年＿月＿日　（在胎　週　日）　　　　整理番号＿＿＿＿＿＿＿＿＿＿＿＿＿

記録日①＿＿＿年＿月＿日　②＿＿＿年＿月＿日　③＿＿＿年＿月＿日　氏　名＿＿＿＿＿＿＿＿＿＿＿

年月日齢①＿＿＿年＿月＿日　②＿＿＿年＿月＿日　③＿＿＿年＿月＿日　記録者＿＿＿＿＿＿＿＿＿＿＿

2月　4月　6月　9月　12月　15月　18月　2歳　3歳　4歳　5歳　6歳

個人—社会　微細運動—適応　言語

通過率
25　50　75　90
報告でもよい→
裏面の注No.→　項目

一人で歯磨きをする
ゲームをする
一人で服を着る
Tシャツを着る
友達の名前
上着、靴などをつける　6部分人物画
手を洗ってふく　□模写
手伝って歯磨き　□模倣
上着を脱ぐ　3部分人物画
人形に食べさせる　長い方を指差す
スプーンを使う　十模写
簡単なお手伝い　○模写
コップで飲む　親指だけを動かす　単語定義7語
ボールのやりとり　縦線模倣　寒い、疲労、空腹の理解(3/3)
大人の真似　8個の積み木の塔　2/3反対語類推
バイバイをする　6個の積み木の塔　5つ数える
ほしいものを示す　4個の積み木の塔　単語定義5語
拍手をまねる　2個の積み木の塔　前後上下の理解
自分で食べる　瓶からレーズンを出す　動作の理解4つ
玩具をとる　なぐり書きをする　用途理解3つ
手をみつめる　コップに積み木を入れる　1つ数える
あやし笑い　積み木を打ち合わせる　用途理解2つ
笑いかける　親指を使ってつかむ　色の名前4色
顔をみつめる　積み木をもちかえる　わかるように話す
両手に積み木をもつ　寒い、疲労、空腹の理解(2/3)
毛糸を探す　色の名前1色
熊手形でつかむ　絵の名称4つ
物に手を伸ばす　動作の理解2つ
レーズンを見つめる　ほぼ明瞭に話す　爪先かかと歩き
両手を合わす　絵を4つ指差す　片足立ち6秒
180°追視　6つの身体部分　片足立ち5秒
ガラガラを握る　2語文　片足立ち4秒
正中線を越えて追視　絵の名称1つ　片足立ち3秒
正中線まで追視　絵を2つ指差す　けんけん
パパ、ママ以外に6語　片足立ち2秒
パパ、ママ以外に3語　片足立ち1秒
パパ、ママ以外に2語　幅跳び
意味ある1語　ジャンプ
意味なくパパ、ママ　上手投げ
3音以上つなげる　ボールをける
喃語を話す　階段を登る
パ、ダ、マなど言う　走る
声の方向に振り向く　後退り歩き
音に振り向く　上手に歩く
キャアキャア喜ぶ　拾い上げる
声を出して笑う　一人で立つ10秒
「アー」「ウー」などの発声　一人で立つ2秒
声を出す　つかまって立ち上がる
ベルに反応　一人ですわる
つかまり立ち、5秒以上
すわれる、5秒以上
寝返り
引き起こし
胸を上げる
両足で体を支える
90°頭を上げる
首がすわる
45°頭を上げる
頭を上げる
対称運動

個人—社会　微細運動—適応　言語　粗大運動

個人—社会　微細運動—適応　言語　粗大運動

無断転載不許

判定中の様子

1、2、3回目の検査結果をそれぞれのチェック欄に記入

一般的印象	1	2	3
普通			
異常			

判定実施の受け入れ	1	2	3
いつもよい			
たいていよい			
ほとんどよくない			

周囲への興味	1	2	3
敏感			
あまり興味がない			
全く興味がない			

恐怖感	1	2	3
ない			
少しある			
非常に強い			

注意を向けている時間	1	2	3
適当			
いくらか気が散りやすい			
非常に気が散りやすい			

2月　4月　6月　9月　12月　15月　18月　2歳　3歳　4歳　5歳　6歳

©公益社団法人　日本小児保健協会　2017　©W. K. Frankenburg and J. B. Dodds, 1969, 1989, 1990 ©W. K. Frankenburg, 1978

判定実施上の手引き

1. 判定者は子どもに笑いかけたり、話しかけたり手を振ったりして微笑をひきだそうとする。しかし、子どもの体にさわってはいけない。
2. 子どもは数秒間手をみつめなければならない。
3. 保護者が歯ブラシの使い方を教えたり、ねり歯みがきを歯ブラシにつけてもよい。
4. 靴のひもをむすんだり、背中のボタンをはめたり、ファスナーをあげたりできなくてもよい。
5. 子どもの顔の上およそ 20 cm のところを、一側から他側へ弧を描いて毛糸をゆっくり動かす。
6. 子どもの指先あるいは指の背にガラガラがふれた時、それをつかむならば p。
7. 子どもが消えた毛糸の行方を見ようとするなら p。判定者は腕を動かさないですばやく手に持った毛糸を落して見えなくする。
8. 子どもは片方の手からもう片方の手へ、体や口やテーブルを使わずに積み木をもちかえなくてはならない。
9. 子どもが親指と他の指を使って、レーズンをつまみあげるなら p。
10. 子どもの描いた線と判定者の描いた線との角度が 30 度以内なら p。
11. 判定者は親指を上にたててにぎりこぶしをつくり、親指だけを動かす。子どもがこれをまねて、親指以外の指を動かさなければ p。

12. 囲まれた形なら p。うずまきは f。
13. どんな線でも真ん中あたりで交差すれば p。
14. 「どちらの線が長い？」（"大きい"ではない）紙の上下が逆になるようにまわしてみせ、繰り返す。（3試行のうち3回、あるいは6試行のうち5回で p。）
15. 最初は子どもに模写させる。失敗した場合は判定者が書いてみせる。

　　12、13、15 の項目を実施するとき、その形の名前を言ってはならない。12 と 13 の項目を実施する時は書いてみせてはならない。

16. 採点するとき、対になっている部分（2つの腕、2つの脚）は1つとして数える。
17. コップのなかに積み木を一ついれ、子どもの耳のそばで子どもに見えないようにそっとふる。他の耳でも繰り返す。
18. 絵をさして、その名前を言わせる。（ワン、ニャンなどの擬声語だけでは不可。わんわん、にゃんにゃんなどは可。）もしも正しく名前を言えるのが4つ未満の時は、判定者が名前を言い、その絵を指さしさせる。

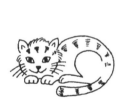　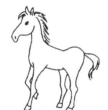　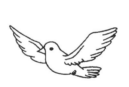　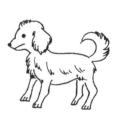　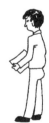

（原画　国立療養所広島病院小児科部長　下田浩子）

19. 人形を使い、子どもに聞く。「鼻はどれ？目は？耳は？口は？手は？足は？おなかは？髪は？」8問中6問正しければ p。
20. 絵を使い、子どもに聞く。「飛ぶのはどれ？」「ニャーとなくのはどれ？」「お話しするのはどれ？」「ほえるのはどれ？」「パカパカ走るのはどれ？」5問中、2問あるいは4問ただしければ p。
21. 子どもに次の質問をする。「寒いときどうしますか？」「疲れたときはどうしますか？」「おなかがすいたときどうしますか？」3問中、2問あるいは3問正しりれば p。
22. 子どもに次の質問をする。「コップは何に使いますか？」「いすは何に使いますか？」「鉛筆は何に使いますか？」答えの中
23. に動作を示す語が入っていなければならない。
24. 子どもが積み木を紙の上に正しく置き、紙の上にいくつ積み木があるか言えれば p。（1個から5個）
子どもに指示する。「積み木をテーブルの上においてください」「テーブルの下に」「私の前に」「私の後ろに」4問中4問正
25. しければ p。（判定者は指したり、頭や目を動かして子どもを助けてはならない）
子どもに質問する。「ボールとはどんな物ですか？」「海は？」「机は？」「家は？」「バナナは？」「カーテンは？」「窓は？」「靴は？」用途、形、素材、一般的分類（バナナを黄色というのではなく、果物というように）の言葉で定義すれば p。8問中、5問あるいは7問正しければ p。
26. 子どもに次のように質問する。「象は大きい、犬は？」「火は熱い、氷は？」「昼はあかるい、夜は？」3問中2問正しければ p。
27. 子どもは壁や手すりを使ってもよいが、人の助けはいけない。はうこともいけない。
28. 子どもは離れて立っている判定者の手の届く範囲に、上手投げでボールを約 90 cm 投げる。
29. 子どもはテスト用紙の幅以上の距離を飛び越えなければならない。（約 20 cm）
30. つま先から 2.5 cm 以内にかかとをつけて前方へ歩くように子どもに指示する。判定者がしてみせてもよい。連続して4歩、歩かねばならない。
31. 2歳では正常な子どもの半分は課題実施の受け入れが良くない。

DENVER Ⅱ 記録票

生年月日＿＿＿＿年＿＿月＿＿日　　（在胎　　週　　日）　　　　　整理番号＿＿＿＿＿＿＿＿＿＿＿＿＿＿＿

記 録 日①＿＿＿年＿＿月＿＿日　②＿＿＿年＿＿月＿＿日　③＿＿＿年＿＿月＿＿日　氏 名＿＿＿＿＿＿＿＿＿＿＿＿＿

年月日齢①＿＿＿年＿＿月＿＿日　②＿＿＿年＿＿月＿＿日　③＿＿＿年＿＿月＿＿日　記録者＿＿＿＿＿＿＿＿＿＿＿＿＿

2月　4月　6月　9月　12月　15月　18月　2歳　3歳　4歳　5歳　6歳

通過率
25　50　75　90
報告でもよい→
裏面の注No.→　　項目

個人—社会　微細運動—適応　言語

一人で歯磨きをする
ゲームをする
一人で服を着る
Tシャツを着る
友達の名前
上着、靴などをつける　　6部分人物画
手を洗ってふく　　□模写
手伝って歯磨き　　□模倣
上着を脱ぐ　　3部分人物画
人形に食べさせる　　長い方を指差す
スプーンを使う　　十模写
簡単なお手伝い　　○模写
コップで飲む　　親指だけを動かす　単語定義7語
ボールのやりとり　　縦線模倣　寒い、疲労、空腹の理解 (3/3)
大人の真似　　8個の積み木の塔　2/3反対語類推
バイバイをする　　6個の積み木の塔　5つ数える
ほしいものを示す　　4個の積み木の塔　単語定義5語
拍手をまねる　　2個の積み木の塔　前後上下の理解
自分で食べる　　瓶からレーズンを出す　動作の理解4つ
玩具をとる　　なぐり書きをする　用途理解3つ
手をみつめる　　コップに積み木を入れる　1つ数える
あやし笑い　　積み木を打ち合わせる　用途理解2つ
笑いかける　　親指を使ってつかむ　色の名前4色
顔をみつめる　　積み木をもちかえる　わかるように話す
両手に積み木をもつ　　寒い、疲労、空腹の理解 (2/3)
毛糸を探す　　色の名前1色
熊手形でつかむ　　絵の名称4つ
物に手を伸ばす　　動作の理解2つ
レーズンを見つめる　　ほぼ明瞭に話す　爪先かかと歩き
両手を合わす　　絵を4つ指差す　片足立ち6秒
180°追視　　6つの身体部分　片足立ち5秒
ガラガラを握る　　2語文　片足立ち4秒
正中線を越えて追視　　絵の名称1つ　片足立ち3秒
正中線まで追視　　絵を2つ指差す　けんけん
パパ、ママ以外に6語　片足立ち2秒
パパ、ママ以外に3語　片足立ち1秒
パパ、ママ以外に2語　幅跳び
意味ある1語　　ジャンプ
意味なくパパ、ママ　　上手投げ
3音以上つなげる　　ボールをける
喃語を話す　　階段を登る
パ、ダ、マなど言う　　走る
声の方向に振り向く　　後退り歩き
音に振り向く　　上手に歩く
キャアキャア喜ぶ　　拾い上げる
声を出して笑う　　一人で立つ10秒
「アー」「ウー」などの発声　　一人で立つ2秒
声を出す　　つかまって立ち上がる
ベルに反応　　一人ですわる
つかまり立ち、5秒以上
すわれる、5秒以上
寝返り
引き起こし
胸を上げる
両足で体を支える
90°頭を上げる
首がすわる
45°頭を上げる
頭を上げる
対称運動

個人—社会　微細運動—適応　言語　粗大運動

判定中の様子

1、2、3回目の検査結果をそれぞれのチェック欄に記入

	1	2	3
一般的印象			
普通			
異常			
判定実施の受け入れ	1	2	3
いつもよい			
たいていよい			
ほとんどよくない			
周囲への興味	1	2	3
敏感			
あまり興味がない			
全く興味がない			
恐怖感	1	2	3
ない			
少しある			
非常に強い			
注意を向けている時間	1	2	3
適当			
いくらか気が散りやすい			
非常に気が散りやすい			

粗大運動　微細運動—適応　個人—社会　言語

無断転載不許

2月　4月　6月　9月　12月　15月　18月　2歳　3歳　4歳　5歳　6歳

判定実施上の手引き

1. 判定者は子どもに笑いかけたり、話しかけたり手を振ったりして微笑をひきだそうとする。しかし、子どもの体にさわってはいけない。
2. 子どもは数秒間手をみつめなければならない。
3. 保護者が歯ブラシの使い方を教えたり、ねり歯みがきを歯ブラシにつけてもよい。
4. 靴のひもをむすんだり、背中のボタンをはめたり、ファスナーをあげたりできなくてもよい。
5. 子どもの顔の上およそ 20 cm のところを、一側から他側へ弧を描いて毛糸をゆっくり動かす。
6. 子どもの指先あるいは指の背にガラガラがふれた時、それをつかむならば p。
7. 子どもが消えた毛糸の行方を見ようとするなら p。判定者は腕を動かさないですばやく手に持った毛糸を落して見えなくする。
8. 子どもは片方の手からもう片方の手へ、体や口やテーブルを使わずに積み木をもちかえなくてはならない。
9. 子どもが親指と他の指を使って、レーズンをつまみあげるなら p。
10. 子どもの描いた線と判定者の描いた線との角度が 30 度以内なら p。
11. 判定者は親指を上にたててにぎりこぶしをつくり、親指だけを動かす。子どもがこれをまねて、親指以外の指を動かさなければ p。

   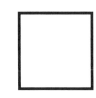

12. 囲まれた形なら p。うずまきは f。
13. どんな線でも真ん中あたりで交差すれば p。
14. 「どちらの線が長い？」（"大きい"ではない）紙の上下が逆になるようにまわしてみせ、繰り返す。（3 試行のうち 3 回、あるいは 6 試行のうち 5 回で p。）
15. 最初は子どもに模写させる。失敗した場合は判定者が書いてみせる。

12、13、15 の項目を実施するとき、その形の名前を言ってはならない。12 と 13 の項目を実施する時は書いてみせてはならない。

16. 採点するとき、対になっている部分（2 つの腕、2 つの脚）は 1 つとして数える。
17. コップのなかに積み木を一ついれ、子どもの耳のそばで子どもに見えないようにそっとふる。他の耳でも繰り返す。
18. 絵をさして、その名前を言わせる。（ワン、ニャンなどの擬声語だけでは不可。わんわん、にゃんにゃんなどは可。）もしも正しく名前を言えるのが 4 つ未満の時は、判定者が名前を言い、その絵を指さしさせる。

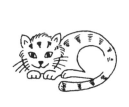 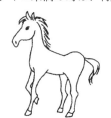 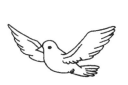 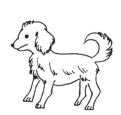 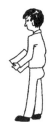

(原画　国立療養所広島病院小児科部長　下田浩子)

19. 人形を使い、子どもに聞く。「鼻はどれ？目は？耳は？口は？手は？足は？おなかは？髪は？」8 問中 6 問正しければ p。
20. 絵を使い、子どもに聞く。「飛ぶのはどれ？」「ニャーとなくのはどれ？」「お話しするのはどれ？」「ほえるのはどれ？」「パカパカ走るのはどれ？」5 問中、2 問あるいは 4 問ただしければ p。
21. 子どもに次の質問をする。「寒いときどうしますか？」「疲れたときはどうしますか？」「おなかがすいたときどうしますか？」3 問中、2 問あるいは 3 問正しければ p。
22. 子どもに次の質問をする。「コップは何に使いますか？」「いすは何に使いますか？」「鉛筆は何に使いますか？」答えの中
23. に動作を示す語が入っていなければならない。
24. 子どもが積み木を紙の上に正しく置き、紙の上にいくつ積み木があるか言えれば p。（1 個から 5 個）
子どもに指示する。「積み木をテーブルの上においてください」「テーブルの下に」「私の前に」「私の後ろに」4 問中 4 問正
25. しければ p。（判定者は指したり、頭や目を動かして子どもを助けてはならない）
子どもに質問する。「ボールとはどんな物ですか？」「海は？」「机は？」「家は？」「バナナは？」「カーテンは？」「窓は？」「靴は？」用途、形、素材、一般的分類（バナナを黄色というのではなく、果物というように）の言葉で定義すれば p。8 問中、5 問あるいは 7 問正しければ p。
26. 子どもに次のように質問する。「象は大きい、犬は？」「火は熱い、氷は？」「昼はあかるい、夜は？」3 問中 2 問正しければ p。
27. 子どもは壁や手すりを使ってもよいが、人の助けはいけない。はうこともいけない。
28. 子どもは離れて立っている判定者の手の届く範囲に、上手投げでボールを約 90 cm 投げる。
29. 子どもはテスト用紙の幅以上の距離を飛び越えなければならない。（約 20 cm）
30. つま先から 2.5 cm 以内にかかとをつけて前方へ歩くように子どもに指示する。判定者がしてみせてもよい。連続して 4 歩、歩かねばならない。
31. 2 歳では正常な子どもの半分は課題実施の受け入れが良くない。

DENVER II 記録票

生年月日＿＿＿＿年＿＿月＿＿日　（在胎＿＿週＿＿日）　　　整理番号＿＿＿＿＿＿＿＿＿＿＿＿

記録日①＿＿＿年＿＿月＿＿日　②＿＿＿年＿＿月＿＿日　③＿＿＿年＿＿月＿＿日　氏　名＿＿＿＿＿＿＿＿＿＿＿＿

年月日齢①＿＿＿年＿＿月＿＿日　②＿＿＿年＿＿月＿＿日　③＿＿＿年＿＿月＿＿日　記録者＿＿＿＿＿＿＿＿＿＿＿＿

2月　4月　6月　9月　12月　15月　18月　2歳　3歳　4歳　5歳　6歳

通過率
25　50　75　90
報告でもよい→
裏面の注No.→　　項目

個人―社会　微細運動―適応　言語

- 一人で歯磨きをする
- ゲームをする
- 一人で服を着る
- Tシャツを着る
- 友達の名前
- 上着、靴などをつける　　6部分人物画
- 手を洗ってふく　　□模写
- 手伝って歯磨き　　□模倣
- 上着を脱ぐ　　3部分人物画
- 人形に食べさせる　　長い方を指差す
- スプーンを使う　　十模写
- 簡単なお手伝い　　○模写
- コップで飲む　　親指だけを動かす　　単語定義7語
- ボールのやりとり　　縦線模倣　　寒い、疲労、空腹の理解 (3/3)
- 大人の真似　　8個の積み木の塔　　2/3反対語類推
- バイバイをする　　6個の積み木の塔　　5つ数える
- ほしいものを示す　　4個の積み木の塔　　単語定義5語
- 拍手をまねる　　2個の積み木の塔　　前後上下の理解
- 自分で食べる　　瓶からレーズンを出す　　動作の理解4つ
- 玩具をとる　　なぐり書きをする　　用途理解3つ
- 手をみつめる　　コップに積み木を入れる　　1つ数える
- あやし笑い　　積み木を打ち合わせる　　用途理解2つ
- 笑いかける　　親指を使ってつかむ　　色の名前4色
- 顔をみつめる　　積み木をもちかえる　　わかるように話す
- 両手に積み木をもつ　　寒い、疲労、空腹の理解 (2/3)
- 毛糸を探す　　色の名前1色
- 熊手形でつかむ　　絵の名称4つ
- 物に手を伸ばす　　動作の理解2つ
- レーズンを見つめる　　ほぼ明瞭に話す　　爪先かかと歩き
- 両手を合わす　　絵を4つ指差す　　片足立ち6秒
- 180°追視　　6つの身体部分　　片足立ち5秒
- ガラガラを握る　　2語文　　片足立ち4秒
- 正中線を越えて追視　　絵の名称1つ　　片足立ち3秒
- 正中線まで追視　　絵を2つ指差す　　けんけん
- パパ、ママ以外に6語　　片足立ち2秒
- パパ、ママ以外に3語　　片足立ち1秒
- パパ、ママ以外に2語　　幅跳び
- 意味ある1語　　ジャンプ
- 意味なくパパ、ママ　　上手投げ
- 3音以上つなげる　　ボールをける
- 喃語を話す　　階段を登る
- パ、ダ、マなど言う　　走る
- 声の方向に振り向く　　後退り歩き
- 音に振り向く　　上手に歩く
- キャアキャア喜ぶ　　拾い上げる
- 声を出して笑う　　一人で立つ10秒
- 「アー」「ウー」などの発声　　一人で立つ2秒
- 声を出す　　つかまって立ち上がる
- ベルに反応　　一人ですわる
- つかまり立ち、5秒以上
- すわれる、5秒以上
- 寝返り
- 引き起こし
- 胸を上げる
- 両足で体を支える
- 90°頭を上げる
- 首がすわる
- 45°頭を上げる
- 頭を上げる
- 対称運動

個人―社会　微細運動―適応　言語　粗大運動

判定中の様子

1、2、3回目の検査結果をそれぞれのチェック欄に記入

一般的印象	1	2	3
普通			
異常			

判定実施の受け入れ	1	2	3
いつもよい			
たいていよい			
ほとんどよくない			

周囲への興味	1	2	3
敏感			
あまり興味がない			
全く興味がない			

恐怖感	1	2	3
ない			
少しある			
非常に強い			

注意を向けている時間	1	2	3
適当			
いくらか気が散りやすい			
非常に気が散りやすい			

2月　4月　6月　9月　12月　15月　18月　2歳　3歳　4歳　5歳　6歳

無断転載不許

判定実施上の手引き

1. 判定者は子どもに笑いかけたり、話しかけたり手を振ったりして微笑をひきだそうとする。しかし、子どもの体にさわってはいけない。
2. 子どもは数秒間手をみつめなければならない。
3. 保護者が歯ブラシの使い方を教えたり、ねり歯みがきを歯ブラシにつけてもよい。
4. 靴のひもをむすんだり、背中のボタンをはめたり、ファスナーをあげたりできなくてもよい。
5. 子どもの顔の上およそ 20 cm のところを、一側から他側へ弧を描いて毛糸をゆっくり動かす。
6. 子どもの指先あるいは指の背にガラガラがふれた時、それをつかむならば p。
7. 子どもが消えた毛糸の行方を見ようとするなら p。判定者は腕を動かさないですばやく手に持った毛糸を落して見えなくする。
8. 子どもは片方の手からもう片方の手へ、体や口やテーブルを使わずに積み木をもちかえなくてはならない。
9. 子どもが親指と他の指を使って、レーズンをつまみあげるなら p。
10. 子どもの描いた線と判定者の描いた線との角度が 30 度以内なら p。
11. 判定者は親指を上にたててにぎりこぶしをつくり、親指だけを動かす。子どもがこれをまねて、親指以外の指を動かさなければ p。

  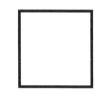

12. 囲まれた形なら p。うずまきは f。
13. どんな線でも真ん中あたりで交差すれば p。
14. 「どちらの線が長い？」（"大きい"ではない）紙の上下が逆になるようにまわしてみせ、繰り返す。（3試行のうち3回、あるいは6試行のうち5回で p。）
15. 最初は子どもに模写させる。失敗した場合は判定者が書いてみせる。

　　12、13、15 の項目を実施するとき、その形の名前を言ってはならない。12 と 13 の項目を実施する時は書いてみせてはならない。

16. 採点するとき、対になっている部分（2つの腕、2つの脚）は 1 つとして数える。
17. コップのなかに積み木を一ついれ、子どもの耳のそばで子どもに見えないようにそっとふる。他の耳でも繰り返す。
18. 絵をさして、その名前を言わせる。（ワン、ニャンなどの擬声語だけでは不可。わんわん、にゃんにゃんなどは可。）もしも正しく名前を言えるのが 4 つ未満の時は、判定者が名前を言い、その絵を指さしさせる。

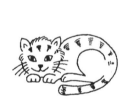 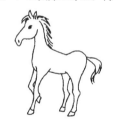 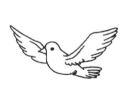 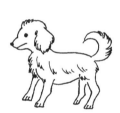 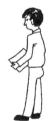

（原画　国立療養所広島病院小児科部長　下田浩子）

19. 人形を使い、子どもに聞く。「鼻はどれ？目は？耳は？口は？手は？足は？おなかは？髪は？」8 問中 6 問正しければ p。
20. 絵を使い、子どもに聞く。「飛ぶのはどれ？」「ニャーとなくのはどれ？」「お話しするのはどれ？」「ほえるのはどれ？」「パカパカ走るのはどれ？」5 問中、2 問あるいは 4 問ただしければ p。
21. 子どもに次の質問をする。「寒いときどうしますか？」「疲れたときはどうしますか？」「おなかがすいたときどうしますか？」3 問中、2 問あるいは 3 問正しければ p。
22. 子どもに次の質問をする。「コップは何に使いますか？」「いすは何に使いますか？」「鉛筆は何に使いますか？」答えの中
23. に動作を示す語が入っていなければならない。
24. 子どもが積み木を紙の上に正しく置き、紙の上にいくつ積み木があるか言えれば p。（1 個から 5 個）
　　子どもに指示する。「積み木をテーブルの上においてください」「テーブルの下に」「私の前に」「私の後ろに」4 問中 4 問正
25. しければ p。（判定者は指したり、頭や目を動かして子どもを助けてはならない）
　　子どもに質問する。「ボールとはどんな物ですか？」「海は？」「机は？」「家は？」「バナナは？」「カーテンは？」「窓は？」「靴は？」用途、形、素材、一般的分類（バナナを黄色というのではなく、果物というように）の言葉で定義すれば p。8 問中、5 問あるいは 7 問正しければ p。
26. 子どもに次のように質問する。「象は大きい、犬は？」「火は熱い、氷は？」「昼はあかるい、夜は？」3 問中 2 問正しければ p。
27. 子どもは壁や手すりを使ってもよいが、人の助けはいけない。はうこともいけない。
28. 子どもは離れて立っている判定者の手の届く範囲に、上手投げでボールを約 90 cm 投げる。
29. 子どもはテスト用紙の幅以上の距離を飛び越えなければならない。（約 20 cm）
30. つま先から 2.5 cm 以内にかかとをつけて前方へ歩くように子どもに指示する。判定者がしてみせてもよい。連続して 4 歩、歩かねばならない。
31. 2 歳では正常な子どもの半分は課題実施の受け入れが良くない。

DENVER II 記録票

生年月日＿＿＿＿年＿＿月＿＿日　（在胎　週　日）　　　　　整理番号＿＿＿＿＿＿＿＿＿＿＿＿

記録日①＿＿年＿月＿日　②＿＿年＿月＿日　③＿＿年＿月＿日　氏名＿＿＿＿＿＿＿＿＿＿

年月日齢①＿＿年＿月＿日　②＿＿年＿月＿日　③＿＿年＿月＿日　記録者＿＿＿＿＿＿＿＿

2月　4月　6月　9月　12月　15月　18月　2歳　3歳　4歳　5歳　6歳

通過率
25　50　75　90

報告でもよい→
裏面の注No.→　項目

個人―社会

一人で歯磨きをする
ゲームをする
一人で服を着る
Tシャツを着る
友達の名前
上着、靴などをつける　6部分人物画
手を洗ってふく　□模写
手伝って歯磨き　□模倣
上着を脱ぐ　3部分人物画
人形に食べさせる　長い方を指差す
スプーンを使う　十模写
簡単なお手伝い　○模写
コップで飲む　親指だけを動かす　単語定義7語
ボールのやりとり　縦線模倣　寒い、疲労、空腹の理解 (3/3)
大人の真似　8個の積み木の塔　2/3反対語類推
バイバイをする　6個の積み木の塔　5つ数える
ほしいものを示す　4個の積み木の塔　単語定義5語
拍手をまねる　2個の積み木の塔　前後上下の理解
自分で食べる　瓶からレーズンを出す　動作の理解4つ
玩具をとる　なぐり書きをする　用途理解3つ
手をみつめる　コップに積み木を入れる　1つ数える
あやし笑い　積み木を打ち合わせる　用途理解2つ
笑いかける　親指を使ってつかむ　色の名前4色
顔をみつめる　積み木をもちかえる　わかるように話す
両手に積み木をもつ　寒い、疲労、空腹の理解 (2/3)
毛糸を探す　色の名前1色
熊手形でつかむ　絵の名称4つ
物に手を伸ばす　動作の理解2つ
レーズンを見つめる　ほぼ明瞭に話す　爪先かかと歩き
両手を合わす　絵を4つ指差す　片足立ち6秒
180°追視　6つの身体部分　片足立ち5秒
ガラガラを握る　2語文　片足立ち4秒
正中線を越えて追視　絵の名称1つ　片足立ち3秒
正中線まで追視　絵を2つ指差す　けんけん
パパ、ママ以外に6語　片足立ち2秒
パパ、ママ以外に3語　片足立ち1秒
パパ、ママ以外に2語　幅跳び
意味ある1語　ジャンプ
意味なくパパ、ママ　上手投げ
3音以上つなげる　ボールをける
喃語を話す　階段を登る
パ、ダ、マなど言う　走る
声の方向に振り向く　後退り歩き
音に振り向く　上手に歩く
キャアキャア喜ぶ　拾い上げる
声を出して笑う　一人で立つ10秒
「アー」「ウー」などの発声　一人で立つ2秒
声を出す　つかまって立ち上がる
ベルに反応　一人ですわる
つかまり立ち、5秒以上
すわれる、5秒以上
寝返り
引き起こし
胸を上げる
両足で体を支える
90°頭を上げる
首がすわる
45°頭を上げる
頭を上げる
対称運動

個人―社会　微細運動―適応　言語　粗大運動

判定中の様子

1、2、3回目の検査結果をそれぞれのチェック欄に記入

一般的印象	1	2	3
普通			
異常			

判定実施の受け入れ	1	2	3
いつもよい			
たいていよい			
ほとんどよくない			

周囲への興味	1	2	3
敏感			
あまり興味がない			
全く興味がない			

恐怖感	1	2	3
ない			
少しある			
非常に強い			

注意を向けている時間	1	2	3
適当			
いくらか気が散りやすい			
非常に気が散りやすい			

2月　4月　6月　9月　12月　15月　18月　2歳　3歳　4歳　5歳　6歳

無断転載不許

判定実施上の手引き

1. 判定者は子どもに笑いかけたり、話しかけたり手を振ったりして微笑をひきだそうとする。しかし、子どもの体にさわってはいけない。
2. 子どもは数秒間手をみつめなければならない。
3. 保護者が歯ブラシの使い方を教えたり、ねり歯みがきを歯ブラシにつけてもよい。
4. 靴のひもをむすんだり、背中のボタンをはめたり、ファスナーをあげたりできなくてもよい。
5. 子どもの顔の上およそ 20 cm のところを、一側から他側へ弧を描いて毛糸をゆっくり動かす。
6. 子どもの指先あるいは指の背にガラガラがふれた時、それをつかむならば p。
7. 子どもが消えた毛糸の行方を見ようとするなら p。判定者は腕を動かさないですばやく手に持った毛糸を落して見えなくする。
8. 子どもは片方の手からもう片方の手へ、体や口やテーブルを使わずに積み木をもちかえなくてはならない。
9. 子どもが親指と他の指を使って、レーズンをつまみあげるなら p。
10. 子どもの描いた線と判定者の描いた線との角度が 30 度以内なら p。
11. 判定者は親指を上にたててにぎりこぶしをつくり、親指だけを動かす。子どもがこれをまねて、親指以外の指を動かさなければ p。

  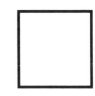

12. 囲まれた形なら p。うずまきは f。
13. どんな線でも真ん中あたりで交差すれば p。
14. 「どちらの線が長い？」（"大きい"ではない）紙の上下が逆になるようにまわしてみせ、繰り返す。（3 試行のうち 3 回、あるいは 6 試行のうち 5 回で p。）
15. 最初は子どもに模写させる。失敗した場合は判定者が書いてみせる。

　　　12、13、15 の項目を実施するとき、その形の名前を言ってはならない。12 と 13 の項目を実施する時は書いてみせてはならない。

16. 採点するとき、対になっている部分（2 つの腕、2 つの脚）は 1 つとして数える。
17. コップのなかに積み木を一ついれ、子どもの耳のそばで子どもに見えないようにそっとふる。他の耳でも繰り返す。
18. 絵をさして、その名前を言わせる。（ワン、ニャンなどの擬声語だけでは不可。わんわん、にゃんにゃんなどは可。）もしも正しく名前を言えるのが 4 つ未満の時は、判定者が名前を言い、その絵を指さしさせる。

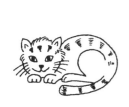 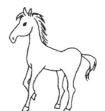 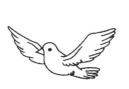 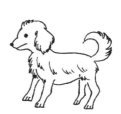 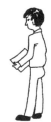

（原画　国立療養所広島病院小児科部長　下田浩子）

19. 人形を使い、子どもに聞く。「鼻はどれ？目は？耳は？口は？手は？足は？おなかは？髪は？」8 問中 6 問正しければ p。
20. 絵を使い、子どもに聞く。「飛ぶのはどれ？」「ニャーとなくのはどれ？」「お話しするのはどれ？」「ほえるのはどれ？」「パカパカ走るのはどれ？」5 問中、2 問あるいは 4 問ただしければ p。
21. 子どもに次の質問をする。「寒いときどうしますか？」「疲れたときはどうしますか？」「おなかがすいたときどうしますか？」3 問中、2 問あるいは 3 問正しければ p。
22. 子どもに次の質問をする。「コップは何に使いますか？」「いすは何に使いますか？」「鉛筆は何に使いますか？」答えの中
23. に動作を示す語が入っていなければならない。
24. 子どもが積み木を紙の上に正しく置き、紙の上にいくつ積み木があるか言えれば p。（1 個から 5 個）
　　子どもに指示する。「積み木をテーブルの上においてください」「テーブルの下に」「私の前に」「私の後ろに」4 問中 4 問正
25. しければ p。（判定者は指したり、頭や目を動かして子どもを助けてはならない）
　　子どもに質問する。「ボールとはどんな物ですか？」「海は？」「机は？」「家は？」「バナナは？」「カーテンは？」「窓は？」「靴は？」用途、形、素材、一般的分類（バナナを黄色というのではなく、果物というように）の言葉で定義すれば p。8 問中、5 問あるいは 7 問正しければ p。
26. 子どもに次のように質問する。「象は大きい、犬は？」「火は熱い、氷は？」「昼はあかるい、夜は？」3 問中 2 問正しければ p。
27. 子どもは壁や手すりを使ってもよいが、人の助けはいけない。はうこともいけない。
28. 子どもは離れて立っている判定者の手の届く範囲に、上手投げでボールを約 90 cm 投げる。
29. 子どもはテスト用紙の幅以上の距離を飛び越えなければならない。（約 20 cm）
30. つま先から 2.5 cm 以内にかかとをつけて前方へ歩くように子どもに指示する。判定者がしてみせてもよい。連続して 4 歩、歩かねばならない。
31. 2 歳では正常な子どもの半分は課題実施の受け入れが良くない。

DENVER II 記録票

生年月日＿＿＿＿＿年＿＿月＿＿日　（在胎　　週　　日）　　　　　　　整理番号＿＿＿＿＿＿＿＿＿＿＿＿＿＿

記録日①＿＿＿年＿＿月＿＿日　②＿＿＿年＿＿月＿＿日　③＿＿＿年＿＿月＿＿日　氏　名＿＿＿＿＿＿＿＿＿＿＿＿

年月日齢①＿＿＿年＿＿月＿＿日　②＿＿＿年＿＿月＿＿日　③＿＿＿年＿＿月＿＿日　記録者＿＿＿＿＿＿＿＿＿＿＿＿

2月　4月　6月　9月　12月　15月　18月　2歳　3歳　4歳　5歳　6歳

個人—社会　微細運動—適応　言語

通過率
25　50　75　90
報告でもよい→
裏面の注No.→　項目

一人で歯磨きをする
ゲームをする
一人で服を着る
Tシャツを着る
友達の名前
上着、靴などをつける　6部分人物画
手を洗ってふく　□模写
手伝って歯磨き　□模倣
上着を脱ぐ　3部分人物画
人形に食べさせる　長い方を指差す
スプーンを使う　十模写
簡単なお手伝い　○模写
コップで飲む　親指だけを動かす　単語定義7語
ボールのやりとり　縦線模倣　寒い、疲労、空腹の理解 (3/3)
大人の真似　8個の積み木の塔　2/3反対語類推
バイバイをする　6個の積み木の塔　5つ数える
ほしいものを示す　4個の積み木の塔　単語定義5語
拍手をまねる　2個の積み木の塔　前後上下の理解
自分で食べる　瓶からレーズンを出す　動作の理解4つ
玩具をとる　なぐり書きをする　用途理解3つ
手をみつめる　コップに積み木を入れる　1つ数える
あやし笑い　積み木を打ち合わせる　用途理解2つ
笑いかける　親指を使ってつかむ　色の名前4色
顔をみつめる　積み木をもちかえる　わかるように話す
両手に積み木をもつ　寒い、疲労、空腹の理解 (2/3)
毛糸を探す　色の名前1色
熊手形でつかむ　絵の名称4つ
物に手を伸ばす　動作の理解2つ
レーズンを見つめる　ほぼ明瞭に話す　爪先かかと歩き
両手を合わす　絵を4つ指差す　片足立ち6秒
180°追視　6つの身体部分　片足立ち5秒
ガラガラを握る　2語文　片足立ち4秒
正中線を越えて追視　絵の名称1つ　片足立ち3秒
正中線まで追視　絵を2つ指差す　けんけん
パパ、ママ以外に6語　片足立ち2秒
パパ、ママ以外に3語　片足立ち1秒
パパ、ママ以外に2語　幅跳び
意味ある1語　ジャンプ
意味なくパパ、ママ　上手投げ
3音以上つなげる　ボールをける
喃語を話す　階段を登る
パ、ダ、マなど言う　走る
声の方向に振り向く　後退り歩き
音に振り向く　上手に歩く
キャアキャア喜ぶ　拾い上げる
声を出して笑う　一人で立つ10秒
「アー」「ウー」などの発声　一人で立つ2秒
声を出す　つかまって立ち上がる
ベルに反応　一人ですわる
つかまり立ち、5秒以上
すわれる、5秒以上
寝返り
引き起こし
胸を上げる
両足で体を支える
90°頭を上げる
首がすわる
45°頭を上げる
頭を上げる
対称運動

個人—社会　微細運動—適応　言語　粗大運動

個人—社会　微細運動—適応　言語　粗大運動

判定中の様子

1、2、3回目の検査結果をそれぞれのチェック欄に記入

一般的印象	1	2	3
普通			
異常			

判定実施の受け入れ	1	2	3
いつもよい			
たいていよい			
ほとんどよくない			

周囲への興味	1	2	3
敏感			
あまり興味がない			
全く興味がない			

恐怖感	1	2	3
ない			
少しある			
非常に強い			

注意を向けている時間	1	2	3
適当			
いくらか気が散りやすい			
非常に気が散りやすい			

無断転載不許

2月　4月　6月　9月　12月　15月　18月　2歳　3歳　4歳　5歳　6歳

判定実施上の手引き

1. 判定者は子どもに笑いかけたり、話しかけたり手を振ったりして微笑をひきだそうとする。しかし、子どもの体にさわってはいけない。
2. 子どもは数秒間手をみつめなければならない。
3. 保護者が歯ブラシの使い方を教えたり、ねり歯みがきを歯ブラシにつけてもよい。
4. 靴のひもをむすんだり、背中のボタンをはめたり、ファスナーをあげたりできなくてもよい。
5. 子どもの顔の上およそ20cmのところを、一側から他側へ弧を描いて毛糸をゆっくり動かす。
6. 子どもの指先あるいは指の背にガラガラがふれた時、それをつかむならばp。
7. 子どもが消えた毛糸の行方を見ようとするならp。判定者は腕を動かさないですばやく手に持った毛糸を落して見えなくする。
8. 子どもは片方の手からもう片方の手へ、体や口やテーブルを使わずに積み木をもちかえなくてはならない。
9. 子どもが親指と他の指を使って、レーズンをつまみあげるならp。
10. 子どもの描いた線と判定者の描いた線との角度が30度以内ならp。
11. 判定者は親指を上にたててにぎりこぶしをつくり、親指だけを動かす。子どもがこれをまねて、親指以外の指を動かさなければp。

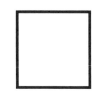

12. 囲まれた形ならp。うずまきはf。
13. どんな線でも真ん中あたりで交差すればp。
14. 「どちらの線が長い？」（"大きい"ではない）紙の上下が逆になるようにまわしてみせ、繰り返す。（3試行のうち3回、あるいは6試行のうち5回でp。）
15. 最初は子どもに模写させる。失敗した場合は判定者が書いてみせる。

　　12、13、15の項目を実施するとき、その形の名前を言ってはならない。12と13の項目を実施する時は書いてみせてはならない。

16. 採点するとき、対になっている部分（2つの腕、2つの脚）は1つとして数える。
17. コップのなかに積み木を一ついれ、子どもの耳のそばで子どもに見えないようにそっとふる。他の耳でも繰り返す。
18. 絵をさして、その名前を言わせる。（ワン、ニャンなどの擬声語だけでは不可。わんわん、にゃんにゃんなどは可。）もしも正しく名前を言えるのが4つ未満の時は、判定者が名前を言い、その絵を指さしさせる。

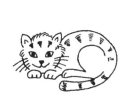
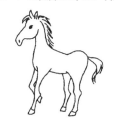
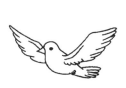
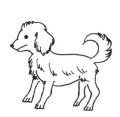
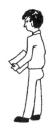

（原画　国立療養所広島病院小児科部長　下田浩子）

19. 人形を使い、子どもに聞く。「鼻はどれ？目は？耳は？口は？手は？足は？おなかは？髪は？」8問中6問正しければp。
20. 絵を使い、子どもに聞く。「飛ぶのはどれ？」「ニャーとなくのはどれ？」「お話しするのはどれ？」「ほえるのはどれ？」「パカパカ走るのはどれ？」5問中、2問あるいは4問ただしければp。
21. 子どもに次の質問をする。「寒いときどうしますか？」「疲れたときはどうしますか？」「おなかがすいたときどうしますか？」3問中、2問あるいは3問正しければp。
22. 子どもに次の質問をする。「コップは何に使いますか？」「いすは何に使いますか？」「鉛筆は何に使いますか？」答えの中
23. に動作を示す語が入っていなければならない。
24. 子どもが積み木を紙の上に正しく置き、紙の上にいくつ積み木があるか言えればp。（1個から5個）
　　子どもに指示する。「積み木をテーブルの上においてください」「テーブルの下に」「私の前に」「私の後ろに」4問中4問正
25. しければp。（判定者は指したり、頭や目を動かして子どもを助けてはならない）
　　子どもに質問する。「ボールとはどんな物ですか？」「海は？」「机は？」「家は？」「バナナは？」「カーテンは？」「窓は？」「靴は？」用途、形、素材、一般的分類（バナナを黄色というのではなく、果物というように）の言葉で定義すればp。8問中、5問あるいは7問正しければp。
26. 子どもに次のように質問する。「象は大きい、犬は？」「火は熱い、氷は？」「昼はあかるい、夜は？」3問中2問正しければp。
27. 子どもは壁や手すりを使ってもよいが、人の助けはいけない。はうこともいけない。
28. 子どもは離れて立っている判定者の手の届く範囲に、上手投げでボールを約90cm投げる。
29. 子どもはテスト用紙の幅以上の距離を飛び越えなければならない。（約20cm）
30. つま先から2.5cm以内にかかとをつけて前方へ歩くように子どもに指示する。判定者がしてみせてもよい。連続して4歩、歩かねばならない。
31. 2歳では正常な子どもの半分は課題実施の受け入れが良くない。

DENVER II 記録票

生年月日＿＿＿＿年＿＿月＿＿日　　（在胎　　週　　日）　　　　整理番号＿＿＿＿＿＿＿＿＿＿＿

記録日①＿＿＿年＿＿月＿＿日　②＿＿＿年＿＿月＿＿日　③＿＿＿年＿＿月＿＿日　氏　名＿＿＿＿＿＿＿＿＿

年月日齢①＿＿＿年＿＿月＿＿日　②＿＿＿年＿＿月＿＿日　③＿＿＿年＿＿月＿＿日　記録者＿＿＿＿＿＿＿＿＿

| 2月 | 4月 | 6月 | 9月 | 12月 | 15月 | 18月 | 2歳 | 3歳 | 4歳 | 5歳 | 6歳 |

個人―社会　微細運動―適応　言語

通過率
25　50　75　90
報告でもよい→
裏面の注No.→　項目

一人で歯磨きをする
ゲームをする
一人で服を着る
Tシャツを着る
友達の名前
上着、靴などをつける　　6部分人物画
手を洗ってふく　　□模写
手伝って歯磨き　　□模倣
上着を脱ぐ　　3部分人物画
人形に食べさせる　　長い方を指差す
スプーンを使う　　十模写
簡単なお手伝い　　○模写
コップで飲む　　親指だけを動かす　単語定義7語
ボールのやりとり　　縦線模倣　寒い、疲労、空腹の理解 (3/3)
大人の真似　　8個の積み木の塔　2/3反対語類推
バイバイをする　　6個の積み木の塔　5つ数える
ほしいものを示す　　4個の積み木の塔　単語定義5語
拍手をまねる　　2個の積み木の塔　前後上下の理解
自分で食べる　　瓶からレーズンを出す　動作の理解4つ
玩具をとる　　なぐり書きをする　用途理解3つ
手をみつめる　　コップに積み木を入れる　1つ数える
あやし笑い　　積み木を打ち合わせる　用途理解2つ
笑いかける　　親指を使ってつかむ　色の名前4色
顔をみつめる　　積み木をもちかえる　わかるように話す
両手に積み木をもつ　　寒い、疲労、空腹の理解 (2/3)
毛糸を探す　　色の名前1色
熊手形でつかむ　　絵の名称4つ
物に手を伸ばす　　動作の理解2つ
レーズンを見つめる　　ほぼ明瞭に話す　爪先かかと歩き
両手を合わす　　絵を4つ指差す　片足立ち6秒
180°追視　　6つの身体部分　片足立ち5秒
ガラガラを握る　　2語文　片足立ち4秒
正中線を越えて追視　　絵の名称1つ　片足立ち3秒
正中線まで追視　　絵を2つ指差す　けんけん
パパ、ママ以外に6語　片足立ち2秒
パパ、ママ以外に3語　片足立ち1秒
パパ、ママ以外に2語　幅跳び
意味ある1語　ジャンプ
意味なくパパ、ママ　上手投げ
3音以上つなげる　ボールをける
喃語を話す　階段を登る
パ、ダ、マなど言う　走る
声の方向に振り向く　後退り歩き
音に振り向く　上手に歩く
キャアキャア喜ぶ　拾い上げる
声を出して笑う　一人で立つ10秒
「アー」「ウー」などの発声　一人で立つ2秒
声を出す　つかまって立ち上がる
ベルに反応　一人ですわる
つかまり立ち、5秒以上
すわれる、5秒以上
寝返り
引き起こし
胸を上げる
両足で体を支える
90°頭を上げる
首がすわる
45°頭を上げる
頭を上げる
対称運動

個人―社会　微細運動―適応　言語　粗大運動

判定中の様子

1、2、3回目の検査結果をそれぞれのチェック欄に記入

一般的印象	1	2	3
普通			
異常			

判定実施の受け入れ	1	2	3
いつもよい			
たいていよい			
ほとんどよくない			

周囲への興味	1	2	3
敏感			
あまり興味がない			
全く興味がない			

恐怖感	1	2	3
ない			
少しある			
非常に強い			

注意を向けている時間	1	2	3
適当			
いくらか気が散りやすい			
非常に気が散りやすい			

個人―社会　微細運動―適応　言語　粗大運動

無断転載不許

| 2月 | 4月 | 6月 | 9月 | 12月 | 15月 | 18月 | 2歳 | 3歳 | 4歳 | 5歳 | 6歳 |

判定実施上の手引き

1. 判定者は子どもに笑いかけたり、話しかけたり手を振ったりして微笑をひきだそうとする。しかし、子どもの体にさわってはいけない。
2. 子どもは数秒間手をみつめなければならない。
3. 保護者が歯ブラシの使い方を教えたり、ねり歯みがきを歯ブラシにつけてもよい。
4. 靴のひもをむすんだり、背中のボタンをはめたり、ファスナーをあげたりできなくてもよい。
5. 子どもの顔の上およそ 20 cm のところを、一側から他側へ弧を描いて毛糸をゆっくり動かす。
6. 子どもの指先あるいは指の背にガラガラがふれた時、それをつかむならば p。
7. 子どもが消えた毛糸の行方を見ようとするなら p。判定者は腕を動かさないですばやく手に持った毛糸を落して見えなくする。
8. 子どもは片方の手からもう片方の手へ、体や口やテーブルを使わずに積み木をもちかえなくてはならない。
9. 子どもが親指と他の指を使って、レーズンをつまみあげるなら p。
10. 子どもの描いた線と判定者の描いた線との角度が 30 度以内なら p。
11. 判定者は親指を上にたててにぎりこぶしをつくり、親指だけを動かす。子どもがこれをまねて、親指以外の指を動かさなければ p。

 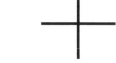 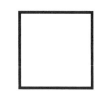

| 12. 囲まれた形なら p。うずまきは f。 | 13. どんな線でも真ん中あたりで交差すれば p。 | 14. 「どちらの線が長い？」（"大きい"ではない) 紙の上下が逆になるようにまわしてみせ、繰り返す。（3 試行のうち 3 回、あるいは 6 試行のうち 5 回で p。) | 15. 最初は子どもに模写させる。失敗した場合は判定者が書いてみせる。 |

　　　12、13、15 の項目を実施するとき、その形の名前を言ってはならない。12 と 13 の項目を実施する時は書いてみせてはならない。

16. 採点するとき、対になっている部分（2 つの腕、2 つの脚）は 1 つとして数える。
17. コップのなかに積み木を一ついれ、子どもの耳のそばで子どもに見えないようにそっとふる。他の耳でも繰り返す。
18. 絵をさして、その名前を言わせる。（ワン、ニャンなどの擬声語だけでは不可。わんわん、にゃんにゃんなどは可。）もしも正しく名前を言えるのが 4 つ未満の時は、判定者が名前を言い、その絵を指さしさせる。

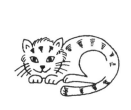 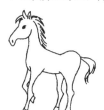 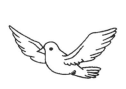 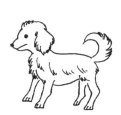 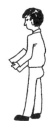

（原画　国立療養所広島病院小児科部長　下田浩子）

19. 人形を使い、子どもに聞く。「鼻はどれ？目は？耳は？口は？手は？足は？おなかは？髪は？」8 問中 6 問正しければ p。
20. 絵を使い、子どもに聞く。「飛ぶのはどれ？」「ニャーとなくのはどれ？」「お話しするのはどれ？」「ほえるのはどれ？」「パカパカ走るのはどれ？」5 問中、2 問あるいは 4 問ただしければ p。
21. 子どもに次の質問をする。「寒いときどうしますか？」「疲れたときはどうしますか？」「おなかがすいたときどうしますか？」3 問中、2 問あるいは 3 問正しければ p。
22. 子どもに次の質問をする。「コップは何に使いますか？」「いすは何に使いますか？」「鉛筆は何に使いますか？」答えの中
23. に動作を示す語が入っていなければならない。
24. 子どもが積み木を紙の上に正しく置き、紙の上にいくつ積み木があるか言えれば p。（1 個から 5 個）
　　子どもに指示する。「積み木をテーブルの上においてください」「テーブルの下に」「私の前に」「私の後ろに」4 問中 4 問正
25. しければ p。（判定者は指したり、頭や目を動かして子どもを助けてはならない）
　　子どもに質問する。「ボールとはどんな物ですか？」「海は？」「机は？」「家は？」「バナナは？」「カーテンは？」「窓は？」「靴は？」用途、形、素材、一般的分類（バナナを黄色というのではなく、果物というように）の言葉で定義すれば p。8 問中、5 問あるいは 7 問正しければ p。
26. 子どもに次のように質問する。「象は大きい、犬は？」「火は熱い、氷は？」「昼はあかるい、夜は？」3 問中 2 問正しければ p。
27. 子どもは壁や手すりを使ってもよいが、人の助けはいけない。はうこともいけない。
28. 子どもは離れて立っている判定者の手の届く範囲に、上手投げでボールを約 90 cm 投げる。
29. 子どもはテスト用紙の幅以上の距離を飛び越えなければならない。（約 20 cm）
30. つま先から 2.5 cm 以内にかかとをつけて前方へ歩くように子どもに指示する。判定者がしてみせてもよい。連続して 4 歩、歩かねばならない。
31. 2 歳では正常な子どもの半分は課題実施の受け入れが良くない。

DENVER II 記録票

生年月日＿＿＿年＿＿月＿＿日　（在胎＿＿週＿＿日）　　整理番号＿＿＿＿＿＿＿＿＿＿＿＿＿

記録日①＿＿＿年＿＿月＿＿日　②＿＿＿年＿＿月＿＿日　③＿＿＿年＿＿月＿＿日　氏　名＿＿＿＿＿＿＿＿＿＿＿

年月日齢①＿＿＿年＿＿月＿＿日　②＿＿＿年＿＿月＿＿日　③＿＿＿年＿＿月＿＿日　記録者＿＿＿＿＿＿＿＿＿＿＿

2月　4月　6月　9月　12月　15月　18月　2歳　3歳　4歳　5歳　6歳

通過率
25　50　75　90

報告でもよい→
裏面の注No.→　　項目

個人―社会（微細運動―適応・言語）

一人で歯磨きをする
ゲームをする
一人で服を着る
Tシャツを着る
友達の名前
上着、靴などをつける　　6部分人物画
手を洗ってふく　　□模写
手伝って歯磨き　　□模倣
上着を脱ぐ　　3部分人物画
人形に食べさせる　　長い方を指差す
スプーンを使う　　十模写
簡単なお手伝い　　○模写
コップで飲む　　親指だけを動かす　　単語定義7語
ボールのやりとり　　縦線模倣　　寒い、疲労、空腹の理解 (3/3)
大人の真似　　8個の積み木の塔　　2/3反対語類推
バイバイをする　　6個の積み木の塔　　5つ数える
ほしいものを示す　　4個の積み木の塔　　単語定義5語
拍手をまねる　　2個の積み木の塔　　前後上下の理解
自分で食べる　　瓶からレーズンを出す　　動作の理解4つ
玩具をとる　　なぐり書きをする　　用途理解3つ
手をみつめる　　コップに積み木を入れる　　1つ数える
あやし笑い　　積み木を打ち合わせる　　用途理解2つ
笑いかける　　親指を使ってつかむ　　色の名前4色
顔をみつめる　　積み木をもちかえる　　わかるように話す
両手に積み木をもつ　　寒い、疲労、空腹の理解 (2/3)
毛糸を探す　　色の名前1色
熊手形でつかむ　　絵の名称4つ
物に手を伸ばす　　動作の理解2つ
レーズンを見つめる　　ほぼ明瞭に話す　　爪先かかと歩き
両手を合わす　　絵を4つ指差す　　片足立ち6秒
180°追視　　6つの身体部分　　片足立ち5秒
ガラガラを握る　　2語文　　片足立ち4秒
正中線を越えて追視　　絵の名称1つ　　片足立ち3秒
正中線まで追視　　絵を2つ指差す　　けんけん
パパ、ママ以外に6語　　片足立ち2秒
パパ、ママ以外に3語　　片足立ち1秒
パパ、ママ以外に2語　　幅跳び
意味ある1語　　ジャンプ
意味なくパパ、ママ　　上手投げ
3音以上つなげる　　ボールをける
喃語を話す　　階段を登る
パ、ダ、マなど言う　　走る
声の方向に振り向く　　後退り歩き
音に振り向く　　上手に歩く
キャアキャア喜ぶ　　拾い上げる
声を出して笑う　　一人で立つ10秒
「アー」「ウー」などの発声　　一人で立つ2秒
声を出す　　つかまって立ち上がる
ベルに反応　　一人ですわる
つかまり立ち、5秒以上
すわれる、5秒以上
寝返り
引き起こし
胸を上げる
両足で体を支える
90°頭を上げる
首がすわる
45°頭を上げる
頭を上げる
対称運動

判定中の様子

1、2、3回目の検査結果をそれぞれのチェック欄に記入

	1	2	3
一般的印象			
普通			
異常			
判定実施の受け入れ	1	2	3
いつもよい			
たいていよい			
ほとんどよくない			
周囲への興味	1	2	3
敏感			
あまり興味がない			
全く興味がない			
恐怖感	1	2	3
ない			
少しある			
非常に強い			
注意を向けている時間	1	2	3
適当			
いくらか気が散りやすい			
非常に気が散りやすい			

個人―社会　微細運動―適応　言語　粗大運動

個人―社会　微細運動―適応　言語　粗大運動

2月　4月　6月　9月　12月　15月　18月　2歳　3歳　4歳　5歳　6歳

©公益社団法人　日本小児保健協会　2017　©W. K. Frankenburg and J. B. Dodds, 1969, 1989, 1990 ©W. K. Frankenburg, 1978

判定実施上の手引き

1. 判定者は子どもに笑いかけたり、話しかけたり手を振ったりして微笑をひきだそうとする。しかし、子どもの体にさわってはいけない。
2. 子どもは数秒間手をみつめなければならない。
3. 保護者が歯ブラシの使い方を教えたり、ねり歯みがきを歯ブラシにつけてもよい。
4. 靴のひもをむすんだり、背中のボタンをはめたり、ファスナーをあげたりできなくてもよい。
5. 子どもの顔の上およそ 20 cm のところを、一側から他側へ弧を描いて毛糸をゆっくり動かす。
6. 子どもの指先あるいは指の背にガラガラがふれた時、それをつかむならば p。
7. 子どもが消えた毛糸の行方を見ようとするなら p。判定者は腕を動かさないですばやく手に持った毛糸を落して見えなくする。
8. 子どもは片方の手からもう片方の手へ、体や口やテーブルを使わずに積み木をもちかえなくてはならない。
9. 子どもが親指と他の指を使って、レーズンをつまみあげるなら p。
10. 子どもの描いた線と判定者の描いた線との角度が 30 度以内なら p。
11. 判定者は親指を上にたててにぎりこぶしをつくり、親指だけを動かす。子どもがこれをまねて、親指以外の指を動かさなければ p。

 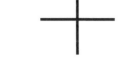 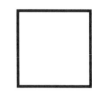

12. 囲まれた形なら p。うずまきは f。
13. どんな線でも真ん中あたりで交差すれば p。
14. 「どちらの線が長い？」（"大きい"ではない）紙の上下が逆になるようにまわしてみせ、繰り返す。（3試行のうち3回、あるいは6試行のうち5回で p。）
15. 最初は子どもに模写させる。失敗した場合は判定者が書いてみせる。

　　12、13、15 の項目を実施するとき、その形の名前を言ってはならない。12 と 13 の項目を実施する時は書いてみせてはならない。

16. 採点するとき、対になっている部分（2つの腕、2つの脚）は1つとして数える。
17. コップのなかに積み木を一ついれ、子どもの耳のそばで子どもに見えないようにそっとふる。他の耳でも繰り返す。
18. 絵をさして、その名前を言わせる。（ワン、ニャンなどの擬声語だけでは不可。わんわん、にゃんにゃんなどは可。）もしも正しく名前を言えるのが4つ未満の時は、判定者が名前を言い、その絵を指さしさせる。

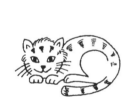 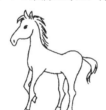 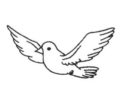 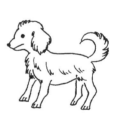 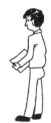

（原画　国立療養所広島病院小児科部長　下田浩子）

19. 人形を使い、子どもに聞く。「鼻はどれ？目は？耳は？口は？手は？足は？おなかは？髪は？」8問中6問正しければ p。
20. 絵を使い、子どもに聞く。「飛ぶのはどれ？」「ニャーとなくのはどれ？」「お話しするのはどれ？」「ほえるのはどれ？」「パカパカ走るのはどれ？」5問中、2問あるいは4問ただしければ p。
21. 子どもに次の質問をする。「寒いときどうしますか？」「疲れたときはどうしますか？」「おなかがすいたときどうしますか？」3問中、2問あるいは3問正しければ p。
22. 子どもに次の質問をする。「コップは何に使いますか？」「いすは何に使いますか？」「鉛筆は何に使いますか？」答えの中
23. に動作を示す語が入っていなければならない。
24. 子どもが積み木を紙の上に正しく置き、紙の上にいくつ積み木があるか言えれば p。（1個から5個）
　　子どもに指示する。「積み木をテーブルの上においてください」「テーブルの下に」「私の前に」「私の後ろに」4問中4問正
25. しければ p。（判定者は指したり、頭や目を動かして子どもを助けてはならない）
　　子どもに質問する。「ボールとはどんな物ですか？」「海は？」「机は？」「家は？」「バナナは？」「カーテンは？」「窓は？」「靴は？」用途、形、素材、一般的分類（バナナを黄色というのではなく、果物というように）の言葉で定義すれば p。8問中、5問あるいは7問正しければ p。
26. 子どもに次のように質問する。「象は大きい、犬は？」「火は熱い、氷は？」「昼はあかるい、夜は？」3問中2問正しければ p。
27. 子どもは壁や手すりを使ってもよいが、人の助けはいけない。はうこともいけない。
28. 子どもは離れて立っている判定者の手の届く範囲に、上手投げでボールを約 90 cm 投げる。
29. 子どもはテスト用紙の幅以上の距離を飛び越えなければならない。（約 20 cm）
30. つま先から 2.5 cm 以内にかかとをつけて前方へ歩くように子どもに指示する。判定者がしてみせてもよい。連続して4歩、歩かねばならない。
31. 2歳では正常な子どもの半分は課題実施の受け入れが良くない。

DENVER II 記録票

生年月日＿＿＿＿年＿＿月＿＿日　（在胎　　週　　日）　　　　　整理番号＿＿＿＿＿＿＿＿＿＿＿＿＿

記録日①＿＿＿年＿＿月＿＿日　②＿＿＿年＿＿月＿＿日　③＿＿＿年＿＿月＿＿日　氏　名＿＿＿＿＿＿＿＿＿

年月日齢①＿＿＿年＿＿月＿＿日　②＿＿＿年＿＿月＿＿日　③＿＿＿年＿＿月＿＿日　記録者＿＿＿＿＿＿＿＿＿

2月　4月　6月　9月　12月　15月　18月　2歳　3歳　4歳　5歳　6歳

個人—社会　微細運動—適応　言語

通過率
25　50　75　90

報告でもよい→
裏面の注No.→　項目

一人で歯磨きをする
ゲームをする
一人で服を着る
Tシャツを着る
友達の名前
上着、靴などをつける　6部分人物画
手を洗ってふく　□模写
手伝って歯磨き　□模倣
上着を脱ぐ　3部分人物画
人形に食べさせる　長い方を指差す
スプーンを使う　十模写
簡単なお手伝い　○模写
コップで飲む　親指だけを動かす　単語定義7語
ボールのやりとり　縦線模倣　寒い、疲労、空腹の理解 (3/3)
大人の真似　8個の積み木の塔　2/3反対語類推
バイバイをする　6個の積み木の塔　5つ数える
ほしいものを示す　4個の積み木の塔　単語定義5語
拍手をまねる　2個の積み木の塔　前後上下の理解
自分で食べる　瓶からレーズンを出す　動作の理解4つ
玩具をとる　なぐり書きをする　用途理解3つ
手をみつめる　コップに積み木を入れる　1つ数える
あやし笑い　積み木を打ち合わせる　用途理解2つ
笑いかける　親指を使ってつかむ　色の名前4色
顔をみつめる　積み木をもちかえる　わかるように話す
両手に積み木をもつ　寒い、疲労、空腹の理解 (2/3)
毛糸を探す　色の名前1色
熊手形でつかむ　絵の名称4つ
物に手を伸ばす　動作の理解2つ
レーズンを見つめる　ほぼ明瞭に話す　爪先かかと歩き
両手を合わす　絵を4つ指差す　片足立ち6秒
180°追視　6つの身体部分　片足立ち5秒
ガラガラを握る　2語文　片足立ち4秒
正中線を越えて追視　絵の名称1つ　片足立ち3秒
正中線まで追視　絵を2つ指差す　けんけん
パパ、ママ以外に6語　片足立ち2秒
パパ、ママ以外に3語　片足立ち1秒
パパ、ママ以外に2語　幅跳び
意味ある1語　ジャンプ
意味なくパパ、ママ　上手投げ
3音以上つなげる　ボールをける
喃語を話す　階段を登る
パ、ダ、マなど言う　走る
声の方向に振り向く　後退り歩き
音に振り向く　上手に歩く
キャアキャア喜ぶ　拾い上げる
声を出して笑う　一人で立つ10秒
「アー」「ウー」などの発声　一人で立つ2秒
声を出す　つかまって立ち上がる
ベルに反応　一人ですわる
つかまり立ち、5秒以上
すわれる、5秒以上
寝返り
引き起こし
胸を上げる
両足で体を支える
90°頭を上げる
首がすわる
45°頭を上げる
頭を上げる
対称運動

個人—社会　微細運動—適応　言語　粗大運動

個人—社会　微細運動—適応　言語　粗大運動

判定中の様子

1、2、3回目の検査結果をそれぞれのチェック欄に記入

一般的印象	1	2	3
普通			
異常			

判定実施の受け入れ	1	2	3
いつもよい			
たいていよい			
ほとんどよくない			

周囲への興味	1	2	3
敏感			
あまり興味がない			
全く興味がない			

恐怖感	1	2	3
ない			
少しある			
非常に強い			

注意を向けている時間	1	2	3
適当			
いくらか気が散りやすい			
非常に気が散りやすい			

無断転載不許

2月　4月　6月　9月　12月　15月　18月　2歳　3歳　4歳　5歳　6歳

判定実施上の手引き

1. 判定者は子どもに笑いかけたり、話しかけたり手を振ったりして微笑をひきだそうとする。しかし、子どもの体にさわってはいけない。
2. 子どもは数秒間手をみつめなければならない。
3. 保護者が歯ブラシの使い方を教えたり、ねり歯みがきを歯ブラシにつけてもよい。
4. 靴のひもをむすんだり、背中のボタンをはめたり、ファスナーをあげたりできなくてもよい。
5. 子どもの顔の上およそ 20 cm のところを、一側から他側へ弧を描いて毛糸をゆっくり動かす。
6. 子どもの指先あるいは指の背にガラガラがふれた時、それをつかむならば p。
7. 子どもが消えた毛糸の行方を見ようとするなら p。判定者は腕を動かさないですばやく手に持った毛糸を落して見えなくする。
8. 子どもは片方の手からもう片方の手へ、体や口やテーブルを使わずに積み木をもちかえなくてはならない。
9. 子どもが親指と他の指を使って、レーズンをつまみあげるなら p。
10. 子どもの描いた線と判定者の描いた線との角度が 30 度以内なら p。
11. 判定者は親指を上にたててにぎりこぶしをつくり、親指だけを動かす。子どもがこれをまねて、親指以外の指を動かさなければ p。

   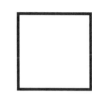

12. 囲まれた形なら p。うずまきは f。
13. どんな線でも真ん中あたりで交差すれば p。
14. 「どちらの線が長い？」("大きい"ではない) 紙の上下が逆になるようにまわしてみせ、繰り返す。(3 試行のうち 3 回、あるいは 6 試行のうち 5 回で p。)
15. 最初は子どもに模写させる。失敗した場合は判定者が書いてみせる。

12、13、15 の項目を実施するとき、その形の名前を言ってはならない。12 と 13 の項目を実施する時は書いてみせてはならない。

16. 採点するとき、対になっている部分 (2 つの腕、2 つの脚) は 1 つとして数える。
17. コップのなかに積み木を一ついれ、子どもの耳のそばで子どもに見えないようにそっとふる。他の耳でも繰り返す。
18. 絵をさして、その名前を言わせる。(ワン、ニャンなどの擬声語だけでは不可。わんわん、にゃんにゃんなどは可。) もしも正しく名前を言えるのが 4 つ未満の時は、判定者が名前を言い、その絵を指さしさせる。

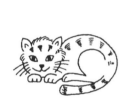 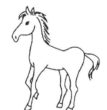 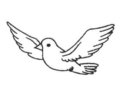 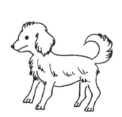 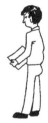

(原画 国立療養所広島病院小児科部長 下田浩子)

19. 人形を使い、子どもに聞く。「鼻はどれ？目は？耳は？口は？手は？足は？おなかは？髪は？」8 問中 6 問正しければ p。
20. 絵を使い、子どもに聞く。「飛ぶのはどれ？」「ニャーとなくのはどれ？」「お話しするのはどれ？」「ほえるのはどれ？」「パカパカ走るのはどれ？」5 問中、2 問あるいは 4 問ただしければ p。
21. 子どもに次の質問をする。「寒いときどうしますか？」「疲れたときはどうしますか？」「おなかがすいたときどうしますか？」3 問中、2 問あるいは 3 問正しければ p。
22. 子どもに次の質問をする。「コップは何に使いますか？」「いすは何に使いますか？」「鉛筆は何に使いますか？」答えの中
23. に動作を示す語が入っていなければならない。
24. 子どもが積み木を紙の上に正しく置き、紙の上にいくつ積み木があるか言えれば p。(1 個から 5 個)
25. 子どもに指示する。「積み木をテーブルの上においてください」「テーブルの下に」「私の前に」「私の後ろに」4 問中 4 問正しければ p。(判定者は指したり、頭や目を動かして子どもを助けてはならない)
26. 子どもに質問する。「ボールとはどんな物ですか？」「海は？」「机は？」「家は？」「バナナは？」「カーテンは？」「窓は？」「靴は？」用途、形、素材、一般的分類 (バナナを黄色というのではなく、果物というように) の言葉で定義すれば p。8 問中、5 問あるいは 7 問正しければ p。
26. 子どもに次のように質問する。「象は大きい、犬は？」「火は熱い、氷は？」「昼はあかるい、夜は？」3 問中 2 問正しければ p。
27. 子どもは壁や手すりを使ってもよいが、人の助けはいけない。はうこともいけない。
28. 子どもは離れて立っている判定者の手の届く範囲に、上手投げでボールを約 90 cm 投げる。
29. 子どもはテスト用紙の幅以上の距離を飛び越えなければならない。(約 20 cm)
30. つま先から 2.5 cm 以内にかかとをつけて前方へ歩くように子どもに指示する。判定者がしてみせてもよい。連続して 4 歩、歩かねばならない。
31. 2 歳では正常な子どもの半分は課題実施の受け入れが良くない。

DENVER II 記録票

生年月日＿＿＿＿＿年＿＿月＿＿日　　（在胎　　週　　日）　　　　　整理番号＿＿＿＿＿＿＿＿＿＿＿＿

記録日①＿＿＿＿年＿＿月＿＿日　②＿＿＿年＿＿月＿＿日　③＿＿＿年＿＿月＿＿日　　氏　名＿＿＿＿＿＿＿＿＿＿＿＿

年月日齢①＿＿＿＿年＿＿月＿＿日　②＿＿＿年＿＿月＿＿日　③＿＿＿年＿＿月＿＿日　　記録者＿＿＿＿＿＿＿＿＿＿＿＿

| 2月 | 4月 | 6月 | 9月 | 12月 | 15月 | 18月 | 2歳 | 3歳 | 4歳 | 5歳 | 6歳 |

個人—社会　微細運動—適応　言語

通過率
25　50　75　90

報告でもよい→
裏面の注No.→　　項目

一人で歯磨きをする
ゲームをする
一人で服を着る
Tシャツを着る
友達の名前
上着、靴などをつける　　6部分人物画
手を洗ってふく　　□模写
手伝って歯磨き　　□模倣
上着を脱ぐ　　3部分人物画
人形に食べさせる　　長い方を指差す
スプーンを使う　　十模写
簡単なお手伝い　　○模写
コップで飲む　　親指だけを動かす　　単語定義7語
ボールのやりとり　　縦線模倣　　寒い、疲労、空腹の理解 (3/3)
大人の真似　　8個の積み木の塔　　2/3反対語類推
バイバイをする　　6個の積み木の塔　　5つ数える
ほしいものを示す　　4個の積み木の塔　　単語定義5語
拍手をまねる　　2個の積み木の塔　　前後上下の理解
自分で食べる　　瓶からレーズンを出す　　動作の理解4つ
玩具をとる　　なぐり書きをする　　用途理解3つ
手をみつめる　　コップに積み木を入れる　　1つ数える
あやし笑い　　積み木を打ち合わせる　　用途理解2つ
笑いかける　　親指を使ってつかむ　　色の名前4色
顔をみつめる　　積み木をもちかえる　　わかるように話す
両手に積み木をもつ　　寒い、疲労、空腹の理解 (2/3)
毛糸を探す　　色の名前1色
熊手形でつかむ　　絵の名称4つ
物に手を伸ばす　　動作の理解2つ
レーズンを見つめる　　ほぼ明瞭に話す　　爪先かかと歩き
両手を合わす　　絵を4つ指差す　　片足立ち6秒
180°追視　　6つの身体部分　　片足立ち5秒
ガラガラを握る　　2語文　　片足立ち4秒
正中線を越えて追視　　絵の名称1つ　　片足立ち3秒
正中線まで追視　　絵を2つ指差す　　けんけん
パパ、ママ以外に6語　　片足立ち2秒
パパ、ママ以外に3語　　片足立ち1秒
パパ、ママ以外に2語　　幅跳び
意味ある1語　　ジャンプ
意味なくパパ、ママ　　上手投げ
3音以上つなげる　　ボールをける
喃語を話す　　階段を登る
パ、ダ、マなど言う　　走る
声の方向に振り向く　　後退り歩き
音に振り向く　　上手に歩く
キャアキャア喜ぶ　　拾い上げる
声を出して笑う　　一人で立つ10秒
「アー」「ウー」などの発声　　一人で立つ2秒
声を出す　　つかまって立ち上がる
ベルに反応　　一人ですわる
つかまり立ち、5秒以上
すわれる、5秒以上
寝返り
引き起こし
胸を上げる
両足で体を支える
90°頭を上げる
首がすわる
45°頭を上げる
頭を上げる
対称運動

個人—社会　微細運動—適応　言語　粗大運動

粗大運動

判定中の様子

1、2、3回目の検査結果をそれぞれのチェック欄に記入

一般的印象	1	2	3
普通			
異常			

判定実施の受け入れ	1	2	3
いつもよい			
たいていよい			
ほとんどよくない			

周囲への興味	1	2	3
敏感			
あまり興味がない			
全く興味がない			

恐怖感	1	2	3
ない			
少しある			
非常に強い			

注意を向けている時間	1	2	3
適当			
いくらか気が散りやすい			
非常に気が散りやすい			

| 2月 | 4月 | 6月 | 9月 | 12月 | 15月 | 18月 | 2歳 | 3歳 | 4歳 | 5歳 | 6歳 |

無断転載不許

判定実施上の手引き

1. 判定者は子どもに笑いかけたり、話しかけたり手を振ったりして微笑をひきだそうとする。しかし、子どもの体にさわってはいけない。
2. 子どもは数秒間手をみつめなければならない。
3. 保護者が歯ブラシの使い方を教えたり、ねり歯みがきを歯ブラシにつけてもよい。
4. 靴のひもをむすんだり、背中のボタンをはめたり、ファスナーをあげたりできなくてもよい。
5. 子どもの顔の上およそ20cmのところを、一側から他側へ弧を描いて毛糸をゆっくり動かす。
6. 子どもの指先あるいは指の背にガラガラがふれた時、それをつかむならば p。
7. 子どもが消えた毛糸の行方を見ようとするなら p。判定者は腕を動かさないですばやく手に持った毛糸を落して見えなくする。
8. 子どもは片方の手からもう片方の手へ、体や口やテーブルを使わずに積み木をもちかえなくてはならない。
9. 子どもが親指と他の指を使って、レーズンをつまみあげるなら p。
10. 子どもの描いた線と判定者の描いた線との角度が30度以内なら p。
11. 判定者は親指を上にたててにぎりこぶしをつくり、親指だけを動かす。子どもがこれをまねて、親指以外の指を動かさなければ p。

　　　　　　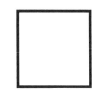

12. 囲まれた形なら p。うずまきは f。
13. どんな線でも真ん中あたりで交差すれば p。
14. 「どちらの線が長い？」("大きい"ではない) 紙の上下が逆になるようにまわしてみせ、繰り返す。(3試行のうち3回、あるいは6試行のうち5回で p。)
15. 最初は子どもに模写させる。失敗した場合は判定者が書いてみせる。

　　12、13、15の項目を実施するとき、その形の名前を言ってはならない。12と13の項目を実施する時は書いてみせてはならない。

16. 採点するとき、対になっている部分 (2つの腕、2つの脚) は1つとして数える。
17. コップのなかに積み木を一ついれ、子どもの耳のそばで子どもに見えないようにそっとふる。他の耳でも繰り返す。
18. 絵をさして、その名前を言わせる。(ワン、ニャンなどの擬声語だけでは不可。わんわん、にゃんにゃんなどは可。) もしも正しく名前を言えるのが4つ未満の時は、判定者が名前を言い、その絵を指さしさせる。

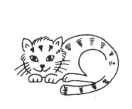　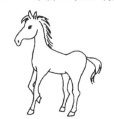　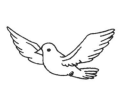　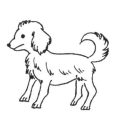　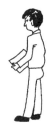

(原画　国立療養所広島病院小児科部長　下田浩子)

19. 人形を使い、子どもに聞く。「鼻はどれ？目は？耳は？口は？手は？足は？おなかは？髪は？」8問中6問正しければ p。
20. 絵を使い、子どもに聞く。「飛ぶのはどれ？」「ニャーとなくのはどれ？」「お話しするのはどれ？」「ほえるのはどれ？」「パカパカ走るのはどれ？」5問中、2問あるいは4問ただしければ p。
21. 子どもに次の質問をする。「寒いときどうしますか？」「疲れたときはどうしますか？」「おなかがすいたときどうしますか？」3問中、2問あるいは3問正しければ p。
22. 子どもに次の質問をする。「コップは何に使いますか？」「いすは何に使いますか？」「鉛筆は何に使いますか？」答えの中
23. に動作を示す語が入っていなければならない。
24. 子どもが積み木を紙の上に正しく置き、紙の上にいくつ積み木があるか言えれば p。(1個から5個)
25. 子どもに指示する。「積み木をテーブルの上においてください」「テーブルの下に」「私の前に」「私の後ろに」4問中4問正しければ p。(判定者は指したり、頭や目を動かして子どもを助けてはならない)
26. 子どもに質問する。「ボールとはどんな物ですか？」「海は？」「机は？」「家は？」「バナナは？」「カーテンは？」「窓は？」「靴は？」用途、形、素材、一般的分類 (バナナを黄色というのではなく、果物というように) の言葉で定義すれば p。8問中、5問あるいは7問正しければ p。
27. 子どもに次のように質問する。「象は大きい、犬は？」「火は熱い、氷は？」「昼はあかるい、夜は？」3問中2問正しければ p。
28. 子どもは壁や手すりを使ってもよいが、人の助けはいけない。はうこともいけない。
29. 子どもは離れて立っている判定者の手の届く範囲に、上手投げでボールを約90cm投げる。
30. 子どもはテスト用紙の幅以上の距離を飛び越えなければならない。(約20cm)
31. つま先から2.5cm以内にかかとをつけて前方へ歩くように子どもに指示する。判定者がしてみせてもよい。連続して4歩、歩かねばならない。
32. 2歳では正常な子どもの半分は課題実施の受け入れが良くない。

DENVER Ⅱ 記録票

生年月日＿＿＿＿＿年＿月＿日　（在胎　週　日）　　　　整理番号＿＿＿＿＿＿＿＿＿＿＿

記録日①＿＿＿＿年＿月＿日　②＿＿＿年＿月＿日　③＿＿＿年＿月＿日　氏　名＿＿＿＿＿＿＿＿＿＿＿

年月日齢①＿＿＿年＿月＿日　②＿＿＿年＿月＿日　③＿＿＿年＿月＿日　記録者＿＿＿＿＿＿＿＿＿＿＿

| 2月 | 4月 | 6月 | 9月 | 12月 | 15月 | 18月 | 2歳 | 3歳 | 4歳 | 5歳 | 6歳 |

個人－社会　微細運動－適応　言語（右側縦書き）

通過率
25　50　75　90
報告でもよい→
裏面の注No.→　項目

一人で歯磨きをする
ゲームをする
一人で服を着る
Tシャツを着る
友達の名前
上着、靴などをつける　6部分人物画
手を洗ってふく　□模写
手伝って歯磨き　□模倣
上着を脱ぐ　3部分人物画
人形に食べさせる　長い方を指差す
スプーンを使う　十模写
簡単なお手伝い　○模写
コップで飲む　親指だけを動かす　単語定義7語
ボールのやりとり　縦線模倣　寒い、疲労、空腹の理解 (3/3)
大人の真似　8個の積み木の塔　2/3反対語類推
バイバイをする　6個の積み木の塔　5つ数える
ほしいものを示す　4個の積み木の塔　単語定義5語
拍手をまねる　2個の積み木の塔　前後上下の理解
自分で食べる　瓶からレーズンを出す　動作の理解4つ
玩具をとる　なぐり書きをする　用途理解3つ
手をみつめる　コップに積み木を入れる　1つ数える
あやし笑い　積み木を打ち合わせる　用途理解2つ
笑いかける　親指を使ってつかむ　色の名前4色
顔をみつめる　積み木をもちかえる　わかるように話す
両手に積み木をもつ　寒い、疲労、空腹の理解 (2/3)
毛糸を探す　色の名前1色
熊手形でつかむ　絵の名称4つ
物に手を伸ばす　動作の理解2つ
レーズンを見つめる　ほぼ明瞭に話す　爪先かかと歩き
両手を合わす　絵を4つ指差す　片足立ち6秒
180°追視　6つの身体部分　片足立ち5秒
ガラガラを握る　2語文　片足立ち4秒
正中線を越えて追視　絵の名称1つ　片足立ち3秒
正中線まで追視　絵を2つ指差す　けんけん
パパ、ママ以外に6語　片足立ち2秒
パパ、ママ以外に3語　片足立ち1秒
パパ、ママ以外に2語　幅跳び
意味ある1語　ジャンプ
意味なくパパ、ママ　上手投げ
3音以上つなげる　ボールをける
喃語を話す　階段を登る
パ、ダ、マなど言う　走る
声の方向に振り向く　後退り歩き
音に振り向く　上手に歩く
キャアキャア喜ぶ　拾い上げる
声を出して笑う　一人で立つ10秒
「アー」「ウー」などの発声　一人で立つ2秒
声を出す　つかまって立ち上がる
ベルに反応　一人ですわる
つかまり立ち、5秒以上
すわれる、5秒以上
寝返り
引き起こし
胸を上げる
両足で体を支える
90°頭を上げる
首がすわる
45°頭を上げる
頭を上げる
対称運動

個人－社会　微細運動－適応　言語　粗大運動（左側縦書き）

判定中の様子

1、2、3回目の検査結果をそれぞれのチェック欄に記入

一般的印象	1	2	3
普通			
異常			

判定実施の受け入れ	1	2	3
いつもよい			
たいていよい			
ほとんどよくない			

周囲への興味	1	2	3
敏感			
あまり興味がない			
全く興味がない			

恐怖感	1	2	3
ない			
少しある			
非常に強い			

注意を向けている時間	1	2	3
適当			
いくらか気が散りやすい			
非常に気が散りやすい			

粗大運動（右側縦書き）

無断転載不許（右端縦書き）

| 2月 | 4月 | 6月 | 9月 | 12月 | 15月 | 18月 | 2歳 | 3歳 | 4歳 | 5歳 | 6歳 |

判定実施上の手引き

1. 判定者は子どもに笑いかけたり、話しかけたり手を振ったりして微笑をひきだそうとする。しかし、子どもの体にさわってはいけない。
2. 子どもは数秒間手をみつめなければならない。
3. 保護者が歯ブラシの使い方を教えたり、ねり歯みがきを歯ブラシにつけてもよい。
4. 靴のひもをむすんだり、背中のボタンをはめたり、ファスナーをあげたりできなくてもよい。
5. 子どもの顔の上およそ 20 cm のところを、一側から他側へ弧を描いて毛糸をゆっくり動かす。
6. 子どもの指先あるいは指の背にガラガラがふれた時、それをつかむならば p。
7. 子どもが消えた毛糸の行方を見ようとするなら p。判定者は腕を動かさないですばやく手に持った毛糸を落して見えなくする。
8. 子どもは片方の手からもう片方の手へ、体や口やテーブルを使わずに積み木をもちかえなくてはならない。
9. 子どもが親指と他の指を使って、レーズンをつまみあげるなら p。
10. 子どもの描いた線と判定者の描いた線との角度が 30 度以内なら p。
11. 判定者は親指を上にたててにぎりこぶしをつくり、親指だけを動かす。子どもがこれをまねて、親指以外の指を動かさなければ p。

 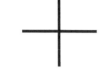 

| 12. 囲まれた形なら p。うずまきは f。 | 13. どんな線でも真ん中あたりで交差すれば p。 | 14. 「どちらの線が長い？」（"大きい"ではない）紙の上下が逆になるようにまわしてみせ、繰り返す。（3試行のうち3回、あるいは6試行のうち5回で p。） | 15. 最初は子どもに模写させる。失敗した場合は判定者が書いてみせる。 |

12、13、15 の項目を実施するとき、その形の名前を言ってはならない。12 と 13 の項目を実施する時は書いてみせてはならない。

16. 採点するとき、対になっている部分（2 つの腕、2 つの脚）は 1 つとして数える。
17. コップのなかに積み木を一ついれ、子どもの耳のそばで子どもに見えないようにそっとふる。他の耳でも繰り返す。
18. 絵をさして、その名前を言わせる。（ワン、ニャンなどの擬声語だけでは不可。わんわん、にゃんにゃんなどは可。）もしも正しく名前を言えるのが 4 つ未満の時は、判定者が名前を言い、その絵を指さしさせる。

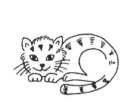 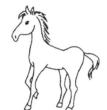 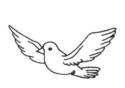 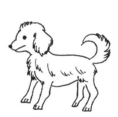 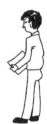

(原画　国立療養所広島病院小児科部長　下田浩子)

19. 人形を使い、子どもに聞く。「鼻はどれ？目は？耳は？口は？手は？足は？おなかは？髪は？」8 問中 6 問正しければ p。
20. 絵を使い、子どもに聞く。「飛ぶのはどれ？」「ニャーとなくのはどれ？」「お話しするのはどれ？」「ほえるのはどれ？」「パカパカ走るのはどれ？」5 問中、2 問あるいは 4 問ただしければ p。
21. 子どもに次の質問をする。「寒いときどうしますか？」「疲れたときはどうしますか？」「おなかがすいたときどうしますか？」3 問中、2 問あるいは 3 問正しければ p。
22. 子どもに次の質問をする。「コップは何に使いますか？」「いすは何に使いますか？」「鉛筆は何に使いますか？」答えの中
23. に動作を示す語が入っていなければならない。
24. 子どもが積み木を紙の上に正しく置き、紙の上にいくつ積み木があるか言えれば p。（1 個から 5 個）
25. 子どもに指示する。「積み木をテーブルの上においてください」「テーブルの下に」「私の前に」「私の後ろに」4 問中 4 問正しければ p。（判定者は指したり、頭や目を動かして子どもを助けてはならない）
　子どもに質問する。「ボールとはどんな物ですか？」「海は？」「机は？」「家は？」「バナナは？」「カーテンは？」「窓は？」「靴は？」用途、形、素材、一般的分類（バナナを黄色というのではなく、果物というように）の言葉で定義すれば p。8 問中、5 問あるいは 7 問正しければ p。
26. 子どもに次のように質問する。「象は大きい、犬は？」「火は熱い、氷は？」「昼はあかるい、夜は？」3 問中 2 問正しければ p。
27. 子どもは壁や手すりを使ってもよいが、人の助けはいけない。はうこともいけない。
28. 子どもは離れて立っている判定者の手の届く範囲に、上手投げでボールを約 90 cm 投げる。
29. 子どもはテスト用紙の幅以上の距離を飛び越えなければならない。（約 20 cm）
30. つま先から 2.5 cm 以内にかかとをつけて前方へ歩くように子どもに指示する。判定者がしてみせてもよい。連続して 4 歩、歩かねばならない。
31. 2 歳では正常な子どもの半分は課題実施の受け入れが良くない。

DENVER II 記録票

生年月日＿＿＿＿年＿＿月＿＿日　　（在胎　　週　　日）　　　　　　　　　整理番号＿＿＿＿＿＿＿＿＿＿＿

記録日①＿＿＿年＿＿月＿＿日　②＿＿＿年＿＿月＿＿日　③＿＿＿年＿＿月＿＿日　氏　名＿＿＿＿＿＿＿＿＿＿＿

年月日齢①＿＿＿年＿＿月＿＿日　②＿＿＿年＿＿月＿＿日　③＿＿＿年＿＿月＿＿日　記録者＿＿＿＿＿＿＿＿＿＿＿

| 2月 | 4月 | 6月 | 9月 | 12月 | 15月 | 18月 | 2歳 | 3歳 | 4歳 | 5歳 | 6歳 |

個人―社会　微細運動―適応　言語

通過率
25　50　75　90

報告でもよい→
裏面の注No.→　　項目

一人で歯磨きをする
ゲームをする
一人で服を着る
Tシャツを着る
友達の名前
上着、靴などをつける　　6部分人物画
手を洗ってふく　　□模写
手伝って歯磨き　　□模倣
上着を脱ぐ　　3部分人物画
人形に食べさせる　　長い方を指差す
スプーンを使う　　十模写
簡単なお手伝い　　○模写
コップで飲む　　親指だけを動かす　単語定義7語
ボールのやりとり　　縦線模倣　寒い、疲労、空腹の理解（3/3）
大人の真似　　8個の積み木の塔　2/3反対語類推
バイバイをする　　6個の積み木の塔　5つ数える
ほしいものを示す　　4個の積み木の塔　単語定義5語
拍手をまねる　　2個の積み木の塔　前後上下の理解
自分で食べる　　瓶からレーズンを出す　動作の理解4つ
玩具をとる　　なぐり書きをする　用途理解3つ
手をみつめる　　コップに積み木を入れる　1つ数える
あやし笑い　　積み木を打ち合わせる　用途理解2つ
笑いかける　　親指を使ってつかむ　色の名前4色
顔をみつめる　　積み木をもちかえる　わかるように話す
両手に積み木をもつ　　寒い、疲労、空腹の理解（2/3）
毛糸を探す　　色の名前1色
熊手形でつかむ　　絵の名称4つ
物に手を伸ばす　　動作の理解2つ
レーズンを見つめる　　ほぼ明瞭に話す　爪先かかと歩き
両手を合わす　　絵を4つ指差す　片足立ち6秒
180°追視　　6つの身体部分　片足立ち5秒
ガラガラを握る　　2語文　片足立ち4秒
正中線を越えて追視　　絵の名称1つ　片足立ち3秒
正中線まで追視　　絵を2つ指差す　けんけん
パパ、ママ以外に6語　片足立ち2秒
パパ、ママ以外に3語　片足立ち1秒
パパ、ママ以外に2語　幅跳び
意味ある1語　ジャンプ
意味なくパパ、ママ　上手投げ
3音以上つなげる　ボールをける
喃語を話す　階段を登る
パ、ダ、マなど言う　走る
声の方向に振り向く　後退り歩き
音に振り向く　上手に歩く
キャアキャア喜ぶ　拾い上げる
声を出して笑う　一人で立つ10秒
「アー」「ウー」などの発声　一人で立つ2秒
声を出す　つかまって立ち上がる
ベルに反応　一人ですわる
つかまり立ち、5秒以上
すわれる、5秒以上
寝返り
引き起こし
胸を上げる
両足で体を支える
90°頭を上げる
首がすわる
45°頭を上げる
頭を上げる
対称運動

個人―社会　微細運動―適応　言語　粗大運動

粗大運動

判定中の様子

1、2、3回目の検査結果をそれぞれのチェック欄に記入

一般的印象	1	2	3
普通			
異常			

判定実施の受け入れ	1	2	3
いつもよい			
たいていよい			
ほとんどよくない			

周囲への興味	1	2	3
敏感			
あまり興味がない			
全く興味がない			

恐怖感	1	2	3
ない			
少しある			
非常に強い			

注意を向けている時間	1	2	3
適当			
いくらか気が散りやすい			
非常に気が散りやすい			

無断転載不許

| 2月 | 4月 | 6月 | 9月 | 12月 | 15月 | 18月 | 2歳 | 3歳 | 4歳 | 5歳 | 6歳 |

判定実施上の手引き

1. 判定者は子どもに笑いかけたり、話しかけたり手を振ったりして微笑をひきだそうとする。しかし、子どもの体にさわってはいけない。
2. 子どもは数秒間手をみつめなければならない。
3. 保護者が歯ブラシの使い方を教えたり、ねり歯みがきを歯ブラシにつけてもよい。
4. 靴のひもをむすんだり、背中のボタンをはめたり、ファスナーをあげたりできなくてもよい。
5. 子どもの顔の上およそ 20 cm のところを、一側から他側へ弧を描いて毛糸をゆっくり動かす。
6. 子どもの指先あるいは指の背にガラガラがふれた時、それをつかむならば p。
7. 子どもが消えた毛糸の行方を見ようとするなら p。判定者は腕を動かさないですばやく手に持った毛糸を落して見えなくする。
8. 子どもは片方の手からもう片方の手へ、体や口やテーブルを使わずに積み木をもちかえなくてはならない。
9. 子どもが親指と他の指を使って、レーズンをつまみあげるなら p。
10. 子どもの描いた線と判定者の描いた線との角度が 30 度以内なら p。
11. 判定者は親指を上にたててにぎりこぶしをつくり、親指だけを動かす。子どもがこれをまねて、親指以外の指を動かさなければ p。

12. 囲まれた形なら p。うずまきは f。
13. どんな線でも真ん中あたりで交差すれば p。
14. 「どちらの線が長い？」（"大きい"ではない）紙の上下が逆になるようにまわしてみせ、繰り返す。（3 試行のうち 3 回、あるいは 6 試行のうち 5 回で p。）
15. 最初は子どもに模写させる。失敗した場合は判定者が書いてみせる。

　　　　12、13、15 の項目を実施するとき、その形の名前を言ってはならない。12 と 13 の項目を実施する時は書いてみせてはならない。

16. 採点するとき、対になっている部分（2 つの腕、2 つの脚）は 1 つとして数える。
17. コップのなかに積み木を一ついれ、子どもの耳のそばで子どもに見えないようにそっとふる。他の耳でも繰り返す。
18. 絵をさして、その名前を言わせる。（ワン、ニャンなどの擬声語だけでは不可。わんわん、にゃんにゃんなどは可。）もしも正しく名前を言えるのが 4 つ未満の時は、判定者が名前を言い、その絵を指さしさせる。

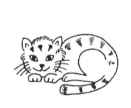 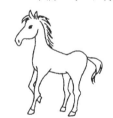 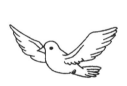 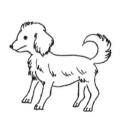 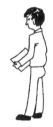

（原画　国立療養所広島病院小児科部長　下田浩子）

19. 人形を使い、子どもに聞く。「鼻はどれ？目は？耳は？口は？手は？足は？おなかは？髪は？」8 問中 6 問正しければ p。
20. 絵を使い、子どもに聞く。「飛ぶのはどれ？」「ニャーとなくのはどれ？」「お話しするのはどれ？」「ほえるのはどれ？」「パカパカ走るのはどれ？」5 問中、2 問あるいは 4 問ただしければ p。
21. 子どもに次の質問をする。「寒いときどうしますか？」「疲れたときはどうしますか？」「おなかがすいたときどうしますか？」3 問中、2 問あるいは 3 問正しければ p。
22. 子どもに次の質問をする。「コップは何に使いますか？」「いすは何に使いますか？」「鉛筆は何に使いますか？」答えの中
23. に動作を示す語が入っていなければならない。
24. 子どもが積み木を紙の上に正しく置き、紙の上にいくつ積み木があるか言えれば p。（1 個から 5 個）
25. 子どもに指示する。「積み木をテーブルの上においてください」「テーブルの下に」「私の前に」「私の後ろに」4 問中 4 問正しければ p。（判定者は指したり、頭や目を動かして子どもを助けてはならない）
26. 子どもに質問する。「ボールとはどんな物ですか？」「海は？」「机は？」「家は？」「バナナは？」「カーテンは？」「窓は？」「靴は？」用途、形、素材、一般的分類（バナナを黄色というのではなく、果物というように）の言葉で定義すれば p。8 問中、5 問あるいは 7 問正しければ p。
27. 子どもに次のように質問する。「象は大きい、犬は？」「火は熱い、氷は？」「昼はあかるい、夜は？」3 問中 2 問正しければ p。
28. 子どもは壁や手すりを使ってもよいが、人の助けはいけない。はうこともいけない。
29. 子どもは離れて立っている判定者の手の届く範囲に、上手投げでボールを約 90 cm 投げる。
30. 子どもはテスト用紙の幅以上の距離を飛び越えなければならない。（約 20 cm）
31. つま先から 2.5 cm 以内にかかとをつけて前方へ歩くように子どもに指示する。判定者がしてみせてもよい。連続して 4 歩、歩かねばならない。
32. 2 歳では正常な子どもの半分は課題実施の受け入れが良くない。

DENVER II 記録票

生年月日＿＿＿＿＿年＿＿月＿＿日　（在胎　　週　　日）　　　　整理番号＿＿＿＿＿＿＿＿＿＿＿＿

記録日①＿＿＿年＿＿月＿＿日　②＿＿＿年＿＿月＿＿日　③＿＿＿年＿＿月＿＿日　　氏　名＿＿＿＿＿＿＿＿＿＿＿＿

年月日齢①＿＿＿年＿＿月＿＿日　②＿＿＿年＿＿月＿＿日　③＿＿＿年＿＿月＿＿日　　記録者＿＿＿＿＿＿＿＿＿＿＿＿

2月　4月　6月　9月　12月　15月　18月　2歳　3歳　4歳　5歳　6歳

個人－社会　微細運動－適応　言語

通過率
25　50　75　90

報告でもよい→
裏面の注No.→　　項目

一人で歯磨きをする
ゲームをする
一人で服を着る
Tシャツを着る
友達の名前
上着、靴などをつける　6部分人物画
手を洗ってふく　□模写
手伝って歯磨き　□模倣
上着を脱ぐ　3部分人物画
人形に食べさせる　長い方を指差す
スプーンを使う　十模写
簡単なお手伝い　○模写
コップで飲む　親指だけを動かす　単語定義7語
ボールのやりとり　縦線模倣　寒い、疲労、空腹の理解(3/3)
大人の真似　8個の積み木の塔　2/3反対語類推
バイバイをする　6個の積み木の塔　5つ数える
ほしいものを示す　4個の積み木の塔　単語定義5語
拍手をまねる　2個の積み木の塔　前後上下の**理解**
自分で食べる　瓶からレーズンを出す　動作の理解4つ
玩具をとる　なぐり書きをする　用途理解3つ
手をみつめる　コップに積み木を入れる　1つ数える
あやし笑い　積み木を打ち合わせる　用途理解2つ
笑いかける　親指を使ってつかむ　色の名前4色
顔をみつめる　積み木をもちかえる　わかるように話す
両手に積み木をもつ　寒い、疲労、空腹の理解(2/3)
毛糸を探す　色の名前1色
熊手形でつかむ　絵の名称4つ
物に手を伸ばす　動作の理解2つ
レーズンを見つめる　ほぼ明瞭に話す　爪先かかと歩き
両手を合わす　絵を4つ指差す　片足立ち6秒
180°追視　6つの身体部分　片足立ち5秒
ガラガラを握る　2語文　片足立ち4秒
正中線を越えて追視　絵の名称1つ　片足立ち3秒
正中線まで追視　絵を2つ指差す　けんけん
パパ、ママ以外に6語　片足立ち2秒
パパ、ママ以外に3語　片足立ち1秒
パパ、ママ以外に2語　幅跳び
意味ある1語　ジャンプ
意味なくパパ、ママ　上手投げ
3音以上つなげる　ボールをける
喃語を話す　階段を登る
パ、ダ、マなど言う　走る
声の方向に振り向く　後退り歩き
音に振り向く　上手に歩く
キャアキャア喜ぶ　拾い上げる
声を出して笑う　一人で立つ10秒
「アー」「ウー」などの発声　一人で立つ2秒
声を出す　つかまって立ち上がる
ベルに反応　一人ですわる
つかまり立ち、5秒以上
すわれる、5秒以上
寝返り
引き起こし
胸を上げる
両足で体を支える
90°頭を上げる
首がすわる
45°頭を上げる
頭を上げる
対称運動

個人－社会　微細運動－適応　言語　粗大運動

個人－社会　微細運動－適応　言語　粗大運動

判定中の様子

1、2、3回目の検査結果をそれぞれのチェック欄に記入

一般的印象	1	2	3
普通			
異常			

判定実施の受け入れ	1	2	3
いつもよい			
たいていよい			
ほとんどよくない			

周囲への興味	1	2	3
敏感			
あまり興味がない			
全く興味がない			

恐怖感	1	2	3
ない			
少しある			
非常に強い			

注意を向けている時間	1	2	3
適当			
いくらか気が散りやすい			
非常に気が散りやすい			

無断転載不許

2月　4月　6月　9月　12月　15月　18月　2歳　3歳　4歳　5歳　6歳

判定実施上の手引き

1. 判定者は子どもに笑いかけたり、話しかけたり手を振ったりして微笑をひきだそうとする。しかし、子どもの体にさわってはいけない。
2. 子どもは数秒間手をみつめなければならない。
3. 保護者が歯ブラシの使い方を教えたり、ねり歯みがきを歯ブラシにつけてもよい。
4. 靴のひもをむすんだり、背中のボタンをはめたり、ファスナーをあげたりできなくてもよい。
5. 子どもの顔の上およそ 20 cm のところを、一側から他側へ弧を描いて毛糸をゆっくり動かす。
6. 子どもの指先あるいは指の背にガラガラがふれた時、それをつかむならば p。
7. 子どもが消えた毛糸の行方を見ようとするなら p。判定者は腕を動かさないですばやく手に持った毛糸を落して見えなくする。
8. 子どもは片方の手からもう片方の手へ、体や口やテーブルを使わずに積み木をもちかえなくてはならない。
9. 子どもが親指と他の指を使って、レーズンをつまみあげるなら p。
10. 子どもの描いた線と判定者の描いた線との角度が 30 度以内なら p。
11. 判定者は親指を上にたてててにぎりこぶしをつくり、親指だけを動かす。子どもがこれをまねて、親指以外の指を動かさなければ p。

 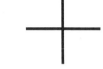 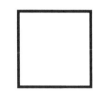

12. 囲まれた形なら p。うずまきは f。
13. どんな線でも真ん中あたりで交差すれば p。
14. 「どちらの線が長い？」（"大きい"ではない）紙の上下が逆になるようにまわしてみせ、繰り返す。（3 試行のうち 3 回、あるいは 6 試行のうち 5 回で p。）
15. 最初は子どもに模写させる。失敗した場合は判定者が書いてみせる。

　　12、13、15 の項目を実施するとき、その形の名前を言ってはならない。12 と 13 の項目を実施する時は書いてみせてはならない。

16. 採点するとき、対になっている部分（2 つの腕、2 つの脚）は 1 つとして数える。
17. コップのなかに積み木を一ついれ、子どもの耳のそばで子どもに見えないようにそっとふる。他の耳でも繰り返す。
18. 絵をさして、その名前を言わせる。（ワン、ニャンなどの擬声語だけでは不可。わんわん、にゃんにゃんなどは可。）もしも正しく名前を言えるのが 4 つ未満の時は、判定者が名前を言い、その絵を指さしさせる。

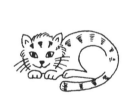 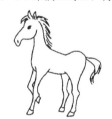 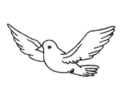 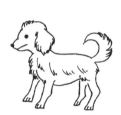 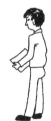

（原画　国立療養所広島病院小児科部長　下田浩子）

19. 人形を使い、子どもに聞く。「鼻はどれ？目は？耳は？口は？手は？足は？おなかは？髪は？」8 問中 6 問正しければ p。
20. 絵を使い、子どもに聞く。「飛ぶのはどれ？」「ニャーとなくのはどれ？」「お話しするのはどれ？」「ほえるのはどれ？」「パカパカ走るのはどれ？」5 問中、2 問あるいは 4 問ただしければ p。
21. 子どもに次の質問をする。「寒いときどうしますか？」「疲れたときはどうしますか？」「おなかがすいたときどうしますか？」3 問中、2 問あるいは 3 問正しければ p。
22. 子どもに次の質問をする。「コップは何に使いますか？」「いすは何に使いますか？」「鉛筆は何に使いますか？」答えの中
23. に動作を示す語が入っていなければならない。
24. 子どもが積み木を紙の上に正しく置き、紙の上にいくつ積み木があるか言えれば p。（1 個から 5 個）
　　子どもに指示する。「積み木をテーブルの上においてください」「テーブルの下に」「私の前に」「私の後ろに」4 問中 4 問正
25. しければ p。（判定者は指したり、頭や目を動かして子どもを助けてはならない）
　　子どもに質問する。「ボールとはどんな物ですか？」「海は？」「机は？」「家は？」「バナナは？」「カーテンは？」「窓は？」「靴は？」用途、形、素材、一般的分類（バナナを黄色というのではなく、果物というように）の言葉で定義すれば p。8 問中、5 問あるいは 7 問正しければ p。
26. 子どもに次のように質問する。「象は大きい、犬は？」「火は熱い、氷は？」「昼はあかるい、夜は？」3 問中 2 問正しければ p。
27. 子どもは壁や手すりを使ってもよいが、人の助けはいけない。はうこともいけない。
28. 子どもは離れて立っている判定者の手の届く範囲に、上手投げでボールを約 90 cm 投げる。
29. 子どもはテスト用紙の幅以上の距離を飛び越えなければならない。（約 20 cm）
30. つま先から 2.5 cm 以内にかかとをつけて前方へ歩くように子どもに指示する。判定者がしてみせてもよい。連続して 4 歩、歩かねばならない。
31. 2 歳では正常な子どもの半分は課題実施の受け入れが良くない。

DENVER II 記録票

生年月日＿＿＿年＿月＿日　（在胎　週　日）　　整理番号＿＿＿＿＿＿＿＿＿

記録日①＿＿＿年＿月＿日　②＿＿＿年＿月＿日　③＿＿＿年＿月＿日　氏　名＿＿＿＿＿＿＿＿＿

年月日齢①＿＿＿年＿月＿日　②＿＿＿年＿月＿日　③＿＿＿年＿月＿日　記録者＿＿＿＿＿＿＿＿＿

2月　4月　6月　9月　12月　15月　18月　2歳　3歳　4歳　5歳　6歳

通過率
25　50　75　90

報告でもよい→
裏面の注No.→　　項目

個人―社会　微細運動―適応　言語（右側縦書き）

一人で歯磨きをする
ゲームをする
一人で服を着る
Tシャツを着る
友達の名前
上着、靴などをつける　　6部分人物画
手を洗ってふく　　□模写
手伝って歯磨き　　□模倣
上着を脱ぐ　　3部分人物画
人形に食べさせる　　長い方を指差す
スプーンを使う　　十模写
簡単なお手伝い　　○模写
コップで飲む　　親指だけを動かす　単語定義7語
ボールのやりとり　　縦線模倣　寒い、疲労、空腹の理解(3/3)
大人の真似　　8個の積み木の塔　2/3反対語類推
バイバイをする　　6個の積み木の塔　5つ数える
ほしいものを示す　　4個の積み木の塔　単語定義5語
拍手をまねる　　2個の積み木の塔　前後上下の理解
自分で食べる　　瓶からレーズンを出す　動作の理解4つ
玩具をとる　　なぐり書きをする　用途理解3つ
手をみつめる　　コップに積み木を入れる　1つ数える
あやし笑い　　積み木を打ち合わせる　用途理解2つ
笑いかける　　親指を使ってつかむ　色の名前4色
顔をみつめる　　積み木をもちかえる　わかるように話す
両手に積み木をもつ　　寒い、疲労、空腹の理解(2/3)
毛糸を探す　　色の名前1色
熊手形でつかむ　　絵の名称4つ
物に手を伸ばす　　動作の理解2つ
レーズンを見つめる　　ほぼ明瞭に話す　爪先かかと歩き
両手を合わす　　絵を4つ指差す　片足立ち6秒
180°追視　　6つの身体部分　片足立ち5秒
ガラガラを握る　　2語文　片足立ち4秒
正中線を越えて追視　　絵の名称1つ　片足立ち3秒
正中線まで追視　　絵を2つ指差す　けんけん
パパ、ママ以外に6語　片足立ち2秒
パパ、ママ以外に3語　片足立ち1秒
パパ、ママ以外に2語　幅跳び
意味ある1語　　ジャンプ
意味なくパパ、ママ　　上手投げ
3音以上つなげる　　ボールをける
喃語を話す　　階段を登る
パ、ダ、マなど言う　　走る
声の方向に振り向く　　後退り歩き
音に振り向く　　上手に歩く
キャアキャア喜ぶ　　拾い上げる
声を出して笑う　　一人で立つ10秒
「アー」「ウー」などの発声　　一人で立つ2秒
声を出す　　つかまって立ち上がる
ベルに反応　　一人ですわる
つかまり立ち、5秒以上
すわれる、5秒以上
寝返り
引き起こし
胸を上げる
両足で体を支える
90°頭を上げる
首がすわる
45°頭を上げる
頭を上げる
対称運動

個人―社会
微細運動―適応
言語
粗大運動
（左側縦書き）

個人―社会　微細運動―適応　言語　粗大運動（右側縦書き）

判定中の様子

1、2、3回目の検査結果をそれぞれのチェック欄に記入

一般的印象	1	2	3
普通			
異常			

判定実施の受け入れ	1	2	3
いつもよい			
たいていよい			
ほとんどよくない			

周囲への興味	1	2	3
敏感			
あまり興味がない			
全く興味がない			

恐怖感	1	2	3
ない			
少しある			
非常に強い			

注意を向けている時間	1	2	3
適当			
いくらか気が散りやすい			
非常に気が散りやすい			

2月　4月　6月　9月　12月　15月　18月　2歳　3歳　4歳　5歳　6歳

無断転載不許（右側縦書き）

判定実施上の手引き

1. 判定者は子どもに笑いかけたり、話しかけたり手を振ったりして微笑をひきだそうとする。しかし、子どもの体にさわってはいけない。
2. 子どもは数秒間手をみつめなければならない。
3. 保護者が歯ブラシの使い方を教えたり、ねり歯みがきを歯ブラシにつけてもよい。
4. 靴のひもをむすんだり、背中のボタンをはめたり、ファスナーをあげたりできなくてもよい。
5. 子どもの顔の上およそ 20 cm のところを、一側から他側へ弧を描いて毛糸をゆっくり動かす。
6. 子どもの指先あるいは指の背にガラガラがふれた時、それをつかむならば p。
7. 子どもが消えた毛糸の行方を見ようとするなら p。判定者は腕を動かさないですばやく手に持った毛糸を落して見えなくする。
8. 子どもは片方の手からもう片方の手へ、体や口やテーブルを使わずに積み木をもちかえなくてはならない。
9. 子どもが親指と他の指を使って、レーズンをつまみあげるなら p。
10. 子どもの描いた線と判定者の描いた線との角度が 30 度以内なら p。
11. 判定者は親指を上にたててにぎりこぶしをつくり、親指だけを動かす。子どもがこれをまねて、親指以外の指を動かさなければ p。

12. 囲まれた形なら p。うずまきは f。
13. どんな線でも真ん中あたりで交差すれば p。
14. 「どちらの線が長い？」（"大きい"ではない）紙の上下が逆になるようにまわしてみせ、繰り返す。（3 試行のうち 3 回、あるいは 6 試行のうち 5 回で p。）
15. 最初は子どもに模写させる。失敗した場合は判定者が書いてみせる。

　　12、13、15 の項目を実施するとき、その形の名前を言ってはならない。12 と 13 の項目を実施する時は書いてみせてはならない。

16. 採点するとき、対になっている部分（2 つの腕、2 つの脚）は 1 つとして数える。
17. コップのなかに積み木を一ついれ、子どもの耳のそばで子どもに見えないようにそっとふる。他の耳でも繰り返す。
18. 絵をさして、その名前を言わせる。（ワン、ニャンなどの擬声語だけでは不可。わんわん、にゃんにゃんなどは可。）もしも正しく名前を言えるのが 4 つ未満の時は、判定者が名前を言い、その絵を指さしさせる。

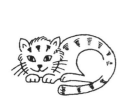 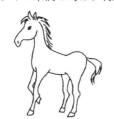 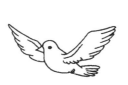 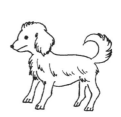 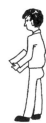

(原画　国立療養所広島病院小児科部長　下田浩子)

19. 人形を使い、子どもに聞く。「鼻はどれ？目は？耳は？口は？手は？足は？おなかは？髪は？」8 問中 6 問正しければ p。
20. 絵を使い、子どもに聞く。「飛ぶのはどれ？」「ニャーとなくのはどれ？」「お話しするのはどれ？」「ほえるのはどれ？」「パカパカ走るのはどれ？」5 問中、2 問あるいは 4 問ただしければ p。
21. 子どもに次の質問をする。「寒いときどうしますか？」「疲れたときはどうしますか？」「おなかがすいたときどうしますか？」3 問中、2 問あるいは 3 問正しければ p。
22. 子どもに次の質問をする。「コップは何に使いますか？」「いすは何に使いますか？」「鉛筆は何に使いますか？」答えの中
23. に動作を示す語が入っていなければならない。
24. 子どもが積み木を紙の上に正しく置き、紙の上にいくつ積み木があるか言えれば p。（1 個から 5 個）
　　子どもに指示する。「積み木をテーブルの上においてください」「テーブルの下に」「私の前に」「私の後ろに」4 問中 4 問正
25. しければ p。（判定者は指したり、頭や目を動かして子どもを助けてはならない）
　　子どもに質問する。「ボールとはどんな物ですか？」「海は？」「机は？」「家は？」「バナナは？」「カーテンは？」「窓は？」「靴は？」用途、形、素材、一般的分類（バナナを黄色というのではなく、果物というように）の言葉で定義すれば p。8 問中、5 問あるいは 7 問正しければ p。
26. 子どもに次のように質問する。「象は大きい、犬は？」「火は熱い、氷は？」「昼はあかるい、夜は？」3 問中 2 問正しければ p。
27. 子どもは壁や手すりを使ってもよいが、人の助けはいけない。はうこともいけない。
28. 子どもは離れて立っている判定者の手の届く範囲に、上手投げでボールを約 90 cm 投げる。
29. 子どもはテスト用紙の幅以上の距離を飛び越えなければならない。（約 20 cm）
30. つま先から 2.5 cm 以内にかかとをつけて前方へ歩くように子どもに指示する。判定者がしてみせてもよい。連続して 4 歩、歩かねばならない。
31. 2 歳では正常な子どもの半分は課題実施の受け入れが良くない。

DENVER II 記録票

生年月日＿＿＿＿年＿＿月＿＿日　　（在胎　　週　　日）　　　　　　　　整理番号＿＿＿＿＿＿＿＿＿＿＿

記録日①＿＿＿＿年＿＿月＿＿日　　②＿＿＿＿年＿＿月＿＿日　　③＿＿＿＿年＿＿月＿＿日　　氏　名＿＿＿＿＿＿＿＿＿＿＿

年月日齢①＿＿＿＿年＿＿月＿＿日　②＿＿＿＿年＿＿月＿＿日　　③＿＿＿＿年＿＿月＿＿日　　記録者＿＿＿＿＿＿＿＿＿＿＿

2月　4月　6月　9月　12月　15月　18月　2歳　3歳　4歳　5歳　6歳

個人―社会　微細運動―適応　言語

通過率
25　50　75　90

報告でもよい→
裏面の注No.→　　項目

一人で歯磨きをする
ゲームをする
一人で服を着る
Tシャツを着る
友達の名前
上着、靴などをつける　　6部分人物画
手を洗ってふく　　□模写
手伝って歯磨き　　□模倣
上着を脱ぐ　　3部分人物画
人形に食べさせる　　長い方を指差す
スプーンを使う　　十模写
簡単なお手伝い　　○模写
コップで飲む　　親指だけを動かす　　単語定義7語
ボールのやりとり　　縦線模倣　　寒い、疲労、空腹の理解(3/3)
大人の真似　　8個の積み木の塔　　2/3反対語類推
バイバイをする　　6個の積み木の塔　　5つ数える
ほしいものを示す　　4個の積み木の塔　　単語定義5語
拍手をまねる　　2個の積み木の塔　　前後上下の理解
自分で食べる　　瓶からレーズンを出す　　動作の理解4つ
玩具をとる　　なぐり書きをする　　用途理解3つ
手をみつめる　　コップに積み木を入れる　　1つ数える
あやし笑い　　積み木を打ち合わせる　　用途理解2つ
笑いかける　　親指を使ってつかむ　　色の名前4色
顔をみつめる　　積み木をもちかえる　　わかるように話す
両手に積み木をもつ　　寒い、疲労、空腹の理解(2/3)
毛糸を探す　　色の名前1色
熊手形でつかむ　　絵の名称4つ
物に手を伸ばす　　動作の理解2つ
レーズンを見つめる　　ほぼ明瞭に話す　　爪先かかと歩き
両手を合わす　　絵を4つ指差す　　片足立ち6秒
180°追視　　6つの身体部分　　片足立ち5秒
ガラガラを握る　　2語文　　片足立ち4秒
正中線を越えて追視　　絵の名称1つ　　片足立ち3秒
正中線まで追視　　絵を2つ指差す　　けんけん
パパ、ママ以外に6語　　片足立ち2秒
パパ、ママ以外に3語　　片足立ち1秒
パパ、ママ以外に2語　　幅跳び
意味ある1語　　ジャンプ
意味なくパパ、ママ　　上手投げ
3音以上つなげる　　ボールをける
喃語を話す　　階段を登る
パ、ダ、マなど言う　　走る
声の方向に振り向く　　後退り歩き
音に振り向く　　上手に歩く
キャアキャア喜ぶ　　拾い上げる
声を出して笑う　　一人で立つ10秒
「アー」「ウー」などの発声　　一人で立つ2秒
声を出す　　つかまって立ち上がる
ベルに反応　　一人ですわる
つかまり立ち、5秒以上
すoffれる、5秒以上
寝返り
引き起こし
胸を上げる
両足で体を支える
90°頭を上げる
首がすわる
45°頭を上げる
頭を上げる
対称運動

個人―社会　微細運動―適応　言語　粗大運動

微細運動―適応　粗大運動（right side）

判定中の様子

1、2、3回目の検査結果をそれぞれのチェック欄に記入

一般的印象	1	2	3
普通			
異常			

判定実施の受け入れ	1	2	3
いつもよい			
たいていよい			
ほとんどよくない			

周囲への興味	1	2	3
敏感			
あまり興味がない			
全く興味がない			

恐怖感	1	2	3
ない			
少しある			
非常に強い			

注意を向けている時間	1	2	3
適当			
いくらか気が散りやすい			
非常に気が散りやすい			

無断転載不許

2月　4月　6月　9月　12月　15月　18月　2歳　3歳　4歳　5歳　6歳

©公益社団法人　日本小児保健協会　2017　©W. K. Frankenburg and J. B. Dodds, 1969, 1989, 1990 ©W. K. Frankenburg, 1978

判定実施上の手引き

1. 判定者は子どもに笑いかけたり、話しかけたり手を振ったりして微笑をひきだそうとする。しかし、子どもの体にさわってはいけない。
2. 子どもは数秒間手をみつめなければならない。
3. 保護者が歯ブラシの使い方を教えたり、ねり歯みがきを歯ブラシにつけてもよい。
4. 靴のひもをむすんだり、背中のボタンをはめたり、ファスナーをあげたりできなくてもよい。
5. 子どもの顔の上およそ20cmのところを、一側から他側へ弧を描いて毛糸をゆっくり動かす。
6. 子どもの指先あるいは指の背にガラガラがふれた時、それをつかむならばp。
7. 子どもが消えた毛糸の行方を見ようとするならp。判定者は腕を動かさないですばやく手に持った毛糸を落して見えなくする。
8. 子どもは片方の手からもう片方の手へ、体や口やテーブルを使わずに積み木をもちかえなくてはならない。
9. 子どもが親指と他の指を使って、レーズンをつまみあげるならp。
10. 子どもの描いた線と判定者の描いた線との角度が30度以内ならp。
11. 判定者は親指を上にたててにぎりこぶしをつくり、親指だけを動かす。子どもがこれをまねて、親指以外の指を動かさなければp。

   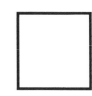

12. 囲まれた形ならp。うずまきはf。	13. どんな線でも真ん中あたりで交差すればp。	14. 「どちらの線が長い？」("大きい"ではない)紙の上下が逆になるようにまわしてみせ、繰り返す。(3試行のうち3回、あるいは6試行のうち5回でp。)	15. 最初は子どもに模写させる。失敗した場合は判定者が書いてみせる。

　　　12、13、15の項目を実施するとき、その形の名前を言ってはならない。12と13の項目を実施する時は書いてみせてはならない。

16. 採点するとき、対になっている部分(2つの腕、2つの脚)は1つとして数える。
17. コップのなかに積み木を一ついれ、子どもの耳のそばで子どもに見えないようにそっとふる。他の耳でも繰り返す。
18. 絵をさして、その名前を言わせる。(ワン、ニャンなどの擬声語だけでは不可。わんわん、にゃんにゃんなどは可。)もしも正しく名前を言えるのが4つ未満の時は、判定者が名前を言い、その絵を指さしさせる。

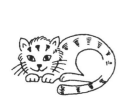 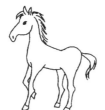 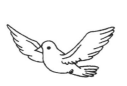 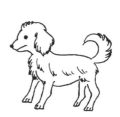 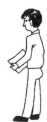

(原画　国立療養所広島病院小児科部長　下田浩子)

19. 人形を使い、子どもに聞く。「鼻はどれ？目は？耳は？口は？手は？足は？おなかは？髪は？」8問中6問正しければp。
20. 絵を使い、子どもに聞く。「飛ぶのはどれ？」「ニャーとなくのはどれ？」「お話しするのはどれ？」「ほえるのはどれ？」「パカパカ走るのはどれ？」5問中、2問あるいは4問ただしければp。
21. 子どもに次の質問をする。「寒いときどうしますか？」「疲れたときはどうしますか？」「おなかがすいたときどうしますか？」3問中、2問あるいは3問正しければp。
22. 子どもに次の質問をする。「コップは何に使いますか？」「いすは何に使いますか？」「鉛筆は何に使いますか？」答えの中
23. に動作を示す語が入っていなければならない。
24. 子どもが積み木を紙の上に正しく置き、紙の上にいくつ積み木があるか言えればp。(1個から5個)
　　　子どもに指示する。「積み木をテーブルの上においてください」「テーブルの下に」「私の前に」「私の後ろに」4問中4問正
25. しければp。(判定者は指したり、頭や目を動かして子どもを助けてはならない)
　　　子どもに質問する。「ボールとはどんな物ですか？」「海は？」「机は？」「家は？」「バナナは？」「カーテンは？」「窓は？」「靴は？」用途、形、素材、一般的分類(バナナを黄色というのではなく、果物というように)の言葉で定義すればp。8問中、5問あるいは7問正しければp。
26. 子どもに次のように質問する。「象は大きい、犬は？」「火は熱い、氷は？」「昼はあかるい、夜は？」3問中2問正しければp。
27. 子どもは壁や手すりを使ってもよいが、人の助けはいけない。はうこともいけない。
28. 子どもは離れて立っている判定者の手の届く範囲に、上手投げでボールを約90cm投げる。
29. 子どもはテスト用紙の幅以上の距離を飛び越えなければならない。(約20cm)
30. つま先から2.5cm以内にかかとをつけて前方へ歩くように子どもに指示する。判定者がしてみせてもよい。連続して4歩、歩かねばならない。
31. 2歳では正常な子どもの半分は課題実施の受け入れが良くない。

DENVER II 記録票

生年月日＿＿＿＿年＿＿月＿＿日　（在胎　　週　　日）　　　　　　整理番号＿＿＿＿＿＿＿＿＿＿＿

記録日①＿＿＿＿年＿＿月＿＿日　②＿＿＿＿年＿＿月＿＿日　③＿＿＿＿年＿＿月＿＿日　氏　名＿＿＿＿＿＿＿＿＿＿＿

年月日齢①＿＿＿＿年＿＿月＿＿日　②＿＿＿＿年＿＿月＿＿日　③＿＿＿＿年＿＿月＿＿日　記録者＿＿＿＿＿＿＿＿＿＿＿

2月　4月　6月　9月　12月　15月　18月　2歳　3歳　4歳　5歳　6歳

個人―社会　微細運動―適応　言語

通過率
25　50　75　90

報告でもよい→
裏面の注No.→　　項目

一人で歯磨きをする
ゲームをする
一人で服を着る
Tシャツを着る
友達の名前
上着、靴などをつける　　6部分人物画
手を洗ってふく　　□模写
手伝って歯磨き　　□模倣
上着を脱ぐ　　3部分人物画
人形に食べさせる　　長い方を指差す
スプーンを使う　　十模写
簡単なお手伝い　　○模写
コップで飲む　　親指だけを動かす　単語定義7語
ボールのやりとり　　縦線模倣　寒い、疲労、空腹の理解(3/3)
大人の真似　　8個の積み木の塔　2/3反対語類推
バイバイをする　　6個の積み木の塔　5つ数える
ほしいものを示す　　4個の積み木の塔　単語定義5語
拍手をまねる　　2個の積み木の塔　前後上下の理解
自分で食べる　　瓶からレーズンを出す　動作の理解4つ
玩具をとる　　なぐり書きをする　用途理解3つ
手をみつめる　　コップに積み木を入れる　1つ数える
あやし笑い　　積み木を打ち合わせる　用途理解2つ
笑いかける　　親指を使ってつかむ　色の名前4色
顔をみつめる　　積み木をもちかえる　わかるように話す
両手に積み木をもつ　　寒い、疲労、空腹の理解(2/3)
毛糸を探す　　色の名前1色
熊手形でつかむ　　絵の名称4つ
物に手を伸ばす　　動作の理解2つ
レーズンを見つめる　　ほぼ明瞭に話す　爪先かかと歩き
両手を合わす　　絵を4つ指差す　片足立ち6秒
180°追視　　6つの身体部分　片足立ち5秒
ガラガラを握る　　2語文　片足立ち4秒
正中線を越えて追視　　絵の名称1つ　片足立ち3秒
正中線まで追視　　絵を2つ指差す　けんけん
パパ、ママ以外に6語　片足立ち2秒
パパ、ママ以外に3語　片足立ち1秒
パパ、ママ以外に2語　幅跳び
意味ある1語　　ジャンプ
意味なくパパ、ママ　　上手投げ
3音以上つなげる　　ボールをける
喃語を話す　　階段を登る
パ、ダ、マなど言う　　走る
声の方向に振り向く　　後退り歩き
音に振り向く　　上手に歩く
キャアキャア喜ぶ　　拾い上げる
声を出して笑う　　一人で立つ10秒
「アー」「ウー」などの発声　　一人で立つ2秒
声を出す　　つかまって立ち上がる
ベルに反応　　一人ですわる
つかまり立ち、5秒以上
すわれる、5秒以上
寝返り
引き起こし
胸を上げる
両足で体を支える
90°頭を上げる
首がすわる
45°頭を上げる
頭を上げる
対称運動

個人―社会　微細運動―適応　言語　粗大運動

個人―社会　微細運動―適応　言語　粗大運動

判定中の様子

1、2、3回目の検査結果をそれぞれのチェック欄に記入			
一般的印象	1	2	3
普通			
異常			
判定実施の受け入れ	1	2	3
いつもよい			
たいていよい			
ほとんどよくない			
周囲への興味	1	2	3
敏感			
あまり興味がない			
全く興味がない			
恐怖感	1	2	3
ない			
少しある			
非常に強い			
注意を向けている時間	1	2	3
適当			
いくらか気が散りやすい			
非常に気が散りやすい			

無断転載不許

2月　4月　6月　9月　12月　15月　18月　2歳　3歳　4歳　5歳　6歳

判定実施上の手引き

1. 判定者は子どもに笑いかけたり、話しかけたり手を振ったりして微笑をひきだそうとする。しかし、子どもの体にさわってはいけない。
2. 子どもは数秒間手をみつめなければならない。
3. 保護者が歯ブラシの使い方を教えたり、ねり歯みがきを歯ブラシにつけてもよい。
4. 靴のひもをむすんだり、背中のボタンをはめたり、ファスナーをあげたりできなくてもよい。
5. 子どもの顔の上およそ 20 cm のところを、一側から他側へ弧を描いて毛糸をゆっくり動かす。
6. 子どもの指先あるいは指の背にガラガラがふれた時、それをつかむならば p。
7. 子どもが消えた毛糸の行方を見ようとするなら p。判定者は腕を動かさないですばやく手に持った毛糸を落して見えなくする。
8. 子どもは片方の手からもう片方の手へ、体や口やテーブルを使わずに積み木をもちかえなくてはならない。
9. 子どもが親指と他の指を使って、レーズンをつまみあげるなら p。
10. 子どもの描いた線と判定者の描いた線との角度が 30 度以内なら p。
11. 判定者は親指を上にたててにぎりこぶしをつくり、親指だけを動かす。子どもがこれをまねて、親指以外の指を動かさなければ p。

12. 囲まれた形なら p。うずまきは f。
13. どんな線でも真ん中あたりで交差すれば p。
14. 「どちらの線が長い？」（"大きい"ではない）紙の上下が逆になるようにまわしてみせ、繰り返す。（3 試行のうち 3 回、あるいは 6 試行のうち 5 回で p。）
15. 最初は子どもに模写させる。失敗した場合は判定者が書いてみせる。

　　12、13、15 の項目を実施するとき、その形の名前を言ってはならない。12 と 13 の項目を実施する時は書いてみせてはならない。

16. 採点するとき、対になっている部分（2 つの腕、2 つの脚）は 1 つとして数える。
17. コップのなかに積み木を一ついれ、子どもの耳のそばで子どもに見えないようにそっとふる。他の耳でも繰り返す。
18. 絵をさして、その名前を言わせる。（ワン、ニャンなどの擬声語だけでは不可。わんわん、にゃんにゃんなどは可。）もしも正しく名前を言えるのが 4 つ未満の時は、判定者が名前を言い、その絵を指さしさせる。

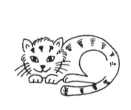 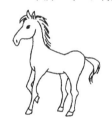 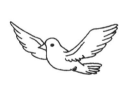 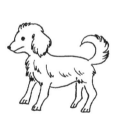 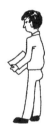

（原画　国立療養所広島病院小児科部長　下田浩子）

19. 人形を使い、子どもに聞く。「鼻はどれ？目は？耳は？口は？手は？足は？おなかは？髪は？」8 問中 6 問正しければ p。
20. 絵を使い、子どもに聞く。「飛ぶのはどれ？」「ニャーとなくのはどれ？」「お話しするのはどれ？」「ほえるのはどれ？」「パカパカ走るのはどれ？」5 問中、2 問あるいは 4 問ただしければ p。
21. 子どもに次の質問をする。「寒いときどうしますか？」「疲れたときはどうしますか？」「おなかがすいたときどうしますか？」3 問中、2 問あるいは 3 問正しければ p。
22. 子どもに次の質問をする。「コップは何に使いますか？」「いすは何に使いますか？」「鉛筆は何に使いますか？」答えの中
23. に動作を示す語が入っていなければならない。
24. 子どもが積み木を紙の上に正しく置き、紙の上にいくつ積み木があるか言えれば p。（1 個から 5 個）
25. 子どもに指示する。「積み木をテーブルの上においてください」「テーブルの下に」「私の前に」「私の後ろに」4 問中 4 問正しければ p。（判定者は指したり、頭や目を動かして子どもを助けてはならない）
26. 子どもに質問する。「ボールとはどんな物ですか？」「海は？」「机は？」「家は？」「バナナは？」「カーテンは？」「窓は？」「靴は？」用途、形、素材、一般的分類（バナナを黄色というのではなく、果物というように）の言葉で定義すれば p。8 問中、5 問あるいは 7 問正しければ p。
27. 子どもに次のように質問する。「象は大きい、犬は？」「火は熱い、氷は？」「昼はあかるい、夜は？」3 問中 2 問正しければ p。
28. 子どもは壁や手すりを使ってもよいが、人の助けはいけない。はうこともいけない。
29. 子どもは離れて立っている判定者の手の届く範囲に、上手投げでボールを約 90 cm 投げる。
30. 子どもはテスト用紙の幅以上の距離を飛び越えなければならない。（約 20 cm）
31. つま先から 2.5 cm 以内にかかとをつけて前方へ歩くように子どもに指示する。判定者がしてみせてもよい。連続して 4 歩、歩かねばならない。
32. 2 歳では正常な子どもの半分は課題実施の受け入れが良くない。

DENVER II 記録票

生年月日＿＿＿＿年＿＿月＿＿日　　（在胎　　週　　日）　　　　整理番号＿＿＿＿＿＿＿＿＿＿＿＿＿

記録日①＿＿＿年＿＿月＿＿日　②＿＿＿年＿＿月＿＿日　③＿＿＿年＿＿月＿＿日　　氏　名＿＿＿＿＿＿＿＿＿＿＿

年月日齢①＿＿＿年＿＿月＿＿日　②＿＿＿年＿＿月＿＿日　③＿＿＿年＿＿月＿＿日　　記録者＿＿＿＿＿＿＿＿＿＿＿

| 2月 | 4月 | 6月 | 9月 | 12月 | 15月 | 18月 | 2歳 | 3歳 | 4歳 | 5歳 | 6歳 |

個人―社会　微細運動―適応　言語

通過率
25　50　75　90

報告でもよい→
裏面の注No.→　　項目

一人で歯磨きをする
ゲームをする
一人で服を着る
Tシャツを着る
友達の名前
上着、靴などをつける　　6部分人物画
手を洗ってふく　　□模写
手伝って歯磨き　　□模倣
上着を脱ぐ　　3部分人物画
人形に食べさせる　　長い方を指差す
スプーンを使う　　十模写
簡単なお手伝い　　○模写
コップで飲む　　親指だけを動かす　　単語定義7語
ボールのやりとり　　縦線模倣　　寒い、疲労、空腹の理解 (3/3)
大人の真似　　8個の積み木の塔　　2/3反対語類推
バイバイをする　　6個の積み木の塔　　5つ数える
ほしいものを示す　　4個の積み木の塔　　単語定義5語
拍手をまねる　　2個の積み木の塔　　前後上下の理解
自分で食べる　　瓶からレーズンを出す　　動作の理解4つ
玩具をとる　　なぐり書きをする　　用途理解3つ
手をみつめる　　コップに積み木を入れる　　1つ数える
あやし笑い　　積み木を打ち合わせる　　用途理解2つ
笑いかける　　親指を使ってつかむ　　色の名前4色
顔をみつめる　　積み木をもちかえる　　わかるように話す
両手に積み木をもつ　　寒い、疲労、空腹の理解 (2/3)
毛糸を探す　　色の名前1色
熊手形でつかむ　　絵の名称4つ
物に手を伸ばす　　動作の理解2つ
レーズンを見つめる　　ほぼ明瞭に話す　　爪先かかと歩き
両手を合わす　　絵を4つ指差す　　片足立ち6秒
180°追視　　6つの身体部分　　片足立ち5秒
ガラガラを握る　　2語文　　片足立ち4秒
正中線を越えて追視　　絵の名称1つ　　片足立ち3秒
正中線まで追視　　絵を2つ指差す　　けんけん
パパ、ママ以外に6語　　片足立ち2秒
パパ、ママ以外に3語　　片足立ち1秒
パパ、ママ以外に2語　　幅跳び
意味ある1語　　ジャンプ
意味なくパパ、ママ　　上手投げ
3音以上つなげる　　ボールをける　　**判定中の様子**
喃語を話す　　階段を登る
パ、ダ、マなど言う　　走る
声の方向に振り向く　　後退り歩き
音に振り向く　　上手に歩く
キャアキャア喜ぶ　　拾い上げる
声を出して笑う　　一人で立つ10秒
「アー」「ウー」などの発声　　一人で立つ2秒
声を出す　　つかまって立ち上がる
ベルに反応　　一人ですわる
つかまり立ち、5秒以上
すわれる、5秒以上
寝返り
引き起こし
胸を上げる
両足で体を支える
90°頭を上げる
首がすわる
45°頭を上げる
頭を上げる
対称運動

個人―社会　微細運動―適応　言語　粗大運動

個人―社会　微細運動―適応　言語　粗大運動

判定中の様子

1、2、3回目の検査結果をそれぞれのチェック欄に記入

一般的印象	1	2	3
普通			
異常			

判定実施の受け入れ	1	2	3
いつもよい			
たいていよい			
ほとんどよくない			

周囲への興味	1	2	3
敏感			
あまり興味がない			
全く興味がない			

恐怖感	1	2	3
ない			
少しある			
非常に強い			

注意を向けている時間	1	2	3
適当			
いくらか気が散りやすい			
非常に気が散りやすい			

無断転載不許

| 2月 | 4月 | 6月 | 9月 | 12月 | 15月 | 18月 | 2歳 | 3歳 | 4歳 | 5歳 | 6歳 |

判定実施上の手引き

1. 判定者は子どもに笑いかけたり、話しかけたり手を振ったりして微笑をひきだそうとする。しかし、子どもの体にさわってはいけない。
2. 子どもは数秒間手をみつめなければならない。
3. 保護者が歯ブラシの使い方を教えたり、ねり歯みがきを歯ブラシにつけてもよい。
4. 靴のひもをむすんだり、背中のボタンをはめたり、ファスナーをあげたりできなくてもよい。
5. 子どもの顔の上およそ20cmのところを、一側から他側へ弧を描いて毛糸をゆっくり動かす。
6. 子どもの指先あるいは指の背にガラガラがふれた時、それをつかむならばp。
7. 子どもが消えた毛糸の行方を見ようとするならp。判定者は腕を動かさないですばやく手に持った毛糸を落して見えなくする。
8. 子どもは片方の手からもう片方の手へ、体や口やテーブルを使わずに積み木をもちかえなくてはならない。
9. 子どもが親指と他の指を使って、レーズンをつまみあげるならp。
10. 子どもの描いた線と判定者の描いた線との角度が30度以内ならp。
11. 判定者は親指を上にたててにぎりこぶしをつくり、親指だけを動かす。子どもがこれをまねて、親指以外の指を動かさなければp。

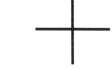

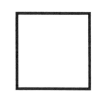

12. 囲まれた形ならp。うずまきはf。
13. どんな線でも真ん中あたりで交差すればp。
14. 「どちらの線が長い？」（"大きい"ではない）紙の上下が逆になるようにまわしてみせ、繰り返す。（3試行のうち3回、あるいは6試行のうち5回でp。）
15. 最初は子どもに模写させる。失敗した場合は判定者が書いてみせる。

　　12、13、15の項目を実施するとき、その形の名前を言ってはならない。12と13の項目を実施する時は書いてみせてはならない。

16. 採点するとき、対になっている部分（2つの腕、2つの脚）は1つとして数える。
17. コップのなかに積み木を一ついれ、子どもの耳のそばで子どもに見えないようにそっとふる。他の耳でも繰り返す。
18. 絵をさして、その名前を言わせる。（ワン、ニャンなどの擬声語だけでは不可。わんわん、にゃんにゃんなどは可。）もしも正しく名前を言えるのが4つ未満の時は、判定者が名前を言い、その絵を指さしさせる。

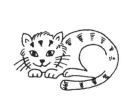
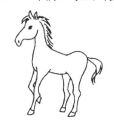
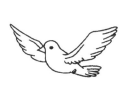
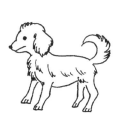
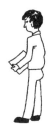

（原画　国立療養所広島病院小児科部長　下田浩子）

19. 人形を使い、子どもに聞く。「鼻はどれ？目は？耳は？口は？手は？足は？おなかは？髪は？」8問中6問正しければp。
20. 絵を使い、子どもに聞く。「飛ぶのはどれ？」「ニャーとなくのはどれ？」「お話しするのはどれ？」「ほえるのはどれ？」「パカパカ走るのはどれ？」5問中、2問あるいは4問ただしければp。
21. 子どもに次の質問をする。「寒いときどうしますか？」「疲れたときはどうしますか？」「おなかがすいたときどうしますか？」3問中、2問あるいは3問正しければp。
22. 子どもに次の質問をする。「コップは何に使いますか？」「いすは何に使いますか？」「鉛筆は何に使いますか？」答えの中
23. に動作を示す語が入っていなければならない。
24. 子どもが積み木を紙の上に正しく置き、紙の上にいくつ積み木があるか言えればp。（1個から5個）
25. 子どもに指示する。「積み木をテーブルの上においてください」「テーブルの下に」「私の前に」「私の後ろに」4問中4問正しければp。（判定者は指したり、頭や目を動かして子どもを助けてはならない）
　　子どもに質問する。「ボールとはどんな物ですか？」「海は？」「机は？」「家は？」「バナナは？」「カーテンは？」「窓は？」「靴は？」用途、形、素材、一般的分類（バナナを黄色というのではなく、果物というように）の言葉で定義すればp。8問中、5問あるいは7問正しければp。
26. 子どもに次のように質問する。「象は大きい、犬は？」「火は熱い、氷は？」「昼はあかるい、夜は？」3問中2問正しければp。
27. 子どもは壁や手すりを使ってもよいが、人の助けはいけない。はうこともいけない。
28. 子どもは離れて立っている判定者の手の届く範囲に、上手投げでボールを約90cm投げる。
29. 子どもはテスト用紙の幅以上の距離を飛び越えなければならない。（約20cm）
30. つま先から2.5cm以内にかかとをつけて前方へ歩くように子どもに指示する。判定者がしてみせてもよい。連続して4歩、歩かねばならない。
31. 2歳では正常な子どもの半分は課題実施の受け入れが良くない。

DENVER II 記録票

生年月日＿＿＿＿年＿＿月＿＿日　（在胎＿＿週＿＿日）　　　　整理番号＿＿＿＿＿＿＿＿＿＿＿＿＿

記録日①＿＿＿年＿＿月＿＿日　②＿＿＿年＿＿月＿＿日　③＿＿＿年＿＿月＿＿日　氏　名＿＿＿＿＿＿＿＿＿＿＿＿

年月日齢①＿＿＿年＿＿月＿＿日　②＿＿＿年＿＿月＿＿日　③＿＿＿年＿＿月＿＿日　記録者＿＿＿＿＿＿＿＿＿＿＿＿

2月　4月　6月　9月　12月　15月　18月　2歳　3歳　4歳　5歳　6歳

個人―社会　微細運動―適応　言語　粗大運動

通過率
25　50　75　90

報告でもよい→
裏面の注No.→　項目

一人で歯磨きをする
ゲームをする
一人で服を着る
Tシャツを着る
友達の名前
上着、靴などをつける　　6部分人物画
手を洗ってふく　　　　□模写
手伝って歯磨き　　　　□模倣
上着を脱ぐ　　　　3部分人物画
人形に食べさせる　　長い方を指差す
スプーンを使う　　十模写
簡単なお手伝い　　○模写
コップで飲む　　親指だけを動かす　単語定義7語
ボールのやりとり　縦線模倣　寒い、疲労、空腹の理解(3/3)
大人の真似　　8個の積み木の塔　2/3反対語類推
バイバイをする　　6個の積み木の塔　5つ数える
ほしいものを示す　　4個の積み木の塔　単語定義5語
拍手をまねる　　2個の積み木の塔　前後上下の理解
自分で食べる　　瓶からレーズンを出す　動作の理解4つ
玩具をとる　　なぐり書きをする　用途理解3つ
手をみつめる　　コップに積み木を入れる　1つ数える
あやし笑い　　積み木を打ち合わせる　用途理解2つ
笑いかける　　親指を使ってつかむ　色の名前4色
顔をみつめる　　積み木をもちかえる　わかるように話す
両手に積み木をもつ　寒い、疲労、空腹の理解(2/3)
毛糸を探す　　色の名前1色
熊手形でつかむ　　絵の名称4つ
物に手を伸ばす　　動作の理解2つ
レーズンを見つめる　ほぼ明瞭に話す　爪先かかと歩き
両手を合わす　　絵を4つ指差す　片足立ち6秒
180°追視　　6つの身体部分　片足立ち5秒
ガラガラを握る　　2語文　片足立ち4秒
正中線を越えて追視　絵の名称1つ　片足立ち3秒
正中線まで追視　　絵を2つ指差す　けんけん
パパ、ママ以外に6語　片足立ち2秒
パパ、ママ以外に3語　片足立ち1秒
パパ、ママ以外に2語　幅跳び
意味ある1語　　ジャンプ
意味なくパパ、ママ　上手投げ
3音以上つなげる　　ボールをける
喃語を話す　　階段を登る
パ、ダ、マなど言う　走る
声の方向に振り向く　後退り歩き
音に振り向く　　上手に歩く
キャアキャア喜ぶ　拾い上げる
声を出して笑う　　一人で立つ10秒
「アー」「ウー」などの発声　一人で立つ2秒
声を出す　　つかまって立ち上がる
ベルに反応　　一人ですわる
つかまり立ち、5秒以上
すわれる、5秒以上
寝返り
引き起こし
胸を上げる
両足で体を支える
90°頭を上げる
首がすわる
45°頭を上げる
頭を上げる
対称運動

個人―社会　微細運動―適応　言語　粗大運動

判定中の様子

1、2、3回目の検査結果をそれぞれのチェック欄に記入

一般的印象	1	2	3
普通			
異常			

判定実施の受け入れ	1	2	3
いつもよい			
たいていよい			
ほとんどよくない			

周囲への興味	1	2	3
敏感			
あまり興味がない			
全く興味がない			

恐怖感	1	2	3
ない			
少しある			
非常に強い			

注意を向けている時間	1	2	3
適当			
いくらか気が散りやすい			
非常に気が散りやすい			

無断転載不許

2月　4月　6月　9月　12月　15月　18月　2歳　3歳　4歳　5歳　6歳

判定実施上の手引き

1. 判定者は子どもに笑いかけたり、話しかけたり手を振ったりして微笑をひきだそうとする。しかし、子どもの体にさわってはいけない。
2. 子どもは数秒間手をみつめなければならない。
3. 保護者が歯ブラシの使い方を教えたり、ねり歯みがきを歯ブラシにつけてもよい。
4. 靴のひもをむすんだり、背中のボタンをはめたり、ファスナーをあげたりできなくてもよい。
5. 子どもの顔の上およそ 20 cm のところを、一側から他側へ弧を描いて毛糸をゆっくり動かす。
6. 子どもの指先あるいは指の背にガラガラがふれた時、それをつかむならば p。
7. 子どもが消えた毛糸の行方を見ようとするなら p。判定者は腕を動かさないですばやく手に持った毛糸を落して見えなくする。
8. 子どもは片方の手からもう片方の手へ、体や口やテーブルを使わずに積み木をもちかえなくてはならない。
9. 子どもが親指と他の指を使って、レーズンをつまみあげるなら p。
10. 子どもの描いた線と判定者の描いた線との角度が 30 度以内なら p。
11. 判定者は親指を上にたててにぎりこぶしをつくり、親指だけを動かす。子どもがこれをまねて、親指以外の指を動かさなければ p。

 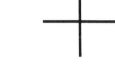 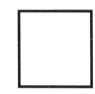

12. 囲まれた形なら p。うずまきは f。
13. どんな線でも真ん中あたりで交差すれば p。
14. 「どちらの線が長い？」（"大きい"ではない）紙の上下が逆になるようにまわしてみせ、繰り返す。（3 試行のうち 3 回、あるいは 6 試行のうち 5 回で p。）
15. 最初は子どもに模写させる。失敗した場合は判定者が書いてみせる。

　　12、13、15 の項目を実施するとき、その形の名前を言ってはならない。12 と 13 の項目を実施する時は書いてみせてはならない。

16. 採点するとき、対になっている部分（2 つの腕、2 つの脚）は 1 つとして数える。
17. コップのなかに積み木を一ついれ、子どもの耳のそばで子どもに見えないようにそっとふる。他の耳でも繰り返す。
18. 絵をさして、その名前を言わせる。（ワン、ニャンなどの擬声語だけでは不可。わんわん、にゃんにゃんなどは可。）もしも正しく名前を言えるのが 4 つ未満の時は、判定者が名前を言い、その絵を指さしさせる。

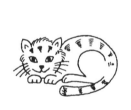 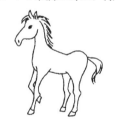 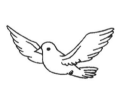 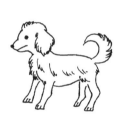 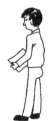

（原画　国立療養所広島病院小児科部長　下田浩子）

19. 人形を使い、子どもに聞く。「鼻はどれ？目は？耳は？口は？手は？足は？おなかは？髪は？」8 問中 6 問正しければ p。
20. 絵を使い、子どもに聞く。「飛ぶのはどれ？」「ニャーとなくのはどれ？」「お話しするのはどれ？」「ほえるのはどれ？」「パカパカ走るのはどれ？」5 問中、2 問あるいは 4 問ただしければ p。
21. 子どもに次の質問をする。「寒いときどうしますか？」「疲れたときはどうしますか？」「おなかがすいたときどうしますか？」3 問中、2 問あるいは 3 問正しければ p。
22. 子どもに次の質問をする。「コップは何に使いますか？」「いすは何に使いますか？」「鉛筆は何に使いますか？」答えの中
23. に動作を示す語が入っていなければならない。
24. 子どもが積み木を紙の上に正しく置き、紙の上にいくつ積み木があるか言えれば p。（1 個から 5 個）
　　子どもに指示する。「積み木をテーブルの上においてください」「テーブルの下に」「私の前に」「私の後ろに」4 問中 4 問正
25. しければ p。（判定者は指したり、頭や目を動かして子どもを助けてはならない）
　　子どもに質問する。「ボールとはどんな物ですか？」「海は？」「机は？」「家は？」「バナナは？」「カーテンは？」「窓は？」「靴は？」用途、形、素材、一般的分類（バナナを黄色というのではなく、果物というように）の言葉で定義すれば p。8 問中、5 問あるいは 7 問正しければ p。
26. 子どもに次のように質問する。「象は大きい、犬は？」「火は熱い、氷は？」「昼はあかるい、夜は？」3 問中 2 問正しければ p。
27. 子どもは壁や手すりを使ってもよいが、人の助けはいけない。はうこともいけない。
28. 子どもは離れて立っている判定者の手の届く範囲に、上手投げでボールを約 90 cm 投げる。
29. 子どもはテスト用紙の幅以上の距離を飛び越えなければならない。（約 20 cm）
30. つま先から 2.5 cm 以内にかかとをつけて前方へ歩くように子どもに指示する。判定者がしてみせてもよい。連続して 4 歩、歩かねばならない。
31. 2 歳では正常な子どもの半分は課題実施の受け入れが良くない。

DENVER Ⅱ 記録票

生年月日＿＿＿年＿＿月＿＿日　　（在胎　　週　　日）　　　　　整理番号＿＿＿＿＿＿＿＿＿＿＿

記 録 日①＿＿年＿＿月＿＿日　②＿＿年＿＿月＿＿日　③＿＿年＿＿月＿＿日　氏　名＿＿＿＿＿＿＿＿＿＿＿

年月日齢①＿＿年＿＿月＿＿日　②＿＿年＿＿月＿＿日　③＿＿年＿＿月＿＿日　記録者＿＿＿＿＿＿＿＿＿＿＿

| 2月 | 4月 | 6月 | 9月 | 12月 | 15月 | 18月 | 2歳 | 3歳 | 4歳 | 5歳 | 6歳 |

個人—社会　微細運動—適応　言語

通過率
25　50　75　90

報告でもよい→
裏面の注No.→　　項目

一人で歯磨きをする
ゲームをする
一人で服を着る
Tシャツを着る
友達の名前
上着、靴などをつける　　6部分人物画
手を洗ってふく　　　□模写
手伝って歯磨き　　　□模倣
上着を脱ぐ　　3部分人物画
人形に食べさせる　　長い方を指差す
スプーンを使う　　十模写
簡単なお手伝い　　○模写
コップで飲む　　親指だけを動かす　　単語定義7語
ボールのやりとり　　縦線模倣　　寒い、疲労、空腹の理解(3/3)
大人の真似　　8個の積み木の塔　　2/3反対語類推
バイバイをする　　6個の積み木の塔　　5つ数える
ほしいものを示す　　4個の積み木の塔　　単語定義5語
拍手をまねる　　2個の積み木の塔　　前後上下の理解
自分で食べる　　瓶からレーズンを出す　　動作の理解4つ
玩具をとる　　なぐり書きをする　　用途理解3つ
手をみつめる　　コップに積み木を入れる　　1つ数える
あやし笑い　　積み木を打ち合わせる　　用途理解2つ
笑いかける　　親指を使ってつかむ　　色の名前4色
顔をみつめる　　積み木をもちかえる　　わかるように話す
両手に積み木をもつ　　寒い、疲労、空腹の理解(2/3)
毛糸を探す　　色の名前1色
熊手形でつかむ　　絵の名称4つ
物に手を伸ばす　　動作の理解2つ
レーズンを見つめる　　ほぼ明瞭に話す　　爪先かかと歩き
両手を合わす　　絵を4つ指差す　　片足立ち6秒
180°追視　　6つの身体部分　　片足立ち5秒
ガラガラを握る　　2語文　　片足立ち4秒
正中線を越えて追視　　絵の名称1つ　　片足立ち3秒
正中線まで追視　　絵を2つ指差す　　けんけん
パパ、ママ以外に6語　　片足立ち2秒
パパ、ママ以外に3語　　片足立ち1秒
パパ、ママ以外に2語　　幅跳び
意味ある1語　　ジャンプ
意味なくパパ、ママ　　上手投げ
3音以上つなげる　　ボールをける　　**判定中の様子**
喃語を話す　　階段を登る
パ、ダ、マなど言う　　走る
声の方向に振り向く　　後退り歩き
音に振り向く　　上手に歩く
キャアキャア喜ぶ　　拾い上げる
声を出して笑う　　一人で立つ10秒
「アー」「ウー」などの発声　　一人で立つ2秒
声を出す　　つかまって立ち上がる
ベルに反応　　一人ですわる
つかまり立ち、5秒以上
すわれる、5秒以上
寝返り
引き起こし
胸を上げる
両足で体を支える
90°頭を上げる
首がすわる
45°頭を上げる
頭を上げる
対称運動

個人—社会　微細運動—適応　言語　粗大運動

粗大運動

判定中の様子			
1、2、3回目の検査結果をそれぞれのチェック欄に記入			
一般的印象	1	2	3
普通			
異常			
判定実施の受け入れ	1	2	3
いつもよい			
たいていよい			
ほとんどよくない			
周囲への興味	1	2	3
敏感			
あまり興味がない			
全く興味がない			
恐怖感	1	2	3
ない			
少しある			
非常に強い			
注意を向けている時間	1	2	3
適当			
いくらか気が散りやすい			
非常に気が散りやすい			

| 2月 | 4月 | 6月 | 9月 | 12月 | 15月 | 18月 | 2歳 | 3歳 | 4歳 | 5歳 | 6歳 |

無断転載不許

判定実施上の手引き

1. 判定者は子どもに笑いかけたり、話しかけたり手を振ったりして微笑をひきだそうとする。しかし、子どもの体にさわってはいけない。
2. 子どもは数秒間手をみつめなければならない。
3. 保護者が歯ブラシの使い方を教えたり、ねり歯みがきを歯ブラシにつけてもよい。
4. 靴のひもをむすんだり、背中のボタンをはめたり、ファスナーをあげたりできなくてもよい。
5. 子どもの顔の上およそ 20 cm のところを、一側から他側へ弧を描いて毛糸をゆっくり動かす。
6. 子どもの指先あるいは指の背にガラガラがふれた時、それをつかむならば p。
7. 子どもが消えた毛糸の行方を見ようとするなら p。判定者は腕を動かさないですばやく手に持った毛糸を落して見えなくする。
8. 子どもは片方の手からもう片方の手へ、体や口やテーブルを使わずに積み木をもちかえなくてはならない。
9. 子どもが親指と他の指を使って、レーズンをつまみあげるなら p。
10. 子どもの描いた線と判定者の描いた線との角度が 30 度以内なら p。
11. 判定者は親指を上にたててにぎりこぶしをつくり、親指だけを動かす。子どもがこれをまねて、親指以外の指を動かさなければ p。

   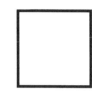

12. 囲まれた形なら p。うずまきは f。
13. どんな線でも真ん中あたりで交差すれば p。
14. 「どちらの線が長い？」（"大きい"ではない）紙の上下が逆になるようにまわしてみせ、繰り返す。（3 試行のうち 3 回、あるいは 6 試行のうち 5 回で p。）
15. 最初は子どもに模写させる。失敗した場合は判定者が書いてみせる。

　　12、13、15 の項目を実施するとき、その形の名前を言ってはならない。12 と 13 の項目を実施する時は書いてみせてはならない。

16. 採点するとき、対になっている部分（2 つの腕、2 つの脚）は 1 つとして数える。
17. コップのなかに積み木を一ついれ、子どもの耳のそばで子どもに見えないようにそっとふる。他の耳でも繰り返す。
18. 絵をさして、その名前を言わせる。（ワン、ニャンなどの擬声語だけでは不可。わんわん、にゃんにゃんなどは可。）もしも正しく名前を言えるのが 4 つ未満の時は、判定者が名前を言い、その絵を指さしさせる。

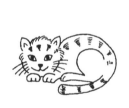 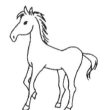 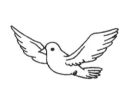 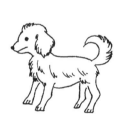 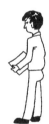

（原画　国立療養所広島病院小児科部長　下田浩子）

19. 人形を使い、子どもに聞く。「鼻はどれ？目は？耳は？口は？手は？足は？おなかは？髪は？」8 問中 6 問正しければ p。
20. 絵を使い、子どもに聞く。「飛ぶのはどれ？」「ニャーとなくのはどれ？」「お話しするのはどれ？」「ほえるのはどれ？」「パカパカ走るのはどれ？」5 問中、2 問あるいは 4 問ただしければ p。
21. 子どもに次の質問をする。「寒いときどうしますか？」「疲れたときはどうしますか？」「おなかがすいたときどうしますか？」3 問中、2 問あるいは 3 問正しければ p。
22. 子どもに次の質問をする。「コップは何に使いますか？」「いすは何に使いますか？」「鉛筆は何に使いますか？」答えの中
23. に動作を示す語が入っていなければならない。
24. 子どもが積み木を紙の上に正しく置き、紙の上にいくつ積み木があるか言えれば p。（1 個から 5 個）
　　子どもに指示する。「積み木をテーブルの上においてください」「テーブルの下に」「私の前に」「私の後ろに」4 問中 4 問正
25. しければ p。（判定者は指したり、頭や目を動かして子どもを助けてはならない）
　　子どもに質問する。「ボールとはどんな物ですか？」「海は？」「机は？」「家は？」「バナナは？」「カーテンは？」「窓は？」「靴は？」用途、形、素材、一般的分類（バナナを黄色というのではなく、果物というように）の言葉で定義すれば p。8 問中、5 問あるいは 7 問正しければ p。
26. 子どもに次のように質問する。「象は大きい、犬は？」「火は熱い、氷は？」「昼はあかるい、夜は？」3 問中 2 問正しければ p。
27. 子どもは壁や手すりを使ってもよいが、人の助けはいけない。はうこともいけない。
28. 子どもは離れて立っている判定者の手の届く範囲に、上手投げでボールを約 90 cm 投げる。
29. 子どもはテスト用紙の幅以上の距離を飛び越えなければならない。（約 20 cm）
30. つま先から 2.5 cm 以内にかかとをつけて前方へ歩くように子どもに指示する。判定者がしてみせてもよい。連続して 4 歩、歩かねばならない。
31. 2 歳では正常な子どもの半分は課題実施の受け入れが良くない。

DENVER II 記録票

生年月日＿＿＿＿年＿＿月＿＿日　　（在胎　　週　　日）　　　　　　　　整理番号＿＿＿＿＿＿＿＿＿＿＿＿＿＿

記録日①＿＿＿年＿＿月＿＿日　②＿＿＿年＿＿月＿＿日　③＿＿＿年＿＿月＿＿日　　氏　名＿＿＿＿＿＿＿＿＿＿＿＿＿＿

年月日齢①＿＿＿年＿＿月＿＿日　②＿＿＿年＿＿月＿＿日　③＿＿＿年＿＿月＿＿日　　記録者＿＿＿＿＿＿＿＿＿＿＿＿＿＿

| 2月 | 4月 | 6月 | 9月 | 12月 | 15月 | 18月 | 2歳 | 3歳 | 4歳 | 5歳 | 6歳 |

個人―社会　微細運動―適応　言語

通過率
25　50　75　90

報告でもよい→
裏面の注No.→　　項目

一人で歯磨きをする
ゲームをする
一人で服を着る
Tシャツを着る
友達の名前
上着、靴などをつける　　6部分人物画
手を洗ってふく　　□模写
手伝って歯磨き　　□模倣
上着を脱ぐ　　3部分人物画
人形に食べさせる　　長い方を指差す
スプーンを使う　　十模写
簡単なお手伝い　　○模写
コップで飲む　　親指だけを動かす　　単語定義7語
ボールのやりとり　　縦線模倣　寒い、疲労、空腹の理解(3/3)
大人の真似　　8個の積み木の塔　　2/3反対語類推
バイバイをする　　6個の積み木の塔　　5つ数える
ほしいものを示す　　4個の積み木の塔　　単語定義5語
拍手をまねる　　2個の積み木の塔　　前後上下の理解
自分で食べる　　瓶からレーズンを出す　　動作の理解4つ
玩具をとる　　なぐり書きをする　　用途理解3つ
手をみつめる　　コップに積み木を入れる　　1つ数える
あやし笑い　　積み木を打ち合わせる　　用途理解2つ
笑いかける　　親指を使ってつかむ　　色の名前4色
顔をみつめる　　積み木をもちかえる　　わかるように話す
両手に積み木をもつ　　寒い、疲労、空腹の理解(2/3)
毛糸を探す　　色の名前1色
熊手形でつかむ　　絵の名称4つ
物に手を伸ばす　　動作の理解2つ
レーズンを見つめる　　ほぼ明瞭に話す　　爪先かかと歩き
両手を合わす　　絵を4つ指差す　　片足立ち6秒
180°追視　　6つの身体部分　　片足立ち5秒
ガラガラを握る　　2語文　　片足立ち4秒
正中線を越えて追視　　絵の名称1つ　　片足立ち3秒
正中線まで追視　　絵を2つ指差す　　けんけん
パパ、ママ以外に6語　　片足立ち2秒
パパ、ママ以外に3語　　片足立ち1秒
パパ、ママ以外に2語　　幅跳び
意味ある1語　　ジャンプ
意味なくパパ、ママ　　上手投げ
3音以上つなげる　　ボールをける
喃語を話す　　階段を登る
パ、ダ、マなど言う　　走る
声の方向に振り向く　　後退り歩き
音に振り向く　　上手に歩く
キャアキャア喜ぶ　　拾い上げる
声を出して笑う　　一人で立つ10秒
「アー」「ウー」などの発声　　一人で立つ2秒
声を出す　　つかまって立ち上がる
ベルに反応　　一人ですわる
つかまり立ち、5秒以上
すわれる、5秒以上
寝返り
引き起こし
胸を上げる
両足で体を支える
90°頭を上げる
首がすわる
45°頭を上げる
頭を上げる
対称運動

個人―社会　微細運動―適応　言語　粗大運動

粗大運動

判定中の様子

1、2、3回目の検査結果をそれぞれのチェック欄に記入

一般的印象	1	2	3
普通			
異常			

判定実施の受け入れ	1	2	3
いつもよい			
たいていよい			
ほとんどよくない			

周囲への興味	1	2	3
敏感			
あまり興味がない			
全く興味がない			

恐怖感	1	2	3
ない			
少しある			
非常に強い			

注意を向けている時間	1	2	3
適当			
いくらか気が散りやすい			
非常に気が散りやすい			

無断転載不許

| 2月 | 4月 | 6月 | 9月 | 12月 | 15月 | 18月 | 2歳 | 3歳 | 4歳 | 5歳 | 6歳 |

判定実施上の手引き

1. 判定者は子どもに笑いかけたり、話しかけたり手を振ったりして微笑をひきだそうとする。しかし、子どもの体にさわってはいけない。
2. 子どもは数秒間手をみつめなければならない。
3. 保護者が歯ブラシの使い方を教えたり、ねり歯みがきを歯ブラシにつけてもよい。
4. 靴のひもをむすんだり、背中のボタンをはめたり、ファスナーをあげたりできなくてもよい。
5. 子どもの顔の上およそ20cmのところを、一側から他側へ弧を描いて毛糸をゆっくり動かす。
6. 子どもの指先あるいは指の背にガラガラがふれた時、それをつかむならばp。
7. 子どもが消えた毛糸の行方を見ようとするならp。判定者は腕を動かさないですばやく手に持った毛糸を落して見えなくする。
8. 子どもは片方の手からもう片方の手へ、体や口やテーブルを使わずに積み木をもちかえなくてはならない。
9. 子どもが親指と他の指を使って、レーズンをつまみあげるならp。
10. 子どもの描いた線と判定者の描いた線との角度が30度以内ならp。
11. 判定者は親指を上にたててにぎりこぶしをつくり、親指だけを動かす。子どもがこれをまねて、親指以外の指を動かさなければp。

  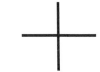   

12. 囲まれた形ならp。うずまきはf。
13. どんな線でも真ん中あたりで交差すればp。
14. 「どちらの線が長い？」（"大きい"ではない）紙の上下が逆になるようにまわしてみせ、繰り返す。（3試行のうち3回、あるいは6試行のうち5回でp。）
15. 最初は子どもに模写させる。失敗した場合は判定者が書いてみせる。

　　12、13、15の項目を実施するとき、その形の名前を言ってはならない。12と13の項目を実施する時は書いてみせてはならない。

16. 採点するとき、対になっている部分（2つの腕、2つの脚）は1つとして数える。
17. コップのなかに積み木を一ついれ、子どもの耳のそばで子どもに見えないようにそっとふる。他の耳でも繰り返す。
18. 絵をさして、その名前を言わせる。（ワン、ニャンなどの擬声語だけでは不可。わんわん、にゃんにゃんなどは可。）もしも正しく名前を言えるのが4つ未満の時は、判定者が名前を言い、その絵を指さしさせる。

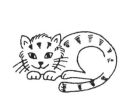 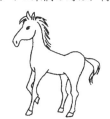 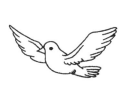 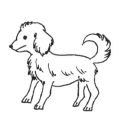 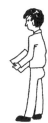

（原画　国立療養所広島病院小児科部長　下田浩子）

19. 人形を使い、子どもに聞く。「鼻はどれ？目は？耳は？口は？手は？足は？おなかは？髪は？」8問中6問正しければp。
20. 絵を使い、子どもに聞く。「飛ぶのはどれ？」「ニャーとなくのはどれ？」「お話しするのはどれ？」「ほえるのはどれ？」「パカパカ走るのはどれ？」5問中、2問あるいは4問ただしければp。
21. 子どもに次の質問をする。「寒いときどうしますか？」「疲れたときはどうしますか？」「おなかがすいたときどうしますか？」3問中、2問あるいは3問正しければp。
22. 子どもに次の質問をする。「コップは何に使いますか？」「いすは何に使いますか？」「鉛筆は何に使いますか？」答えの中
23. に動作を示す語が入っていなければならない。
24. 子どもが積み木を紙の上に正しく置き、紙の上にいくつ積み木があるか言えればp。（1個から5個）
　　子どもに指示する。「積み木をテーブルの上においてください」「テーブルの下に」「私の前に」「私の後ろに」4問中4問正
25. しければp。（判定者は指したり、頭や目を動かして子どもを助けてはならない）
　　子どもに質問する。「ボールとはどんな物ですか？」「海は？」「机は？」「家は？」「バナナは？」「カーテンは？」「窓は？」「靴は？」用途、形、素材、一般的分類（バナナを黄色というのではなく、果物というように）の言葉で定義すればp。8問中、5問あるいは7問正しければp。
26. 子どもに次のように質問する。「象は大きい、犬は？」「火は熱い、氷は？」「昼はあかるい、夜は？」3問中2問正しければp。
27. 子どもは壁や手すりを使ってもよいが、人の助けはいけない。はうこともいけない。
28. 子どもは離れて立っている判定者の手の届く範囲に、上手投げでボールを約90cm投げる。
29. 子どもはテスト用紙の幅以上の距離を飛び越えなければならない。（約20cm）
30. つま先から2.5cm以内にかかとをつけて前方へ歩くように子どもに指示する。判定者がしてみせてもよい。連続して4歩、歩かねばならない。
31. 2歳では正常な子どもの半分は課題実施の受け入れが良くない。

DENVERⅡ記録票

生年月日＿＿＿＿年＿＿月＿＿日　　（在胎　　週　　日）　　　　　　整理番号＿＿＿＿＿＿＿＿＿＿＿

記録日①＿＿＿＿年＿＿月＿＿日　　②＿＿＿＿年＿＿月＿＿日　　③＿＿＿＿年＿＿月＿＿日　　氏　名＿＿＿＿＿＿＿＿＿＿＿

年月日齢①＿＿＿＿年＿＿月＿＿日　　②＿＿＿＿年＿＿月＿＿日　　③＿＿＿＿年＿＿月＿＿日　　記録者＿＿＿＿＿＿＿＿＿＿＿

| 2月 | 4月 | 6月 | 9月 | 12月 | 15月 | 18月 | 2歳 | 3歳 | 4歳 | 5歳 | 6歳 |

通過率
25　50　75　90

報告でもよい→
裏面の注No.→　　項目

個人―社会　微細運動―適応　言語（右側縦書き）

一人で歯磨きをする
ゲームをする
一人で服を着る
Tシャツを着る
友達の名前
上着、靴などをつける　　6部分人物画
手を洗ってふく　　□模写
手伝って歯磨き　　□模倣
上着を脱ぐ　　3部分人物画
人形に食べさせる　　長い方を指差す
スプーンを使う　　十模写
簡単なお手伝い　　○模写
コップで飲む　　親指だけを動かす　　単語定義7語
ボールのやりとり　　縦線模倣　　寒い、疲労、空腹の理解（3/3）
大人の真似　　8個の積み木の塔　　2/3反対語類推
バイバイをする　　6個の積み木の塔　　5つ数える
ほしいものを示す　　4個の積み木の塔　　単語定義5語
拍手をまねる　　2個の積み木の塔　　前後上下の理解
自分で食べる　　瓶からレーズンを出す　　動作の理解4つ
玩具をとる　　なぐり書きをする　　用途理解3つ
手をみつめる　　コップに積み木を入れる　　1つ数える
あやし笑い　　積み木を打ち合わせる　　用途理解2つ
笑いかける　　親指を使ってつかむ　　色の名前4色
顔をみつめる　　積み木をもちかえる　　わかるように話す
両手に積み木をもつ　　寒い、疲労、空腹の理解（2/3）
毛糸を探す　　色の名前1色
熊手形でつかむ　　絵の名称4つ
物に手を伸ばす　　動作の理解2つ
レーズンを見つめる　　ほぼ明瞭に話す　　爪先かかと歩き
両手を合わす　　絵を4つ指差す　　片足立ち6秒
180°追視　　6つの身体部分　　片足立ち5秒
ガラガラを握る　　2語文　　片足立ち4秒
正中線を越えて追視　　絵の名称1つ　　片足立ち3秒
正中線まで追視　　絵を2つ指差す　　けんけん
パパ、ママ以外に6語　　片足立ち2秒
パパ、ママ以外に3語　　片足立ち1秒
パパ、ママ以外に2語　　幅跳び
意味ある1語　　ジャンプ
意味なくパパ、ママ　　上手投げ
3音以上つなげる　　ボールをける
喃語を話す　　階段を登る
パ、ダ、マなど言う　　走る
声の方向に振り向く　　後退り歩き
音に振り向く　　上手に歩く
キャアキャア喜ぶ　　拾い上げる
声を出して笑う　　一人で立つ10秒
「アー」「ウー」などの発声　　一人で立つ2秒
声を出す　　つかまって立ち上がる
ベルに反応　　一人ですわる
つかまり立ち、5秒以上
すわれる、5秒以上
寝返り
引き起こし
胸を上げる
両足で体を支える
90°頭を上げる
首がすわる
45°頭を上げる
頭を上げる
対称運動

個人―社会　微細運動―適応　言語　粗大運動（左側・右側縦書き）

判定中の様子

1、2、3回目の検査結果をそれぞれのチェック欄に記入

一般的印象	1	2	3
普通			
異常			

判定実施の受け入れ	1	2	3
いつもよい			
たいていよい			
ほとんどよくない			

周囲への興味	1	2	3
敏感			
あまり興味がない			
全く興味がない			

恐怖感	1	2	3
ない			
少しある			
非常に強い			

注意を向けている時間	1	2	3
適当			
いくらか気が散りやすい			
非常に気が散りやすい			

| 2月 | 4月 | 6月 | 9月 | 12月 | 15月 | 18月 | 2歳 | 3歳 | 4歳 | 5歳 | 6歳 |

無断転載不許

判定実施上の手引き

1. 判定者は子どもに笑いかけたり、話しかけたり手を振ったりして微笑をひきだそうとする。しかし、子どもの体にさわってはいけない。
2. 子どもは数秒間手をみつめなければならない。
3. 保護者が歯ブラシの使い方を教えたり、ねり歯みがきを歯ブラシにつけてもよい。
4. 靴のひもをむすんだり、背中のボタンをはめたり、ファスナーをあげたりできなくてもよい。
5. 子どもの顔の上およそ 20 cm のところを、一側から他側へ弧を描いて毛糸をゆっくり動かす。
6. 子どもの指先あるいは指の背にガラガラがふれた時、それをつかむならば p。
7. 子どもが消えた毛糸の行方を見ようとするなら p。判定者は腕を動かさないですばやく手に持った毛糸を落して見えなくする。
8. 子どもは片方の手からもう片方の手へ、体や口やテーブルを使わずに積み木をもちかえなくてはならない。
9. 子どもが親指と他の指を使って、レーズンをつまみあげるなら p。
10. 子どもの描いた線と判定者の描いた線との角度が 30 度以内なら p。
11. 判定者は親指を上にたててにぎりこぶしをつくり、親指だけを動かす。子どもがこれをまねて、親指以外の指を動かさなければ p。

12. 囲まれた形なら p。うずまきは f。
13. どんな線でも真ん中あたりで交差すれば p。
14. 「どちらの線が長い？」（"大きい" ではない）紙の上下が逆になるようにまわしてみせ、繰り返す。（3 試行のうち 3 回、あるいは 6 試行のうち 5 回で p。）
15. 最初は子どもに模写させる。失敗した場合は判定者が書いてみせる。

　　12、13、15 の項目を実施するとき、その形の名前を言ってはならない。12 と 13 の項目を実施する時は書いてみせてはならない。

16. 採点するとき、対になっている部分 (2 つの腕、2 つの脚) は 1 つとして数える。
17. コップのなかに積み木を一ついれ、子どもの耳のそばで子どもに見えないようにそっとふる。他の耳でも繰り返す。
18. 絵をさして、その名前を言わせる。(ワン、ニャンなどの擬声語だけでは不可。わんわん、にゃんにゃんなどは可。) もしも正しく名前を言えるのが 4 つ未満の時は、判定者が名前を言い、その絵を指さしさせる。

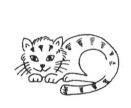 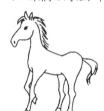 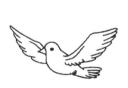 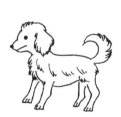 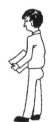

（原画　国立療養所広島病院小児科部長　下田浩子）

19. 人形を使い、子どもに聞く。「鼻はどれ？目は？耳は？口は？手は？足は？おなかは？髪は？」8 問中 6 問正しければ p。
20. 絵を使い、子どもに聞く。「飛ぶのはどれ？」「ニャーとなくのはどれ？」「お話しするのはどれ？」「ほえるのはどれ？」「パカパカ走るのはどれ？」5 問中、2 問あるいは 4 問ただしければ p。
21. 子どもに次の質問をする。「寒いときどうしますか？」「疲れたときはどうしますか？」「おなかがすいたときどうしますか？」3 問中、2 問あるいは 3 問正しければ p。
22. 子どもに次の質問をする。「コップは何に使いますか？」「いすは何に使いますか？」「鉛筆は何に使いますか？」答えの中
23. に動作を示す語が入っていなければならない。
24. 子どもが積み木を紙の上に正しく置き、紙の上にいくつ積み木があるか言えれば p。(1 個から 5 個)
25. 子どもに指示する。「積み木をテーブルの上においてください」「テーブルの下に」「私の前に」「私の後ろに」4 問中 4 問正しければ p。(判定者は指したり、頭や目を動かして子どもを助けてはならない)
　　子どもに質問する。「ボールとはどんな物ですか？」「海は？」「机は？」「家は？」「バナナは？」「カーテンは？」「窓は？」「靴は？」用途、形、素材、一般的分類 (バナナを黄色というのではなく、果物というように) の言葉で定義すれば p。8 問中、5 問あるいは 7 問正しければ p。
26. 子どもに次のように質問する。「象は大きい、犬は？」「火は熱い、氷は？」「昼はあかるい、夜は？」3 問中 2 問正しければ p。
27. 子どもは壁や手すりを使ってもよいが、人の助けはいけない。はうこともいけない。
28. 子どもは離れて立っている判定者の手の届く範囲に、上手投げでボールを約 90 cm 投げる。
29. 子どもはテスト用紙の幅以上の距離を飛び越えなければならない。(約 20 cm)
30. つま先から 2.5 cm 以内にかかとをつけて前方へ歩くように子どもに指示する。判定者がしてみせてもよい。連続して 4 歩、歩かねばならない。
31. 2 歳では正常な子どもの半分は課題実施の受け入れが良くない。

DENVER II 記録票

生年月日＿＿＿＿年＿＿月＿＿日　（在胎　　週　　日）　　整理番号＿＿＿＿＿＿＿＿＿＿＿

記録日①＿＿＿年＿＿月＿＿日　②＿＿＿年＿＿月＿＿日　③＿＿＿年＿＿月＿＿日　氏　名＿＿＿＿＿＿＿＿＿＿＿

年月日齢①＿＿＿年＿＿月＿＿日　②＿＿＿年＿＿月＿＿日　③＿＿＿年＿＿月＿＿日　記録者＿＿＿＿＿＿＿＿＿＿＿

2月　4月　6月　9月　12月　15月　18月　2歳　3歳　4歳　5歳　6歳

通過率
25　50　75　90

報告でもよい→
裏面の注No.→　項目

個人―社会 / 微細運動―適応 / 言語 / 粗大運動

個人―社会

- 一人で歯磨きをする
- ゲームをする
- 一人で服を着る
- Tシャツを着る
- 友達の名前
- 上着、靴などをつける
- 手を洗ってふく
- 手伝って歯磨き
- 上着を脱ぐ
- 人形に食べさせる
- スプーンを使う
- 簡単なお手伝い
- コップで飲む
- ボールのやりとり
- 大人の真似
- バイバイをする
- ほしいものを示す
- 拍手をまねる
- 自分で食べる
- 玩具をとる
- 手をみつめる
- あやし笑い
- 笑いかける
- 顔をみつめる

微細運動―適応

- 6部分人物画
- □模写
- □模倣
- 3部分人物画
- 長い方を指差す
- 十模写
- ○模写
- 親指だけを動かす
- 縦線模倣
- 8個の積み木の塔
- 6個の積み木の塔
- 4個の積み木の塔
- 2個の積み木の塔
- 瓶からレーズンを出す
- なぐり書きをする
- コップに積み木を入れる
- 積み木を打ち合わせる
- 親指を使ってつかむ
- 積み木をもちかえる
- 両手に積み木をもつ
- 毛糸を探す
- 熊手形でつかむ
- 物に手を伸ばす
- レーズンを見つめる
- 両手を合わす
- 180°追視
- ガラガラを握る
- 正中線を越えて追視
- 正中線まで追視

言語

- 単語定義7語
- 寒い、疲労、空腹の理解 (3/3)
- 2/3反対語類推
- 5つ数える
- 単語定義5語
- 前後上下の理解
- 動作の理解4つ
- 用途理解3つ
- 1つ数える
- 用途理解2つ
- 色の名前4色
- わかるように話す
- 寒い、疲労、空腹の理解 (2/3)
- 色の名前1色
- 絵の名称4つ
- 動作の理解2つ
- ほぼ明瞭に話す
- 絵を4つ指差す
- 6つの身体部分
- 2語文
- 絵の名称1つ
- 絵を2つ指差す
- パパ、ママ以外に6語
- パパ、ママ以外に3語
- パパ、ママ以外に2語
- 意味ある1語
- 意味なくパパ、ママ
- 3音以上つなげる
- 喃語を話す
- パ、ダ、マなど言う
- 声の方向に振り向く
- 音に振り向く
- キャアキャア喜ぶ
- 声を出して笑う
- 「アー」「ウー」などの発声
- 声を出す
- ベルに反応

粗大運動

- 爪先かかと歩き
- 片足立ち6秒
- 片足立ち5秒
- 片足立ち4秒
- 片足立ち3秒
- けんけん
- 片足立ち2秒
- 片足立ち1秒
- 幅跳び
- ジャンプ
- 上手投げ
- ボールをける
- 階段を登る
- 走る
- 後退り歩き
- 上手に歩く
- 拾い上げる
- 一人で立つ10秒
- 一人で立つ2秒
- つかまって立ち上がる
- 一人ですわる
- つかまり立ち、5秒以上
- すわれる、5秒以上
- 寝返り
- 引き起こし
- 胸を上げる
- 両足で体を支える
- 90°頭を上げる
- 首がすわる
- 45°頭を上げる
- 頭を上げる
- 対称運動

判定中の様子

1、2、3回目の検査結果をそれぞれのチェック欄に記入

一般的印象	1	2	3
普通			
異常			

判定実施の受け入れ	1	2	3
いつもよい			
たいていよい			
ほとんどよくない			

周囲への興味	1	2	3
敏感			
あまり興味がない			
全く興味がない			

恐怖感	1	2	3
ない			
少しある			
非常に強い			

注意を向けている時間	1	2	3
適当			
いくらか気が散りやすい			
非常に気が散りやすい			

2月　4月　6月　9月　12月　15月　18月　2歳　3歳　4歳　5歳　6歳

無断転載不許

判定実施上の手引き

1. 判定者は子どもに笑いかけたり、話しかけたり手を振ったりして微笑をひきだそうとする。しかし、子どもの体にさわってはいけない。
2. 子どもは数秒間手をみつめなければならない。
3. 保護者が歯ブラシの使い方を教えたり、ねり歯みがきを歯ブラシにつけてもよい。
4. 靴のひもをむすんだり、背中のボタンをはめたり、ファスナーをあげたりできなくてもよい。
5. 子どもの顔の上およそ 20 cm のところを、一側から他側へ弧を描いて毛糸をゆっくり動かす。
6. 子どもの指先あるいは指の背にガラガラがふれた時、それをつかむならば p。
7. 子どもが消えた毛糸の行方を見ようとするなら p。判定者は腕を動かさないですばやく手に持った毛糸を落して見えなくする。
8. 子どもは片方の手からもう片方の手へ、体や口やテーブルを使わずに積み木をもちかえなくてはならない。
9. 子どもが親指と他の指を使って、レーズンをつまみあげるなら p。
10. 子どもの描いた線と判定者の描いた線との角度が 30 度以内なら p。
11. 判定者は親指を上にたててにぎりこぶしをつくり、親指だけを動かす。子どもがこれをまねて、親指以外の指を動かさなければ p。

 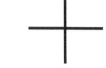 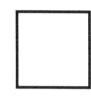

12. 囲まれた形なら p。うずまきは f。
13. どんな線でも真ん中あたりで交差すれば p。
14. 「どちらの線が長い？」（"大きい"ではない）紙の上下が逆になるようにまわしてみせ、繰り返す。（3試行のうち 3 回、あるいは 6 試行のうち 5 回で p。）
15. 最初は子どもに模写させる。失敗した場合は判定者が書いてみせる。

12、13、15 の項目を実施するとき、その形の名前を言ってはならない。12 と 13 の項目を実施する時は書いてみせてはならない。

16. 採点するとき、対になっている部分（2 つの腕、2 つの脚）は 1 つとして数える。
17. コップのなかに積み木を一ついれ、子どもの耳のそばで子どもに見えないようにそっとふる。他の耳でも繰り返す。
18. 絵をさして、その名前を言わせる。（ワン、ニャンなどの擬声語だけでは不可。わんわん、にゃんにゃんなどは可。）もしも正しく名前を言えるのが 4 つ未満の時は、判定者が名前を言い、その絵を指さしさせる。

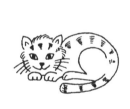 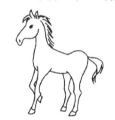 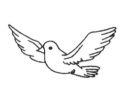 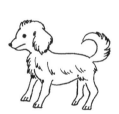 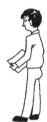

（原画　国立療養所広島病院小児科部長　下田浩子）

19. 人形を使い、子どもに聞く。「鼻はどれ？目は？耳は？口は？手は？足は？おなかは？髪は？」8 問中 6 問正しければ p。
20. 絵を使い、子どもに聞く。「飛ぶのはどれ？」「ニャーとなくのはどれ？」「お話しするのはどれ？」「ほえるのはどれ？」「パカパカ走るのはどれ？」5 問中、2 問あるいは 4 問ただしければ p。
21. 子どもに次の質問をする。「寒いときどうしますか？」「疲れたときはどうしますか？」「おなかがすいたときどうしますか？」3 問中、2 問あるいは 3 問正しければ p。
22. 子どもに次の質問をする。「コップは何に使いますか？」「いすは何に使いますか？」「鉛筆は何に使いますか？」答えの中
23. に動作を示す語が入っていなければならない。
24. 子どもが積み木を紙の上に正しく置き、紙の上にいくつ積み木があるか言えれば p。（1 個から 5 個）
25. 子どもに指示する。「積み木をテーブルの上においてください」「テーブルの下に」「私の前に」「私の後ろに」4 問中 4 問正しければ p。（判定者は指したり、頭や目を動かして子どもを助けてはならない）
　　子どもに質問する。「ボールとはどんな物ですか？」「海は？」「机は？」「家は？」「バナナは？」「カーテンは？」「窓は？」「靴は？」用途、形、素材、一般的分類（バナナを黄色というのではなく、果物というように）の言葉で定義すれば p。8 問中、5 問あるいは 7 問正しければ p。
26. 子どもに次のように質問する。「象は大きい、犬は？」「火は熱い、氷は？」「昼はあかるい、夜は？」3 問中 2 問正しければ p。
27. 子どもは壁や手すりを使ってもよいが、人の助けはいけない。はうこともいけない。
28. 子どもは離れて立っている判定者の手の届く範囲に、上手投げでボールを約 90 cm 投げる。
29. 子どもはテスト用紙の幅以上の距離を飛び越えなければならない。（約 20 cm）
30. つま先から 2.5 cm 以内にかかとをつけて前方へ歩くように子どもに指示する。判定者がしてみせてもよい。連続して 4 歩、歩かねばならない。
31. 2 歳では正常な子どもの半分は課題実施の受け入れが良くない。

DENVER II 記録票

生年月日_____年___月___日　（在胎　　週　　日）　　整理番号_____

記録日①_____年___月___日　②_____年___月___日　③_____年___月___日　氏　名_____

年月日齢①_____年___月___日　②_____年___月___日　③_____年___月___日　記録者_____

2月　4月　6月　9月　12月　15月　18月　2歳　3歳　4歳　5歳　6歳

通過率
25　50　75　90
報告でもよい→
裏面の注No.→　　項目

個人―社会　微細運動―適応　言語

一人で歯磨きをする
ゲームをする
一人で服を着る
Tシャツを着る
友達の名前
上着、靴などをつける　　6部分人物画
手を洗ってふく　　□模写
手伝って歯磨き　　□模倣
上着を脱ぐ　　3部分人物画
人形に食べさせる　　長い方を指差す
スプーンを使う　　十模写
簡単なお手伝い　　○模写
コップで飲む　　親指だけを動かす　　単語定義7語
ボールのやりとり　　縦線模倣　　寒い、疲労、空腹の理解 (3/3)
大人の真似　　8個の積み木の塔　　2/3反対語類推
バイバイをする　　6個の積み木の塔　　5つ数える
ほしいものを示す　　4個の積み木の塔　　単語定義5語
拍手をまねる　　2個の積み木の塔　　前後上下の理解
自分で食べる　　瓶からレーズンを出す　　動作の理解4つ
玩具をとる　　なぐり書きをする　　用途理解3つ
手をみつめる　　コップに積み木を入れる　　1つ数える
あやし笑い　　積み木を打ち合わせる　　用途理解2つ
笑いかける　　親指を使ってつかむ　　色の名前4色
顔をみつめる　　積み木をもちかえる　　わかるように話す
両手に積み木をもつ　　寒い、疲労、空腹の理解 (2/3)
毛糸を探す　　色の名前1色
熊手形でつかむ　　絵の名称4つ
物に手を伸ばす　　動作の理解2つ
レーズンを見つめる　　ほぼ明瞭に話す　　爪先かかと歩き
両手を合わす　　絵を4つ指差す　　片足立ち6秒
180°追視　　6つの身体部分　　片足立ち5秒
ガラガラを握る　　2語文　　片足立ち4秒
正中線を越えて追視　　絵の名称1つ　　片足立ち3秒
正中線まで追視　　絵を2つ指差す　　けんけん
パパ、ママ以外に6語　　片足立ち2秒
パパ、ママ以外に3語　　片足立ち1秒
パパ、ママ以外に2語　　幅跳び
意味ある1語　　ジャンプ
意味なくパパ、ママ　　上手投げ
3音以上つなげる　　ボールをける
喃語を話す　　階段を登る
パ、ダ、マなど言う　　走る
声の方向に振り向く　　後退り歩き
音に振り向く　　上手に歩く
キャアキャア喜ぶ　　拾い上げる
声を出して笑う　　一人で立つ10秒
「アー」「ウー」などの発声　　一人で立つ2秒
声を出す　　つかまって立ち上がる
ベルに反応　　一人ですわる
つかまり立ち、5秒以上
すわれる、5秒以上
寝返り
引き起こし
胸を上げる
両足で体を支える
90°頭を上げる
首がすわる
45°頭を上げる
頭を上げる
対称運動

個人―社会　微細運動―適応　言語　粗大運動

判定中の様子

1、2、3回目の検査結果をそれぞれのチェック欄に記入

一般的印象	1	2	3
普通			
異常			

判定実施の受け入れ	1	2	3
いつもよい			
たいていよい			
ほとんどよくない			

周囲への興味	1	2	3
敏感			
あまり興味がない			
全く興味がない			

恐怖感	1	2	3
ない			
少しある			
非常に強い			

注意を向けている時間	1	2	3
適当			
いくらか気が散りやすい			
非常に気が散りやすい			

無断転載不許

2月　4月　6月　9月　12月　15月　18月　2歳　3歳　4歳　5歳　6歳

判定実施上の手引き

1. 判定者は子どもに笑いかけたり、話しかけたり手を振ったりして微笑をひきだそうとする。しかし、子どもの体にさわってはいけない。
2. 子どもは数秒間手をみつめなければならない。
3. 保護者が歯ブラシの使い方を教えたり、ねり歯みがきを歯ブラシにつけてもよい。
4. 靴のひもをむすんだり、背中のボタンをはめたり、ファスナーをあげたりできなくてもよい。
5. 子どもの顔の上およそ 20 cm のところを、一側から他側へ弧を描いて毛糸をゆっくり動かす。
6. 子どもの指先あるいは指の背にガラガラがふれた時、それをつかむならば p。
7. 子どもが消えた毛糸の行方を見ようとするなら p。判定者は腕を動かさないですばやく手に持った毛糸を落して見えなくする。
8. 子どもは片方の手からもう片方の手へ、体や口やテーブルを使わずに積み木をもちかえなくてはならない。
9. 子どもが親指と他の指を使って、レーズンをつまみあげるなら p。
10. 子どもの描いた線と判定者の描いた線との角度が 30 度以内なら p。
11. 判定者は親指を上にたててにぎりこぶしをつくり、親指だけを動かす。子どもがこれをまねて、親指以外の指を動かさなければ p。

   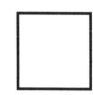

12. 囲まれた形なら p。うずまきは f。
13. どんな線でも真ん中あたりで交差すれば p。
14. 「どちらの線が長い？」（"大きい"ではない）紙の上下が逆になるようにまわしてみせ、繰り返す。（3 試行のうち 3 回、あるいは 6 試行のうち 5 回で p。）
15. 最初は子どもに模写させる。失敗した場合は判定者が書いてみせる。

　　12、13、15 の項目を実施するとき、その形の名前を言ってはならない。12 と 13 の項目を実施する時は書いてみせてはならない。

16. 採点するとき、対になっている部分（2 つの腕、2 つの脚）は 1 つとして数える。
17. コップのなかに積み木を一ついれ、子どもの耳のそばで子どもに見えないようにそっとふる。他の耳でも繰り返す。
18. 絵をさして、その名前を言わせる。（ワン、ニャンなどの擬声語だけでは不可。わんわん、にゃんにゃんなどは可。）もしも正しく名前を言えるのが 4 つ未満の時は、判定者が名前を言い、その絵を指さしさせる。

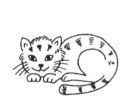 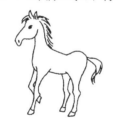 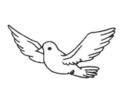 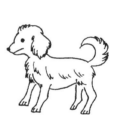 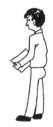

（原画　国立療養所広島病院小児科部長　下田浩子）

19. 人形を使い、子どもに聞く。「鼻はどれ？目は？耳は？口は？手は？足は？おなかは？髪は？」8 問中 6 問正しければ p。
20. 絵を使い、子どもに聞く。「飛ぶのはどれ？」「ニャーとなくのはどれ？」「お話しするのはどれ？」「ほえるのはどれ？」「パカパカ走るのはどれ？」5 問中、2 問あるいは 4 問ただしければ p。
21. 子どもに次の質問をする。「寒いときどうしますか？」「疲れたときはどうしますか？」「おなかがすいたときどうしますか？」3 問中、2 問あるいは 3 問正しければ p。
22. 子どもに次の質問をする。「コップは何に使いますか？」「いすは何に使いますか？」「鉛筆は何に使いますか？」答えの中
23. に動作を示す語が入っていなければならない。
24. 子どもが積み木を紙の上に正しく置き、紙の上にいくつ積み木があるか言えれば p。（1 個から 5 個）
　　子どもに指示する。「積み木をテーブルの上においてください」「テーブルの下に」「私の前に」「私の後ろに」4 問中 4 問正
25. しければ p。（判定者は指したり、頭や目を動かして子どもを助けてはならない）
　　子どもに質問する。「ボールとはどんな物ですか？」「海は？」「机は？」「家は？」「バナナは？」「カーテンは？」「窓は？」「靴は？」用途、形、素材、一般的分類（バナナを黄色というのではなく、果物というように）の言葉で定義すれば p。8 問中、5 問あるいは 7 問正しければ p。
26. 子どもに次のように質問する。「象は大きい、犬は？」「火は熱い、氷は？」「昼はあかるい、夜は？」3 問中 2 問正しければ p。
27. 子どもは壁や手すりを使ってもよいが、人の助けはいけない。はうこともいけない。
28. 子どもは離れて立っている判定者の手の届く範囲に、上手投げでボールを約 90 cm 投げる。
29. 子どもはテスト用紙の幅以上の距離を飛び越えなければならない。（約 20 cm）
30. つま先から 2.5 cm 以内にかかとをつけて前方へ歩くように子どもに指示する。判定者がしてみせてもよい。連続して 4 歩、歩かねばならない。
31. 2 歳では正常な子どもの半分は課題実施の受け入れが良くない。

DENVER II 記録票

生年月日＿＿＿年＿＿月＿＿日　（在胎　　週　　日）　　　　　整理番号＿＿＿＿＿＿＿＿＿＿＿＿

記録日①＿＿＿年＿＿月＿＿日　②＿＿＿年＿＿月＿＿日　③＿＿＿年＿＿月＿＿日　氏　名＿＿＿＿＿＿＿＿＿＿＿＿

年月日齢①＿＿＿年＿＿月＿＿日　②＿＿＿年＿＿月＿＿日　③＿＿＿年＿＿月＿＿日　記録者＿＿＿＿＿＿＿＿＿＿＿＿

2月　4月　6月　9月　12月　15月　18月　2歳　3歳　4歳　5歳　6歳

個人－社会・微細運動－適応・言語

通過率　25　50　75　90

報告でもよい→
裏面の注No.→　項目

一人で歯磨きをする
ゲームをする
一人で服を着る
Tシャツを着る
友達の名前
上着、靴などをつける　　　6部分人物画
手を洗ってふく　　　□模写
手伝って歯磨き　　　□模倣
上着を脱ぐ　　　3部分人物画
人形に食べさせる　　　長い方を指差す
スプーンを使う　　　十模写
簡単なお手伝い　　　○模写
コップで飲む　　　親指だけを動かす　　　単語定義7語
ボールのやりとり　　　縦線模倣　　　寒い、疲労、空腹の理解(3/3)
大人の真似　　　8個の積み木の塔　　　2/3反対語類推
バイバイをする　　　6個の積み木の塔　　　5つ数える
ほしいものを示す　　　4個の積み木の塔　　　単語定義5語
拍手をまねる　　　2個の積み木の塔　　　前後上下の理解
自分で食べる　　　瓶からレーズンを出す　　　動作の理解4つ
玩具をとる　　　なぐり書きをする　　　用途理解3つ
手をみつめる　　　コップに積み木を入れる　　　1つ数える
あやし笑い　　　積み木を打ち合わせる　　　用途理解2つ
笑いかける　　　親指を使ってつかむ　　　色の名前4色
顔をみつめる　　　積み木をもちかえる　　　わかるように話す
両手に積み木をもつ　　　寒い、疲労、空腹の理解(2/3)
毛糸を探す　　　色の名前1色
熊手形でつかむ　　　絵の名称4つ
物に手を伸ばす　　　動作の理解2つ
レーズンを見つめる　　　ほぼ明瞭に話す　　　爪先かかと歩き
両手を合わす　　　絵を4つ指差す　　　片足立ち6秒
180°追視　　　6つの身体部分　　　片足立ち5秒
ガラガラを握る　　　2語文　　　片足立ち4秒
正中線を越えて追視　　　絵の名称1つ　　　片足立ち3秒
正中線まで追視　　　絵を2つ指差す　　　けんけん
パパ、ママ以外に6語　　　片足立ち2秒
パパ、ママ以外に3語　　　片足立ち1秒
パパ、ママ以外に2語　　　幅跳び
意味ある1語　　　ジャンプ
意味なくパパ、ママ　　　上手投げ
3音以上つなげる　　　ボールをける
喃語を話す　　　階段を登る
パ、ダ、マなど言う　　　走る
声の方向に振り向く　　　後退り歩き
音に振り向く　　　上手に歩く
キャアキャア喜ぶ　　　拾い上げる
声を出して笑う　　　一人で立つ10秒
「アー」「ウー」などの発声　　　一人で立つ2秒
声を出す　　　つかまって立ち上がる
ベルに反応　　　一人ですわる
つかまり立ち、5秒以上
すわれる、5秒以上
寝返り
引き起こし
胸を上げる
両足で体を支える
90°頭を上げる
首がすわる
45°頭を上げる
頭を上げる
対称運動

個人－社会・微細運動－適応・言語・粗大運動

個人－社会・微細運動－適応・言語・粗大運動

無断転載不許

判定中の様子

1、2、3回目の検査結果をそれぞれのチェック欄に記入

一般的印象	1	2	3
普通			
異常			

判定実施の受け入れ	1	2	3
いつもよい			
たいていよい			
ほとんどよくない			

周囲への興味	1	2	3
敏感			
あまり興味がない			
全く興味がない			

恐怖感	1	2	3
ない			
少しある			
非常に強い			

注意を向けている時間	1	2	3
適当			
いくらか気が散りやすい			
非常に気が散りやすい			

2月　4月　6月　9月　12月　15月　18月　2歳　3歳　4歳　5歳　6歳

判定実施上の手引き

1. 判定者は子どもに笑いかけたり、話しかけたり手を振ったりして微笑をひきだそうとする。しかし、子どもの体にさわってはいけない。
2. 子どもは数秒間手をみつめなければならない。
3. 保護者が歯ブラシの使い方を教えたり、ねり歯みがきを歯ブラシにつけてもよい。
4. 靴のひもをむすんだり、背中のボタンをはめたり、ファスナーをあげたりできなくてもよい。
5. 子どもの顔の上およそ 20 cm のところを、一側から他側へ弧を描いて毛糸をゆっくり動かす。
6. 子どもの指先あるいは指の背にガラガラがふれた時、それをつかむならば p。
7. 子どもが消えた毛糸の行方を見ようとするなら p。判定者は腕を動かさないですばやく手に持った毛糸を落して見えなくする。
8. 子どもは片方の手からもう片方の手へ、体や口やテーブルを使わずに積み木をもちかえなくてはならない。
9. 子どもが親指と他の指を使って、レーズンをつまみあげるなら p。
10. 子どもの描いた線と判定者の描いた線との角度が 30 度以内なら p。
11. 判定者は親指を上にたててにぎりこぶしをつくり、親指だけを動かす。子どもがこれをまねて、親指以外の指を動かさなければ p。

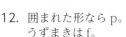

12. 囲まれた形なら p。うずまきは f。
13. どんな線でも真ん中あたりで交差すれば p。
14. 「どちらの線が長い？」（"大きい"ではない）紙の上下が逆になるようにまわしてみせ、繰り返す。（3 試行のうち 3 回、あるいは 6 試行のうち 5 回で p。）
15. 最初は子どもに模写させる。失敗した場合は判定者が書いてみせる。

　　12、13、15 の項目を実施するとき、その形の名前を言ってはならない。12 と 13 の項目を実施する時は書いてみせてはならない。

16. 採点するとき、対になっている部分（2 つの腕、2 つの脚）は 1 つとして数える。
17. コップのなかに積み木を一ついれ、子どもの耳のそばで子どもに見えないようにそっとふる。他の耳でも繰り返す。
18. 絵をさして、その名前を言わせる。（ワン、ニャンなどの擬声語だけでは不可。わんわん、にゃんにゃんなどは可。）もしも正しく名前を言えるのが 4 つ未満の時は、判定者が名前を言い、その絵を指さしさせる。

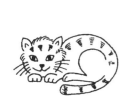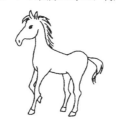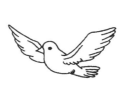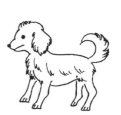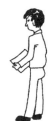

（原画　国立療養所広島病院小児科部長　下田浩子）

19. 人形を使い、子どもに聞く。「鼻はどれ？目は？耳は？口は？手は？足は？おなかは？髪は？」8 問中 6 問正しければ p。
20. 絵を使い、子どもに聞く。「飛ぶのはどれ？」「ニャーとなくのはどれ？」「お話しするのはどれ？」「ほえるのはどれ？」「パカパカ走るのはどれ？」5 問中、2 問あるいは 4 問ただしければ p。
21. 子どもに次の質問をする。「寒いときどうしますか？」「疲れたときはどうしますか？」「おなかがすいたときどうしますか？」3 問中、2 問あるいは 3 問正しければ p。
22. 子どもに次の質問をする。「コップは何に使いますか？」「いすは何に使いますか？」「鉛筆は何に使いますか？」答えの中
23. に動作を示す語が入っていなければならない。
24. 子どもが積み木を紙の上に正しく置き、紙の上にいくつ積み木があるか言えれば p。（1 個から 5 個）
子どもに指示する。「積み木をテーブルの上においてください」「テーブルの下に」「私の前に」「私の後ろに」4 問中 4 問正
25. しければ p。（判定者は指したり、頭や目を動かして子どもを助けてはならない）
子どもに質問する。「ボールとはどんな物ですか？」「海は？」「机は？」「家は？」「バナナは？」「カーテンは？」「窓は？」「靴は？」用途、形、素材、一般的分類（バナナを黄色というのではなく、果物というように）の言葉で定義すれば p。8 問中、5 問あるいは 7 問正しければ p。
26. 子どもに次のように質問する。「象は大きい、犬は？」「火は熱い、氷は？」「昼はあかるい、夜は？」3 問中 2 問正しければ p。
27. 子どもは壁や手すりを使ってもよいが、人の助けはいけない。はうこともいけない。
28. 子どもは離れて立っている判定者の手の届く範囲に、上手投げでボールを約 90 cm 投げる。
29. 子どもはテスト用紙の幅以上の距離を飛び越えなければならない。（約 20 cm）
30. つま先から 2.5 cm 以内にかかとをつけて前方へ歩くように子どもに指示する。判定者がしてみせてもよい。連続して 4 歩、歩かねばならない。
31. 2 歳では正常な子どもの半分は課題実施の受け入れが良くない。

DENVER II 記録票

生年月日＿＿＿＿年＿月＿日　　（在胎　週　日）　　　　整理番号＿＿＿＿＿＿＿＿＿＿

記録日①＿＿＿年＿月＿日　②＿＿＿年＿月＿日　③＿＿＿年＿月＿日　氏名＿＿＿＿＿＿＿＿＿＿

年月日齢①＿＿＿年＿月＿日　②＿＿＿年＿月＿日　③＿＿＿年＿月＿日　記録者＿＿＿＿＿＿＿＿＿

2月　4月　6月　9月　12月　15月　18月　2歳　3歳　4歳　5歳　6歳

通過率　25　50　75　90

報告でもよい→
裏面の注No.→　項目

個人―社会　微細運動―適応　言語

- 一人で歯磨きをする
- ゲームをする
- 一人で服を着る
- Tシャツを着る
- 友達の名前
- 上着、靴などをつける　6部分人物画
- 手を洗ってふく　□模写
- 手伝って歯磨き　□模倣
- 上着を脱ぐ　3部分人物画
- 人形に食べさせる　長い方を指差す
- スプーンを使う　十模写
- 簡単なお手伝い　○模写
- コップで飲む　親指だけを動かす　単語定義7語
- ボールのやりとり　縦線模倣　寒い、疲労、空腹の理解（3/3）
- 大人の真似　8個の積み木の塔　2/3反対語類推
- バイバイをする　6個の積み木の塔　5つ数える
- ほしいものを示す　4個の積み木の塔　単語定義5語
- 拍手をまねる　2個の積み木の塔　前後上下の理解
- 自分で食べる　瓶からレーズンを出す　動作の理解4つ
- 玩具をとる　なぐり書きをする　用途理解3つ
- 手をみつめる　コップに積み木を入れる　1つ数える
- あやし笑い　積み木を打ち合わせる　用途理解2つ
- 笑いかける　親指を使ってつかむ　色の名前4色
- 顔をみつめる　積み木をもちかえる　わかるように話す
- 両手に積み木をもつ　寒い、疲労、空腹の理解（2/3）
- 毛糸を探す　色の名前1色
- 熊手形でつかむ　絵の名称4つ
- 物に手を伸ばす　動作の理解2つ
- レーズンを見つめる　ほぼ明瞭に話す　爪先かかと歩き
- 両手を合わす　絵を4つ指差す　片足立ち6秒
- 180°追視　6つの身体部分　片足立ち5秒
- ガラガラを握る　2語文　片足立ち4秒
- 正中線を越えて追視　絵の名称1つ　片足立ち3秒
- 正中線まで追視　絵を2つ指差す　けんけん
- パパ、ママ以外に6語　片足立ち2秒
- パパ、ママ以外に3語　片足立ち1秒
- パパ、ママ以外に2語　幅跳び
- 意味ある1語　ジャンプ
- 意味なくパパ、ママ　上手投げ
- 3音以上つなげる　ボールをける
- 喃語を話す　階段を登る
- パ、ダ、マなど言う　走る
- 声の方向に振り向く　後退り歩き
- 音に振り向く　上手に歩く
- キャアキャア喜ぶ　拾い上げる
- 声を出して笑う　一人で立つ10秒
- 「アー」「ウー」などの発声　一人で立つ2秒
- 声を出す　つかまって立ち上がる
- ベルに反応　一人ですわる
- つかまり立ち、5秒以上
- すわれる、5秒以上
- 寝返り
- 引き起こし
- 胸を上げる
- 両足で体を支える
- 90°頭を上げる
- 首がすわる
- 45°頭を上げる
- 頭を上げる
- 対称運動

個人―社会　微細運動―適応　言語　粗大運動

判定中の様子

1、2、3回目の検査結果をそれぞれのチェック欄に記入

一般的印象	1	2	3
普通			
異常			

判定実施の受け入れ	1	2	3
いつもよい			
たいていよい			
ほとんどよくない			

周囲への興味	1	2	3
敏感			
あまり興味がない			
全く興味がない			

恐怖感	1	2	3
ない			
少しある			
非常に強い			

注意を向けている時間	1	2	3
適当			
いくらか気が散りやすい			
非常に気が散りやすい			

2月　4月　6月　9月　12月　15月　18月　2歳　3歳　4歳　5歳　6歳

無断転載不許

判定実施上の手引き

1. 判定者は子どもに笑いかけたり、話しかけたり手を振ったりして微笑をひきだそうとする。しかし、子どもの体にさわってはいけない。
2. 子どもは数秒間手をみつめなければならない。
3. 保護者が歯ブラシの使い方を教えたり、ねり歯みがきを歯ブラシにつけてもよい。
4. 靴のひもをむすんだり、背中のボタンをはめたり、ファスナーをあげたりできなくてもよい。
5. 子どもの顔の上およそ 20 cm のところを、一側から他側へ弧を描いて毛糸をゆっくり動かす。
6. 子どもの指先あるいは指の背にガラガラがふれた時、それをつかむならば p。
7. 子どもが消えた毛糸の行方を見ようとするなら p。判定者は腕を動かさないですばやく手に持った毛糸を落して見えなくする。
8. 子どもは片方の手からもう片方の手へ、体や口やテーブルを使わずに積み木をもちかえなくてはならない。
9. 子どもが親指と他の指を使って、レーズンをつまみあげるなら p。
10. 子どもの描いた線と判定者の描いた線との角度が 30 度以内なら p。
11. 判定者は親指を上にたててにぎりこぶしをつくり、親指だけを動かす。子どもがこれをまねて、親指以外の指を動かさなければ p。

　　　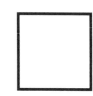

12. 囲まれた形なら p。うずまきは f。
13. どんな線でも真ん中あたりで交差すれば p。
14. 「どちらの線が長い？」（"大きい"ではない）紙の上下が逆になるようにまわしてみせ、繰り返す。（3試行のうち 3 回、あるいは 6 試行のうち 5 回で p。）
15. 最初は子どもに模写させる。失敗した場合は判定者が書いてみせる。

　　12、13、15 の項目を実施するとき、その形の名前を言ってはならない。12 と 13 の項目を実施する時は書いてみせてはならない。

16. 採点するとき、対になっている部分（2 つの腕、2 つの脚）は 1 つとして数える。
17. コップのなかに積み木を一ついれ、子どもの耳のそばで子どもに見えないようにそっとふる。他の耳でも繰り返す。
18. 絵をさして、その名前を言わせる。（ワン、ニャンなどの擬声語だけでは不可。わんわん、にゃんにゃんなどは可。）もしも正しく名前を言えるのが 4 つ未満の時は、判定者が名前を言い、その絵を指さしさせる。

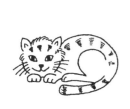　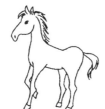　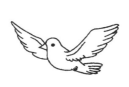　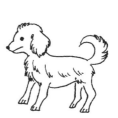　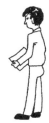

（原画　国立療養所広島病院小児科部長　下田浩子）

19. 人形を使い、子どもに聞く。「鼻はどれ？目は？耳は？口は？手は？足は？おなかは？髪は？」8 問中 6 問正しければ p。
20. 絵を使い、子どもに聞く。「飛ぶのはどれ？」「ニャーとなくのはどれ？」「お話しするのはどれ？」「ほえるのはどれ？」「パカパカ走るのはどれ？」5 問中、2 問あるいは 4 問ただしければ p。
21. 子どもに次の質問をする。「寒いときどうしますか？」「疲れたときはどうしますか？」「おなかがすいたときどうしますか？」3 問中、2 問あるいは 3 問正しければ p。
22. 子どもに次の質問をする。「コップは何に使いますか？」「いすは何に使いますか？」「鉛筆は何に使いますか？」答えの中
23. に動作を示す語が入っていなければならない。
24. 子どもが積み木を紙の上に正しく置き、紙の上にいくつ積み木があるか言えれば p。（1 個から 5 個）
25. 子どもに指示する。「積み木をテーブルの上においてください」「テーブルの下に」「私の前に」「私の後ろに」4 問中 4 問正しければ p。（判定者は指したり、頭や目を動かして子どもを助けてはならない）
　　子どもに質問する。「ボールとはどんな物ですか？」「海は？」「机は？」「家は？」「バナナは？」「カーテンは？」「窓は？」「靴は？」用途、形、素材、一般的分類（バナナを黄色というのではなく、果物というように）の言葉で定義すれば p。8 問中、5 問あるいは 7 問正しければ p。
26. 子どもに次のように質問する。「象は大きい、犬は？」「火は熱い、氷は？」「昼はあかるい、夜は？」3 問中 2 問正しければ p。
27. 子どもは壁や手すりを使ってもよいが、人の助けはいけない。はうこともいけない。
28. 子どもは離れて立っている判定者の手の届く範囲に、上手投げでボールを約 90 cm 投げる。
29. 子どもはテスト用紙の幅以上の距離を飛び越えなければならない。（約 20 cm）
30. つま先から 2.5 cm 以内にかかとをつけて前方へ歩くように子どもに指示する。判定者がしてみせてもよい。連続して 4 歩、歩かねばならない。
31. 2 歳では正常な子どもの半分は課題実施の受け入れが良くない。

DENVER Ⅱ 記録票

生年月日＿＿＿＿年＿＿月＿＿日　　（在胎　　週　　日）　　　整理番号＿＿＿＿＿＿＿＿＿＿＿＿

記録日①＿＿＿年＿＿月＿＿日　　②＿＿＿年＿＿月＿＿日　　③＿＿＿年＿＿月＿＿日　　氏　名＿＿＿＿＿＿＿＿＿＿＿＿

年月日齢①＿＿＿年＿＿月＿＿日　　②＿＿＿年＿＿月＿＿日　　③＿＿＿年＿＿月＿＿日　　記録者＿＿＿＿＿＿＿＿＿＿＿＿

| 2月 | 4月 | 6月 | 9月 | 12月 | 15月 | 18月 | 2歳 | 3歳 | 4歳 | 5歳 | 6歳 |

個人―社会　**微細運動―適応**　**言語**

通過率 25　50　75　90
報告でもよい→
裏面の注No.→　項目

一人で歯磨きをする
ゲームをする
一人で服を着る
Tシャツを着る
友達の名前
上着、靴などをつける　　6部分人物画
手を洗ってふく　　□模写
手伝って歯磨き　　□模倣
上着を脱ぐ　　3部分人物画
人形に食べさせる　　長い方を指差す
スプーンを使う　　十模写
簡単なお手伝い　　○模写
コップで飲む　　親指だけを動かす　　単語定義7語
ボールのやりとり　　縦線模倣　　寒い、疲労、空腹の理解 (3/3)
大人の真似　　8個の積み木の塔　　2/3反対語類推
バイバイをする　　6個の積み木の塔　　5つ数える
ほしいものを示す　　4個の積み木の塔　　単語定義5語
拍手をまねる　　2個の積み木の塔　　前後上下の理解
自分で食べる　　瓶からレーズンを出す　　動作の理解4つ
玩具をとる　　なぐり書きをする　　用途理解3つ
手をみつめる　　コップに積み木を入れる　　1つ数える
あやし笑い　　積み木を打ち合わせる　　用途理解2つ
笑いかける　　親指を使ってつかむ　　色の名前4色
顔をみつめる　　積み木をもちかえる　　わかるように話す
両手に積み木をもつ　　寒い、疲労、空腹の理解 (2/3)
毛糸を探す　　色の名前1色
熊手形でつかむ　　絵の名称4つ
物に手を伸ばす　　動作の理解2つ
レーズンを見つめる　　ほぼ明瞭に話す　　爪先かかと歩き
両手を合わす　　絵を4つ指差す　　片足立ち6秒
180°追視　　6つの身体部分　　片足立ち5秒
ガラガラを握る　　2語文　　片足立ち4秒
正中線を越えて追視　　絵の名称1つ　　片足立ち3秒
正中線まで追視　　絵を2つ指差す　　けんけん
パパ、ママ以外に6語　　片足立ち2秒
パパ、ママ以外に3語　　片足立ち1秒
パパ、ママ以外に2語　　幅跳び
意味ある1語　　ジャンプ
意味なくパパ、ママ　　上手投げ
3音以上つなげる　　ボールをける
喃語を話す　　階段を登る
パ、ダ、マなど言う　　走る
声の方向に振り向く　　後退り歩き
音に振り向く　　上手に歩く
キャアキャア喜ぶ　　拾い上げる
声を出して笑う　　一人で立つ10秒
「アー」「ウー」などの発声　　一人で立つ2秒
声を出す　　つかまって立ち上がる
ベルに反応　　一人ですわる
つかまり立ち、5秒以上
すわれる、5秒以上
寝返り
引き起こし
胸を上げる
両足で体を支える
90°頭を上げる
首がすわる
45°頭を上げる
頭を上げる
対称運動

個人―社会　**微細運動―適応**　**言語**　**粗大運動**

判定中の様子

1、2、3回目の検査結果をそれぞれのチェック欄に記入

一般的印象	1	2	3
普通			
異常			

判定実施の受け入れ	1	2	3
いつもよい			
たいていよい			
ほとんどよくない			

周囲への興味	1	2	3
敏感			
あまり興味がない			
全く興味がない			

恐怖感	1	2	3
ない			
少しある			
非常に強い			

注意を向けている時間	1	2	3
適当			
いくらか気が散りやすい			
非常に気が散りやすい			

粗大運動

無断転載不許

| 2月 | 4月 | 6月 | 9月 | 12月 | 15月 | 18月 | 2歳 | 3歳 | 4歳 | 5歳 | 6歳 |

判定実施上の手引き

1. 判定者は子どもに笑いかけたり、話しかけたり手を振ったりして微笑をひきだそうとする。しかし、子どもの体にさわってはいけない。
2. 子どもは数秒間手をみつめなければならない。
3. 保護者が歯ブラシの使い方を教えたり、ねり歯みがきを歯ブラシにつけてもよい。
4. 靴のひもをむすんだり、背中のボタンをはめたり、ファスナーをあげたりできなくてもよい。
5. 子どもの顔の上およそ 20 cm のところを、一側から他側へ弧を描いて毛糸をゆっくり動かす。
6. 子どもの指先あるいは指の背にガラガラがふれた時、それをつかむならば p。
7. 子どもが消えた毛糸の行方を見ようとするなら p。判定者は腕を動かさないですばやく手に持った毛糸を落して見えなくする。
8. 子どもは片方の手からもう片方の手へ、体や口やテーブルを使わずに積み木をもちかえなくてはならない。
9. 子どもが親指と他の指を使って、レーズンをつまみあげるなら p。
10. 子どもの描いた線と判定者の描いた線との角度が 30 度以内なら p。
11. 判定者は親指を上にたててにぎりこぶしをつくり、親指だけを動かす。子どもがこれをまねて、親指以外の指を動かさなければ p。

12. 囲まれた形なら p。うずまきは f。
13. どんな線でも真ん中あたりで交差すれば p。
14. 「どちらの線が長い？」（"大きい" ではない）紙の上下が逆になるようにまわしてみせ、繰り返す。（3 試行のうち 3 回、あるいは 6 試行のうち 5 回で p。）
15. 最初は子どもに模写させる。失敗した場合は判定者が書いてみせる。

　　12、13、15 の項目を実施するとき、その形の名前を言ってはならない。12 と 13 の項目を実施する時は書いてみせてはならない。

16. 採点するとき、対になっている部分 (2 つの腕、2 つの脚) は 1 つとして数える。
17. コップのなかに積み木を一ついれ、子どもの耳のそばで子どもに見えないようにそっとふる。他の耳でも繰り返す。
18. 絵をさして、その名前を言わせる。（ワン、ニャンなどの擬声語だけでは不可。わんわん、にゃんにゃんなどは可。）もしも正しく名前を言えるのが 4 つ未満の時は、判定者が名前を言い、その絵を指さしさせる。

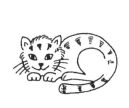 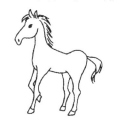 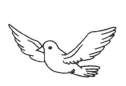 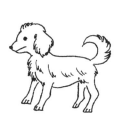 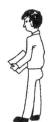

（原画　国立療養所広島病院小児科部長　下田浩子）

19. 人形を使い、子どもに聞く。「鼻はどれ？目は？耳は？口は？手は？足は？おなかは？髪は？」8 問中 6 問正しければ p。
20. 絵を使い、子どもに聞く。「飛ぶのはどれ？」「ニャーとなくのはどれ？」「お話しするのはどれ？」「ほえるのはどれ？」「パカパカ走るのはどれ？」5 問中、2 問あるいは 4 問ただしければ p。
21. 子どもに次の質問をする。「寒いときどうしますか？」「疲れたときはどうしますか？」「おなかがすいたときどうしますか？」3 問中、2 問あるいは 3 問正しければ p。
22. 子どもに次の質問をする。「コップは何に使いますか？」「いすは何に使いますか？」「鉛筆は何に使いますか？」答えの中
23. に動作を示す語が入っていなければならない。
24. 子どもが積み木を紙の上に正しく置き、紙の上にいくつ積み木があるか言えれば p。（1 個から 5 個）
　　子どもに指示する。「積み木をテーブルの上においてください」「テーブルの下に」「私の前に」「私の後ろに」4 問中 4 問正
25. しければ p。（判定者は指したり、頭や目を動かして子どもを助けてはならない）
　　子どもに質問する。「ボールとはどんな物ですか？」「海は？」「机は？」「家は？」「バナナは？」「カーテンは？」「窓は？」「靴は？」用途、形、素材、一般的分類 (バナナを黄色というのではなく、果物というように) の言葉で定義すれば p。8 問中、5 問あるいは 7 問正しければ p。
26. 子どもに次のように質問する。「象は大きい、犬は？」「火は熱い、氷は？」「昼はあかるい、夜は？」3 問中 2 問正しければ p。
27. 子どもは壁や手すりを使ってもよいが、人の助けはいけない。はうこともいけない。
28. 子どもは離れて立っている判定者の手の届く範囲に、上手投げでボールを約 90 cm 投げる。
29. 子どもはテスト用紙の幅以上の距離を飛び越えなければならない。（約 20 cm）
30. つま先から 2.5 cm 以内にかかとをつけて前方へ歩くように子どもに指示する。判定者がしてみせてもよい。連続して 4 歩、歩かねばならない。
31. 2 歳では正常な子どもの半分は課題実施の受け入れが良くない。

DENVER Ⅱ 記録票

生年月日＿＿＿年＿月＿日　　（在胎　週　日）　　　　整理番号＿＿＿＿＿＿＿＿＿＿

記録日①＿＿＿年＿月＿日　②＿＿＿年＿月＿日　③＿＿＿年＿月＿日　氏　名＿＿＿＿＿＿＿＿＿＿

年月日齢①＿＿＿年＿月＿日　②＿＿＿年＿月＿日　③＿＿＿年＿月＿日　記録者＿＿＿＿＿＿＿＿＿＿

年齢軸：2月　4月　6月　9月　12月　15月　18月　2歳　3歳　4歳　5歳　6歳

通過率　25　50　75　90
報告でもよい→
裏面の注No.→　項目

個人―社会 / 微細運動―適応 / 言語 / 粗大運動

一人で歯磨きをする
ゲームをする
一人で服を着る
Tシャツを着る
友達の名前
上着、靴などをつける　　6部分人物画
手を洗ってふく　　　　　□模写
手伝って歯磨き　　　　　□模倣
上着を脱ぐ　　　　　　3部分人物画
人形に食べさせる　　　長い方を指差す
スプーンを使う　　　　十模写
簡単なお手伝い　　　　○模写
コップで飲む　　　親指だけを動かす　　単語定義7語
ボールのやりとり　　縦線模倣　　寒い、疲労、空腹の理解(3/3)
大人の真似　　　8個の積み木の塔　　2/3反対語類推
バイバイをする　　6個の積み木の塔　　5つ数える
ほしいものを示す　　4個の積み木の塔　　単語定義5語
拍手をまねる　　2個の積み木の塔　　前後上下の理解
自分で食べる　　瓶からレーズンを出す　動作の理解4つ
玩具をとる　　なぐり書きをする　　用途理解3つ
手をみつめる　　コップに積み木を入れる　1つ数える
あやし笑い　　積み木を打ち合わせる　用途理解2つ
笑いかける　　親指を使ってつかむ　色の名前4色
顔をみつめる　　積み木をもちかえる　わかるように話す
両手に積み木をもつ　　寒い、疲労、空腹の理解(2/3)
毛糸を探す　　色の名前1色
熊手形でつかむ　　絵の名称4つ
物に手を伸ばす　　動作の理解2つ
レーズンを見つめる　　ほぼ明瞭に話す　　爪先かかと歩き
両手を合わす　　絵を4つ指差す　　片足立ち6秒
180°追視　　6つの身体部分　　片足立ち5秒
ガラガラを握る　　2語文　　片足立ち4秒
正中線を越えて追視　　絵の名称1つ　　片足立ち3秒
正中線まで追視　　絵を2つ指差す　　けんけん
パパ、ママ以外に6語　　片足立ち2秒
パパ、ママ以外に3語　　片足立ち1秒
パパ、ママ以外に2語　　幅跳び
意味ある1語　　ジャンプ
意味なくパパ、ママ　　上手投げ
3音以上つなげる　　ボールをける
喃語を話す　　階段を登る
パ、ダ、マなど言う　　走る
声の方向に振り向く　　後退り歩き
音に振り向く　　上手に歩く
キャアキャア喜ぶ　　拾い上げる
声を出して笑う　　一人で立つ10秒
「アー」「ウー」などの発声　一人で立つ2秒
声を出す　　つかまって立ち上がる
ベルに反応　　一人ですわる
つかまり立ち、5秒以上
すわれる、5秒以上
寝返り
引き起こし
胸を上げる
両足で体を支える
90°頭を上げる
首がすわる
45°頭を上げる
頭を上げる
対称運動

判定中の様子

1、2、3回目の検査結果をそれぞれのチェック欄に記入

一般的印象	1	2	3
普通			
異常			

判定実施の受け入れ	1	2	3
いつもよい			
たいていよい			
ほとんどよくない			

周囲への興味	1	2	3
敏感			
あまり興味がない			
全く興味がない			

恐怖感	1	2	3
ない			
少しある			
非常に強い			

注意を向けている時間	1	2	3
適当			
いくらか気が散りやすい			
非常に気が散りやすい			

無断転載不許

判定実施上の手引き

1. 判定者は子どもに笑いかけたり、話しかけたり手を振ったりして微笑をひきだそうとする。しかし、子どもの体にさわってはいけない。
2. 子どもは数秒間手をみつめなければならない。
3. 保護者が歯ブラシの使い方を教えたり、ねり歯みがきを歯ブラシにつけてもよい。
4. 靴のひもをむすんだり、背中のボタンをはめたり、ファスナーをあげたりできなくてもよい。
5. 子どもの顔の上およそ20cmのところを、一側から他側へ弧を描いて毛糸をゆっくり動かす。
6. 子どもの指先あるいは指の背にガラガラがふれた時、それをつかむならばp。
7. 子どもが消えた毛糸の行方を見ようとするなら p。判定者は腕を動かさないですばやく手に持った毛糸を落して見えなくする。
8. 子どもは片方の手からもう片方の手へ、体や口やテーブルを使わずに積み木をもちかえなくてはならない。
9. 子どもが親指と他の指を使って、レーズンをつまみあげるなら p。
10. 子どもの描いた線と判定者の描いた線との角度が30度以内なら p。
11. 判定者は親指を上にたててにぎりこぶしをつくり、親指だけを動かす。子どもがこれをまねて、親指以外の指を動かさなければ p。

　　　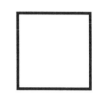

12. 囲まれた形なら p。うずまきは f。
13. どんな線でも真ん中あたりで交差すれば p。
14. 「どちらの線が長い？」（"大きい"ではない）紙の上下が逆になるようにまわしてみせ、繰り返す。（3試行のうち3回、あるいは6試行のうち5回で p。）
15. 最初は子どもに模写させる。失敗した場合は判定者が書いてみせる。

　　12、13、15の項目を実施するとき、その形の名前を言ってはならない。12と13の項目を実施する時は書いてみせてはならない。

16. 採点するとき、対になっている部分（2つの腕、2つの脚）は1つとして数える。
17. コップのなかに積み木を一ついれ、子どもの耳のそばで子どもに見えないようにそっとふる。他の耳でも繰り返す。
18. 絵をさして、その名前を言わせる。（ワン、ニャンなどの擬声語だけでは不可。わんわん、にゃんにゃんなどは可。）もしも正しく名前を言えるのが4つ未満の時は、判定者が名前を言い、その絵を指さしさせる。

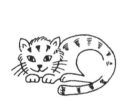　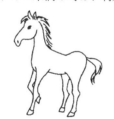　　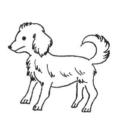　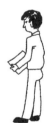

（原画　国立療養所広島病院小児科部長　下田浩子）

19. 人形を使い、子どもに聞く。「鼻はどれ？目は？耳は？口は？手は？足は？おなかは？髪は？」8問中6問正しければ p。
20. 絵を使い、子どもに聞く。「飛ぶのはどれ？」「ニャーとなくのはどれ？」「お話しするのはどれ？」「ほえるのはどれ？」「パカパカ走るのはどれ？」5問中、2問あるいは4問ただしければ p。
21. 子どもに次の質問をする。「寒いときどうしますか？」「疲れたときはどうしますか？」「おなかがすいたときどうしますか？」3問中、2問あるいは3問正しければ p。
22. 子どもに次の質問をする。「コップは何に使いますか？」「いすは何に使いますか？」「鉛筆は何に使いますか？」答えの中
23. に動作を示す語が入っていなければならない。
24. 子どもが積み木を紙の上に正しく置き、紙の上にいくつ積み木があるか言えれば p。（1個から5個）
　　子どもに指示する。「積み木をテーブルの上においてください」「テーブルの下に」「私の前に」「私の後ろに」4問中4問正
25. しければ p。（判定者は指したり、頭や目を動かして子どもを助けてはならない）
　　子どもに質問する。「ボールとはどんな物ですか？」「海は？」「机は？」「家は？」「バナナは？」「カーテンは？」「窓は？」「靴は？」用途、形、素材、一般的分類（バナナを黄色というのではなく、果物というように）の言葉で定義すれば p。8問中、5問あるいは7問正しければ p。
26. 子どもに次のように質問する。「象は大きい、犬は？」「火は熱い、氷は？」「昼はあかるい、夜は？」3問中2問正しければ p。
27. 子どもは壁や手すりを使ってもよいが、人の助けはいけない。はうこともいけない。
28. 子どもは離れて立っている判定者の手の届く範囲に、上手投げでボールを約90cm投げる。
29. 子どもはテスト用紙の幅以上の距離を飛び越えなければならない。（約20cm）
30. つま先から2.5cm以内にかかとをつけて前方へ歩くように子どもに指示する。判定者がしてみせてもよい。連続して4歩、歩かねばならない。
31. 2歳では正常な子どもの半分は課題実施の受け入れが良くない。

DENVERⅡ記録票

生年月日＿＿年＿＿月＿＿日　（在胎　週　日）　整理番号＿＿＿＿

記録日①＿＿年＿＿月＿＿日　②＿＿年＿＿月＿＿日　③＿＿年＿＿月＿＿日　氏　名＿＿＿＿

年月日齢①＿＿年＿＿月＿＿日　②＿＿年＿＿月＿＿日　③＿＿年＿＿月＿＿日　記録者＿＿＿＿

2月　4月　6月　9月　12月　15月　18月　2歳　3歳　4歳　5歳　6歳

通過率
25　50　75　90
報告でもよい→
裏面の注No.→　項目

個人―社会

一人で歯磨きをする
ゲームをする
一人で服を着る
Tシャツを着る
友達の名前
上着、靴などをつける
手を洗ってふく
手伝って歯磨き
上着を脱ぐ
人形に食べさせる
スプーンを使う
簡単なお手伝い
コップで飲む
ボールのやりとり
大人の真似
バイバイをする
ほしいものを示す
拍手をまねる
自分で食べる
玩具をとる
手をみつめる
あやし笑い
笑いかける
顔をみつめる

微細運動―適応

6部分人物画
□模写
□模倣
3部分人物画
長い方を指差す
十模写
○模写
親指だけを動かす
縦線模倣
8個の積み木の塔
6個の積み木の塔
4個の積み木の塔
2個の積み木の塔
瓶からレーズンを出す
なぐり書きをする
コップに積み木を入れる
積み木を打ち合わせる
親指を使ってつかむ
積み木をもちかえる
両手に積み木をもつ
毛糸を探す
熊手形でつかむ
物に手を伸ばす
レーズンを見つめる
両手を合わす
180°追視
ガラガラを握る
正中線を越えて追視
正中線まで追視

言語

単語定義7語
寒い、疲労、空腹の理解（3/3）
2/3反対語類推
5つ数える
単語定義5語
前後上下の理解
動作の理解4つ
用途理解3つ
1つ数える
用途理解2つ
色の名前4色
わかるように話す
寒い、疲労、空腹の理解（2/3）
色の名前1色
絵の名称4つ
動作の理解2つ
ほぼ明瞭に話す
絵を4つ指差す
6つの身体部分
2語文
絵の名称1つ
絵を2つ指差す
パパ、ママ以外に6語
パパ、ママ以外に3語
パパ、ママ以外に2語
意味ある1語
意味なくパパ、ママ
3音以上つなげる
喃語を話す
パ、ダ、マなど言う
声の方向に振り向く
音に振り向く
キャアキャア喜ぶ
声を出して笑う
「アー」「ウー」などの発声
声を出す
ベルに反応

粗大運動

爪先かかと歩き
片足立ち6秒
片足立ち5秒
片足立ち4秒
片足立ち3秒
けんけん
片足立ち2秒
片足立ち1秒
幅跳び
ジャンプ
上手投げ
ボールをける
階段を登る
走る
後退り歩き
上手に歩く
拾い上げる
一人で立つ10秒
一人で立つ2秒
つかまって立ち上がる
一人ですわる
つかまり立ち、5秒以上
すわれる、5秒以上
寝返り
引き起こし
胸を上げる
両足で体を支える
90°頭を上げる
首がすわる
45°頭を上げる
頭を上げる
対称運動

判定中の様子

1、2、3回目の検査結果をそれぞれのチェック欄に記入

一般的印象	1	2	3
普通			
異常			

判定実施の受け入れ	1	2	3
いつもよい			
たいていよい			
ほとんどよくない			

周囲への興味	1	2	3
敏感			
あまり興味がない			
全く興味がない			

恐怖感	1	2	3
ない			
少しある			
非常に強い			

注意を向けている時間	1	2	3
適当			
いくらか気が散りやすい			
非常に気が散りやすい			

2月　4月　6月　9月　12月　15月　18月　2歳　3歳　4歳　5歳　6歳

判定実施上の手引き

1. 判定者は子どもに笑いかけたり、話しかけたり手を振ったりして微笑をひきだそうとする。しかし、子どもの体にさわってはいけない。
2. 子どもは数秒間手をみつめなければならない。
3. 保護者が歯ブラシの使い方を教えたり、ねり歯みがきを歯ブラシにつけてもよい。
4. 靴のひもをむすんだり、背中のボタンをはめたり、ファスナーをあげたりできなくてもよい。
5. 子どもの顔の上およそ 20 cm のところを、一側から他側へ弧を描いて毛糸をゆっくり動かす。
6. 子どもの指先あるいは指の背にガラガラがふれた時、それをつかむならば p。
7. 子どもが消えた毛糸の行方を見ようとするなら p。判定者は腕を動かさないですばやく手に持った毛糸を落して見えなくする。
8. 子どもは片方の手からもう片方の手へ、体や口やテーブルを使わずに積み木をもちかえなくてはならない。
9. 子どもが親指と他の指を使って、レーズンをつまみあげるなら p。
10. 子どもの描いた線と判定者の描いた線との角度が 30 度以内なら p。
11. 判定者は親指を上にたててにぎりこぶしをつくり、親指だけを動かす。子どもがこれをまねて、親指以外の指を動かさなければ p。

 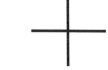 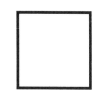

12. 囲まれた形なら p。うずまきは f。
13. どんな線でも真ん中あたりで交差すれば p。
14. 「どちらの線が長い？」（"大きい"ではない）紙の上下が逆になるようにまわしてみせ、繰り返す。（3 試行のうち 3 回、あるいは 6 試行のうち 5 回で p。）
15. 最初は子どもに模写させる。失敗した場合は判定者が書いてみせる。

　　12、13、15 の項目を実施するとき、その形の名前を言ってはならない。12 と 13 の項目を実施する時は書いてみせてはならない。

16. 採点するとき、対になっている部分（2 つの腕、2 つの脚）は 1 つとして数える。
17. コップのなかに積み木を一ついれ、子どもの耳のそばで子どもに見えないようにそっとふる。他の耳でも繰り返す。
18. 絵をさして、その名前を言わせる。（ワン、ニャンなどの擬声語だけでは不可。わんわん、にゃんにゃんなどは可。）もしも正しく名前を言えるのが 4 つ未満の時は、判定者が名前を言い、その絵を指さしさせる。

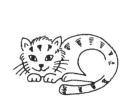 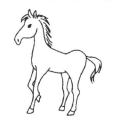 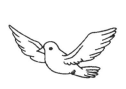 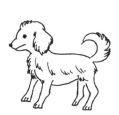 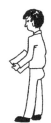

（原画　国立療養所広島病院小児科部長　下田浩子）

19. 人形を使い、子どもに聞く。「鼻はどれ？目は？耳は？口は？手は？足は？おなかは？髪は？」8 問中 6 問正しければ p。
20. 絵を使い、子どもに聞く。「飛ぶのはどれ？」「ニャーとなくのはどれ？」「お話しするのはどれ？」「ほえるのはどれ？」「パカパカ走るのはどれ？」5 問中、2 問あるいは 4 問ただしければ p。
21. 子どもに次の質問をする。「寒いときどうしますか？」「疲れたときはどうしますか？」「おなかがすいたときどうしますか？」3 問中、2 問あるいは 3 問正しければ p。
22. 子どもに次の質問をする。「コップは何に使いますか？」「いすは何に使いますか？」「鉛筆は何に使いますか？」答えの中
23. に動作を示す語が入っていなければならない。
24. 子どもが積み木を紙の上に正しく置き、紙の上にいくつ積み木があるか言えれば p。（1 個から 5 個）
　　子どもに指示する。「積み木をテーブルの上においてください」「テーブルの下に」「私の前に」「私の後ろに」4 問中 4 問正
25. しければ p。（判定者は指したり、頭や目を動かして子どもを助けてはならない）
　　子どもに質問する。「ボールとはどんな物ですか？」「海は？」「机は？」「家は？」「バナナは？」「カーテンは？」「窓は？」「靴は？」用途、形、素材、一般的分類（バナナを黄色というのではなく、果物というように）の言葉で定義すれば p。8 問中、5 問あるいは 7 問正しければ p。
26. 子どもに次のように質問する。「象は大きい、犬は？」「火は熱い、氷は？」「昼はあかるい、夜は？」3 問中 2 問正しければ p。
27. 子どもは壁や手すりを使ってもよいが、人の助けはいけない。はうこともいけない。
28. 子どもは離れて立っている判定者の手の届く範囲に、上手投げでボールを約 90 cm 投げる。
29. 子どもはテスト用紙の幅以上の距離を飛び越えなければならない。（約 20 cm）
30. つま先から 2.5 cm 以内にかかとをつけて前方へ歩くように子どもに指示する。判定者がしてみせてもよい。連続して 4 歩、歩かねばならない。
31. 2 歳では正常な子どもの半分は課題実施の受け入れが良くない。

DENVER II 記録票

生年月日＿＿＿＿年＿月＿日　（在胎　週　日）　　　　整理番号＿＿＿＿＿＿＿＿＿＿＿＿

記録日①＿＿＿年＿月＿日　②＿＿＿年＿月＿日　③＿＿＿年＿月＿日　氏　名＿＿＿＿＿＿＿＿＿＿＿＿

年月日齢①＿＿＿年＿月＿日　②＿＿＿年＿月＿日　③＿＿＿年＿月＿日　記録者＿＿＿＿＿＿＿＿＿＿＿＿

2月　4月　6月　9月　12月　15月　18月　2歳　3歳　4歳　5歳　6歳

個人―社会　微細運動―適応　言語

通過率
25　50　75　90

報告でもよい→
裏面の注No.→　項目

- 一人で歯磨きをする
- ゲームをする
- 一人で服を着る
- Tシャツを着る
- 友達の名前
- 上着、靴などをつける　6部分人物画
- 手を洗ってふく　□模写
- 手伝って歯磨き　□模倣
- 上着を脱ぐ　3部分人物画
- 人形に食べさせる　長い方を指差す
- スプーンを使う　十模写
- 簡単なお手伝い　○模写
- コップで飲む　親指だけを動かす　単語定義7語
- ボールのやりとり　縦線模倣　寒い、疲労、空腹の理解 (3/3)
- 大人の真似　8個の積み木の塔　2/3反対語類推
- バイバイをする　6個の積み木の塔　5つ数える
- ほしいものを示す　4個の積み木の塔　単語定義5語
- 拍手をまねる　2個の積み木の塔　前後上下の理解
- 自分で食べる　瓶からレーズンを出す　動作の理解4つ
- 玩具をとる　なぐり書きをする　用途理解3つ
- 手をみつめる　コップに積み木を入れる　1つ数える
- あやし笑い　積み木を打ち合わせる　用途理解2つ
- 笑いかける　親指を使ってつかむ　色の名前4色
- 顔をみつめる　積み木をもちかえる　わかるように話す
- 両手に積み木をもつ　寒い、疲労、空腹の理解 (2/3)
- 毛糸を探す　色の名前1色
- 熊手形でつかむ　絵の名称4つ
- 物に手を伸ばす　動作の理解2つ
- レーズンを見つめる　ほぼ明瞭に話す　爪先かかと歩き
- 両手を合わす　絵を4つ指差す　片足立ち6秒
- 180°追視　6つの身体部分　片足立ち5秒
- ガラガラを握る　2語文　片足立ち4秒
- 正中線を越えて追視　絵の名称1つ　片足立ち3秒
- 正中線まで追視　絵を2つ指差す　けんけん
- パパ、ママ以外に6語　片足立ち2秒
- パパ、ママ以外に3語　片足立ち1秒
- パパ、ママ以外に2語　幅跳び
- 意味ある1語　ジャンプ
- 意味なくパパ、ママ　上手投げ
- 3音以上つなげる　ボールをける
- 喃語を話す　階段を登る
- パ、ダ、マなど言う　走る
- 声の方向に振り向く　後退り歩き
- 音に振り向く　上手に歩く
- キャアキャア喜ぶ　拾い上げる
- 声を出して笑う　一人で立つ10秒
- 「アー」「ウー」などの発声　一人で立つ2秒
- 声を出す　つかまって立ち上がる
- ベルに反応　一人ですわる
- つかまり立ち、5秒以上
- すわれる、5秒以上
- 寝返り
- 引き起こし
- 胸を上げる
- 両足で体を支える
- 90°頭を上げる
- 首がすわる
- 45°頭を上げる
- 頭を上げる
- 対称運動

個人―社会　微細運動―適応　言語　粗大運動（左側縦書き）

個人―社会　微細運動―適応　言語　粗大運動（右側縦書き）

判定中の様子

1、2、3回目の検査結果をそれぞれのチェック欄に記入

一般的印象	1	2	3
普通			
異常			

判定実施の受け入れ	1	2	3
いつもよい			
たいていよい			
ほとんどよくない			

周囲への興味	1	2	3
敏感			
あまり興味がない			
全く興味がない			

恐怖感	1	2	3
ない			
少しある			
非常に強い			

注意を向けている時間	1	2	3
適当			
いくらか気が散りやすい			
非常に気が散りやすい			

無断転載不許（縦書き）

2月　4月　6月　9月　12月　15月　18月　2歳　3歳　4歳　5歳　6歳

判定実施上の手引き

1. 判定者は子どもに笑いかけたり、話しかけたり手を振ったりして微笑をひきだそうとする。しかし、子どもの体にさわってはいけない。
2. 子どもは数秒間手をみつめなければならない。
3. 保護者が歯ブラシの使い方を教えたり、ねり歯みがきを歯ブラシにつけてもよい。
4. 靴のひもをむすんだり、背中のボタンをはめたり、ファスナーをあげたりできなくてもよい。
5. 子どもの顔の上およそ 20 cm のところを、一側から他側へ弧を描いて毛糸をゆっくり動かす。
6. 子どもの指先あるいは指の背にガラガラがふれた時、それをつかむならば p。
7. 子どもが消えた毛糸の行方を見ようとするなら p。判定者は腕を動かさないですばやく手に持った毛糸を落して見えなくする。
8. 子どもは片方の手からもう片方の手へ、体や口やテーブルを使わずに積み木をもちかえなくてはならない。
9. 子どもが親指と他の指を使って、レーズンをつまみあげるなら p。
10. 子どもの描いた線と判定者の描いた線との角度が 30 度以内なら p。
11. 判定者は親指を上にたててにぎりこぶしをつくり、親指だけを動かす。子どもがこれをまねて、親指以外の指を動かさなければ p。

   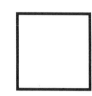

12. 囲まれた形なら p。うずまきは f。
13. どんな線でも真ん中あたりで交差すれば p。
14. 「どちらの線が長い？」（"大きい"ではない）紙の上下が逆になるようにまわしてみせ、繰り返す。（3 試行のうち 3 回、あるいは 6 試行のうち 5 回で p。）
15. 最初は子どもに模写させる。失敗した場合は判定者が書いてみせる。

12、13、15 の項目を実施するとき、その形の名前を言ってはならない。12 と 13 の項目を実施する時は書いてみせてはならない。

16. 採点するとき、対になっている部分（2 つの腕、2 つの脚）は 1 つとして数える。
17. コップのなかに積み木を一ついれ、子どもの耳のそばで子どもに見えないようにそっとふる。他の耳でも繰り返す。
18. 絵をさして、その名前を言わせる。（ワン、ニャンなどの擬声語だけでは不可。わんわん、にゃんにゃんなどは可。）もしも正しく名前を言えるのが 4 つ未満の時は、判定者が名前を言い、その絵を指さしさせる。

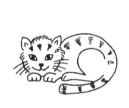 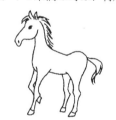 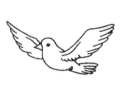 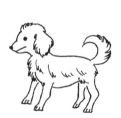 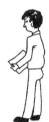

(原画　国立療養所広島病院小児科部長　下田浩子)

19. 人形を使い、子どもに聞く。「鼻はどれ？目は？耳は？口は？手は？足は？おなかは？髪は？」8 問中 6 問正しければ p。
20. 絵を使い、子どもに聞く。「飛ぶのはどれ？」「ニャーとなくのはどれ？」「お話しするのはどれ？」「はえるのはどれ？」「パカパカ走るのはどれ？」5 問中、2 問あるいは 4 問ただしければ p。
21. 子どもに次の質問をする。「寒いときどうしますか？」「疲れたときはどうしますか？」「おなかがすいたときどうしますか？」3 問中、2 問あるいは 3 問正しければ p。
22. 子どもに次の質問をする。「コップは何に使いますか？」「いすは何に使いますか？」「鉛筆は何に使いますか？」答えの中
23. に動作を示す語が入っていなければならない。
24. 子どもが積み木を紙の上に正しく置き、紙の上にいくつ積み木があるか言えれば p。（1 個から 5 個）
25. 子どもに指示する。「積み木をテーブルの上においてください」「テーブルの下に」「私の前に」「私の後ろに」4 問中 4 問正しければ p。（判定者は指したり、頭や目を動かして子どもを助けてはならない）
子どもに質問する。「ボールとはどんな物ですか？」「海は？」「机は？」「家は？」「バナナは？」「カーテンは？」「窓は？」「靴は？」用途、形、素材、一般的分類（バナナを黄色というのではなく、果物というように）の言葉で定義すれば p。8 問中、5 問あるいは 7 問正しければ p。
26. 子どもに次のように質問する。「象は大きい、犬は？」「火は熱い、氷は？」「昼はあかるい、夜は？」3 問中 2 問正しければ p。
27. 子どもは壁や手すりを使ってもよいが、人の助けはいけない。はうこともいけない。
28. 子どもは離れて立っている判定者の手の届く範囲に、上手投げでボールを約 90 cm 投げる。
29. 子どもはテスト用紙の幅以上の距離を飛び越えなければならない。（約 20 cm）
30. つま先から 2.5 cm 以内にかかとをつけて前方へ歩くように子どもに指示する。判定者がしてみせてもよい。連続して 4 歩、歩かねばならない。
31. 2 歳では正常な子どもの半分は課題実施の受け入れが良くない。

DENVER Ⅱ 記録票

生年月日＿＿＿年＿月＿日　（在胎　週　日）　　　　整理番号＿＿＿＿＿＿＿＿＿＿＿

記録日①＿＿年＿月＿日　②＿＿年＿月＿日　③＿＿年＿月＿日　氏　名＿＿＿＿＿＿＿＿＿＿＿

年月日齢①＿＿年＿月＿日　②＿＿年＿月＿日　③＿＿年＿月＿日　記録者＿＿＿＿＿＿＿＿＿＿＿

2月　4月　6月　9月　12月　15月　18月　2歳　3歳　4歳　5歳　6歳

個人―社会　微細運動―適応　言語

通過率
25　50　75　90
報告でもよい→
裏面の注No.→　項目

一人で歯磨きをする
ゲームをする
一人で服を着る
Tシャツを着る
友達の名前
上着、靴などをつける　6部分人物画
手を洗ってふく　□模写
手伝って歯磨き　□模倣
上着を脱ぐ　3部分人物画
人形に食べさせる　長い方を指差す
スプーンを使う　十模写
簡単なお手伝い　○模写
コップで飲む　親指だけを動かす　単語定義7語
ボールのやりとり　縦線模倣　寒い、疲労、空腹の理解 (3/3)
大人の真似　8個の積み木の塔　2/3反対語類推
バイバイをする　6個の積み木の塔　5つ数える
ほしいものを示す　4個の積み木の塔　単語定義5語
拍手をまねる　2個の積み木の塔　前後上下の理解
自分で食べる　瓶からレーズンを出す　動作の理解4つ
玩具をとる　なぐり書きをする　用途理解3つ
手をみつめる　コップに積み木を入れる　1つ数える
あやし笑い　積み木を打ち合わせる　用途理解2つ
笑いかける　親指を使ってつかむ　色の名前4色
顔をみつめる　積み木をもちかえる　わかるように話す
両手に積み木をもつ　寒い、疲労、空腹の理解 (2/3)
毛糸を探す　色の名前1色
熊手形でつかむ　絵の名称4つ
物に手を伸ばす　動作の理解2つ
レーズンを見つめる　ほぼ明瞭に話す　爪先かかと歩き
両手を合わす　絵を4つ指差す　片足立ち6秒
180°追視　6つの身体部分　片足立ち5秒
ガラガラを握る　2語文　片足立ち4秒
正中線を越えて追視　絵の名称1つ　片足立ち3秒
正中線まで追視　絵を2つ指差す　けんけん
パパ、ママ以外に6語　片足立ち2秒
パパ、ママ以外に3語　片足立ち1秒
パパ、ママ以外に2語　幅跳び
意味ある1語　ジャンプ
意味なくパパ、ママ　上手投げ
3音以上つなげる　ボールをける
喃語を話す　階段を登る
パ、ダ、マなど言う　走る
声の方向に振り向く　後退り歩き
音に振り向く　上手に歩く
キャアキャア喜ぶ　拾い上げる
声を出して笑う　一人で立つ10秒
「アー」「ウー」などの発声　一人で立つ2秒
声を出す　つかまって立ち上がる
ベルに反応　一人ですわる
つかまり立ち、5秒以上
すわれる、5秒以上
寝返り
引き起こし
胸を上げる
両足で体を支える
90°頭を上げる
首がすわる
45°頭を上げる
頭を上げる
対称運動

個人―社会　微細運動―適応　言語　粗大運動

判定中の様子

1、2、3回目の検査結果をそれぞれのチェック欄に記入

	1	2	3
一般的印象			
普通			
異常			

	1	2	3
判定実施の受け入れ			
いつもよい			
たいていよい			
ほとんどよくない			

	1	2	3
周囲への興味			
敏感			
あまり興味がない			
全く興味がない			

	1	2	3
恐怖感			
ない			
少しある			
非常に強い			

	1	2	3
注意を向けている時間			
適当			
いくらか気が散りやすい			
非常に気が散りやすい			

粗大運動

個人―社会　微細運動―適応　言語　粗大運動

無断転載不許

2月　4月　6月　9月　12月　15月　18月　2歳　3歳　4歳　5歳　6歳

判定実施上の手引き

1. 判定者は子どもに笑いかけたり、話しかけたり手を振ったりして微笑をひきだそうとする。しかし、子どもの体にさわってはいけない。
2. 子どもは数秒間手をみつめなければならない。
3. 保護者が歯ブラシの使い方を教えたり、ねり歯みがきを歯ブラシにつけてもよい。
4. 靴のひもをむすんだり、背中のボタンをはめたり、ファスナーをあげたりできなくてもよい。
5. 子どもの顔の上およそ 20 cm のところを、一側から他側へ弧を描いて毛糸をゆっくり動かす。
6. 子どもの指先あるいは指の背にガラガラがふれた時、それをつかむならば p。
7. 子どもが消えた毛糸の行方を見ようとするなら p。判定者は腕を動かさないですばやく手に持った毛糸を落して見えなくする。
8. 子どもは片方の手からもう片方の手へ、体や口やテーブルを使わずに積み木をもちかえなくてはならない。
9. 子どもが親指と他の指を使って、レーズンをつまみあげるなら p。
10. 子どもの描いた線と判定者の描いた線との角度が 30 度以内なら p。
11. 判定者は親指を上にたててにぎりこぶしをつくり、親指だけを動かす。子どもがこれをまねて、親指以外の指を動かさなければ p。

   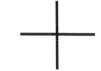   

12. 囲まれた形なら p。うずまきは f。
13. どんな線でも真ん中あたりで交差すれば p。
14. 「どちらの線が長い？」("大きい"ではない)紙の上下が逆になるようにまわしてみせ、繰り返す。(3 試行のうち 3 回、あるいは 6 試行のうち 5 回で p。)
15. 最初は子どもに模写させる。失敗した場合は判定者が書いてみせる。

　　　12、13、15 の項目を実施するとき、その形の名前を言ってはならない。12 と 13 の項目を実施する時は書いてみせてはならない。

16. 採点するとき、対になっている部分 (2 つの腕、2 つの脚) は 1 つとして数える。
17. コップのなかに積み木を一ついれ、子どもの耳のそばで子どもに見えないようにそっとふる。他の耳でも繰り返す。
18. 絵をさして、その名前を言わせる。(ワン、ニャンなどの擬声語だけでは不可。わんわん、にゃんにゃんなどは可。)もしも正しく名前を言えるのが 4 つ未満の時は、判定者が名前を言い、その絵を指さしさせる。

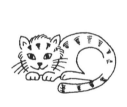   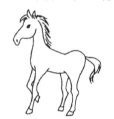   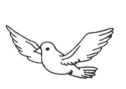   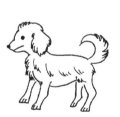   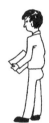

(原画　国立療養所広島病院小児科部長　下田浩子)

19. 人形を使い、子どもに聞く。「鼻はどれ？目は？耳は？口は？手は？足は？おなかは？髪は？」8 問中 6 問正しければ p。
20. 絵を使い、子どもに聞く。「飛ぶのはどれ？」「ニャーとなくのはどれ？」「お話しするのはどれ？」「はえるのはどれ？」「パカパカ走るのはどれ？」5 問中、2 問あるいは 4 問ただしければ p。
21. 子どもに次の質問をする。「寒いときどうしますか？」「疲れたときはどうしますか？」「おなかがすいたときどうしますか？」3 問中、2 問あるいは 3 問正しければ p。
22. 子どもに次の質問をする。「コップは何に使いますか？」「いすは何に使いますか？」「鉛筆は何に使いますか？」答えの中
23. に動作を示す語が入っていなければならない。
24. 子どもが積み木を紙の上に正しく置き、紙の上にいくつ積み木があるか言えれば p。(1 個から 5 個)
　　子どもに指示する。「積み木をテーブルの上においてください」「テーブルの下に」「私の前に」「私の後ろに」4 問中 4 問正
25. しければ p。(判定者は指したり、頭や目を動かして子どもを助けてはならない)
　　子どもに質問する。「ボールとはどんな物ですか？」「海は？」「机は？」「家は？」「バナナは？」「カーテンは？」「窓は？」「靴は？」用途、形、素材、一般的分類 (バナナを黄色というのではなく、果物というように) の言葉で定義すれば p。8 問中、5 問あるいは 7 問正しければ p。
26. 子どもに次のように質問する。「象は大きい、犬は？」「火は熱い、氷は？」「昼はあかるい、夜は？」3 問中 2 問正しければ p。
27. 子どもは壁や手すりを使ってもよいが、人の助けはいけない。はうこともいけない。
28. 子どもは離れて立っている判定者の手の届く範囲に、上手投げでボールを約 90 cm 投げる。
29. 子どもはテスト用紙の幅以上の距離を飛び越えなければならない。(約 20 cm)
30. つま先から 2.5 cm 以内にかかとをつけて前方へ歩くように子どもに指示する。判定者がしてみせてもよい。連続して 4 歩、歩かねばならない。
31. 2 歳では正常な子どもの半分は課題実施の受け入れが良くない。

DENVER II 記録票

生年月日＿＿＿＿年＿月＿日　（在胎　週　日）　　　整理番号＿＿＿＿＿＿＿＿＿＿＿＿

記録日①＿＿＿年＿月＿日　②＿＿＿年＿月＿日　③＿＿＿年＿月＿日　氏　名＿＿＿＿＿＿＿＿＿＿＿＿

年月日齢①＿＿＿年＿月＿日　②＿＿＿年＿月＿日　③＿＿＿年＿月＿日　記録者＿＿＿＿＿＿＿＿＿＿＿＿

2月　4月　6月　9月　12月　15月　18月　2歳　3歳　4歳　5歳　6歳

個人―社会　微細運動―適応　言語

通過率
25　50　75　90

報告でもよい→
裏面の注No.→　項目

一人で歯磨きをする
ゲームをする
一人で服を着る
Tシャツを着る
友達の名前
上着、靴などをつける　6部分人物画
手を洗ってふく　□模写
手伝って歯磨き　□模倣
上着を脱ぐ　3部分人物画
人形に食べさせる　長い方を指差す
スプーンを使う　十模写
簡単なお手伝い　○模写
コップで飲む　親指だけを動かす　単語定義7語
ボールのやりとり　縦線模倣　寒い、疲労、空腹の理解 (3/3)
大人の真似　8個の積み木の塔　2/3反対語類推
バイバイをする　6個の積み木の塔　5つ数える
ほしいものを示す　4個の積み木の塔　単語定義5語
拍手をまねる　2個の積み木の塔　前後上下の理解
自分で食べる　瓶からレーズンを出す　動作の理解4つ
玩具をとる　なぐり書きをする　用途理解3つ
手をみつめる　コップに積み木を入れる　1つ数える
あやし笑い　積み木を打ち合わせる　用途理解2つ
笑いかける　親指を使ってつかむ　色の名前4色
顔をみつめる　積み木をもちかえる　わかるように話す
両手に積み木をもつ　寒い、疲労、空腹の理解 (2/3)
毛糸を探す　色の名前1色
熊手形でつかむ　絵の名称4つ
物に手を伸ばす　動作の理解2つ
レーズンを見つめる　ほぼ明瞭に話す　爪先かかと歩き
両手を合わす　絵を4つ指差す　片足立ち6秒
180°追視　6つの身体部分　片足立ち5秒
ガラガラを握る　2語文　片足立ち4秒
正中線を越えて追視　絵の名称1つ　片足立ち3秒
正中線まで追視　絵を2つ指差す　けんけん
パパ、ママ以外に6語　片足立ち2秒
パパ、ママ以外に3語　片足立ち1秒
パパ、ママ以外に2語　幅跳び
意味ある1語　ジャンプ
意味なくパパ、ママ　上手投げ
3音以上つなげる　ボールをける
喃語を話す　階段を登る
パ、ダ、マなど言う　走る
声の方向に振り向く　後退り歩き
音に振り向く　上手に歩く
キャアキャア喜ぶ　拾い上げる
声を出して笑う　一人で立つ10秒
「アー」「ウー」などの発声　一人で立つ2秒
声を出す　つかまって立ち上がる
ベルに反応　一人ですわる
つかまり立ち、5秒以上
すわれる、5秒以上
寝返り
引き起こし
胸を上げる
両足で体を支える
90°頭を上げる
首がすわる
45°頭を上げる
頭を上げる
対称運動

個人―社会　微細運動―適応　言語　粗大運動

個人―社会　微細運動―適応　言語　粗大運動

判定中の様子

1、2、3回目の検査結果をそれぞれのチェック欄に記入

一般的印象	1	2	3
普通			
異常			

判定実施の受け入れ	1	2	3
いつもよい			
たいていよい			
ほとんどよくない			

周囲への興味	1	2	3
敏感			
あまり興味がない			
全く興味がない			

恐怖感	1	2	3
ない			
少しある			
非常に強い			

注意を向けている時間	1	2	3
適当			
いくらか気が散りやすい			
非常に気が散りやすい			

無断転載不許

2月　4月　6月　9月　12月　15月　18月　2歳　3歳　4歳　5歳　6歳

判定実施上の手引き

1. 判定者は子どもに笑いかけたり、話しかけたり手を振ったりして微笑をひきだそうとする。しかし、子どもの体にさわってはいけない。
2. 子どもは数秒間手をみつめなければならない。
3. 保護者が歯ブラシの使い方を教えたり、ねり歯みがきを歯ブラシにつけてもよい。
4. 靴のひもをむすんだり、背中のボタンをはめたり、ファスナーをあげたりできなくてもよい。
5. 子どもの顔の上およそ 20 cm のところを、一側から他側へ弧を描いて毛糸をゆっくり動かす。
6. 子どもの指先あるいは指の背にガラガラがふれた時、それをつかむならば p。
7. 子どもが消えた毛糸の行方を見ようとするなら p。判定者は腕を動かさないですばやく手に持った毛糸を落して見えなくする。
8. 子どもは片方の手からもう片方の手へ、体や口やテーブルを使わずに積み木をもちかえなくてはならない。
9. 子どもが親指と他の指を使って、レーズンをつまみあげるなら p。
10. 子どもの描いた線と判定者の描いた線との角度が 30 度以内なら p。
11. 判定者は親指を上にたててにぎりこぶしをつくり、親指だけを動かす。子どもがこれをまねて、親指以外の指を動かさなければ p。

12. 囲まれた形なら p。うずまきは f。
13. どんな線でも真ん中あたりで交差すれば p。
14. 「どちらの線が長い？」(“大きい”ではない) 紙の上下が逆になるようにまわしてみせ、繰り返す。(3 試行のうち 3 回、あるいは 6 試行のうち 5 回で p。)
15. 最初は子どもに模写させる。失敗した場合は判定者が書いてみせる。

　　　12、13、15 の項目を実施するとき、その形の名前を言ってはならない。12 と 13 の項目を実施する時は書いてみせてはならない。

16. 採点するとき、対になっている部分 (2 つの腕、2 つの脚) は 1 つとして数える。
17. コップのなかに積み木を一ついれ、子どもの耳のそばで子どもに見えないようにそっとふる。他の耳でも繰り返す。
18. 絵をさして、その名前を言わせる。(ワン、ニャンなどの擬声語だけでは不可。わんわん、にゃんにゃんなどは可。) もしも正しく名前を言えるのが 4 つ未満の時は、判定者が名前を言い、その絵を指さしさせる。

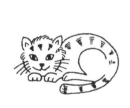   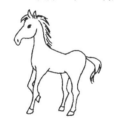   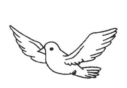   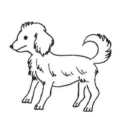   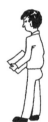

(原画　国立療養所広島病院小児科部長　下田浩子)

19. 人形を使い、子どもに聞く。「鼻はどれ？目は？耳は？口は？手は？足は？おなかは？髪は？」8 問中 6 問正しければ p。
20. 絵を使い、子どもに聞く。「飛ぶのはどれ？」「ニャーとなくのはどれ？」「お話しするのはどれ？」「ほえるのはどれ？」「パカパカ走るのはどれ？」5 問中、2 問あるいは 4 問ただしければ p。
21. 子どもに次の質問をする。「寒いときどうしますか？」「疲れたときはどうしますか？」「おなかがすいたときどうしますか？」3 問中、2 問あるいは 3 問正しければ p。
22. 子どもに次の質問をする。「コップは何に使いますか？」「いすは何に使いますか？」「鉛筆は何に使いますか？」答えの中
23. に動作を示す語が入っていなければならない。
24. 子どもが積み木を紙の上に正しく置き、紙の上にいくつ積み木があるか言えれば p。(1 個から 5 個)
　　子どもに指示する。「積み木をテーブルの上においてください」「テーブルの下に」「私の前に」「私の後ろに」4 問中 4 問正
25. しければ p。(判定者は指したり、頭や目を動かして子どもを助けてはならない)
　　子どもに質問する。「ボールとはどんな物ですか？」「海は？」「机は？」「家は？」「バナナは？」「カーテンは？」「窓は？」「靴は？」用途、形、素材、一般的分類 (バナナを黄色というのではなく、果物というように) の言葉で定義すれば p。8 問中、5 問あるいは 7 問正しければ p。
26. 子どもに次のように質問する。「象は大きい、犬は？」「火は熱い、氷は？」「昼はあかるい、夜は？」3 問中 2 問正しければ p。
27. 子どもは壁や手すりを使ってもよいが、人の助けはいけない。はうこともいけない。
28. 子どもは離れて立っている判定者の手の届く範囲に、上手投げでボールを約 90 cm 投げる。
29. 子どもはテスト用紙の幅以上の距離を飛び越えなければならない。(約 20 cm)
30. つま先から 2.5 cm 以内にかかとをつけて前方へ歩くように子どもに指示する。判定者がしてみせてもよい。連続して 4 歩、歩かねばならない。
31. 2 歳では正常な子どもの半分は課題実施の受け入れが良くない。

DENVER Ⅱ 記録票

生年月日＿＿＿＿年＿＿月＿＿日　（在胎　　週　　日）　　　　整理番号＿＿＿＿＿＿＿＿＿＿

記録日①＿＿＿年＿＿月＿＿日　②＿＿＿年＿＿月＿＿日　③＿＿＿年＿＿月＿＿日　氏　名＿＿＿＿＿＿＿＿＿＿

年月日齢①＿＿＿年＿＿月＿＿日　②＿＿＿年＿＿月＿＿日　③＿＿＿年＿＿月＿＿日　記録者＿＿＿＿＿＿＿＿＿＿

2月　4月　6月　9月　12月　15月　18月　2歳　3歳　4歳　5歳　6歳

通過率　25　50　75　90

報告でもよい→
裏面の注No.→　項目

個人―社会　**微細運動―適応**　**言語**

一人で歯磨きをする
ゲームをする
一人で服を着る
Tシャツを着る
友達の名前
上着、靴などをつける　6部分人物画
手を洗ってふく　□模写
手伝って歯磨き　□模倣
上着を脱ぐ　3部分人物画
人形に食べさせる　長い方を指差す
スプーンを使う　十模写
簡単なお手伝い　○模写
コップで飲む　親指だけを動かす　単語定義7語
ボールのやりとり　縦線模倣　寒い、疲労、空腹の理解 (3/3)
大人の真似　8個の積み木の塔　2/3反対語類推
バイバイをする　6個の積み木の塔　5つ数える
ほしいものを示す　4個の積み木の塔　単語定義5語
拍手をまねる　2個の積み木の塔　前後上下の理解
自分で食べる　瓶からレーズンを出す　動作の理解4つ
玩具をとる　なぐり書きをする　用途理解3つ
手をみつめる　コップに積み木を入れる　1つ数える
あやし笑い　積み木を打ち合わせる　用途理解2つ
笑いかける　親指を使ってつかむ　色の名前4色
顔をみつめる　積み木をもちかえる　わかるように話す
両手に積み木をもつ　寒い、疲労、空腹の理解 (2/3)
毛糸を探す　色の名称1色
熊手形でつかむ　絵の名称4つ
物に手を伸ばす　動作の理解2つ
レーズンを見つめる　ほぼ明瞭に話す　爪先かかと歩き
両手を合わす　絵を4つ指差す　片足立ち6秒
180°追視　6つの身体部分　片足立ち5秒
ガラガラを握る　2語文　片足立ち4秒
正中線を越えて追視　絵の名称1つ　片足立ち3秒
正中線まで追視　絵を2つ指差す　けんけん
パパ、ママ以外に6語　片足立ち2秒
パパ、ママ以外に3語　片足立ち1秒
パパ、ママ以外に2語　幅跳び
意味ある1語　ジャンプ
意味なくパパ、ママ　上手投げ
3音以上つなげる　ボールをける
喃語を話す　階段を登る
パ、ダ、マなど言う　走る
声の方向に振り向く　後退り歩き
音に振り向く　上手に歩く
キャアキャア喜ぶ　拾い上げる
声を出して笑う　一人で立つ10秒
「アー」「ウー」などの発声　一人で立つ2秒
声を出す　つかまって立ち上がる
ベルに反応　一人ですわる
つかまり立ち、5秒以上
すわれる、5秒以上
寝返り
引き起こし
胸を上げる
両足で体を支える
90°頭を上げる
首がすわる
45°頭を上げる
頭を上げる
対称運動

個人―社会　**微細運動―適応**　**言語**　**粗大運動**

判定中の様子

1、2、3回目の検査結果をそれぞれのチェック欄に記入

一般的印象	1	2	3
普通			
異常			

判定実施の受け入れ	1	2	3
いつもよい			
たいていよい			
ほとんどよくない			

周囲への興味	1	2	3
敏感			
あまり興味がない			
全く興味がない			

恐怖感	1	2	3
ない			
少しある			
非常に強い			

注意を向けている時間	1	2	3
適当			
いくらか気が散りやすい			
非常に気が散りやすい			

2月　4月　6月　9月　12月　15月　18月　2歳　3歳　4歳　5歳　6歳

無断転載不許

判定実施上の手引き

1. 判定者は子どもに笑いかけたり、話しかけたり手を振ったりして微笑をひきだそうとする。しかし、子どもの体にさわってはいけない。
2. 子どもは数秒間手をみつめなければならない。
3. 保護者が歯ブラシの使い方を教えたり、ねり歯みがきを歯ブラシにつけてもよい。
4. 靴のひもをむすんだり、背中のボタンをはめたり、ファスナーをあげたりできなくてもよい。
5. 子どもの顔の上およそ20cmのところを、一側から他側へ弧を描いて毛糸をゆっくり動かす。
6. 子どもの指先あるいは指の背にガラガラがふれた時、それをつかむならばp。
7. 子どもが消えた毛糸の行方を見ようとするならp。判定者は腕を動かさないですばやく手に持った毛糸を落して見えなくする。
8. 子どもは片方の手からもう片方の手へ、体や口やテーブルを使わずに積み木をもちかえなくてはならない。
9. 子どもが親指と他の指を使って、レーズンをつまみあげるならp。
10. 子どもの描いた線と判定者の描いた線との角度が30度以内ならp。
11. 判定者は親指を上にたててにぎりこぶしをつくり、親指だけを動かす。子どもがこれをまねて、親指以外の指を動かさなければp。

 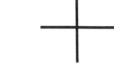 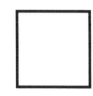

12. 囲まれた形ならp。うずまきはf。
13. どんな線でも真ん中あたりで交差すればp。
14. 「どちらの線が長い？」（"大きい"ではない）紙の上下が逆になるようにまわしてみせ、繰り返す。（3試行のうち3回、あるいは6試行のうち5回でp。）
15. 最初は子どもに模写させる。失敗した場合は判定者が書いてみせる。

　　12、13、15の項目を実施するとき、その形の名前を言ってはならない。12と13の項目を実施する時は書いてみせてはならない。

16. 採点するとき、対になっている部分（2つの腕、2つの脚）は1つとして数える。
17. コップのなかに積み木を一ついれ、子どもの耳のそばで子どもに見えないようにそっとふる。他の耳でも繰り返す。
18. 絵をさして、その名前を言わせる。（ワン、ニャンなどの擬声語だけでは不可。わんわん、にゃんにゃんなどは可。）もしも正しく名前を言えるのが4つ未満の時は、判定者が名前を言い、その絵を指さしさせる。

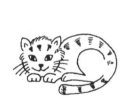 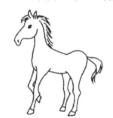  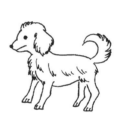 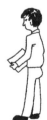

（原画　国立療養所広島病院小児科部長　下田浩子）

19. 人形を使い、子どもに聞く。「鼻はどれ？目は？耳は？口は？手は？足は？おなかは？髪は？」8問中6問正しければp。
20. 絵を使い、子どもに聞く。「飛ぶのはどれ？」「ニャーとなくのはどれ？」「お話しするのはどれ？」「ほえるのはどれ？」「パカパカ走るのはどれ？」5問中、2問あるいは4問ただしければp。
21. 子どもに次の質問をする。「寒いときどうしますか？」「疲れたときはどうしますか？」「おなかがすいたときどうしますか？」3問中、2問あるいは3問正しければp。
22. 子どもに次の質問をする。「コップは何に使いますか？」「いすは何に使いますか？」「鉛筆は何に使いますか？」答えの中
23. に動作を示す語が入っていなければならない。
24. 子どもが積み木を紙の上に正しく置き、紙の上にいくつ積み木があるか言えればp。（1個から5個）
子どもに指示する。「積み木をテーブルの上においてください」「テーブルの下に」「私の前に」「私の後ろに」4問中4問正
25. しければp。（判定者は指したり、頭や目を動かして子どもを助けてはならない）
子どもに質問する。「ボールとはどんな物ですか？」「海は？」「机は？」「家は？」「バナナは？」「カーテンは？」「窓は？」「靴は？」用途、形、素材、一般的分類（バナナを黄色というのではなく、果物というように）の言葉で定義すればp。8問中、5問あるいは7問正しければp。
26. 子どもに次のように質問する。「象は大きい、犬は？」「火は熱い、氷は？」「昼はあかるい、夜は？」3問中2問正しければp。
27. 子どもは壁や手すりを使ってもよいが、人の助けはいけない。はうこともいけない。
28. 子どもは離れて立っている判定者の手の届く範囲に、上手投げでボールを約90cm投げる。
29. 子どもはテスト用紙の幅以上の距離を飛び越えなければならない。（約20cm）
30. つま先から2.5cm以内にかかとをつけて前方へ歩くように子どもに指示する。判定者がしてみせてもよい。連続して4歩、歩かねばならない。
31. 2歳では正常な子どもの半分は課題実施の受け入れが良くない。

DENVER II 記録票

生年月日＿＿＿＿年＿＿月＿＿日　　（在胎　　週　　日）　　　　　　整理番号＿＿＿＿＿＿＿＿＿＿＿＿＿

記録日①＿＿＿＿年＿＿月＿＿日　②＿＿＿＿年＿＿月＿＿日　③＿＿＿＿年＿＿月＿＿日　氏　名＿＿＿＿＿＿＿＿＿＿＿＿＿

年月日齢①＿＿＿＿年＿＿月＿＿日　②＿＿＿＿年＿＿月＿＿日　③＿＿＿＿年＿＿月＿＿日　記録者＿＿＿＿＿＿＿＿＿＿＿＿＿

2月　4月　6月　9月　12月　15月　18月　2歳　3歳　4歳　5歳　6歳

個人―社会　微細運動―適応　言語

通過率
25　50　75　90

報告でもよい→
裏面の注No.→　項目

一人で歯磨きをする
ゲームをする
一人で服を着る
Tシャツを着る
友達の名前
上着、靴などをつける　　6部分人物画
手を洗ってふく　　□模写
手伝って歯磨き　　□模倣
上着を脱ぐ　　3部分人物画
人形に食べさせる　　長い方を指差す
スプーンを使う　　十模写
簡単なお手伝い　　○模写
コップで飲む　　親指だけを動かす　　単語定義7語
ボールのやりとり　　縦線模倣　　寒い、疲労、空腹の理解(3/3)
大人の真似　　8個の積み木の塔　　2/3反対語類推
バイバイをする　　6個の積み木の塔　　5つ数える
ほしいものを示す　　4個の積み木の塔　　単語定義5語
拍手をまねる　　2個の積み木の塔　　前後上下の理解
自分で食べる　　瓶からレーズンを出す　　動作の理解4つ
玩具をとる　　なぐり書きをする　　用途理解3つ
手をみつめる　　コップに積み木を入れる　　1つ数える
あやし笑い　　積み木を打ち合わせる　　用途理解2つ
笑いかける　　親指を使ってつかむ　　色の名前4色
顔をみつめる　　積み木をもちかえる　　わかるように話す
両手に積み木をもつ　　寒い、疲労、空腹の理解(2/3)
毛糸を探す　　色の名前1色
熊手形でつかむ　　絵の名称4つ
物に手を伸ばす　　動作の理解2つ
レーズンを見つめる　　ほぼ明瞭に話す　　爪先かかと歩き
両手を合わす　　絵を4つ指差す　　片足立ち6秒
180°追視　　6つの身体部分　　片足立ち5秒
ガラガラを握る　　2語文　　片足立ち4秒
正中線を越えて追視　　絵の名称1つ　　片足立ち3秒
正中線まで追視　　絵を2つ指差す　　けんけん
パパ、ママ以外に6語　　片足立ち2秒
パパ、ママ以外に3語　　片足立ち1秒
パパ、ママ以外に2語　　幅跳び
意味ある1語　　ジャンプ
意味なくパパ、ママ　　上手投げ
3音以上つなげる　　ボールをける
喃語を話す　　階段を登る
パ、ダ、マなど言う　　走る
声の方向に振り向く　　後退り歩き
音に振り向く　　上手に歩く
キャアキャア喜ぶ　　拾い上げる
声を出して笑う　　一人で立つ10秒
「アー」「ウー」などの発声　　一人で立つ2秒
声を出す　　つかまって立ち上がる
ベルに反応　　一人ですわる
つかまり立ち、5秒以上
すわれる、5秒以上
寝返り
引き起こし
胸を上げる
両足で体を支える
90°頭を上げる
首がすわる
45°頭を上げる
頭を上げる
対称運動

個人―社会　微細運動―適応　言語　粗大運動

粗大運動

判定中の様子

1、2、3回目の検査結果をそれぞれのチェック欄に記入

一般的印象	1	2	3
普通			
異常			

判定実施の受け入れ	1	2	3
いつもよい			
たいていよい			
ほとんどよくない			

周囲への興味	1	2	3
敏感			
あまり興味がない			
全く興味がない			

恐怖感	1	2	3
ない			
少しある			
非常に強い			

注意を向けている時間	1	2	3
適当			
いくらか気が散りやすい			
非常に気が散りやすい			

2月　4月　6月　9月　12月　15月　18月　2歳　3歳　4歳　5歳　6歳

無断転載不許

判定実施上の手引き

1. 判定者は子どもに笑いかけたり、話しかけたり手を振ったりして微笑をひきだそうとする。しかし、子どもの体にさわってはいけない。
2. 子どもは数秒間手をみつめなければならない。
3. 保護者が歯ブラシの使い方を教えたり、ねり歯みがきを歯ブラシにつけてもよい。
4. 靴のひもをむすんだり、背中のボタンをはめたり、ファスナーをあげたりできなくてもよい。
5. 子どもの顔の上およそ20cmのところを、一側から他側へ弧を描いて毛糸をゆっくり動かす。
6. 子どもの指先あるいは指の背にガラガラがふれた時、それをつかむならばp。
7. 子どもが消えた毛糸の行方を見ようとするならp。判定者は腕を動かさないですばやく手に持った毛糸を落して見えなくする。
8. 子どもは片方の手からもう片方の手へ、体や口やテーブルを使わずに積み木をもちかえなくてはならない。
9. 子どもが親指と他の指を使って、レーズンをつまみあげるならp。
10. 子どもの描いた線と判定者の描いた線との角度が30度以内ならp。
11. 判定者は親指を上にたててにぎりこぶしをつくり、親指だけを動かす。子どもがこれをまねて、親指以外の指を動かさなければp。

| 12. 囲まれた形ならp。うずまきはf。 | 13. どんな線でも真ん中あたりで交差すればp。 | 14. 「どちらの線が長い？」（"大きい"ではない）紙の上下が逆になるようにまわしてみせ、繰り返す。（3試行のうち3回、あるいは6試行のうち5回でp。） | 15. 最初は子どもに模写させる。失敗した場合は判定者が書いてみせる。 |

　　12、13、15の項目を実施するとき、その形の名前を言ってはならない。12と13の項目を実施する時は書いてみせてはならない。

16. 採点するとき、対になっている部分（2つの腕、2つの脚）は1つとして数える。
17. コップのなかに積み木を一ついれ、子どもの耳のそばで子どもに見えないようにそっとふる。他の耳でも繰り返す。
18. 絵をさして、その名前を言わせる。（ワン、ニャンなどの擬声語だけでは不可。わんわん、にゃんにゃんなどは可。）もしも正しく名前を言えるのが4つ未満の時は、判定者が名前を言い、その絵を指さしさせる。

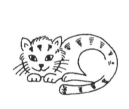 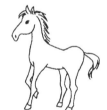 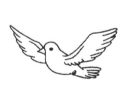 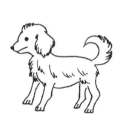 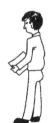

（原画　国立療養所広島病院小児科部長　下田浩子）

19. 人形を使い、子どもに聞く。「鼻はどれ？目は？耳は？口は？手は？足は？おなかは？髪は？」8問中6問正しければp。
20. 絵を使い、子どもに聞く。「飛ぶのはどれ？」「ニャーとなくのはどれ？」「お話しするのはどれ？」「ほえるのはどれ？」「パカパカ走るのはどれ？」5問中、2問あるいは4問ただしければp。
21. 子どもに次の質問をする。「寒いときどうしますか？」「疲れたときはどうしますか？」「おなかがすいたときどうしますか？」3問中、2問あるいは3問正しければp。
22. 子どもに次の質問をする。「コップは何に使いますか？」「いすは何に使いますか？」「鉛筆は何に使いますか？」答えの中
23. に動作を示す語が入っていなければならない。
24. 子どもが積み木を紙の上に正しく置き、紙の上にいくつ積み木があるか言えればp。（1個から5個）
　　子どもに指示する。「積み木をテーブルの上においてください」「テーブルの下に」「私の前に」「私の後ろに」4問中4問正
25. しければp。（判定者は指したり、頭や目を動かして子どもを助けてはならない）
　　子どもに質問する。「ボールとはどんな物ですか？」「海は？」「机は？」「家は？」「バナナは？」「カーテンは？」「窓は？」「靴は？」用途、形、素材、一般的分類（バナナを黄色というのではなく、果物というように）の言葉で定義すればp。8問中、5問あるいは7問正しければp。
26. 子どもに次のように質問する。「象は大きい、犬は？」「火は熱い、氷は？」「昼はあかるい、夜は？」3問中2問正しければp。
27. 子どもは壁や手すりを使ってもよいが、人の助けはいけない。はうこともいけない。
28. 子どもは離れて立っている判定者の手の届く範囲に、上手投げでボールを約90cm投げる。
29. 子どもはテスト用紙の幅以上の距離を飛び越えなければならない。（約20cm）
30. つま先から2.5cm以内にかかとをつけて前方へ歩くように子どもに指示する。判定者がしてみせてもよい。連続して4歩、歩かねばならない。
31. 2歳では正常な子どもの半分は課題実施の受け入れが良くない。

DENVER II 記録票

生年月日＿＿＿＿年＿＿月＿＿日　　（在胎　　週　　日）　　　　　整理番号＿＿＿＿＿＿＿＿＿＿＿＿

記 録 日①＿＿＿年＿＿月＿＿日　②＿＿＿年＿＿月＿＿日　③＿＿＿年＿＿月＿＿日　氏　名＿＿＿＿＿＿＿＿＿＿＿＿

年月日齢①＿＿＿年＿＿月＿＿日　②＿＿＿年＿＿月＿＿日　③＿＿＿年＿＿月＿＿日　記録者＿＿＿＿＿＿＿＿＿＿＿＿

| 2月 | 4月 | 6月 | 9月 | 12月 | 15月 | 18月 | 2歳 | 3歳 | 4歳 | 5歳 | 6歳 |

個人—社会 微細運動—適応 言語

通過率　25　50　75　90

報告でもよい→
裏面の注No.→　項目

一人で歯磨きをする
ゲームをする
一人で服を着る
Tシャツを着る
友達の名前
上着、靴などをつける　6部分人物画
手を洗ってふく　□模写
手伝って歯磨き　□模倣
上着を脱ぐ　3部分人物画
人形に食べさせる　長い方を指差す
スプーンを使う　十模写
簡単なお手伝い　○模写
コップで飲む　親指だけを動かす　単語定義7語
ボールのやりとり　縦線模倣　寒い、疲労、空腹の理解 (3/3)
大人の真似　8個の積み木の塔　2/3反対語類推
バイバイをする　6個の積み木の塔　5つ数える
ほしいものを示す　4個の積み木の塔　単語定義5語
拍手をまねる　2個の積み木の塔　前後上下の理解
自分で食べる　瓶からレーズンを出す　動作の理解4つ
玩具をとる　なぐり書きをする　用途理解3つ
手をみつめる　コップに積み木を入れる　1つ数える
あやし笑い　積み木を打ち合わせる　用途理解2つ
笑いかける　親指を使ってつかむ　色の名前4色
顔をみつめる　積み木をもちかえる　わかるように話す
両手に積み木をもつ　寒い、疲労、空腹の理解 (2/3)
毛糸を探す　色の名前1色
熊手形でつかむ　絵の名称4つ
物に手を伸ばす　動作の理解2つ
レーズンを見つめる　ほぼ明瞭に話す　爪先かかと歩き
両手を合わす　絵を4つ指差す　片足立ち6秒
180°追視　6つの身体部分　片足立ち5秒
ガラガラを握る　2語文　片足立ち4秒
正中線を越えて追視　絵の名称1つ　片足立ち3秒
正中線まで追視　絵を2つ指差す　けんけん
パパ、ママ以外に6語　片足立ち2秒
パパ、ママ以外に3語　片足立ち1秒
パパ、ママ以外に2語　幅跳び
意味ある1語　ジャンプ
意味なくパパ、ママ　上手投げ
3音以上つなげる　ボールをける
喃語を話す　階段を登る
パ、ダ、マなど言う　走る
声の方向に振り向く　後退り歩き
音に振り向く　上手に歩く
キャアキャア喜ぶ　拾い上げる
声を出して笑う　一人で立つ10秒
「アー」「ウー」などの発声　一人で立つ2秒
声を出す　つかまって立ち上がる
ベルに反応　一人ですわる
つかまり立ち、5秒以上
すわれる、5秒以上
寝返り
引き起こし
胸を上げる
両足で体を支える
90°頭を上げる
首がすわる
45°頭を上げる
頭を上げる
対称運動

個人—社会 微細運動—適応 言語 粗大運動

判定中の様子

1、2、3回目の検査結果をそれぞれのチェック欄に記入

一般的印象	1	2	3
普通			
異常			

判定実施の受け入れ	1	2	3
いつもよい			
たいていよい			
ほとんどよくない			

周囲への興味	1	2	3
敏感			
あまり興味がない			
全く興味がない			

恐怖感	1	2	3
ない			
少しある			
非常に強い			

注意を向けている時間	1	2	3
適当			
いくらか気が散りやすい			
非常に気が散りやすい			

粗大運動

無断転載不許

| 2月 | 4月 | 6月 | 9月 | 12月 | 15月 | 18月 | 2歳 | 3歳 | 4歳 | 5歳 | 6歳 |

判定実施上の手引き

1. 判定者は子どもに笑いかけたり、話しかけたり手を振ったりして微笑をひきだそうとする。しかし、子どもの体にさわってはいけない。
2. 子どもは数秒間手をみつめなければならない。
3. 保護者が歯ブラシの使い方を教えたり、ねり歯みがきを歯ブラシにつけてもよい。
4. 靴のひもをむすんだり、背中のボタンをはめたり、ファスナーをあげたりできなくてもよい。
5. 子どもの顔の上およそ 20 cm のところを、一側から他側へ弧を描いて毛糸をゆっくり動かす。
6. 子どもの指先あるいは指の背にガラガラがふれた時、それをつかむならば p。
7. 子どもが消えた毛糸の行方を見ようとするなら p。判定者は腕を動かさないですばやく手に持った毛糸を落して見えなくする。
8. 子どもは片方の手からもう片方の手へ、体や口やテーブルを使わずに積み木をもちかえなくてはならない。
9. 子どもが親指と他の指を使って、レーズンをつまみあげるなら p。
10. 子どもの描いた線と判定者の描いた線との角度が 30 度以内なら p。
11. 判定者は親指を上にたててにぎりこぶしをつくり、親指だけを動かす。子どもがこれをまねて、親指以外の指を動かさなければ p。

  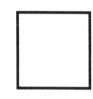

12. 囲まれた形なら p。うずまきは f。
13. どんな線でも真ん中あたりで交差すれば p。
14. 「どちらの線が長い？」（"大きい"ではない）紙の上下が逆になるようにまわしてみせ、繰り返す。（3 試行のうち 3 回、あるいは 6 試行のうち 5 回で p。）
15. 最初は子どもに模写させる。失敗した場合は判定者が書いてみせる。

　　　12、13、15 の項目を実施するとき、その形の名前を言ってはならない。12 と 13 の項目を実施する時は書いてみせてはならない。

16. 採点するとき、対になっている部分（2 つの腕、2 つの脚）は 1 つとして数える。
17. コップのなかに積み木を一ついれ、子どもの耳のそばで子どもに見えないようにそっとふる。他の耳でも繰り返す。
18. 絵をさして、その名前を言わせる。（ワン、ニャンなどの擬声語だけでは不可。わんわん、にゃんにゃんなどは可。）もしも正しく名前を言えるのが 4 つ未満の時は、判定者が名前を言い、その絵を指さしさせる。

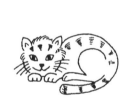 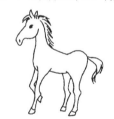 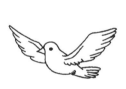 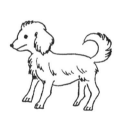 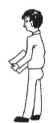

（原画　国立療養所広島病院小児科部長　下田浩子）

19. 人形を使い、子どもに聞く。「鼻はどれ？目は？耳は？口は？手は？足は？おなかは？髪は？」8 問中 6 問正しければ p。
20. 絵を使い、子どもに聞く。「飛ぶのはどれ？」「ニャーとなくのはどれ？」「お話しするのはどれ？」「ほえるのはどれ？」「パカパカ走るのはどれ？」5 問中、2 問あるいは 4 問ただしければ p。
21. 子どもに次の質問をする。「寒いときどうしますか？」「疲れたときはどうしますか？」「おなかがすいたときどうしますか？」3 問中、2 問あるいは 3 問正しければ p。
22. 子どもに次の質問をする。「コップは何に使いますか？」「いすは何に使いますか？」「鉛筆は何に使いますか？」答えの中
23. に動作を示す語が入っていなければならない。
24. 子どもが積み木を紙の上に正しく置き、紙の上にいくつ積み木があるか言えれば p。（1 個から 5 個）
25. 子どもに指示する。「積み木をテーブルの上においてください」「テーブルの下に」「私の前に」「私の後ろに」4 問中 4 問正しければ p。（判定者は指したり、頭や目を動かして子どもを助けてはならない）
26. 子どもに質問する。「ボールとはどんな物ですか？」「海は？」「机は？」「家は？」「バナナは？」「カーテンは？」「窓は？」「靴は？」用途、形、素材、一般的分類（バナナを黄色というのではなく、果物というように）の言葉で定義すれば p。8 問中、5 問あるいは 7 問正しければ p。
26. 子どもに次のように質問する。「象は大きい、犬は？」「火は熱い、氷は？」「昼はあかるい、夜は？」3 問中 2 問正しければ p。
27. 子どもは壁や手すりを使ってもよいが、人の助けはいけない。はうこともいけない。
28. 子どもは離れて立っている判定者の手の届く範囲に、上手投げでボールを約 90 cm 投げる。
29. 子どもはテスト用紙の幅以上の距離を飛び越えなければならない。（約 20 cm）
30. つま先から 2.5 cm 以内にかかとをつけて前方へ歩くように子どもに指示する。判定者がしてみせてもよい。連続して 4 歩、歩かねばならない。
31. 2 歳では正常な子どもの半分は課題実施の受け入れが良くない。

DENVER II 記録票

生年月日＿＿＿＿年＿＿月＿＿日　（在胎＿＿週＿＿日）　　　　　整理番号＿＿＿＿＿＿＿＿＿＿

記録日①＿＿＿年＿＿月＿＿日　②＿＿＿年＿＿月＿＿日　③＿＿＿年＿＿月＿＿日　氏　名＿＿＿＿＿＿＿＿＿＿

年月日齢①＿＿＿年＿＿月＿＿日　②＿＿＿年＿＿月＿＿日　③＿＿＿年＿＿月＿＿日　記録者＿＿＿＿＿＿＿＿＿＿

2月	4月	6月	9月	12月	15月	18月	2歳	3歳	4歳	5歳	6歳

個人—社会　微細運動—適応　言語　粗大運動

通過率
25　50　75　90

報告でもよい→
裏面の注No.→　　項目

個人—社会

一人で歯磨きをする
ゲームをする
一人で服を着る
Tシャツを着る
友達の名前
上着、靴などをつける　　6部分人物画
手を洗ってふく　　□模写
手伝って歯磨き　　□模倣
上着を脱ぐ　　3部分人物画
人形に食べさせる　　長い方を指差す
スプーンを使う　　十模写
簡単なお手伝い　　○模写
コップで飲む　　親指だけを動かす　単語定義7語
ボールのやりとり　　縦線模倣　寒い、疲労、空腹の理解 (3/3)
大人の真似　　8個の積み木の塔　2/3反対語類推
バイバイをする　　6個の積み木の塔　5つ数える
ほしいものを示す　　4個の積み木の塔　単語定義5語
拍手をまねる　　2個の積み木の塔　前後上下の理解
自分で食べる　　瓶からレーズンを出す　動作の理解4つ
玩具をとる　　なぐり書きをする　用途理解3つ
手をみつめる　　コップに積み木を入れる　1つ数える
あやし笑い　　積み木を打ち合わせる　用途理解2つ
笑いかける　　親指を使ってつかむ　色の名前4色
顔をみつめる　　積み木をもちかえる　わかるように話す
両手に積み木をもつ　　寒い、疲労、空腹の理解 (2/3)
毛糸を探す　　色の名前1色
熊手形でつかむ　　絵の名称4つ
物に手を伸ばす　　動作の理解2つ
レーズンを見つめる　　ほぼ明瞭に話す　爪先かかと歩き
両手を合わす　　絵を4つ指差す　片足立ち6秒
180°追視　　6つの身体部分　片足立ち5秒
ガラガラを握る　　2語文　片足立ち4秒
正中線を越えて追視　　絵の名称1つ　片足立ち3秒
正中線まで追視　　絵を2つ指差す　けんけん
パパ、ママ以外に6語　片足立ち2秒
パパ、ママ以外に3語　片足立ち1秒
パパ、ママ以外に2語　幅跳び
意味ある1語　　ジャンプ
意味なくパパ、ママ　上手投げ
3音以上つなげる　　ボールをける
喃語を話す　　階段を登る
パ、ダ、マなど言う　　走る
声の方向に振り向く　　後退り歩き
音に振り向く　　上手に歩く
キャアキャア喜ぶ　　拾い上げる
声を出して笑う　　一人で立つ10秒
「アー」「ウー」などの発声　一人で立つ2秒
声を出す　　つかまって立ち上がる
ベルに反応　　一人ですわる
つかまり立ち、5秒以上
すわれる、5秒以上
寝返り
引き起こし
胸を上げる
両足で体を支える
90°頭を上げる
首がすわる
45°頭を上げる
頭を上げる
対称運動

微細運動—適応　言語　粗大運動

判定中の様子

1、2、3回目の検査結果をそれぞれのチェック欄に記入

一般的印象	1	2	3
普通			
異常			

判定実施の受け入れ	1	2	3
いつもよい			
たいていよい			
ほとんどよくない			

周囲への興味	1	2	3
敏感			
あまり興味がない			
全く興味がない			

恐怖感	1	2	3
ない			
少しある			
非常に強い			

注意を向けている時間	1	2	3
適当			
いくらか気が散りやすい			
非常に気が散りやすい			

個人—社会　微細運動—適応　言語　粗大運動

無断転載不許

2月	4月	6月	9月	12月	15月	18月	2歳	3歳	4歳	5歳	6歳

判定実施上の手引き

1. 判定者は子どもに笑いかけたり、話しかけたり手を振ったりして微笑をひきだそうとする。しかし、子どもの体にさわってはいけない。
2. 子どもは数秒間手をみつめなければならない。
3. 保護者が歯ブラシの使い方を教えたり、ねり歯みがきを歯ブラシにつけてもよい。
4. 靴のひもをむすんだり、背中のボタンをはめたり、ファスナーをあげたりできなくてもよい。
5. 子どもの顔の上およそ 20 cm のところを、一側から他側へ弧を描いて毛糸をゆっくり動かす。
6. 子どもの指先あるいは指の背にガラガラがふれた時、それをつかむならば p。
7. 子どもが消えた毛糸の行方を見ようとするなら p。判定者は腕を動かさないですばやく手に持った毛糸を落して見えなくする。
8. 子どもは片方の手からもう片方の手へ、体や口やテーブルを使わずに積み木をもちかえなくてはならない。
9. 子どもが親指と他の指を使って、レーズンをつまみあげるなら p。
10. 子どもの描いた線と判定者の描いた線との角度が 30 度以内なら p。
11. 判定者は親指を上にたててにぎりこぶしをつくり、親指だけを動かす。子どもがこれをまねて、親指以外の指を動かさなければ p。

  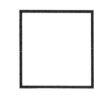

12. 囲まれた形なら p。うずまきは f。
13. どんな線でも真ん中あたりで交差すれば p。
14. 「どちらの線が長い？」（"大きい"ではない）紙の上下が逆になるようにまわしてみせ、繰り返す。（3 試行のうち 3 回、あるいは 6 試行のうち 5 回で p。）
15. 最初は子どもに模写させる。失敗した場合は判定者が書いてみせる。

　　12、13、15 の項目を実施するとき、その形の名前を言ってはならない。12 と 13 の項目を実施する時は書いてみせてはならない。

16. 採点するとき、対になっている部分（2 つの腕、2 つの脚）は 1 つとして数える。
17. コップのなかに積み木を一ついれ、子どもの耳のそばで子どもに見えないようにそっとふる。他の耳でも繰り返す。
18. 絵をさして、その名前を言わせる。（ワン、ニャンなどの擬声語だけでは不可。わんわん、にゃんにゃんなどは可。）もしも正しく名前を言えるのが 4 つ未満の時は、判定者が名前を言い、その絵を指さしさせる。

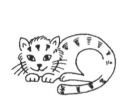 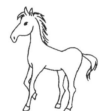  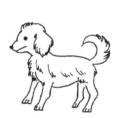 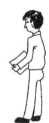

（原画　国立療養所広島病院小児科部長　下田浩子）

19. 人形を使い、子どもに聞く。「鼻はどれ？目は？耳は？口は？手は？足は？おなかは？髪は？」8 問中 6 問正しければ p。
20. 絵を使い、子どもに聞く。「飛ぶのはどれ？」「ニャーとなくのはどれ？」「お話しするのはどれ？」「ほえるのはどれ？」「パカパカ走るのはどれ？」5 問中、2 問あるいは 4 問ただしければ p。
21. 子どもに次の質問をする。「寒いときどうしますか？」「疲れたときはどうしますか？」「おなかがすいたときどうしますか？」3 問中、2 問あるいは 3 問正しければ p。
22. 子どもに次の質問をする。「コップは何に使いますか？」「いすは何に使いますか？」「鉛筆は何に使いますか？」答えの中
23. に動作を示す語が入っていなければならない。
24. 子どもが積み木を紙の上に正しく置き、紙の上にいくつ積み木があるか言えれば p。（1 個から 5 個）
　　子どもに指示する。「積み木をテーブルの上においてください」「テーブルの下に」「私の前に」「私の後ろに」4 問中 4 問正
25. しければ p。（判定者は指したり、頭や目を動かして子どもを助けてはならない）
　　子どもに質問する。「ボールとはどんな物ですか？」「海は？」「机は？」「家は？」「バナナは？」「カーテンは？」「窓は？」「靴は？」用途、形、素材、一般的分類（バナナを黄色というのではなく、果物というように）の言葉で定義すれば p。8 問中、5 問あるいは 7 問正しければ p。
26. 子どもに次のように質問する。「象は大きい、犬は？」「火は熱い、氷は？」「昼はあかるい、夜は？」3 問中 2 問正しければ p。
27. 子どもは壁や手すりを使ってもよいが、人の助けはいけない。はうこともいけない。
28. 子どもは離れて立っている判定者の手の届く範囲に、上手投げでボールを約 90 cm 投げる。
29. 子どもはテスト用紙の幅以上の距離を飛び越えなければならない。（約 20 cm）
30. つま先から 2.5 cm 以内にかかとをつけて前方へ歩くように子どもに指示する。判定者がしてみせてもよい。連続して 4 歩、歩かねばならない。
31. 2 歳では正常な子どもの半分は課題実施の受け入れが良くない。